全国中医药行业高等教育"十四五"创新教材

中医经典系列研究生教材

U0102819

金匮要略与临床

供中医学等专业用

总主编　邓奕辉

主　编　肖碧跃　易亚乔

中国中医药出版社

·北京·

图书在版编目（CIP）数据

金匮要略与临床 / 肖碧跃，易亚乔主编 . —北京：中国中
医药出版社，2024.4
全国中医药行业高等教育"十四五"创新教材
ISBN 978-7-5132-8477-6

Ⅰ.①金… Ⅱ.①肖… Ⅲ.①《金匮要略方论》-中
医学院-教材 Ⅳ.①R222.3

中国国家版本馆 CIP 数据核字（2023）第 190323 号

中国中医药出版社出版

北京经济技术开发区科创十三街 31 号院二区 8 号楼
邮政编码　100176
传真　010-64405721
河北盛世彩捷印刷有限公司印刷
各地新华书店经销

开本 787×1092　1/16　印张 18.25　字数 420千字
2024 年 4 月第 1 版　2024 年 4 月第 1 次印刷
书号　ISBN 978-7-5132-8477-6

定价　75.00 元
网址　www.cptcm.com

服 务 热 线　010-64405510
购 书 热 线　010-89535836
维 权 打 假　010-64405753

微信服务号　zgzyycbs
微商城网址　https：//kdt.im/LIdUGr
官 方 微 博　http：//e.weibo.com/cptcm
天猫旗舰店网址　https：//zgzyycbs.tmall.com

如有印装质量问题请与本社出版部联系（010-64405510）

全国中医药行业高等教育"十四五"创新教材

《金匮要略与临床》编委会

前　言

　　清代陆九芝言"读书而不临证，不可以为医；临证而不读书，亦不可以为医"，自1949年高等中医药教育开创至今60余载，风雨岐黄路，在各大院校及全国中医药专家的大力支持下，产生一批批学术深蕴、影响深远的优秀教材，而中医经典的研习始终在中医人才培养过程中占有重要的学术地位。中医典籍蕴含医学之精华，是历代医家经验智慧的结晶，是培养中医思维的源泉。"做名医，读经典"一直是中医莘莘学子的座右铭，古今中医大家的成长，无不验证了这一真理，凡成一代大家者，必熟读经典、领悟经典，而终有所成就。《黄帝内经》《伤寒论》《金匮要略》《温病条辨》是中医典籍中四部具有重要意义的经典著作，具有巨大的临床指导意义和研究价值。

　　《黄帝内经》包含《灵枢》《素问》两部分，是现存成书最早的一部医学典籍，是研究人的生理学、病理学、诊断学、治疗原则的医学巨著。其在理论上建立了中医学上的阴阳五行学说、脉象学说、藏象学说等，是中医学发展的理论基础，为各科临床科疾病的认识、诊断、治疗原则、选药处方等提供了理论指导。

　　《伤寒论》是我国现存最早的一部理法方药齐备、理论联系实际的临床诊疗专书，奠定了理、法、方、药的基础。它系统分析了外感病的病因、症状、发展及治疗，发展并完善了六经辨证之理论体系，是中医临床的奠基之作。

　　《金匮要略》是我国现存最早的一部论述杂病诊治的专著，其用方遣药，法度严谨，它奠定了杂病的理论基础和临床规范，是治疗疑难杂病的典范之作，具有很高的指导意义和使用价值。

《温病学》是中医临床基础经典著作之一，更是中医人必修的课程。温病学的温疫学派、伏温学派等各学派的发展，完善了温病学辨证体系，在温病学术发展中有着重要的地位。薛生白、吴鞠通、叶天士等名家名著和临证精华，具有非常重要的临床意义。

本着"继承、创新"的原则，结合研究生学情，遵循"掌握专业坚实的理论基础和系统的专门知识，具有从事科学研究和独立担负专门技术工作的能力"的研究生培养目标，建设《黄帝内经与临床》《伤寒论与临床》《金匮要略与临床》《温病学名著选读与临床》系列教材。

本丛书以《黄帝内经》《伤寒论》《金匮要略》及温病学各名著等经典著作的主要内容为核心，提炼中医经典的辨病辨证思路和诊疗思路，从临床运用、名家临证心得、典型医案分析等方面阐述，启迪读者临床思路，快速掌握辨病辨证方法及方证的临床运用；同时，方证的阐述还结合现代临床与实验研究，吸纳现代科技手段和方法，融基础、文献、临床、科研与一体，以期培养和建立学生中医临床思维和科研思维，提高临床实践能力和科研创新能力。

本套教材建设过程中，聘请中医学、中医经典的权威专家参与主审，提出指导意见，审查编写质量，全程指导教材建设，确保教材质量。然中医经典博大精深，理论深奥，编写时如有疏漏之处或不足之处，请专家及广大读者提出宝贵意见和建议，以利再版时进一步完善和修订。

邓奕辉

湖南中医药大学

2024 年 2 月

编写说明

《金匮要略》是中医四大经典著作之一，全书共 25 篇，方剂 205 首，列举病证 40 余种。所述病证包括外感病、内伤杂病、外科、妇产科等病证，具有很高的指导意义和实用价值，对后世临床医学的发展有着重大贡献和深远影响，被历代推崇为方书之祖和临床治病的典范，林亿谓其"施之于人，其效若神"。书中所载方药因配伍精当、立法严明、药无虚用、疗效卓著、安全可靠，并且历史悠久、经临床反复验证，而被后世尊为"众方之宗，万法之祖"。

本教材本着"继承、创新"原则，结合长期研究生教学经验及对本课程的深入研究，遵循培养研究生掌握专业坚实的理论基础和系统的专门知识，使其具有从事科学研究和独立担负专门技术工作的能力的目标而编写。本教材融基础、临床于一体，以期能启发学生中医经典思维，提高学生的临床能力。

本教材为湖南省研究生高水平教材立项资助项目。教材分为三章。第一章主要阐述《金匮要略》辨证思路、诊断思路和治疗思路，挖掘本科教材难以涉及的问题，从不同角度研究《金匮要略》的思路和方法，以提高研究生中医经典思维与临床水平。第二章主要阐述《金匮要略》主要疾病的辨证思路，并归纳古今名家对疾病的辨治思路，以启迪和拓宽研究生临床治疗疾病的思路，以有效指导临床。第三章是方证临床应用部分，一是总结《金匮要略》用药、用方思路；二是精选《金匮要略》的主要方证，从临床运用、名家临证心得、典型医案分析等方面阐述名家疾病辨治思路、名家临证心得，以临床解析经典，融汇名家临床诊疗思路的精髓，加强研究生对病证和方证的分析、辨别，阐述方证的临床运用，以培养研究生中医临床思维，提高学生的临床实践能力。本书纳入原文部分未附煎服法，部分医案为保留原本特色未做更改，为方便学生使用，名家解读部分原文较引用底本进行了部分修改，部分现代医案中的药物名称参考《中华人民共和国药典》2020 年版进行更改。需要说明的是，在原文和古籍文献中涉及栝楼和栝楼根两味中药，名称保留原貌，其余参考《中华人民共和国药典》2020 年版更改，如栝楼统一改为瓜蒌，栝楼根统一改为天花粉。

本教材主要特点如下：

1. 对《金匮要略》的多种辨证方法与思路进行系统归纳阐述，提高研究生的临床辨证思维能力。

2. 对《金匮要略》的诊断与治疗方法进行广泛及深入的阐述，以求能密切指导临床。

3. 对《金匮要略》的重要疾病辨病辨证思路进行阐述，归纳古今名家对本疾病的辨治思路，既彰显了《金匮要略》论治杂病的特色，又扩展了研究生辨治杂病的思路。

4. 对《金匮要略》的重要方证系统阐述，侧重阐述古今名家对方证的临证指要，并附古今名家运用本方的典型医案，旨在提高研究生方证临床运用能力，密切指导临床实践。

5. 对《金匮要略》病证与方证的现代研究进展进行系统阐述，旨在使教材与现代科学接轨，以求研究生能吸取现代研究成果新知识、新方法。

6. 本教材可以作为中医药院校中医研究生、经典能力提升的研修人员的教材，也可作为有中医经典基础的中医爱好者学习的辅助工具。

本教材的编写由湖南中医药大学中医学院、湖南中医药大学第一附属医院、湖南中医药大学第二附属医院、长沙医学院等老师共同参与、分工合作，并得到了许多专家的悉心指导及有关领导的大力支持，在此谨对所有帮助过我们的专家和领导表示衷心的感谢！本书难免有不足之处，未能尽善尽美，敬请各位专家和读者提出宝贵意见，以便再版时进行完善。

《金匮要略与临床》编委会

2024 年 1 月

目 录

第一章 《金匮要略》学术特色与思想研究 ▷▷▷▷

第一节 《金匮要略》学术渊源

一、《黄帝内经》

《金匮要略》是《伤寒杂病论》中的杂病部分，《伤寒杂病论》自序中说："乃勤求古训，博采众方，撰用《素问》《九卷》《八十一难》《阴阳大论》《胎胪药录》并《平脉辨证》，为《伤寒杂病论》合十六卷，虽未能尽愈诸病，庶可以见病知源，若能寻余所集，思过半矣。"可见《黄帝内经》（以下简称《内经》）及《难经》《胎胪药录》为《伤寒杂病论》的形成奠定了重要的理论基础。虽然《胎胪药录》已失传，但是还能在《内经》《难经》中寻找《金匮要略》的学术渊源。

通观《金匮要略》全书，发病学、诊断方法、辨证、治疗原则等多方面处处贯穿着《内经》《难经》的学术思想。如《素问·刺法论》中"正气存内，邪不可干，精神内守，病安从来"、《素问·评热病论》"邪之所凑，其气必虚"多次强调疾病的发生取决于人体正气与邪气相争的结果，并十分重视正气的主导作用，在《金匮要略·脏腑经络先后病脉证》篇中说："夫人禀五常，因风气而生长，风气虽能生万物，亦能害万物，如水能浮舟，亦能覆舟。若五脏元真通畅，人即安和。客气邪风，中人多死。"可以看到《金匮要略》秉承了《内经》的发病观，认为"客气邪风"是导致疾病发生的外在条件，"五脏元真通畅"与否是疾病发生的内在根据，更是决定性因素。再如《金匮要略·胸痹心痛短气病脉证治》篇中论述了胸痹病的辨证论治，而"胸痹"之名最早出现在《灵枢·本脏》中的"肺小则少饮，不病喘喝；肺大则多饮，善病胸痹，喉痹，逆气"。还有如《金匮要略·水气病脉证并治》篇中提出了水气病的治疗方法"诸有水者，腰以下肿，当利小便；腰以上肿，当发汗乃愈"，正是《素问·阴阳应象大论》"其高者，因而越之；其下者，引而竭之"提出的因势利导治疗原则的实际运用。这些都印证了《内经》是《金匮要略》的学术渊源之一。

二、《难经》

《金匮要略》中有许多学术思想源自《难经》。如《难经·七十七难》曰："所谓治未病者，见肝之病，则知肝当传之与脾，故先实其脾气，无令得受肝之邪，故曰治未病焉。"而《金匮要略》首篇首条论及治未病"夫治未病者，见肝之病，知肝传脾，当先实脾"，即是对《难经》此论述的延续。再看《难经·八十一难》曰："经言无实实虚虚，损不足而益有余……假令肝实而肺虚，肝者木也，肺者金也，金木当更相平，当知金平木。假令肺实而肝虚，微少气，用针不补其肝，而反重实其肺，故曰实实虚虚，损不足而益有余……"以肺肝病为例论述补虚泻实的治法，而《金匮要略》首篇首条论述肝实证与肝虚证不同治法之后亦言"经曰虚虚实实，补不足，损有余，是其义也，余脏准此"，其义与《难经》完全一致。再如《难经·五十四难》曰"脏病难治，腑病易治"，提出根据病在脏在腑的不同部位判断疾病预后。脏在里属阴，脏病病位多较深，邪难于祛除，相对"难治"；腑在表属阳，腑病病位多较浅，邪易于祛除，相对"易治"。这种判断疾病预后的思想也体现在《金匮要略》中，《金匮要略·脏腑经络先后病脉证》篇中第11、12条论及卒厥"入脏即死""入腑即愈"及"病在外者可治，入里者即死"，即是继承了上述《难经》中判断疾病预后的思想。其他如《金匮要略·五脏风寒积聚病脉证并治》篇中论及了积聚的症状及二者的区别，与《难经》基本一致，不过《难经》中并没有论及积聚的脉证，而《金匮要略·五脏风寒积聚病脉证并治》对积之脉论述详细；还有如《难经·五十六难》论："肾之积，名曰贲豚，发于少腹，上至心若豚状，或上或下无时。"而在《金匮要略》中称其为奔豚，并专立《金匮要略·奔豚气病脉证治》一篇对此病进行论述；以上体现了《金匮要略》对《难经》学术思想的传承。

三、《汤液经法》

《汤液经法》首见于东汉·班固所撰《汉书·艺文志·方技略》："《汤液经法》三十二卷。"推断其成书时间不晚于西汉末年，根据古籍记录，晋·皇甫谧及《辅行诀脏腑用药法要》的作者当时还见过此书，皇甫谧在《针灸甲乙经》序中云"伊尹以亚圣之才，撰用《神农本草》以为汤液……仲景论广伊尹汤液为十数卷，用之多验。近代太医令王叔和撰次仲景遗论甚精，皆可施用"，证实了这一点。此外，元·吴澄《活人书辨·序》云："汉末张仲景著《伤寒论》，予尝叹东汉之文气，无复能如西都，独医家此书，渊奥典雅，焕然三代之文，心一怪之……及观仲景之序，卑弱殊甚，然后知序乃仲景所自作，而《伤寒论》即古《汤液经》，盖上世遗书，仲景特编纂云尔。"吴氏从文字风格之更变、编纂特点上亦推理《伤寒杂病论》本源于《汤液经》。马继兴等所著《敦煌古医籍考释》中，收齐梁间人陶隐居《辅行诀脏腑用药法要》，其指出："汉晋以远，诸名医辈，张机、卫汜、华元化、吴普、皇甫玄晏……皆当代名贤，咸师式此《汤液经法》……"并且发现书中记录的《汤液经法》的一些方证都可以在《伤寒杂病论》中找到相应内容，如小泻心汤方证即大黄黄连泻心汤方证，小补心汤方证即瓜蒌薤白半夏汤方证，建中补脾汤方证即小建中汤方证，小阳旦汤方证即桂枝汤方证，大阳旦汤方证即黄芪建中加人参汤方证，小朱鸟方证即黄连阿胶汤证，等等。尤其是二旦、六神、大小等汤方证，从方剂配伍、药量、炮制、服法等来看，均与《伤寒杂病论》相符，为张仲景撰用《汤液经法》之说提供了依据。

四、《神农本草经》

虽然张仲景在《伤寒杂病论》的自序中并没有提到《神农本草经》（以下简称《本经》），但从仲景用药规律来看，其药物理论主要来源于《本经》。徐灵胎云"仲景之治病，其用药悉本《本经》，无一味游移假借之处""汉末张仲景《金匮要略》及《伤寒论》中诸方……其用药之义，与《本经》吻合无间"。《伤寒杂病论》中共用药170余种，绝大多数可见于《本经》，一些药物的特殊功效在《本经》中也能找到原因。如知母，《中药学》认为其主要功效为清热泻火、滋阴润燥，而《本经》中记录知母"除邪气，肢体浮肿，下水"，《金匮要略》中曾在桂枝芍药知母汤中用知母，而该方是用于治疗"诸肢节疼痛，身体魁羸，脚肿如脱，头眩短气，温温欲吐"的历节，联系其证，可以推知本方的知母也可能是取其"下水"的作用。如大枣，《本经》载其"主心腹邪气，安中养脾，助十二经，平胃气，通九窍，补少气少津液，身中不足，大惊，四肢重，和百药，久服轻身长年"，这大概就是《金匮要略》中运用大枣极广的原因，使用次数达48次，凡气血虚弱者《金匮要略》方中几乎都用了大枣。再如，《本经》中记录半夏"主伤寒，寒热，心下坚，下气，喉咽肿痛，头眩胸胀，咳逆肠鸣，止汗"，《金匮要略》中甘遂半夏汤用于治疗"病者脉伏，其人欲自利，利反快，虽利，心下续坚满"之证，方中半夏即是《本经》记录其"主……心下坚"的运用；而半夏厚朴汤治疗"妇人咽中如有炙脔"又与《本经》记录的半夏"主……喉咽肿痛"一致。从上述这些药物的用法不难看出《金匮要略》中的用药依据很大程度上来自《本经》。

第二节 《金匮要略》辨证方法

一、脏腑经络辨证

《金匮要略》继承《内经》的脏腑经络学说理论并加以发展，以整体观为指导思想，以脏腑经络学说为理论依据，在此基础上首创了脏腑经络辨证方法，认为疾病证候的产生是脏腑经络病理变化的反映，同时脏腑经络的疾病还可以相互传变和影响。脏腑经络辨证是张仲景用于辨治杂病的基本辨证方法，这一辨证核心从首篇即得到了充分体现。以《金匮要略·脏腑经络先后病脉证》篇的命名就体现了仲景的这一学术思想。而在论述杂病的发病时，以脏腑经络定内外，提出了"千般疢难，不越三条"的不同发病途径："一者，经络受邪，入脏腑，为内所因也；二者，四肢九窍，血脉相传，壅塞不通，为外皮肤所中也；三者，房室、金刃、虫兽所伤。"也提出了"入脏即死，入腑即愈"的预后判断原则；并且从整体观出发，根据脏腑间的相互关系，提出"见肝之病，知肝传脾，当先实脾"的疾病传变理论。而后在论治具体疾病时，脏腑经络辨证法更是辨证核心，如论述中风病辨证论治时，根据邪中脏腑经络深浅不同病位产生的不同病理变化，将中风辨为在络、在经、入腑、入脏四种证型；论述水气病时，根据不同脏腑病变形成不同的水肿，而有肝水、心水、肺水、脾水、肾水之不同辨证，类似的还有"五脏风寒",强调对同一病证以脏腑再作区别的方法。此外,在论治虚劳病时,尤其重视脾肾两脏,并且全篇也突出了补养脾肾的治法;论治妇人病时,辨证时重视肝脾两脏,治疗时重视疏肝和健脾;论述痈病,由于肺痈与肠痈在脏在腑的部位不同,因而主症、治法、方药均不同,这些论述都是脏腑经络辨证法的充分体现。可以说,在《金匮要略》对杂病进行辨证论治过程中,无论是诊断、病因病机分析、辨证,还是确立治法、选方用药、判断预后等方面,处处贯穿以脏腑经络为辨证核心的思想。有学者研究发现全书涉及五脏的有 150 处,涉及六腑的有 35 处,涉及经络百脉的有 23 处,从而进一步论证了《金匮要略》为脏腑经络辨证之鼻祖。

脏腑经络辨证虽然脏腑与经络并提,但其仍以脏腑为核心,辨证体系并不受三阴三阳的框架约束。虽然脏腑与经络紧密联系,离开脏腑无以言经脉,离开经脉则无以言整体,但早在《内经》成书时就已确立以五脏功能活动为中心的基本模式,这一模式决定了病理观的核心是脏腑功能失常及其相互影响,而不是脏腑与经脉并重。这一点可从《金匮要略》的首篇《脏腑经络先后病脉证》篇始于"见肝之病,知肝传脾,当先实脾",终于"诸病在脏欲攻之,当随其所得而攻之"可见,而且这一点也随处体现在《金匮要略》各篇之中,如《金匮要略》中的数病合篇就显现出按脏腑系统进行辨病辨证的雏形,如《金匮要略·肺痿肺痈咳嗽上气病脉证治》,以肺系病变为主,《金匮要略·呕吐哕下利病脉证治》,以脾胃系病变为主;在《金匮要略·五脏风寒积聚病脉证并治》篇中,更是直接论述五脏病变的脉证表现,充分体现了五脏的辨证核心。至于后来从脏腑经络辨证分化出来的脏腑辨证和经脉辨证,只是将辨证方法简单分化而不是以辨证客体的性质特点为基础,这不好说一定是辨证方法的发展。

脏腑经络辨证是张仲景辨治杂病的辨证方法,但是由于杂病病种多,病同证异或证同病异等各种情况繁杂,因而《金匮要略》中的脏腑经络证候不如《伤寒论》六经证候那样清晰和系统化,但总的来说脏腑经络辨证仍是比较实用的。以心脏证候为例,《金匮要略》中有心肺阴虚的百合地黄汤证,有心脾气虚的甘麦大枣汤证,有心肝血虚的酸枣仁汤证,有心阳虚痰阻心窍的桂枝去芍药加蜀漆牡蛎龙骨救逆汤证等,包含了现在临床常见的多种心系疾病证型。可以说《金匮要略》的脏腑经络辨证方法奠定了中医治疗内伤杂病的辨证基础,是中医治疗疾病的经典辨证方法之一,至今仍极广泛地运用于临床。

二、八纲辨证

八纲辨证是将通过四诊取得的材料进行综合分析,探求疾病性质、病变部位、病势轻重、机体反应强弱、正邪双方力量对比等情况,将病证归纳为阴、阳、表、里、寒、热、虚、实八类证候,是中医辨证的基本方法,在诊断疾病过程中运用八纲辨证经常具有执简驭繁、提纲挈领作用。

八纲的概念虽是清代程钟龄《医学心悟》中首先明确提出,但《金匮要略》早已将阴阳、表里、虚实、寒热理论充分运用于杂病的辨证,以辨明疾病的病因、病性、病位、病势,处处体现了阴阳表里虚实寒热分治,实质就是八纲辨证的论述与运用。例如，首篇提出"阳病十八""阴病十八"的杂病分类就是以阴阳作为纲领；"病人脉浮者在前，其病在表；浮者在后，其病在里，腰痛背强不能行，必短气而极也"，这是表里辨证；"夫肝之病，补用酸，助用焦苦，益用甘味之药调之……此治肝补脾之要妙也。肝虚则用此法，实则不在用之""吸而微数，其病在中焦，实也，当下之即愈，虚者不治"，则是虚实辨证，虚实不同，治各有别；《金匮要略·五脏风寒积聚病脉证并治》篇在论述三焦热证和大小肠寒证、热证时载"大肠有寒者，多鹜溏；有热者，便肠垢。小肠有寒者，其人下重便血；有热者，必痔"。是论大小肠有寒热两证，可表现为水粪杂下如鸭便、大便黏秽、后重便血、痔疮的不同，这又提示脏腑病证必须辨明寒热性质。

《金匮要略》在运用脏腑经络辨证方法对杂病进行辨证论治时也多贯穿了八纲辨证，如提出"见于阴者，以阳法救之""见于阳者，以阴法救之"治疗百合病；治疗"胸痹心中痞，留气结在胸，胸满，胁下逆抢心"时，若证偏实者用枳实薤白桂枝汤，证偏虚者用人参汤；《金匮要略·肺痿肺痈咳嗽上气病脉证治》篇第 8 条"咳而脉浮者"，病位近于表，用厚朴麻黄汤散之，而第 9 条"脉沉者"，病位偏于里，用泽漆汤利之，这些都是脏腑经络辨证与八纲辨证的结合。

三、六经辨证

一般认为，伤寒主要是以六经辨证，杂病主要是以脏腑经络辨证。但是张仲景在辨治杂病时除运用脏腑经络辨证、八纲辨证等辨证方法之外，同时也运用了六经辨证。有学者统计了《金匮要略》全书中运用六经辨证治疗的杂病，认为《金匮要略》中张仲景将六经辨证方法广泛地运用于多种杂病的辨证施治，其中包括治疗痉病、湿病、喝病、疟疾、历节、咳嗽上气、风水、产后郁冒、妇人杂病 9 类疾病，涉及方证 21 证次（分别有葛根汤证、栝楼桂枝汤证、大承气汤证、麻黄加术汤证、麻杏薏甘汤证、桂枝附子汤证、甘草附子汤证、白虎加人参汤证、一物瓜蒂汤证、白虎加桂枝汤证、桂枝芍药知母汤证、射干麻黄汤证、小青龙加石膏汤证、越婢加术汤证、小柴胡汤证、防己黄芪汤证、越婢汤证、杏子汤证）；另治疗杂病兼夹外感病 5 种，涉及方证 7 证次；共计辨治杂病 14 种，涉及方证 28 证次。如痉病，本属杂病范畴，但由于其症状除有筋脉拘挛、角弓反张、口噤不开等主症外，还有风寒袭表所致的发热、恶寒、无汗或有汗等太阳病证候，所以辨治痉病时张仲景仍然用了六经辨证的方法。正如柯韵伯所说："原夫仲景之六经，为百病立法，不专为伤寒一科。"所以，张仲景在《金匮要略》中早已把六经辨证运用于杂病的治疗，扩展了杂病的辨治方法，为后世运用六经辨证论治杂病奠定了基础。

四、气血津液辨证

气血津液辨证是辨证时辨明人体的气血津液发生的改变，《金匮要略》中有较丰富且临床指导意义颇强的气血津液辨证思想，主要体现在辨气、辨血、辨津液三方面。

辨气：例如辨奔豚气，"奔豚病，从少腹起，上冲咽喉……往来寒热，奔豚汤主之",论述了奔豚气逆为病,上冲咽喉,发作欲死,并用养血疏肝和胃、清热降逆平冲的奔豚汤进行治疗。

辨血:如辨治妇人产后腹痛的"产后腹痛,烦满不得卧,枳实芍药散主之""产妇腹痛,法当以枳实芍药散,假令不愈者,此为腹中有干血着脐下,宜下瘀血汤主之;亦主经水不利",是气血郁滞和血瘀之产后腹痛;辨治月经病的"妇人经水不利下,抵当汤主之""带下经水不利,少腹满痛,经一月再见者,土瓜根散主之"亦是血瘀之证。实际上,《金匮要略》辨治妇人病时论述了较多的瘀血所致病证,同时给出了多种消瘀法及方药,对后世的瘀血学说有非常重要的影响。

辨津液:如在《金匮要略·痰饮咳嗽病脉证并治》篇中全面系统地论述了水饮之邪停留体内不同部位所致的痰饮、悬饮、溢饮、支饮等多种痰饮病证的辨证论治,《金匮要略·水气病脉证并治》篇中论述了风水、皮水、正水、石水、黄汗等水液输布障碍而致水肿病的辨证论治,都是津液辨证的典型运用。

五、三焦辨证及卫气营血辨证

三焦辨证、卫气营血辨证是清代温病学派建立的辨证体系,《金匮要略》中虽没有明确的三焦辨证、卫气营血辨证,但其中还是能看到一些三焦辨证与卫气营血辨证的相关论述。如《金匮要略·五脏风寒积聚病脉证并治》篇中说"热在上焦者,因咳为肺痿;热在中焦者,则为坚;热在下焦者,则尿血,亦令淋秘不通",论述的就是同样感受热邪,但由于感邪部位有上、中、下三焦的不同,所以产生的病证也不同。若是上焦肺热,气逆为咳,热伤气阴则可发为肺痿;若是中焦热盛,耗伤脾胃津液,为硬为燥为满闷,此皆属坚类;若是下焦热盛,灼伤肾与膀胱之阴络则可能出现尿血,热结膀胱、气化不利则可能为癃闭。这里上、中、下焦的概念虽与吴鞠通三焦辨证中的三焦不尽相同,但明确提出热邪在三焦的不同病证,可以说是开创了三焦辨证之先河。

再如《金匮要略·肺痿肺痈咳嗽上气病脉证治》篇中论述肺痈时说:"风中于卫,呼气不入;热过于荣,吸而不出。风伤皮毛,热伤血脉。风舍于肺,其人则咳,口干喘满,咽燥不渴,时唾浊沫,时时振寒。热之所过,血为之凝滞,蓄结痈脓,吐如米粥。始萌可救,脓成则死。"这里的伤卫、伤营、伤皮毛、伤血脉对肺痈进行了分阶段分层次辨证,论述了肺痈由卫到营的发展过程,后世温病学"卫气营血辨证"与之一脉相承,也为后世卫气营血辨证体系的创立与完善奠定了基础。

六、病证结合辨证

《金匮要略》中有一些疾病是以主症命名,如呕吐、腹满、水气、下利等,也有一些疾病是综合了疾病的病因及病机特点而命名的,如百合病、痰饮、疟病、肺痈、肺痿、消渴等。每一种疾病不仅有其特定的主症,而且有其固有的发生发展规律,所以有些治疗大法是因病而立,如"病痰饮者,当以温药和之""诸病黄家,但利其小便"等。但是,疾病在发展的不同阶段有各自不同的特点,也就是不同的"证",对疾病的具体治疗最后都要落实到证候上,这就是辨证的核心,辨证还是要在辨病的前提下进行，辨证要与辨病相结合，只有这样，辨证才能更准确，治疗也更有针对性。病与证可分而不可离，在整体论思想指导下运用四诊，首先注重病，先认识疾病的总体特征，然后在此基础上把握疾病过程中可能发生的证候变化，从而进入辨证论治阶段，辨病为先，辨证在后，这是张仲景在临证论治疾病时一直遵循的重要原则。在《金匮要略·脏腑经络先后病脉证》篇中谈闻诊时说"病人语声寂然，喜惊呼者，骨节间病；语声喑喑然不彻者，心膈间病；语声啾啾然细而长者，头中病"，谈切诊时说"病人脉浮者在前，其病在表；浮者在后，其病在里"等，都能看到其先辨病的思想。无论是《伤寒论》的六经病，还是《金匮要略》的杂病，张仲景将每篇的篇名都以病来冠名，如《金匮要略》的《金匮要略·血痹虚劳病脉证并治》《金匮要略·肺痿肺痈咳嗽上气病脉证治》《金匮要略·呕吐哕下利病脉证治》等，均以金匮要略·某某病脉证（并）治为篇名，足以提示后人其杂病的辨证规律是先识病，再通过脉证合参分析其病因病机，继而辨证，最后论治并遣方用药。此特点在《金匮要略·胸痹心痛短气病脉证治》篇体现尤为明显。该篇第 1 条以"阳微阴弦，即胸痹而痛"总论胸痹病的病因病机是上焦胸阳不振，下焦阴邪太甚，阴乘阳位，胸阳痹阻，接着在第三条提出胸痹病的三大典型症状（喘息咳唾、胸背痛、短气），据此可进行胸痹病的辨病，继而提出辨证及治疗，如第 3~7 条则分别叙证及出方 7 首，对胸痹病进行辨证施治：胸痹病的典型证型用瓜蒌薤白白酒汤，胸痹重证（胸痹不得卧、心痛彻背）的瓜蒌薤白半夏汤，胸痹急证用薏苡附子散，胸痹以气机郁滞为主要特点，症见"胸痹心中痞，留气结在胸，胸满，胁下逆抢心"，若其证偏实者用枳实薤白桂枝汤，证偏虚者用人参汤，胸痹症见"胸中气塞，短气"，若饮邪偏重者用茯苓杏仁甘草汤，气滞偏重者用橘枳姜汤。由此数条原文可充分体现张仲景先辨病、再辨证、辨病与辨证相结合的思想，离开了具体的病就无以言证，这是正确把握张仲景的辨证论治思想至关重要的问题。

第三节 《金匮要略》诊断方法

望、闻、问、切是中医学诊疗疾病的重要手段，早在东汉，仲景辨治杂病就非常注重四诊合参、脉证合参的原则，除首篇列举出四诊的具体条文强调四诊合参外，张仲景尤重脉诊，《金匮要略》篇名大多有"脉证并治"四字，点明了脉与证必须合参，才能辨证客观、诊断准确。

一、望诊

望诊是指医生运用视觉观察患者全身和局部表现、舌象及排出物等，以收集病情资料的诊察方法，在四诊中占有不可取代的地位。古代医生早就知晓可以通过望诊获得患者的精神状态、形体强弱、面部色泽、舌象变化等重要生命信息，以诊断疾病，所以望诊在张仲景诊断疾病的过程中占有重要地位。

（一）全身望诊

1. 望神 望神是指医生通过观察人体生命活动的综合外在表现以判断整体病情的

方法。如《金匮要略·妇人杂病脉证并治》第6条曰："妇人脏躁，喜悲伤欲哭，象如神灵所作，数欠伸，甘麦大枣汤主之。"该条文显示，医者通过观察妇人喜悲伤欲哭的情志变化，结合其他临床表现，推出患者发病的病机为脏阴不足，失于濡养，五志之火内动，上扰心神。

2. 望色　望色，又称色诊，是医生通过观察患者全身皮肤色泽变化来诊察病情的方法。面部色泽变化是望诊的主要内容，人体气血的盛衰和运行状况在面部反映最快、最明显，通过望面色变化能及时反馈人体气血变化的状况。《金匮要略·脏腑经络先后病脉证》第3条有："问曰：病人有气色见于面部，愿闻其说。师曰：鼻头色青，腹中痛，苦冷者死。鼻头色微黑者，有水气；色黄者，胸上有寒；色白者，亡血也。设微赤，非时者，死；其目正圆者，痉，不治。又色青为痛，色黑为劳，色赤为风，色黄者便难，色鲜明者有留饮。"仲景通过望面部气色诊断疾病并判断其预后，详细论述了面部望诊在临床中的应用。

仲景也通过面分五色来诊断疾病。如面赤可见于外感痉病趋于化热之"面赤、目赤"，感受疫毒之"阳毒之为病，面赤斑斑如锦文"，心血损伤而阳浮于上之"头面赤"，虚寒下利而虚阳浮越之"下利脉沉而迟，其人面少赤"，产后中风兼阳虚证之"产后中风，发热，面正赤"等。又如面黄，《金匮要略·黄疸病脉证并治》之黄疸病就以面目及全身皮肤发黄为主症。而面色白主要见于《金匮要略》中虚劳病，如《金匮要略·血痹虚劳病脉证并治》第4条"男子面色薄者，主渴及亡血，卒喘悸，脉浮者，里虚也"。面色青可见于《金匮要略·百合狐惑阴阳毒病证治》第15条之"阴毒之为病，面目青，身痛如被杖，咽喉痛"。面色黑可见于房劳伤肾所致女劳疸"额上黑"和黑疸"目青面黑"。

3. 望形体　望形体是指医者通过观察患者形体的强弱胖瘦、体质类型来诊察病情的方法。《金匮要略》多处有望形体的记载，张仲景通过观察患者形体的强弱胖瘦，以推测其脏腑的虚实、气血的盈亏，进而判断病情的轻重和预后的吉凶。

（1）体瘦　《金匮要略·中风历节病脉证并治》篇对风湿历节病的描述"诸肢节疼痛，身体尪羸"，患者身体消瘦的病因病机是肝肾不足，精血亏虚，不能充养周身，形体瘦削，加之风湿流注四肢关节、气血不畅导致多个关节肿大变形。《金匮要略·血痹虚劳病脉证并治》篇"五劳虚极羸瘦，腹满不能饮食"阐述了劳伤日久不愈，机体失养，形体极度消瘦，正气虚极无力推动血行，瘀血内停，阻滞气机，脾失健运，故腹部胀满、不能饮食。《金匮要略·腹满寒疝病脉证治》篇有"瘦人绕脐痛，必有风冷"，此"瘦人"说明脾胃素虚，形气不足，难御外邪。《金匮要略·痰饮咳嗽病脉证并治》篇"其人素盛今瘦，水走肠间，沥沥有声，谓之痰饮"陈述了患者未病时，脾胃运化正常，化生气血精微充养全身，故肌肉丰盛；患病时脾运不及，饮食不化精微，反停聚胃肠而成痰饮，中焦不运，肌肤失养，故形体消瘦。

（2）体胖　在《金匮要略·血痹虚劳病脉证并治》第1条亦提及"夫尊荣人，骨弱肌肤盛"，揭示尊荣人之体态，由于常年养尊处优，其外形肥盛而不坚实，属外强中干体质。关于历节病的病机阐述有"盛人脉涩小"，外形肥胖的人出现涩小的脉象，表明为形盛气衰之体，是体虚肥胖之人。

（二）局部望诊

1. 望舌

（1）舌质 望舌质包括观察舌的神、色、形、态四个方面的内容。在《金匮要略·惊悸吐衄下血胸满瘀血病脉证治》有："病人胸满，唇痿舌青……为有瘀血。"瘀血内阻、新血不生，血不外荣而唇痿舌青，故唇痿舌青是体内瘀血的重要临床表现之一。又如《金匮要略·五脏风寒积聚病脉证并治》第2条曰："肝中寒者，两臂不举，舌本燥，喜太息，胸中痛，不得转侧，食则吐而汗出也。"指出肝脉循喉咙之后，络于舌本；若舌根部干燥，提示肝寒火弱，不能蒸血生津上润于舌本。

（2）舌苔 望舌苔要注意苔质和苔色两方面的变化。《金匮要略·痉湿暍病脉证治》第16条指出湿家"舌上如胎者，以丹田有热，胸上有寒，渴欲得饮而不能饮，则口燥烦也"。湿病误下后，出现寒热错杂、下热上寒之象，由于寒湿在上，阳郁不能升腾，故舌上如苔。《金匮要略·痰饮咳嗽病脉证并治》第29条提及己椒苈黄丸证的舌象是"口舌干燥"，却因饮阻气机致津液不能上润于口。《金匮要略·腹满寒疝宿食病脉证治》第2条言及实热性腹满的舌象，即"舌黄未下者，下之黄自去"，指出了实证腹满辨证施治的关键，即舌黄未经攻下，可使用下法；若已攻下，就必须考虑舌黄是否当下，或下法是否恰当，或有无并发症等问题。

2. 望呼吸 张仲景通过望呼吸异常的动态变化以辨别病位之上下、病情之虚实，并判断其预后等。《金匮要略·脏腑经络先后病脉证》第6条曰："吸而微数，其病在中焦，实也，当下之即愈，虚者不治。在上焦者，其吸促；在下焦者，其吸远，此皆难治。呼吸动摇振振者，不治。"

3. 望腹部 通过望腹部外形、动态变化可以诊察腹内脏腑的病变和气血的盛衰。如大建中汤证"心胸中大寒痛，呕不能饮食，腹中寒，上冲皮起，出见有头足，上下痛而不可触近，大建中汤主之"。仲景观察到当寒气冲逆时，腹部上冲皮起，似有头足的块状物上下攻冲作痛，且不可以手触近，病由脾胃阳虚、中焦寒甚引起。

4. 望排出物

（1）望痰及涎唾 仲景通过观察患者咳出物不同来区分疾病，如《金匮要略·肺痿肺痈咳嗽上气病脉证并治》有：肺痈者，"咳唾脓血"；肺痿者，"口中反有浊唾涎沫"。虚寒性肺痿有"肺痿吐涎沫而不咳者"，因上焦阳虚，肺气虚衰，痿弱不振，不能摄纳和输布津液，故频吐涎沫。

（2）望涕 《金匮要略·肺痿肺痈咳嗽上气病脉证并治》第15条"肺痈……鼻塞清涕出，不闻香臭酸辛……葶苈大枣泻肺汤主之"。邪犯于肺，肺气壅滞，肺窍不利，故鼻塞，流清涕，嗅觉失灵不闻香臭酸辛。《金匮要略·腹满寒疝病脉证治》篇第6条："夫中寒家，喜欠，其人清涕出，发热色和者，喜嚏。"指出如果患者鼻流清涕，发热而面色如常人，这是新感外邪的现象，此时由于里阳不虚，正气有祛邪外出之势，故常嚏。

（3）望呕吐物　仲景治疗内伤杂病在《金匮要略·呕吐哕下利病脉证治》立专篇论治呕吐，本章节诸多内容为望呕吐物。如第1条"夫呕家有痈脓，不可治呕，脓尽自愈"。论述了内有痈脓而呕吐，是正气祛邪外出的一种反应，不可见呕止呕。又如第20条："干呕，吐逆，吐涎沫，半夏干姜散主之。"指出中阳不足，胃寒气逆，则干呕、吐逆；寒饮不化，聚为痰涎，随胃气上逆而出，则口吐涎沫，用半夏干姜散来温中散寒，降逆止呕。又有第5条："趺阳脉浮而涩，浮则为虚，涩则伤脾，脾伤则不磨，朝食暮吐，暮食朝吐，宿谷不化，名曰胃反。脉紧而涩，其病难治。"阐述脾胃两虚，不能腐熟消化水谷，势必上逆而吐，形成以朝食暮吐、暮食朝吐、宿谷不化为特征的胃反病，此处呕吐物为经宿未化的饮食物。

（4）望大便、小便　《金匮要略·呕吐哕下利病脉证治》第42条桃花汤证之"下利便脓血者"，提示下焦虚寒，失于固摄，以致滑脱不禁，而致下脓血的病证。仲景在《金匮要略·五脏风寒积聚病脉证并治》第19条论述热在三焦与大小肠寒热时云："师曰：热在上焦者，因咳为肺痿；热在中焦者，则为坚；热在下焦者，则尿血，亦令淋秘不通。大肠有寒者，多鹜溏；有热者，便肠垢。小肠有寒者，其人下重便血；有热者，必痔。"通过观察患者大小便的异常诊断疾病并区分病性之寒热。

二、闻诊

闻诊是通过听声音和嗅气味来诊察疾病的方法。

（一）听声音

仲景善于通过听语声辨病位，在《金匮要略·脏腑经络先后病脉证》有："师曰：病人语声寂然，喜惊呼者，骨节间病；语声喑喑然不彻者，心膈间病；语声啾啾然细而长者，头中病。"防己地黄汤证有"如狂状，妄行，独语不休，无寒热，其脉浮"，此处"独语不休"就是血虚生热，外邪乘虚侵袭，热扰心神所致。在闻诊时，仲景也非常注意听腹部肠鸣音，如《金匮要略·腹满寒疝宿食病脉证治》附子粳米汤证就有"腹中寒气，雷鸣切痛"，第十二篇仲景论述狭义的痰饮病时，提到"水走肠间，沥沥有声"。

（二）嗅气味

《金匮要略·肺痿肺痈咳嗽上气病脉证并治》第12条曰："咳而胸满，振寒脉数，咽干不渴，时出浊唾腥臭，久久吐脓如米粥者，为肺痈。"指出肺痈患者吐出物为气味腥臭的脓血痰。

三、问诊

问诊是医生通过对患者或陪诊者进行有目的的询问。了解疾病的发生、发展、诊治经过、当前症状，以及其他与疾病有关的情况，以诊察疾病的一种方法。仲景的问诊在四诊中占有重要地位。

（一）一般情况

主要包括姓名、性别、年龄、婚况、职业、籍贯等。仲景对一般情况的问询尤其注重性别及四时的更替和节气的变化对疾病的影响。因妇女有月经、带下、妊娠、产育等方面的特殊情况，仲景立专篇来进行论述，具体内容见于《金匮要略·妇人妊娠病脉证并治》《金匮要略·妇人产后病脉证治》《金匮要略·妇人杂病脉证并治》。女子以血为用，男子以精为用，对于男子特殊的生理，虚劳病篇有"夫失精家""男子失精""妇人则半产漏下，男子则亡血失精""男子脉浮弱而涩，为无子，精气清冷"等男子遗精、滑精、精液清冷等特殊病变的描述。对季节对疾病的影响有"劳之为病，其脉浮大，手足烦，春夏剧，秋冬瘥，阴寒精自出，酸削不能行"。

（二）问主诉

主诉是指患者就诊时所陈述的最感痛苦的症状、体征及持续时间，主诉是患者就诊的主要原因，也是疾病的主要症状，具有重要的诊断价值，是进一步认识、分析疾病的主要线索和依据。《金匮要略》一书中，仲景对疾病的诊断主要根据患者的主诉，如"湿家之为病，一身尽疼，发热，身色如熏黄也"，又如对血痹的阐述"外证身体不仁，如风痹状"，消渴的阐述"男子消渴，小便反多，以饮一斗，小便一斗"，对胸痹的阐述"胸痹之病，喘息咳唾，胸背痛，短气"。

（三）问病史

1. 既往病史 对患者平素的身体健康状况及过去所患疾病的情况的问询有利于疾病的诊断。仲景对既往史的阐述包括湿家、失精家、饮家、淋家、疮家、呕家、亡血家、汗家、黄家、中寒家等。

2. 现病史 是指围绕主诉，从起病到此次就诊时疾病的发生、发展、变化及诊治经过，包括起病情况、病变过程、诊治经过、现在症状。

仲景对起病情况进行了论述，如麻黄杏仁薏苡甘草汤证的"此病伤于汗出当风，或久伤取冷所致也"，又如狐惑患者酿脓"初得之三四日，目赤如鸠眼；七八日，目四眦黑"，湿热随经上注于目，即将成脓之象，见目赤如鸠眼。而病情发展，瘀血内积，脓已成熟，故"目四眦黑"，这是对病变过程的阐述。《金匮要略·肺痿肺痈咳嗽上气病脉证并治》第 1 条："问曰：热在上焦者，因咳为肺痿。肺痿之病，何从得之？师曰：或从汗出，或从呕吐，或从消渴，小便利数，或从便难，又被快药下利，重亡津液，故得之。"仲景强调医者需要重视现病史的问询，尤其是诊治经过对现有疾病的影响。

3. 个人生活史 个人生活的饮食起居、精神情志等对疾病的发生有重要影响。嗜酒易发为酒疸病，又如《金匮要略·惊悸吐衄下血胸满瘀血病脉证治》第 7 条："夫酒客咳者，必致吐血，此因极饮过度所致也。"

（四）问现在症

1. 问寒热 《金匮要略·黄疸病脉证并治》第 17 条指出："黄家，日晡所发热，而反恶寒，此为女劳得之。"

2. 问汗　《金匮要略·水气病脉证并治》第 29 条："黄汗之为病，身体肿，一作重。发热汗出而渴，状如风水，汗沾衣，色正黄如药汁。"

3. 问疼痛

（1）问头身骨节痛　《金匮要略·脏腑经络先后病脉证治》第 4 条："师曰：病人语声寂然，喜惊呼者，骨节间病；语声喑喑然不彻者，心膈间病；语声啾啾然细而长者，头中病。"

（2）问胸痛　《金匮要略·胸痹心痛短气病脉证治》第 1 条："阳微阴弦，即胸痹而痛，所以然者，责其极虚也。"

（3）胁脘腹痛　《金匮要略·腹满寒疝宿食病脉证治》第 19 条："寒疝腹中痛，及胁痛里急者，当归生姜羊肉汤主之。"又如本篇第 1 条"两胠疼痛，此虚寒从下上也。"

（4）问背痛　《金匮要略·脏腑经络先后病脉证治》第 9 条："师曰：病患脉浮者在前，其病在表；浮者在后，其病在里。腰痛背强不能行，必短气而极也。"

（5）问腰痛　《金匮要略·血痹虚劳病脉证并治》篇 15 条："虚劳腰痛，少腹拘急，小便不利者，八味肾气丸主之。"水气病篇第 17 条："肾水者，其腹大，脐肿腰痛，不得溺，阴下湿如牛鼻上汗，其足逆冷，面反瘦。"

（6）问周身痛　周身痛是湿病的常见症状，如"湿家之为病，一身尽疼，发热，身色如熏黄也"，又如"病者一身尽疼，发热，日晡所剧者，名风湿"；"湿家身烦疼，可与麻黄加术汤发其汗为宜，慎不可以火攻之"。

（7）问四肢痛　《金匮要略·痉湿暍病脉证治》第 24 条："风湿相搏，骨节疼烦，掣痛不得屈伸，近之则痛剧，汗出短气，小便不利，恶风不欲去衣，或身微肿者，甘草附子汤主之。"《金匮要略·中风历节病脉证并治》第 8 条："诸肢节疼痛，身体尪羸，脚肿如脱，头眩短气，温温欲吐，桂枝芍药知母汤主之。"

4. 问头身胸腹及其他不适

（1）头晕目眩　桂枝芍药知母汤证有"头眩短气"；这是因为风与湿邪上犯，清阳不升，则头眩。甘草干姜汤证有"此为肺中冷，必眩，多涎唾"，头眩是因上焦阳虚，清阳不升。头晕是痰饮病的常见症状，如苓桂术甘汤证有"心下有痰饮，胸胁支满，目眩"，此处头昏目眩的病机是脾胃阳虚，痰饮中阻，清阳不升，浊阴上蒙清窍；又如小半夏加茯苓汤证"卒呕吐，心下痞，膈间有水，眩者，小半夏加茯苓汤主之"，当水饮上泛，清阳不升，则头目昏眩。

（2）胸闷　胸痹之病是以胸膺部满闷窒塞甚至疼痛为主症，所以胸闷是其临床表现之一。仲景在陈述呼吸异常是发现患者会出现胸闷，如"息摇肩者，心中坚"，指出实邪壅塞在胸，以致肺失宣降，呼吸困难，常伴有鼻翼扇动、胸闷胀满等症。

（3）心悸　血虚心失所养易发心悸，如《金匮要略·血痹虚劳病脉证并治》篇阴血亏虚证有"男子面色薄者，主渴及亡血，卒喘悸，脉浮者，里虚也"。虚劳病的小建中汤证"虚劳里急，悸，衄，腹中痛，梦失精，四肢酸疼，手足烦热，咽干口燥，小建中汤主之"，心营不足、心失所养则心悸。痰饮病的小半夏加茯苓汤证有心悸，是因水气凌心所致。

（4）腹胀 腹胀是腹满病的主要症状，如"腹满时减，复如故，此为寒，当与温药"，又如"病者腹满，按之不痛为虚，痛者为实"。此外，虚劳病的大黄䗪虫丸证有"五劳虚极羸瘦，腹满不能饮食"，指出瘀血内停，阻滞气机，谓脾失健运，故腹满不能饮食。女劳疸有"其腹胀如水状"，以示女劳疸日久转为黑疸，其内有瘀血，故腹皮绷急，按之坚硬胀满，"如水状"，是指其外形像水胀，其实不是水，而是瘀血引起。

（5）身重 仲景在论述水饮波及五脏的证候时，有"水在脾，少气身重"，指出水饮困脾，脾失健运，脾主肌肉而恶湿，脾被水饮浸渍则身体沉重。水气病"风水，脉浮身重，汗出恶风者，防己黄芪汤主之"，身重为水泛肌表所致。

（6）麻木 血痹病是以肢体局部肌肤麻木为主症，如"血痹阴阳俱微，寸口关上微，尺中小紧，外证身体不仁，如风痹状，黄芪桂枝五物汤主之"。寒疝出现"腹中痛，逆冷，手足不仁，若身疼痛，灸刺诸药不能治，抵当乌头桂枝汤主之"，当阴寒内盛、阳衰失展的程度比大乌头煎证严重，以致手足逆冷甚则麻痹不仁。

5. 问饮食口味 五脏生理特性不一，发病后有助于病情好转的饮食、居处等也相应不同，临床应根据病情，近其所喜，远其所恶。如《金匮要略·脏腑经络先后病脉证》第4条："师曰：五脏病各有所得者愈，五脏病各有所恶，各随其所不喜者为病。病者素不应食，而反暴思之，必发热也。"心肺阴虚内热所致的百合病也会出现饮食异常，"意欲食复不能食"，"饮食或有美时，或有不用闻食臭时"。寒疝病"紧则不欲食"，为寒邪凝结，阳气虚衰不能行于外而恶寒，阳气衰于内则不欲食。痰饮病会出现"食少饮多"，究其原因是患者中焦阳虚，脾不健运，胃纳不佳，故"食少。"

6. 问二便

（1）问大便 便血是大便异常的表现，《金匮要略·惊悸吐衄下血胸满瘀血病脉证治》第15条论及"先便后血，此远血也"，又16条言"先血后便，此近血也"。下利也是大便的异常，如《金匮要略·痰饮咳嗽病脉证并治》有"病者脉伏，其人欲自利，利反快，虽利，心下续坚满，此为留饮欲去故也，甘遂半夏汤主之"。当正气祛邪外出，水饮下行，则自欲下利，利后反觉得舒快；欲自利反映出饮邪既有欲去之势，故因势利导用甘遂半夏汤攻逐祛饮。

（2）问小便 《金匮要略》中有"小便自利""小便自调""小便色不变"等正常者，亦有"小便不利""小便利数""小便赤""小便如粟状"等异常者。仲景立专篇来论述小便异常体现在《金匮要略·消渴小便不利淋病脉证并治》篇，如"淋之为病，小便如粟状，小腹弦急，痛引脐中"，指出了淋病特征乃小便如粟状"，即以小便形质异常为标准确定本病。小便异常也可见于其他疾病，如《金匮要略·黄疸病脉证并治》："黄疸腹满，小便不利而赤，自汗出，此为表和里实，当下之，宜大黄硝石汤。"此处小便色黄或赤，为里热内盛。

7. 问睡眠 《金匮要略·百合狐惑阴阳毒病证治》第10条"狐惑之为病，状如伤寒，默默欲眠，目不得闭，卧起不安"，阐述了狐惑患者因湿热内壅，烦扰心神而致"默默欲眠"。张仲景在虚劳病的论述中有"虚劳虚烦不得眠，酸枣仁汤主之"，用酸枣仁汤治疗肝阴不足、虚热扰神所致的虚劳不寐。又如《金匮要略·五脏风寒积聚病脉证并治》第12条："邪哭使魂魄不安者，血气少也；血气少者属于心，心气虚者，其人则畏，合目欲眠。"指出心之血虚气少导致睡眠异常。

8. 问妇人 主要包括经带胎产等内容，且立专篇分别辨证施治，如《金匮要略·妇人妊娠病脉证并治》专论妇女妊娠期间常见疾病的辨证论治，《妇人产后病脉证并治》《金匮要略·妇人杂病脉证并治》分别对产后病及杂病进行了论述。具体问诊内容，如《金匮要略·妇人妊娠病脉证并治》第2条"妇人宿有癥病，经断未及三月，而得漏下不止。胎动在脐上者，为癥痼害。妊娠六月动者，前三月经水利时，胎也。下血者，后断三月衃也"，论述了妊娠与癥病的鉴别。又如《金匮要略·妇人产后病脉证治》第5条："产后腹痛，烦满不得卧，枳实芍药散主之。"

四、切诊

切诊分脉诊和按诊两部分。是医生用手对患者体表某些部位进行触、摸、按、压，从而获得病情资料的一种诊察方法。脉诊是切按患者一定部位的脉搏；按诊是对患者的肌肤、手足、胸腹及其他部位进行触摸按压。

（一）脉诊

脉诊是仲景诊治疾病的重要手段，《金匮要略》一书，不论是总论还是各论各病都有脉诊，体现仲景重视脉证合参。正常脉象的形态是三部有脉，一息四至，闰以太息五至，不浮不沉，不大不小，从容和缓，柔和有力，节律一致，尺脉沉取有一定力，并随生理活动和气候环境的不同而有相应正常变化，可概括为"有胃""有神""有根"。仲景诊治疾病非常重视脉诊，常常以脉论理。

1. 凭脉推病因、释病机、定病位 如《金匮要略·水气病脉证并治》曰："寸口脉沉而迟，沉则为水，迟则为寒，寒水相搏。"又如《金匮要略·胸痹心痛短气病脉证治》曰："阳微阴弦，即胸痹而痛。"阳微阴弦是指关前（寸部）脉微弱，关后（尺部）脉弦急，阳微为胸阳不足，阴弦为阴邪内盛，二者结合，说明上焦阳虚，下焦阴邪乘虚冲逆于上，导致胸痹而痛。

2. 凭脉做鉴别诊断 如《金匮要略·肺痿肺痈咳嗽上气病脉证并治》："脉数虚为肺痿，数实为肺痈。"肺痿、肺痈病位在肺，均属热，皆见数脉，但肺痿是阴虚有热，枯萎不荣，故脉见数虚；肺痈乃热聚肺溃，壅塞不通，脉见数实。凭脉分表里、出方药，如《金匮要略·肺痿肺痈咳嗽上气病脉证并治》："咳而脉浮者，厚朴麻黄汤主之，脉沉者泽漆汤主之。"

3. 凭脉探转归，测预后 如《金匮要略·痰饮咳嗽病脉证并治》曰："久咳数岁，其脉弱者，可治；实大数者，死。"久咳正气已虚，脉弱与证相符，故曰"可治"，如果脉象实大而数的，这是病变严重，预后不好。又如同篇第3条"上气面浮肿，肩息，其脉浮大，不治；又加利尤甚。"指出脉象浮大则阳有上越之势，病情严重，预后不好。

（二）腹诊

1. 辨别虚实 通过按诊以分辨病证虚实，如《金匮要略·腹满寒疝宿食病脉证治》第2条云："病者腹满，按之不痛为虚，痛者为实。"指出腹诊按压疼痛与否分虚实，痛者多为实证，拒按；不痛者多为虚证，喜按。《金匮要略·腹满寒疝宿食病脉证治》第14条"腹中寒，上冲皮起，出见有头足，上下痛而不可触近"，论述了真虚假实的"上下痛而不可触近"之象。

2. 鉴别诊断 《金匮要略·黄疸病脉证并治》曰："其腹胀如水状……此女劳之病，非水也。"这是以腹证来鉴别女劳和水肿腹胀的方法。女劳病虽也有"腹胀如水状"之腹形，但其腹按之不坚，压之无凹陷，振之无水声。

3. 疾病分类 水气病篇，腹诊有利于该病的分类。如《金匮要略·水气病脉证并治》所云"气分，心下坚，大如盘，边如旋杯，水饮所作，桂枝去芍药加麻辛附子汤主之"。强调了心下坚的症状，且大如盘，边如旋杯，此为阳气虚衰，阴寒凝聚，水气留滞而成，病在气分，用桂枝去芍药加麻辛附子汤以温通阳气、散寒化饮。风水未见腹满，而皮水有"其腹如鼓"，石水则"外证腹满不喘"。

4. 推测预后 若女劳疸发展至后期，出现腹满的症状，是脾肾两败的现象，预后不良，故云："腹满者难治。"

第四节 《金匮要略》治疗思想

一、治未病治疗思想

任何疾病都有其发展变化的客观规律。杂病是以脏腑病理变化为核心，有体表受邪，从经络或四肢、九窍传入脏腑的。也有始发于脏腑的。而一脏有病，又可传入他脏。某些疾病还有规律发作和休止的特点。因此，掌握疾病固有的变化规律，就可预测它的发展趋势，在治疗时要率先防止和阻断。这是《金匮要略》治疗思想的一大特点。首先，金匮总论以《金匮要略·脏腑经络先后病脉证》作为篇名即寓有必须掌握疾病传变先后规律的意思，为预见性治疗提供了理论基础。接着第1条以极为突出的地位提道："问曰：上工治未病，何也？师曰：夫治未病者，见肝之病，知肝传脾，当先实脾。"举例说明了脏腑之间的预见性治疗。第2条又提出："适中经络，未流传脏腑，即医治之。四肢才觉重滞，即导引、吐纳、针灸、膏摩，勿令九窍闭塞……病则无由入其腠理。"这不单纯指对症治疗，也包含着从经络、四肢向脏腑传变处着眼，在治疗时采取某些预防性措施。在《金匮要略》各篇中，预见性治疗有以下几个方面。

（一）防止传变

这是指在疾病欲传或尚未传入他处时，及时进行防治。例如《金匮要略·痉湿暍病脉证治》第12条："太阳病，无汗而小便反少，气上冲胸，口噤不得语，欲作刚痉，葛根汤主之。"证以太阳为主,故冠其名曰"太阳病",但据气上冲胸,口噤不得语,则已有内传阳明的趋势。若不预为防范,必然向"卧不着席,脚挛急,必齘齿"之里热刚痉发展,故用葛根汤兼泄太阳阳明两经之邪,乘其未盛而夺之。这是预防病邪由经入腑的例子。《金匮要略·奔豚气病脉证治》第四条:"发汗后,脐下悸者,欲作奔豚,茯苓桂枝甘草大枣汤主之。"由于发汗后损伤心阳,引动下焦素有之水饮。饮邪在脐下筑筑动悸,刻有上冲之势,故曰"欲作奔豚",若不及时阻断,其气必"从少腹起,上冲咽喉,发作欲死",故急投苓桂甘枣汤,用茯苓利其水,大枣实其脾。桂、甘护其心,以防水气逆冲。这是预防病在脏腑间相传的例子。由此可见,基于疾病传变规律而进行的预见性治疗,在实际运用中,并不一定要拘守五行以胜相加的法则,而应从每一疾病发展趋向的实际出发。这样,才能在广义的范围内,真正掌握"治未病"的精神实质。

(二) 阻断发作

这是针对某些规律性发作的疾病而提前加以阻断的治法。例如《金匮要略·疟病脉证并治》第 5 条:"疟多寒者,名曰牝疟,蜀漆散主之。"其用法是"未发前以浆水服半钱",目的在于提前阻断发作,过早则达不到效果,过迟因正邪已激烈相争,亦难奏效。甚或发作更为剧烈。其实不仅牝疟如此,治疗其他疟证也本着这个原则。

(三) 预防复发

杂病患者一般体质较弱,故某些疾病经过适当治疗以后,矛盾虽暂时解除,如果调摄不当,极易复发,应当辅以预防性治疗。例如《金匮要略·呕吐哕下利病脉证治》第 13 条:"呕吐而病在膈上,后思水者,解,急与之。思水者,猪苓散主之。"宜"少少与饮之,令胃气和则愈"(《伤寒论·辨太阳病脉证并治》)。如因思水而尽量与饮,势必胃弱不能消水,便有旧饮方去,新饮复停于胃的可能。所以,预先给服小量猪苓散,使中运复常,气化水行,则续进新饮而不致复发。第 18 条:"胃反,吐而渴欲饮水者,茯苓泽泻汤主之。"则是考虑到剧烈呕吐后津液随宿食大量涌出,常口渴欲饮,而脾胃功能极差,饮后势难输化,故提前用温脾化饮之汤剂预为防范。本条与前一条,病位有上有下,病情有轻有重,用药宜散宜汤,固属不同,但在预防水饮复发这方面则是一致的。其他各病,凡在康复期间,需要用药物调摄者,也应仿此原则处理。

(四) 防止误治

任何治疗,凡能促使病情向愈者为正确的治法,反之则属于误治。《金匮要略》对于预测误治的不良后果极为重视。在许多疾病中皆列有治禁。例如《金匮要略·痉湿暍病脉证治》在痉病方面有"太阳病,发汗太多,因致痉","夫风病下之则痉,复发汗,必拘急","疮家虽身疼痛,不可发汗,汗出则痉"(第 4、5、6 条)。湿病方面亦有三禁,"若下之早则哕,或胸满,小便不利","湿家下之,额上汗出,微喘,小便利者,死;若下利不止者,亦死","汗大出者,但风气去,湿气在","慎不可以火攻之"(第16、17、18、20 条)。暍病则有"若发其汗,则恶寒甚;加温针,则发热甚;数上之,则淋甚"（第 25 条）。以上均不厌其烦地昭示误治的严重后果而加以禁戒。这些虽不属于直接施治，但确是治疗学中值得十分注意的重要问题。

二、天人合一治疗思想

《内经》曰："人以天地之气生，四时之法成。"人与自然和社会环境是一个整体，人体的生理功能和病理变化必然受到自然环境、社会条件的影响，因此，临床上，预防、养生保健、治疗，要因人、因时、因地制宜，天人合一。故治疗疾病当与四时气候变化互相参酌，才能提高疗效。即天人合一治疗思想。也是《金匮要略》治略思想的一个特点。本书总论根据《素问·脏气法时论》篇"合人形以发四时五行而知"的精神，在首条治未病中提出肝病传脾，当先实脾。若"四季脾旺不受邪，即勿补之"盖指四季之末各十八日为脾土当旺之时。脾旺则正能御邪，不会受到肝病的损害，故无需实脾。其实质是提示医者在治疗时应该注意气候变化的影响包括有利的影响和不利的影响，从而采取相应的措施。例如《金匮要略·痉湿暍病脉证治》第 18 条："风湿相搏，一身尽疼痛，法当汗出而解。值天阴雨不止，医云此可发汗，汗之病不愈者，何也？盖发其汗，汗大出者，但风气去，湿气在，是故不愈也。"说明风湿病在天阴雨不止的季节，外界之湿与肌肉关节之湿极易相感而发病。因此时脾为湿邪所困，气化无力故治疗单用发汗，则风去湿存。必宣发其脾阳，是阳气内蒸，充溢于肌肉关节之间，则风湿之邪始能尽去，这就是麻黄加术汤为何必须重用白术的理由。又如《金匮要略·黄疸病脉证并治》篇麻黄醇酒汤"冬月用酒，春月用水煮之"，其方以麻黄发汗退黄为主，因冬月阳气潜藏，发之不易。故用酒以主治；春月阳气升发，腠理不密，则以水煮之。其实，治疗不仅要注意一年中四时的气候变化，就是一日之间机体阴阳消长与外界气候变化亦有关系。如《金匮要略·痰饮咳嗽病脉证并治》篇用十枣汤攻逐悬饮，取"平旦温服之"，就是考虑平旦阳气初盛，服方后至药力发作，其时正当阳气已盛，则药得阳气之助饮邪易于攻下。这种法于四时的治疗思想，在历代著名医家的医案中，也是屡见不鲜的。

三、顺应五脏所得治疗思想

所得，指与病情相适应的饮食、居处等。顺应五脏所得，是说治疗杂病，用药必须适合脏腑的生理特性，才能激发机体内部的抗病能力，提高治疗效果。这是金匮治疗学的一重要思想。《金匮要略·脏腑经络先后病脉证》第 16 条"师曰：五脏病各有所得者愈，五脏病各有所恶，各随其所不喜者为病"，第 17 条"夫诸病在脏，欲攻之。当随其所得而攻之。如渴者，与猪苓汤。余皆仿此"。这两条呵成一气，连贯起来看，则贯穿其间的中心思想都是强调治病必适合于五脏所得（"得"，即获得，所得与所欲同义），即根据五脏特性立方遣药。"如渴者，与猪苓汤"一句，以水热互结于下焦，损及肾阴为例，说明攻邪，（利水清热）时应考虑肾藏精，恶燥的生理特点。今肾阴伤而口渴，故必兼用育阴之法。《医宗金鉴》将猪苓汤的作用阐发为"阴虚之人，不但大便不可轻动，即小水亦忌下通。倘阴虚过于渗利，则津液反致耗竭。方中阿胶质膏，养阴而滋燥；滑石性滑，去热而利水；佐以二苓之渗泻。即疏浊热而不留其壅瘀，亦调真阴而不苦其枯燥。是利水而不伤阴之善剂也"。从"余皆仿此"一句，则知治疗他脏之病亦可以此为准。《金匮要略·血痹虚劳病脉证并治》第 17 条"虚劳虚烦不得眠，酸枣仁汤主之"，指出脏腑阴虚内热的失眠症，宜用酸味补其阴，故以酸枣仁为君，盖肝喜酸之故；以知母、茯苓清热安神为臣；又欲逐其条达之性，而用川芎之辛以佐之。可见方中酸枣仁、川芎二味，都是从"随其所得"来考虑的。又如支饮咳嗽用小青龙汤发散，方中以五味子之酸敛监制麻黄等耗气，是从肺主气、肺欲收，急食酸以收之立法；中虚腹痛用小建中汤，方取饴糖之甘而实脾，则是从脾喜甘。司运化水谷营卫的生理着眼，这些都是随脏腑所得而施治的具体例证。

四、因势利导治疗思想

因势利导治则是根据疾病的发展变化，顺应其趋向，结合其病变部位，因其势就近诱邪外出，以达到邪去正安为目的的一种治疗原则。《金匮要略》中因势利导的治疗方法体现非常突出。在疾病的起始阶段，邪气未盛，正气充足，因病位浅，病势尚轻，故通过针刺即可祛邪向愈。《素问·阴阳应象大论》曰："病之始起也，可刺而已。"如《金匮要略·血痹虚劳病脉证并治》篇中，仲景指出对于血痹轻证的治疗"宜针引阳气"，即以针刺通达阳气。阳气行则邪气去，邪去则血痹可愈。另外治疗疾病要根据邪气偏上、偏下的不同，采用因势利导的治疗方法，让邪气顺势而解。《素问·阴阳应象大论》曰："其高者，因而越之；其下者，引而竭之；中满者，泻之于内；其有邪者，渍形以为汗；其在皮者，汗而发之……"如邪在肌表皮毛，病势向上向外，治宜顺其病势，汗而发之。如《金匮要略·痉湿暍病脉证治》云"风湿相搏，一身尽痛，法当汗出而解"，"湿家身烦痛……发其汗为宜"，湿邪在表，则当发汗祛湿。又如《金匮要略·水气病脉证并治》曰："诸有水者，腰以上肿，当发汗乃愈。"腰以上肿，其病邪在上在表，病势趋外，故治"当发汗"，使潴留于上部在表之水从汗而解。如邪气在上，正气有祛邪外出而有欲呕之势时，可用吐法，让邪气从上吐出。如《金匮要略·黄疸病脉证并治》曰："酒疸，心中热，欲呕者，吐之愈。"《金匮要略·腹满寒疝宿食病脉证治》曰："宿食在上脘，当吐之，宜瓜蒂散。"如邪在下焦，病势趋下在里，可用通泻或利小便的方法顺势就近引邪从下窍排出。如《金匮要略·腹满寒疝宿食病脉证治》云："腹满不减，减不足言，当须下之，宜大承气汤。""脉数而滑者，实也，此有宿食，下之愈，宜大承气汤。"燥屎内结肠道者，腹满不减，宿食内停而见腹满痛脉多见滑数，均为里实之证，故均可用大承气汤导滞通腑为宜。《金匮要略·呕吐哕下利病脉证治》第 17 条："食已即吐者，大黄甘草汤主之。"此呕吐为实热壅阻胃肠而偏于肠，腑气不通，下闭上逆所致，其病位在下在里，病势趋下故顺势而治，用大黄为主攻下泄热，使实热得去，腑气通畅，则呕吐自愈。又如《金匮要略·水气病脉证并治》说："诸有水者，腰以下肿，当利小便。"腰以下肿，水湿之邪在里在下，用利小便之法，因势利导，使水湿之邪从小便而解。

五、重视正气治疗思想

《素问·刺法论》说："正气存内，邪不可干。"人体正气旺盛，抗病力强，则邪气难以侵入。张仲景非常重视正气在人体中的作用。《金匮要略·脏腑经络先后病脉证》就提出："若五脏元真通畅，人即安和。"强调正气在发病学上有着重要的作用。如《金匮要略·中风历节病脉证并治》篇说"脉微而数，中风使然"，"微"指气血不足，当人体气血不足，正气不旺盛时，就容易感受外邪而导致中风。正是仲景在发病学上重视正气，所以在疾病的治疗过程中非常重视顾护人体的正气。强调祛邪的同时谨防伤正。一是在服药剂量、方法和时间上仲景重视保护人体正气，如百合滑石汤"微利者，止服"，承气汤"得下，勿更服"，十枣汤"平旦温服之，一日不可再服"，乌头汤"强人服七合，弱人服五合"等。另外在方药配伍上同样重视保护人体正气，如常在祛邪之剂中加入甘草、大枣、人参等健脾养胃之品，尤其在应用峻猛药物或者苦寒攻下药物时，更加注重保护脾胃，如十枣汤中用大枣，乌头汤用白蜜煎，治疗产后痢疾白头翁汤加甘草、阿胶，足以体现仲景对顾护后天之本脾胃的重视。同时仲景在治疗疾病强调早期治疗、防止邪气深入的治疗思想，同样体现了仲景重视保护人体正气的思想。《素问·评热病论》又说："邪之所凑，其气必虚。"如《金匮要略·脏腑经络先后病脉证》篇说："适中经络，未流传脏腑，即医治之。"疾病早期，邪气未深入，及时祛邪，避免邪气进一步伤及人体正气。如首篇说"见肝之病，知肝传脾，当先实脾"，早期截断病程，防止疾病蔓延；又如《金匮要略·奔豚气病脉证治》篇说"发汗后，脐下悸者，欲作奔豚，茯苓桂枝甘草大枣汤主之"，在脐下筑筑动悸，有上冲之势时，就用茯苓桂枝甘草大枣汤通阳利水，防止奔豚气发作，以保护人体正气。

六、标本缓急治疗思想

数病同时存在，各病对机体影响的程度是不同的，就是同一疾病，其标本亦有缓急之异。因此，治疗应分先后层次。这种治疗层次性是《金匮要略》治疗思想的另一显著特点。总论第 14 条"问曰：病有急当救里救表者，何谓也？师曰：病，医下之，续得下利清谷不止，身体疼痛者，急当救里；后身体疼痛，清便自调者，急当救表也"，为表里证同时出现，如果某一方对机体的影响较大，治疗应划分先后层次；第 15 条"夫病痼疾，加以卒病，当先治其卒病，后乃治其痼疾也"，则是指久病与新病同时存在，当以先治新病为原则。因久病势缓，不能即愈；卒病势急，稍缓能起变化。故治疗亦宜有先后。除了上述两种情况，层次性治疗还体现在同一疾病标本缓急方面。

（一）表里同病的治疗

《金匮要略·脏腑经络先后病脉证》第 14 条的例子已说明病有急当救里救表两种情况。又如《金匮要略·妇人杂病脉证并治》第 7 条："妇人吐涎沫，医反下之，心下即痞，当先治其吐涎沫，小青龙汤主之。涎沫止，乃治痞，泻心汤主之。"本条是上焦有寒饮，又因误下伤中寒，邪内入成痞；但虽然误下吐涎沫的证候仍然存在，上焦寒饮仍盛。而中焦只是痞塞不和并未成虚寒下利。故两权相衡，温散上焦当属治疗之急。俟涎沫止，再治中焦之痞。尤在泾说："亦如伤寒例，表解乃可攻痞。"识明表里同病的层次进行治疗，可运用于上焦与中下焦同病时的治疗。其例如《金匮要略·水气病脉证并治》第 21 条，本条大意是患者先有阳损阴。

（二）新旧同病的治疗

《金匮要略·脏腑经络先后病脉证》第 15 条已提到"夫病痼疾，加以卒病，当先治其卒病，后乃治其痼疾也"，如邪盛的水肿痼疾，又迭经吐下误治，继而发作冲气、咳、喘等新病。此时正确的治疗方法，应先治冲气。冲气止后再治咳，咳止则喘当自止，最后才治疗水肿旧病。即所谓"先治新病，病当在后"。

（三）标本治疗

标本是一组相对的概念，并无固定含义。这里是指以正气为本，病邪为标。根据标本在病理变化中主次地位的转化，治疗应区分层次。例如，痰饮病以阳虚为本，水饮为标。当饮邪壅盛，标证突出，宜先治其标，发汗、分消、攻逐之剂可随证选用，如溢饮用小青龙汤、支饮用葶苈大枣泻肺汤、痰饮用已椒苈黄丸、悬饮用十枣汤等；经治疗饮已衰其大半，则转从微饮治疗，续用苓桂术甘汤或肾气丸，从脾肾两脏调理固本（《金匮要略·痰饮咳嗽病脉证并治》第 17、22、23、27、29 条）。这是先标后次的治疗层次。再如《金匮要略·黄疸病脉证并治》之谷疸，以脾虚为本，湿浊为标（包括湿热与寒湿），一般情况，应先利湿退黄。所谓"诸病黄家，但利其小便"，建中当在其后。倘若胃气严重失和，饮药难下，则又当以和胃降逆为急，利湿退黄宜从缓议。如第 20条："黄疸病，小便色不变，欲自利，腹满而喘，不可除热，热除必哕。哕者，小半夏汤主之。"就是先和胃止呕调治其本。待呕逆停止，然后再治黄疸。第 22 条："男子黄，小便自利，当与虚劳小建中汤。"本条注家多认为是脱血萎黄。其实，萎黄固可建中治疗，就是黄疸，在脾虚气陷，小便自利时，也可先治其本，后治其标，临床不乏其例。

第二章 《金匮要略》病证理论与临床 ▷▷▷▷

第一节　外感病病证理论与临床

一、痉病

痉病指外感风寒为主，津液不足，筋脉失养，经气不利，出现"项背强急、口噤不开、甚至角弓反张"等筋脉拘急不利为主症的疾病；病位在筋脉，分为刚痉与柔痉。外感、内伤均可致痉，但本篇所论以外感风寒所致者为主，与温病热盛伤津及内伤引起的痉证有所不同。

（一）病因病机

1. 病因　张仲景论述痉病以外感邪气为主，内在津液损伤，合而致痉。仲景列举3条原文论述误治伤津致痉，一是过汗，既包括太阳表证发汗太过，津液过耗，筋脉失养发为痉病，即"太阳病，发汗太多，因致痉"；又指出久患疮疡患者夹有外感表证不能贸然发汗，因其会重伤津液而致痉。二是误下，太阳中风多汗易伤津，原本应该发汗解表，且当微微有汗为度，却误用下法，导致津液更伤、筋脉失养而发痉病；如再反复发汗，津气两伤，必致痉病。

2. 病机　外感风寒，津液不足，筋脉失养是痉病的基本病因病机。以风寒为主的六淫之邪侵犯人体，营血津液亏虚于内，经脉受邪阻滞，气血运行不利，经脉失于濡养，拘急而成痉。此外，仲景还提出热邪耗伤阴津，阳明经脉失养，表现为"胸满口噤，卧不着席，脚挛急，必龂齿"，即发为阳明痉病。

3. 后世发挥　后世医家继承了仲景对痉病的阐述，强调外感易致痉病，但认为除风寒湿外，暑、燥、火及疫疠之气，皆可致痉。吴瑭在《温病条辨》中说："一生治病，留心痉证，觉六气皆能致痉。"六淫邪气及疫疠之气，在病变过程中，皆可化热，热极生风或热结阳明，导致筋脉拘急而发生痉病。

（二）辨证要点

痉病以痉挛拘急引起的"项背强急、口噤不开、甚至角弓反张"为主症，具体辨证如下。

1. 分刚柔痉病　可为分表实无汗之刚痉与表虚汗出之柔痉。刚痉者，在痉病症状基础上伴有"发热、无汗、反恶寒"等；柔痉者，则伴有"发热、自汗出，不恶寒或恶寒轻"等。辨证要点为有无汗、有无恶寒。

2. 分阶段痉病 发病的不同阶段辨证要点有差异。病变早期见"身热足寒，颈项强急，恶寒，时头热，面赤，目赤，独头动摇，卒口噤，背反张，脉紧而弦"等。随着病情发展，表证逐渐消失，表邪入里化热，而表现阳明热盛里实。津液灼伤，筋脉失于濡养，表现出阳明实热痉病，见"胸满、口噤、卧不着席、脚挛急、便秘、发热"等。

（三）治疗方法

本病治疗以祛邪为主，但须时时顾护津液，具体有以下治法。

1. 解肌祛邪、滋养津液 适用于颈项，项背强痛，不能自由舒展的"失枕""肩凝症"等，多恶风，体虚汗出或为易汗体质，脉象细弱或沉迟。《金匮要略·痉湿暍病脉证治》第11条："太阳病，其证备，身体强，几几然，脉反沉迟，此为痉，瓜蒌桂枝汤主之。"以桂枝汤为主疏风散邪、调和营卫，辅以天花粉（瓜蒌根）清热生津以柔筋，共奏解肌祛邪、生津柔筋之功。

2. 发汗散邪、升发津液 适用于风寒闭表，无汗恶寒而项背强急，气冲口噤，但无明显内热征象者。《金匮要略·痉湿暍病脉证治》12条："太阳病，无汗而小便反少，气上冲胸，口噤不得语，欲作刚痉，葛根汤主之。"葛根汤重用葛根，一为透发阳明之邪从表而出，二为调节胃中津液使之布于筋脉，麻桂等药则开发太阳，令邪有出路。全方有发汗解肌，升津舒筋之功效。

3. 通腑泄热、急下存阴 适用于无表证而内热化风之里热痉，其筋脉强急突出，除口噤、龂齿外，尚有角弓反张、四肢挛急等，苔黄燥，脉弦数有力。《金匮要略·痉湿暍病脉证治》13条："痉为病，胸满口噤，卧不着席，脚挛急，必龂齿，可与大承气汤。"大承气汤意在通腑泄热、急下存阴，以解其痉。

（四）名家解读

1. 张景岳 愚谓痉之为病，强直反张病也。其病在筋脉，筋脉拘急，所以反张；其病在血液，血液枯燥，所以筋挛。观仲景曰：太阳病，发汗太多，因致痉；风病下之则成痉；疮家不可发汗，汗之亦成痉。只此数言，可见病痉者多由误治之坏证，其虚其实可了然矣。

2. 吴瑭 谨按痉者，强直之谓，后人所谓角弓反张，古人所谓痉也。瘛者，蠕动引缩之谓，后人所谓抽掣、搐搦，古人所谓瘛也。

二、湿痹

湿痹是感受风寒湿邪，邪郁阻于肌肉关节，以发热身重、骨节烦疼为主症。病位在肌肉关节。湿邪有外湿、内湿之不同，湿邪常夹风、夹痰、夹热而为病。

（一）病因病机

1. 病因 张仲景所论的湿痹多因正气不足，外感风寒湿邪，经脉痹阻不通所致；

或因阳气亏虚，复感风寒湿邪所致。

2. 病机 正气不足，汗出当风，久伤取冷或风寒湿邪痹阻肌表或肌肉、关节是湿痹的基本病机。正气不足是湿痹发病的内在因素。体虚之人，腠理疏松，营卫不固，脾阳不运为邪气侵袭人体创造了条件。加之因居处潮湿，涉水冒雨，或睡卧当风，或冒雾露，气候变化，冷热交错等，以致风寒湿邪乘虚侵袭人体。正如《素问·痹论》说："风寒湿三气杂至，合而为痹也。"但风、寒、湿三邪侵袭人体，临床表现各异，如风邪甚者，善于流窜，病变游走不定；寒邪甚者，耗损阳气，拘急疼痛剧烈；湿邪甚者，"一身尽疼痛"或"骨节烦疼"。痹病日久不愈，气血津液运行不畅，瘀阻痰聚，痰瘀互结，闭阻经络，深入骨节，出现关节肿胀畸形等症。初病属实，久病耗伤正气而见气血亏虚，肝肾不足等虚实夹杂的证候。

3. 后世发挥 后世医家继承了仲景对湿痹的论述，强调湿痹病因是风寒湿三者合而为痹，病位在经络，有骨节烦疼等症。吴瑭在《温病条辨》中焦篇中云："湿聚热蒸，蕴于经络，寒战热炽，骨骱烦疼，舌色灰滞，面目萎黄，病名湿痹，宣痹汤主之。""此条以舌灰目黄，知其为湿中生热；寒战热炽，知其在经络；骨骱疼痛，知其为痹证。"

（二）辨证要点

湿痹以"关节疼痛而烦""一身尽痛""身烦痛""身痛发热"为主症，具体辨证如下。

1. 辨内湿、外湿 湿有内、外之分。因感受外界湿邪而发病者为外湿；太阴内伤，脾虚不运，湿从内生者为内湿。

2. 辨湿邪之兼夹 外湿为患，常兼他邪，故诊病时须辨清其兼杂之邪。外湿夹寒者，疼痛较著，多伴恶寒等；夹风者，疼痛多具游走性，常伴恶风等。

3. 辨湿痹之虚实 湿为阴邪，易伤阳气，阻遏气机，故辨湿病时当注意其阳气虚否。若卫气虚，则汗出恶风；若表阳虚，则脉浮虚而涩；表里阳气俱虚，则汗出短气、恶风不欲去衣、小便不利。

（三）治疗方法

本病以外湿为主，故以发汗为基本治法。但素有太阴内伤，内湿停聚者，气机不利，与湿土之气同类相召，内外相引，则更易感召外湿，初起如内湿不甚，则内外同治；若内湿较重，见小便不利，大便反快，则利湿以通其阳，法如《金匮要略·痉湿暍病脉证治》第14条所云："但当利其小便。"盖利尿则膀胱之阳气化，俟其气盛于太阳之表，则外湿亦可并除，这就是一般注家主张用五苓散的理由。若利尿通阳之后，太阳之湿仍未尽解，可续用发汗祛湿治法，不可泥于句下。综上所述其治疗当以发汗、利小便为主，同时当顾护阳气，具体有以下治法。

1. 祛风散寒、发汗除湿 适用于寒湿在表。《金匮要略·痉湿暍病脉证治》第20条"湿家身烦疼，可与麻黄加术汤发其汗为宜，慎不可以火攻之"，方中发汗药与止汗药相配。虽麻黄汤发汗力强而祛外感之湿，而白术既能健脾燥湿，还能止汗，以防麻黄发汗太过，取微微似汗之意。配甘缓和辛凉药物。如麻黄杏仁薏苡甘草汤，其用药量轻，辛温药麻黄和辛凉药薏苡仁、甘味药甘草相配，既是发汗解表之轻剂，又是辛温为辛凉，使该方变成缓汗之剂。药后护理时强调微汗，禁大汗，如"覆取微似汗""温令微汗"。

2. 益气温阳、散寒除湿　适用于阳虚兼湿之证。《金匮要略·痉湿暍病脉证治》第23条"伤寒八九日，风湿相搏，身体疼烦，不能自转侧，不呕不渴，脉浮虚而涩者，桂枝附子汤主之；若大便坚，小便自利者，去桂加白术汤主之"。湿邪易伤阳碍阳，治疗湿痹在祛湿的同时，配合助阳药物，为常用之法，仲景常用附子、桂枝、生姜等药，桂枝、生姜既能发散肌表风寒，又能利尿除湿。附子既能温助脾肾之阳，又能散寒除湿止痛，与白术相配，能逐除皮间水气。

（四）名家解读

1. 巢元方　风湿痹病之状，或皮肤顽厚，或肌肉酸痛。风寒湿三气杂至，合而成痹。其风湿气多而寒气少者，为风湿痹也。

2. 曹颖甫　一身尽疼，为寒湿凝滞肌理，血络阻滞作痛，若阴疽然。发热者，寒湿外闭，血分之热度，以阻遏而增剧也。日晡所为地中蒸气上腾之时，属太阴湿土，故阳明病欲解时，从申至戌上。所以解于申至戌上者，为热盛之证，当遇阳衰阴盛而差也。明乎此，可知申至戌上为太阴主气，湿与湿相感，故风湿之证，当日晡所剧。究病之所由成，则或由汗出当风或久伤取冷。

三、暍病

暍病即为伤暑、中暑病，是感受暑邪引起的以发热身重、心胸烦乱、汗出烦渴、倦怠乏力、小便短赤、少气脉虚为主症。

（一）病因病机

1. 病因　暍即伤暑，是因夏月气候炎热，人体感受暑热之气所致，也就是《内经》所述的"后夏至日者为病暑"。

2. 病机　因暑为阳邪，最易耗气伤阴，且夏季炎热，易贪凉饮冷、涉水淋雨，故暍病的病机为暑热炽盛，气阴两伤，且多夹湿邪。暑为六淫之一，暑邪侵犯人体，病从太阳开始，故有发热恶寒之表证。暑多夹湿，故可表现身重而疼痛。夏暑季节，天气酷热，人体出汗多，容易耗气伤津，呈现气津两伤的证候。

3. 后世发挥　后世医家继承了仲景对暍病的阐述，强调外感暑邪易致暍病，但认为除暑邪外，还易兼夹湿邪，同时也提出不同体质患者有不同的临床表现。张介宾将暑证分为阳暑和阴暑：阴暑者，因暑而受寒者也。凡人之畏暑贪凉，不避寒气，则或于深堂大厦，或于风地树荫，或以乍热乍寒之时，不谨衣被，以致寒邪袭于肌表，而病为发热头痛、无汗恶寒、身形拘急、肢体酸痛等症。阳暑者，乃因暑而受热者也，在仲景即谓之中暍。凡以盛暑烈日之时，或于长途，或于田野，不辞劳苦，以致热毒伤阴，而病为头痛烦躁、肌肤大热、大渴大汗、脉浮气喘，或无气以动等症。此以暑月受热，故名阳暑。

（二）辨证要点

暍病以"发热身重，汗出烦渴，少气脉虚"为主症，具体辨证如下。

1. 暑热偏盛 暑热病邪伤人急速，易径犯阳明，又容易耗气伤津，见高热，自汗，烦渴，尿赤，少气脉虚等症状者。故《素问·生气通天论》云："因于暑，汗，烦则喘喝，静则多言，体若燔炭，汗出而散。"

2. 多兼湿 夏天贪凉饮冷，感受暑热夹湿之病邪，见发热恶寒、身重肢倦、胸闷、脘痞腹胀、恶心呕吐等症者。

（三）治疗方法

本病治疗以清涤暑热、益气生津为主，具体有以下治法。

1. 清热祛暑、益气生津 适用于暍病偏于暑热者。例如《金匮要略·痉湿暍病脉证治》第 26 条"太阳中热者，暍是也。汗出恶风，身热而渴，白虎加人参汤主之"，即是强调伤暑偏热盛，表现身热、汗出、恶风、口渴等暑热偏重、气津两伤的症状。治疗用清热祛暑、益气生津之白虎加人参汤。

2. 清暑生津、行气化湿 适用于伤暑而偏于湿者。例如《金匮要略·痉湿暍病脉证治》第 27 条提出"太阳中暍，身热疼重，而脉微弱，此以夏月伤冷水，水行皮中所致也，一物瓜蒂汤主之"，出现身热疼重、脉搏微弱，说明伤暑偏于湿盛，用一物瓜蒂汤治疗。

（四）名家解读

1. 钱天来 太阳中热者，暍是也。其人汗出恶寒，身热而渴也者，盛夏暑热中之邪气也。此条先言本证之情形如此，而已中热二字通解暍字之义，即《素问·热论》所谓病暑也。

2. 尤在泾 中热亦即中暑，暍即暑之气也。恶寒者，热气入则皮肤缓，腠理开，开则洒然寒，与伤寒恶寒者不同。发热汗出而渴，表里热炽，胃阴待涸，求救于水，故与白虎加人参汤以清热生阴，为中暑而无湿者之法也。

第二节 内伤杂病病证理论与临床

一、百合病

百合病是由心肺阴虚、虚热内扰等原因引起的，以"口苦，小便数"为主要特征的疾病。其病位主要在心肺，常发生于热病后，亦可由情志不遂引发，症状繁杂多变，难以捉摸，常病久不愈，具有杂、怪、难的特点，属于中医学情志病的范畴。

（一）病因病机

1. 病因 张仲景论述百合病是以外感或内伤导致阴液耗损为病因，但是仲景对病机条文阐述较为简略，未阐明具体病因。据原文所述可推测其病因有以下三点：一是伤寒病后，余热伤阴；二是平素体弱，兼以热病后余热未尽，阴液未复；三是失治误治，损伤津液。

2. 病机 阴虚内热，是百合病的基本病因病机。情志抑郁，日久郁而化火，消烁津液致阴虚内热或热病后余热未尽，心肺失于濡养，失其所主，因肺朝百脉，诸脉皆属于心，是故心肺俱伤，故百脉皆病。表现为"意欲食复不能食，常默默，欲卧不能卧，欲行不能行"等心神不安症状和"口苦""小便赤""脉微数"等阴虚内热症状。

3. 后世发挥 《医宗必读》认为："以百合治之，是亦清心安肾之效欤。"正是对应心火盛、肾阴虚这个病机分析了百合的功效。晋初医家陈延之将仲景治疗百合病诸方归为疗伤寒百合病方，认为百合病发于外感热病（伤寒）之后。孙思邈、王焘等医家也持此观点。王孟英认为此病亦可见于疫病、湿热、暑温病后。伤寒名家胡希恕认为："证虚而有热，其热又不高，'如热无热'，当血有瘀滞。"

（二）辨证要点

百合病以心肺阴虚、神志失调引起的心神不安和饮食失调为主症，具体辨证如下。

1. 辨病位 百合病症状繁杂，主诉不定。其病位主在心肺，也可因百脉失养而累及他脏。

2. 辨病性 百合病以虚证居多，初以阴虚多见，久则阴虚及气及阳，而出现气阴两虚，阴阳俱损之证。实证多因气郁化火，或合并痰热内蕴、痰瘀互结等证，常虚实夹杂为患。

（三）治疗方法

张仲景治疗百合病不离心肺，以清心润肺、养阴清热、安神为主。治疗百合病当分清寒热虚实，宜平调阴阳，不可妄用汗、下，以免损伤正气。具体治疗方法如下。

1. 养心润肺、益阴清热 适用于以阴虚内热为主者。《金匮要略·百合狐惑阴阳毒病脉证治》第 5 条："百合病不经吐、下、发汗，病形如初者，百合地黄汤主之。"百合地黄汤可养阴清热、补益心肺，使阴复热退、百脉调和则百合病愈。《本草纲目》记载百合性甘微寒，归肺、心经，可润肺止咳、清心安神，配性甘寒之地黄养阴生津、凉血清热。虽药味精简，但药专而力宏，其滋阴津、清热润肺、安心神之效显著。

2. 补虚清热、养阴润燥 适用于百合病经发汗治疗后出现口燥、心烦等为主症者。"汗为心之液"，发汗过多则心之阴液耗伤，故见有"口燥，心烦"等心肺阴虚、内热丛生之症。《金匮要略·百合狐惑阴阳毒病脉证治》第 2 条："百合病发汗后者，百合知母汤主之。"药用百合为君甘凉清肺，佐以知母入肺金清热滋阴。两药相伍，使阴液得复，烦热内消而气阴复，心神安。

3. 养阴清热、利水降逆 适用于百合病被误下后出现小便不利等变证。《金匮要略·百合狐惑阴阳毒病脉证治》第 3 条："百合病下之后者，滑石代赭汤主之。"误下之后伤及胃气，津液大伤而内热加重，由于主症未变，故仍以百合为君，以性味甘、淡、寒之滑石为臣，清热利尿通淋而不伤阴，辅以代赭石收涩敛阴、降逆和胃。正符合误下后伴有呃逆、下利之证。若误下后没有呃逆、下利症状，可不用代赭石，仅用百合滑石散即可。

4. 养阴清热、和胃安中 适用于用吐法治疗后，出现虚烦不眠、胃中不和证。《金匮要略·百合狐惑阴阳毒病脉证治》第 4 条："百合病吐之后者，百合鸡子汤主之。"以清心凉润之百合为君药，辅以鸡子黄滋补脾胃，使得虚热去而中焦得以温固。

5. 清热除烦、生津止渴 适用于百合病热伤阴血证。《金匮要略·百合狐惑阴阳毒病脉证治》第 6 条："百合病一月不解，变成渴者，百合洗方主之。"原文第 7 条："百合病渴不差者，栝蒌牡蛎散主之。"天花粉味苦寒，可清热泻火兼生津止渴；牡蛎微寒，味咸滋阴潜阳又可重镇安神。两药合用，清热生津止渴力佳，且潜阳安神。

6. 滋阴降火、清热利水 适用于百合病误治后热象明显，出现小便不利等症者。《金匮要略·百合狐惑阴阳毒病脉证治》第 8 条："百合病变发热者，百合滑石散主之。"百合滑石散中，仍用百合滋养肺阴以降火，佐甘寒之滑石清里热而利小便，使里热自小便而出。方后注中"当微利，止服，热则除"，其含有三层含义：一者说明小便微利，里热从小便排出后，而身热自除。二要求"止服"，即小便微利则停服百合滑石散，以免过于分利而耗散阴液。三云"当微利者"，说明该方所治百合病不仅"小便赤"，且有小便不利的兼症。

（四）名家解读

1. 尤在泾 百脉一宗者，分之则为百脉，合之则为一宗，悉致其病，则无之非病矣。然详其证，意欲食矣，而复不能食；常默然静矣，而又躁不得卧；饮食或有时美矣，而复有不用闻食臭时；如有寒如有热矣，而又不见为寒，不见为热；诸药不能治，得药则剧吐利矣，而又身形如和，全是恍惚去来，不可为凭之象。惟口苦、小便赤、脉微数，则其常也。所以者何？热邪散漫，未统于经，其气游走无定。故其病亦去来无定。

2. 吴谦 若曰百合之病，总脉病也。脉者谓十二脉，三百六十五络脉也。伤寒大病之后，余热未解，百脉未和，或平素多思不断，情志不遂，或偶触惊疑，卒临景遇，因而形神俱病，故有如是之现证也。百脉周于身，脉病则身病，故身形如和不和，欲卧不能卧，欲行不能行也。

二、狐惑病

狐惑病，是感受湿热虫毒所致，以咽喉及前后二阴溃烂或有目赤如鸠眼为主症的疾病。其中，病位偏于下部的为狐，病位偏于上部咽喉的为惑。因目赤，咽喉及前后二阴的腐蚀症状"起伏不定",似狐之多疑,故取类比象而命名。有认为因本病迁延难愈,症状起伏不定,因人狐疑不解而命名。另有认为本病为虫毒所致。

(一) 病因病机

1. 病因 据《金匮要略》原文对本病的描述,以及仲景所选方药,可推断其病因大致有三:一是湿热虫毒所致;二是热病之后,余热未清;三是湿热内蕴日久,瘀血内生。

2. 病机 湿热内蕴虫毒为患,致咽喉及前后二阴溃烂是狐蜜病的基本病机。湿热之邪不仅可以上熏口眼诸窍、流注关节经络,或下注二阴致病,郁阻日久可以致瘀毒内生而致肌肤、黏膜溃烂而发病。

3. 后世发挥 后世医家大多认为本病病位在肝。《诸病源候论》中认为病位在肝与脾,尚可累及心肾。足太阴,脾之经也,脾气通于口。脏腑热盛,热乘心脾,气冲于口与舌,故令口舌生疮也。因脾主肌肉四肢,开窍于口,舌为之外候,脾脉"夹咽,连舌本,散舌下";肝藏血,主疏泄,开窍于目,其经脉环绕阴器,而上循咽喉。《灵枢·经脉》云:"肝足厥阴之脉……过阴器……连目系……其支者,从目系颊里,环唇内。"一旦湿热毒邪内蕴脾胃,浸渍肝经,情志不调,或气机抑郁失于条达,或暴怒伤肝,气失疏泄,气郁化火生热,肝经湿热上害则目赤作红,下注于阴,蚀为阴部则起疱溃烂,传于脾胃则口舌生疮糜烂。

(二) 辨证要点

狐蜜病,以状如伤寒、默默欲眠、目不得闭、卧起不安、目赤、前后二阴蚀烂为主症,具体辨证如下。

1. 分上下 狐蜜病可以侵袭上部和下部为病,侵袭上部出现咽喉痛、声音嘶哑等症;侵袭下部出现前后二阴起疱、溃烂为主症,辨证要点是辨别部位上下,蚀于阴为狐,蚀于喉为蜜。

2. 分阶段 狐蜜病可根据病情变化分成成脓和未成脓期,未成脓期以"状如伤寒,默默欲眠,目不得闭,卧起不安""不欲饮食,恶闻食臭,其面目乍赤、乍黑、乍白"为主症;成脓期为湿热虫毒不解,酿腐成脓,以"目赤如鸠眼""目四眦黑""若能食者,脓已成也"为主症等,辨证要点是有无血分热。

(三) 治疗方法

1. 清热解毒、活血化瘀 适用于狐蜜病蚀于上部且未成脓。《金匮要略·百合狐蜜阴阳毒病脉证治》第13条:"狐蜜之为病,状如伤寒,默默欲眠,目不得闭,卧起不安,蚀于喉为蜜,蚀于阴为狐,不欲饮食,恶闻食臭,其面目乍赤、乍黑、乍白。蚀于上部则声喝,甘草泻心汤主之。"甘草泻心汤既可祛除湿热瘀毒之邪,又能健脾安中使湿无所依,达到祛邪而不伤正、扶正而不留邪之目的。配以活血化瘀之品,瘀未成时防寒凉涩血,瘀已成则除血脉瘀毒。配辛热之品既祛除湿邪,又防苦寒败胃。全方攻补兼施，寓补于通。

2. 清热利湿、行瘀排脓 适用于狐蜑病酿脓，临床表现为"目赤如鸠眼""目四眦黑"等。《金匮要略·百合狐蜑阴阳毒病脉证治》第 13 条："病者脉数，无热，微烦，默默但欲卧，汗出，初得之三四日，目赤如鸠眼；七八日，目四眦黑。若能食者，脓已成也，赤小豆当归散主之。"治以赤小豆当归散清热利湿、行瘀排脓。方中赤小豆清热渗湿、解毒排脓，当归活血养血、化瘀生新，浆水清凉解热、调和气血。

（四）名家解读

1. 黄元御 狐惑者，狐疑惶惑，绵昧不明，状如伤寒。而病实在里，默默欲眠，目不得闭，卧起不安，饮食皆废。其面目乍赤、乍黑、乍白，而无定色。此盖湿气遏郁，精神昏愦之病也。湿邪淫泆，上下熏蒸，浸渍糜烂，肌肉剥蚀。蚀于喉咙，其名为惑，以心主藏神，阳分受伤，清气燔蒸，则神思惶惑而不灵也。蚀于二阴，其名为狐，以肾主藏志，阴分受伤，浊气熏烁，则志意狐惑而不清也。蚀于上部，其病在心，心火刑金，是以声嘎。

2. 吴谦 狐惑，牙疳、下疳等疮之古名也，近时唯以疳呼之。下疳即狐也，蚀烂肛阴；牙疳即惑也，蚀咽腐龈，脱牙穿腮破唇。毒因伤寒病后，余毒与湿蜑之为害也。或生斑疹之后，或生癖疾下利之后，其为患亦同也。其症则面色目眦或赤或白或黑，时时不一，喜睡目不能闭，潮热声哑，腐烂之处，秽气熏人。若胃壮能食，堪受攻病重药，或病之势缓，治多全也。

三、阴阳毒病

阴阳毒病是由于温毒、热毒（或疫毒）壅滞咽喉出现咽痛，肌肤发斑为主要临床表现的一种营血分急性病证，不一定具有传染性。其中疫毒外透，面赤斑斑如锦纹，咽喉痛，唾脓血者，为阳毒；疫毒内陷，面目青，身痛如被杖，咽喉痛，为阴毒。所谓"阴阳"，并非指阴证、阳证，或寒证、热证。凡毒邪瘀滞在阳分（浅表阳络）的证候，称为阳毒，而瘀滞在阴分（较深阴络）的证候称为阴毒。尤怡云："邪在阳者为阳毒，邪在阴者为阴毒。"

（一）病因病机

1. 病因 张仲景在论述阴阳毒病时提出是因感受毒邪为主要致病因素，《金匮要略·百合狐蜑阴阳毒病脉证治》第 14 条中提到"阳毒之为病，面赤斑斑如锦文"，第 15 条提出"阴毒之为病，面目青，身痛如被杖，咽喉痛"。毒邪由口鼻吸入，侵入营血所致。

2. 病机 "毒邪"壅滞咽喉是阴阳毒病的基本病因病机。毒邪从口鼻咽喉进入机体，毒邪蕴于咽喉，所以均可出现"咽喉痛"症状，如果邪气停聚于表，在表浅者，阳气热盛而壅于上，故出现斑似锦纹；若邪气由咽喉要道直入里，出现气血凝滞不通，阳气无法到达头面四肢，所以头面四肢失去阳气的温煦，出现面目青、周身疼痛等症状。

3. 后世发挥　阴阳毒，病因可能是感受"毒邪"，但历代医家，就"毒邪"是否为同一致病因素，观点主要有两种，即天行疫毒和久病郁毒。赵献可云："此阴阳二毒为感天地疫疬非常气，沿家传染，所谓时疫证也。"王覆曰："是知仲景所论阴毒者，非阴寒之病，乃感天地恶毒异气，入于阴经，故曰阴毒耳。"提到了阴阳毒属于疫疬，具有流行性。张仲景并没有写出阴阳毒具有传染性，原文写到阴阳毒之病情凶险，强调早期治疗，否则预后不良。历代医家对于"阴阳毒"的理解，不难看出他们都阐述了阴阳毒的主要症状，例如面赤斑斑如锦文，咽喉痛等，并未对病因是否具有传染性进行准确表述，但分析其原因，一方面可能是医家具体生活的年代瘟疫横行，加之仲景的"阴阳毒"治疗对其当时病确有疗效，所以并未将其拓展。二者凭借仲景对"阴阳毒"的症状描述，符合疫毒的特征。

（二）辨证要点

阴阳毒病是以"咽痛，肌肤发斑"为主症的疾病，辨证重在辨阴阳。两者都有咽喉痛和面色改变的症状，但是阳毒以面赤斑斑如锦纹为特点，病位较浅，《金匮要略·百合狐惑阴阳毒病脉证治》第14条"阳毒之为病，面赤斑斑如锦文，咽喉痛，唾脓血。五日可治，七日不可治。升麻鳖甲汤主之"；阴毒以面目青，身痛如被杖为特点，病位较隐晦，《金匮要略·百合狐惑阴阳毒病脉证治》第15条"阴毒之为病，面目青，身痛如被杖，咽喉痛。五日可治，七日不可治。升麻鳖甲汤去雄黄蜀椒主之"。

（三）治疗方法

仲景治疗阴阳毒主要以清热解毒、活血散瘀为治疗方法。

如为阳毒，临床表现为"面赤斑斑如锦文，咽喉痛，唾脓血"，用升麻鳖甲汤治疗。《金匮要略·百合狐惑阴阳毒病脉证治》第14条："阳毒之为病，面赤斑斑如锦文，咽喉痛，唾脓血。五日可治，七日不可治，升麻鳖甲汤主之。"方中升麻，《本经》谓解百毒，辟瘟疾、瘴邪，与当归配合，则既能发散风热与疫疬之气，又能祛血中热毒而活血；佐以生甘草泻火解毒，消肿止痛，与升麻相伍并止咽喉痛；鳖甲咸能软坚，与当归合用，养阴、活血、行瘀。阴阳二毒均可用上药以清热解毒、行血散瘀、祛邪外出。雄黄解毒、辟秽化腐，蜀椒导火归原，以降上壅之热。综观本方，能疏散疫邪、清热解毒、化瘀活血、消肿定痛。

如为阴毒，临床表现以"面目青，身痛如被杖，咽喉痛"为主，则用升麻鳖甲汤去雄黄、蜀椒治疗。《金匮要略·百合狐惑阴阳毒病脉证治》第15条："阴毒之为病，面目青，身痛如被杖，咽喉痛。五日可治，七日不可治，升麻鳖甲汤去雄黄、蜀椒主之。"上条原文阳毒用蜀椒、雄黄之阳性同气相求引上犯之火热邪气下行。本条原文阴毒去蜀椒、雄黄，以防二者辛热之性伤阴。

（四）名家解读

1. 尤在泾　毒者，邪气蕴蓄不解之谓。阳毒非必极热，阴毒非必极寒，邪在阳者为阳毒，邪在阴者为阴毒也。而此所谓阴阳者，亦非脏腑气血之谓，但以面赤斑斑如锦纹、咽喉痛、唾脓血，其邪着而在表者谓之阳。面目青、身痛如被杖、咽喉痛、不唾脓血，其邪隐而在表之里者谓之阴耳。故皆得用辛温升散之品，以发其蕴蓄不解之邪；而亦并用甘润咸寒之味，以安其邪气经扰之阴。五日邪气尚浅，发之犹易，故可治；七日邪气已深，发之则难，故不可治。其蜀椒、雄黄二物，阳毒用之者，以阳从阳，欲其速散也，阴毒去之者，恐阴邪不可劫，而阴气反受损也。

2. 吴谦 阴阳平，正气也；阴阳偏，邪气也；阴阳变，异气也。正气者，即四时令平之气也，中人为病，徐而浅；邪气者，即四时不和之气也，中人为病，速而危；异气者，非常灾疠之气也，中人为病，暴而死。所以过五日不治，以五脏相传俱受邪也。此气适中人之阳，则为阳毒；适中人之阴，则为阴毒，非后人所论阴寒极、阳热极之阴毒、阳毒也。观其所主之方，要不过升麻、甘草、当归、鳖甲、蜀椒、雄黄，而并不用大寒大热之药，则可知仲景所论阴毒阳毒，非阴寒极、阳热极之谓也。此二证即今世俗所称痧证是也。阳毒终属阳邪，故见面赤斑斑如锦文，唾脓血之热证。阴毒终属阴邪，故见面目青，身痛如被杖之寒证。二证俱咽喉痛者，以此证乃邪从口鼻下入咽喉，故痛也。

四、疟病

疟病是人体感受疟邪，或兼感风、寒、暑、湿等多种邪气而以"寒战与高热交替出现，寒热往来，休作有定时"为主要临床表现的疾病，病位根据《素问·疟论》篇中认识，可认为疟邪留舍于血脉营分、冲脉，在外可客于头项脊背风府，在内可袭入五脏，干及募原和少阳的半表半里部分。《金匮要略》中的疟病，含义远较西医学所称的疟疾更丰富，因为"疟疾"不全是真性疟疾，也包括假性疟疾。

（一）病因病机

1. 病因 张仲景在论述疟病的时候，并未提出具体的病因病机，而是采用以脉象喻示病因病机的方法。如《金匮要略·疟病脉证并治》第1条："疟脉自弦，弦数者多热，弦迟者多寒，弦小紧者下之差，弦迟者可温之，弦紧者可发汗、针灸也。浮大者可吐之，弦数者风发也，以饮食消息止之。"可见病因为外感邪气侵犯半表半里。因脉迟而知内有寒、因脉数而知内有热、因脉小紧而知内有食滞等。

2. 病机 邪在少阳，正邪相争是疟病的基本病因病机。邪犯少阳，正邪交争，阴阳失调，故寒热互作，少阳为肝胆所主，风气通于肝，弦为少阳主脉；若疟病迁延日久，疟邪深入血络，假血依痰，可结为疟母。

3. 后世发挥 医家对"疟"的病因病机认识的飞跃是在张景岳时期，《景岳全书·质疑录》提出"疟邪随人身之卫气为出入，故有迟早、一日间日之发，而非痰之可以为疟也"，阐明了"疟"的病因为"疟邪"致疟，与《素问·疟论》"疟气随经络沉以内薄，故卫气应乃作"的"疟气"说一脉相传，并赋新意。缪希雍则认为疟疾"乃暑邪为病"，提出疟疾病因病机是"中气不足，脾胃虚弱，暑邪乘虚客之而作"。同时他还提到"山岚瘴气令人发疟"。

(二) 辨证要点

疟病以"寒热往来，发作有时"为主症，具体辨证如下。

1. 辨寒热疟病 是感受疟邪而致，以寒热往来，定时发作为其证候特征，病位在半表半里，归属少阳，脉象以弦脉为主，故《金匮要略·疟病脉证并治》第1条"疟脉自弦"之说，因感邪有轻重，病位有深浅，体质有强弱，故病证表现不同，脉象也有弦迟、弦数、弦紧、浮大等差别。脉"弦数者多热"，患者表现热多寒少，或但热不寒；脉"弦迟者多寒"，患者表现寒多热少，或但寒不热。根据寒热不同，可分成阳热内蕴独亢的瘅疟，热多寒少的温疟，寒多热少的牝疟。

2. 辨脉象疟病 根据脉象不同而确定治法，如《金匮要略·疟病脉证并治》第1条"弦数者多热，弦迟者多寒，弦小紧者下之差，弦迟者可温之，弦紧者可发汗、针灸也。浮大者可吐之，弦数者风发也，以饮食消息止之"，其主要是根据脉证不同而辨证论治。

(三) 治疗方法

疟病大法以汗、吐、下、和、温、清、消、补八法为主，同时可以采用饮食调理的方法加速病情的康复。具体治法如下。

1. 行气化瘀、除痰消癥 适用于疟邪假血依痰，结成癥块，居于胁下而形成疟母。《金匮要略·疟病脉证并治》第2条："病疟以月一日发，当以十五日愈，设不差，当月尽解。如其不差，当云何？师曰：此结为癥瘕，名曰疟母，急治之，宜鳖甲煎丸。"《医宗金鉴》载："药用鳖甲煎者，鳖甲入肝，除邪养正，合煅牡灰所浸酒，去瘕，故以为君。小柴胡、桂枝汤、大承气为三阳主药，故以为臣。但甘草嫌柔缓，而减药力，枳实嫌破气而直下，故去之，外加干姜、阿胶，助人参、白术温养为佐。瘕必假血依痰，故以四虫、桃仁合半夏消血化痰。凡积必由气结，气利而积消，故以乌扇、葶苈利肺气，合石韦、瞿麦，清邪热而化气散结血，因邪聚则热，故以牡丹、紫葳去血中伏火，膈中实热，为使。《千金方》去鼠妇、赤硝，而加海藻、大戟，以软坚化水更妙。"

2. 清热救阴、平阳截疟 适用于瘅疟，临床表现为高热而不恶寒、手足热、欲呕、短气、心中烦闷不舒等症。《金匮要略·疟病脉证并治》第3条："师曰：阴气孤绝，阳气独发，则热而少气烦冤，手足热而欲呕，名曰瘅疟。若但热不寒者，邪气内藏于心，外舍分肉之间，令人消铄肌肉。"则知"瘅疟"但热不寒更甚，因其"阴气先绝"，故知阴虚津伤而阳热内蕴独亢，治疗仲景虽未出方，后世主张以白虎加人参、竹叶石膏汤化裁。

3. 清泄里热、外解表寒 适合于温疟，临床表现寒少热多者。《金匮要略·疟病脉证并治》第4条："温疟者，其脉如平，身无寒但热，骨节疼烦，时呕，白虎加桂枝汤主之。"用白虎汤清在里之邪热，加桂枝解外之寒邪。

4. 祛痰通阳截疟 适用于牝疟，即患者素体阳虚，或者素有痰饮，阳气被阴邪阻滞，疟邪侵入人体留于阴分者多，而并于阳分者少，故发热以寒多热少为特征。原文第5条："疟多寒者，名曰牝疟，蜀漆散主之。"治以蜀漆散祛痰劫疟，助阳镇逆。蜀漆为祛痰劫疟的主药，涌吐痰涎的力量比常山强，佐以云母、龙骨助阳扶正、镇逆安神，云母，性温而升，最能祛湿运痰，浆水和胃降逆而引热下行。

（四）名家解读

1. 吴谦 疟之为病，寒热也，三阴三阳皆有之，因其邪伏藏于半表半里之间，故属少阳，脉自弦也。弦数者多热，弦迟者多寒，谓发作之时，多热为阳盛，多寒为阴盛也。夫伤寒少阳病，则有汗、吐、下三法之禁，而疟亦属少阳，何以有汗、吐、下三法之宜，是盖疟属杂病，不可不知也。初发脉弦兼沉紧者，主乎里也，可下之；兼迟者，主乎寒也，可温之；兼浮紧者，主乎表也，可汗之；兼滑大者，主乎饮也，可吐之；兼数者，风发也，即风热之谓也，可清之。若久发不止，则不可以此法治之，当以饮食搏节，调理消息止之，盖初病以治邪为急，久病以养正为主也。其他瘅疟，即《内经》所谓但热不寒之瘅疟也；温疟，即《内经》所言先伤于风，后伤于寒，热多寒少之温疟也；牝疟，即《内经》所言先伤于寒，后伤于风，寒多热少之寒疟也；惟疟母一证，经所未载。然论诸疟，未有详于《内经》者也。其文虽略有不同，必是脱简，然所出治法，亦未有过于仲景者也。

2. 黄元御 弦为少阳之脉，寒邪在经，以类相从，内舍三阴，少阳居二阳三阴之间，内与邪遇，相争而病作，故疟脉自弦。少阳甲木，从相火化气，其初与邪遇，卫气郁阻，不得前行，渐积渐盛，内夺阴位，阴气被夺，外乘阳位，裹束卫气，闭藏而生外寒。卫气被束，竭力外发，重围莫透，鼓荡不已，则生战栗。

五、中风病

中风病是以突然昏仆、不省人事、口眼㖞斜、半身不遂或语言不利为主症的疾病，即脑卒中。有中经络、中脏腑之分，有相应的临床表现。本病四季皆可发病，但以冬春两季最为多见，多见于中老年人。

（一）病因病机

1. 病因 张仲景论述中风病的病因为两个方面，内因系正气亏虚，外因为风邪外中。然内因为发病的主导方面，外因系诱发因素。《金匮要略·中风历节脉证并治》第1条"脉微而数，中风使然"，脉微为气血不足，脉数为风邪入侵，气血不足，感受风邪，即产生半身不遂的中风。年老体弱，或久病气血亏损，脑脉失养。气虚则运血无力，血流不畅，而致脑脉瘀滞不通；阴血亏虚则阴不制阳，内风动越，携痰浊、瘀血上扰清窍，突发本病。《金匮要略·中风历节脉证并治》第2条："寸口脉浮而紧，紧则为寒，浮则为虚，寒虚相搏，邪在皮肤；浮者血虚，络脉空虚。贼邪不泻，或左或右；邪气反缓，正气即急；正气引邪，㖞僻不遂。"此寸口脉指两手寸脉，主表、主营卫，脉浮主血气虚弱，脉紧主风寒入侵。为留邪之地。受邪的一侧，因经络之气闭塞，缓而不用，肌肉呈松弛状态，故曰"邪气反缓"而无病的一侧血气运行正常，皮肤肌肉正常有力，因而相对紧张，故曰"正气即急"；缓者为急者所牵引，于是出现口眼㖞斜，此即所谓"正气引邪，㖞僻不遂"之意。故中风口眼㖞斜，向左者病反在右；向右者病反在左，此乃中风在面部的典型症状。《金匮要略·中风历节脉证并治》第 3 条"寸口脉迟而缓，迟则为寒，缓则为虚；营缓则为亡血，卫缓则为中风。邪气中经，则身痒而瘾疹；心气不足，邪气入中，则胸满而短气"，寸口脉迟而缓为营卫气血虚寒，尤其卫气虚，卫外不固，腠理疏松，则易中风。

2. 病机 正气亏虚，饮食、情志、劳倦内伤等引起络脉空虚，气血逆乱，产生风、火、痰、瘀等贼邪不泄而导致经脉痹阻是中风病的基本病因病机。脏腑功能失调，气血素虚或痰浊、瘀血内生，加之劳倦内伤、忧思恼怒、饮酒饱食、用力过度、气候骤变等诱因，而致瘀血阻滞、痰热内蕴，或阳化风动、血随气逆，导致脑脉痹阻或血溢脉外，引起昏仆不遂，发为中风。其病位在脑，与心、肾、肝、脾密切相关。

3. 后世发挥 后世医家继承了仲景对中风病的阐述，强调正气亏虚风邪外中易致中风病，但认为除正虚邪中外，火、痰、湿、肾水不足、气虚血瘀等，皆可致中风病。例如刘完素提出"心火暴甚"、李杲的"正气自虚"、朱震亨的"湿痰生热"、张介宾的"内伤积损"、叶桂的"精血衰耗，水不涵木，木少滋荣，故肝阳偏亢"致"内风旋动"、王清任的"气虚血瘀"论。实际对中风的发病也不能偏执一端，中风各个阶段的病因病机、证候都有所不同，应全面去认识。

（二）辨证要点

中风病以"突然昏仆、不省人事、口眼㖞斜、半身不遂或语言不利"为主症，具体辨证如下。

1. 辨虚实

中风的"脉微而数""脉浮而紧""脉迟而缓"主要反映中风的发病原因。脉微、浮、迟、缓皆为营卫气血不足，数、紧为风邪或风寒外入，正虚与外邪相互作用，而正气不能祛邪外出，邪随虚处而停留，则发生经络痹阻、筋脉失养的病理变化。所谓"络脉空虚，贼邪不泻"，更具体反映了中风的"正虚邪中"的观点。此与《灵枢·刺节真邪》"其入深，内居营卫，营卫稍衰，则真气去，邪气独留，发为偏枯"的精神是一致的，所谓"贼邪不泻""邪气独留"盖已非单纯的外来之邪，应包含中风发生后所衍生的痰浊、瘀血等邪气。

2. 辨经络

（1）邪在于经 症见肢体重滞无力，或见下肢运动不灵活，为气血不能运行于肢体，筋脉失养，邪在于经，进一步则发展为半身不遂。《金匮要略·中风历节脉证并治》第 2 条："邪在于经，即重不胜。"

（2）邪在于络 症见肌肤麻木不仁，为营气不能运行充养肌肤。此为中风的先兆或中风的早期表现。《金匮要略·中风历节脉证并治》第 2 条："邪在于络，肌肤不仁。"

3. 辨脏腑　邪入于腑：症见不能辨识人，此为中风病危重阶段。病由络入经，由经入腑，邪气壅滞于腑，腑不能以通为用，气机升降失常，气血壅遏，神失所养，神志昏迷，故不能辨识人。

邪入于脏：症见不能言语，口吐涎沫，为心神功能障碍。因心为君主之官，主神明与血脉，开窍于舌，邪入于脏，痰涎壅塞，血脉痹阻，舌体失之濡养而弛缓，故见不能语言，口吐涎沫。

邪入于脏病情轻于邪入于腑，说明邪入于脏阶段，病情已度过急重期，转入稳定期，纵观邪气深入于脏腑，除其神志、语言等障碍外，一般都具备口眼㖞斜、半身不遂的主症。《金匮要略·中风历节脉证并治》第2条："邪入于腑，即不识人；邪入于脏，舌即难言，口吐涎。"

（三）治疗方法

本病治疗上强调表里同治，内外并举，正邪兼顾，具体有以下治法。

1. 清热化痰、活血祛风　适用于痰瘀化热夹风的中风。原文"侯氏黑散，治大风，四肢烦重，心中恶寒不足者"，方中菊花用量独重，祛风平肝为君；臣以桂枝、防风、细辛祛风散邪；人参、白术、茯苓、干姜温阳健脾益气；当归、川芎补血养血；桔梗、牡蛎、白矾化痰通络；黄芩清热坚阴，一可清风化之热，二能减姜、桂之燥热。诸药合用能益气活血、祛风化痰。本方寒热并用，补泻兼施，对中风病病机之"风""火""痰""虚""气""血"六方面都能进行干预。

2. 重镇潜阳、泄热息风　适用于热邪所致的风引瘛疭、瘫痪、癫痫等病。《金匮要略·中风历节脉证并治》原文："风引汤：除热瘫痫。"方后原注风引汤"治大人风引，少小惊痫瘛疭，日数十发，医所不疗"。方中生石膏、寒水石、滑石大寒之药为君；臣以赤石脂、白石脂、紫石英重镇安神，兼能培土抑木而止惊痫，共奏镇肝息风、引火下行之用；龙骨、牡蛎平肝潜阳、镇惊安神；大黄苦寒泄热，引逆上之血下行；佐以桂枝、干姜于众多寒凉药中，既防伤中，又能通行血脉而无动血之弊；使以甘草调和诸药。诸药合用共奏清热息风、平肝潜阳之功。

3. 养血清热、疏风散邪　适用于血虚生热，加感外邪，致邪热上扰心神的中风等病。《金匮要略·中风历节脉证并治》原文"防己地黄汤：治病如狂状，妄行，独语不休，无寒热，其脉浮"，方中重用地黄养血清热；用少量防己、防风、桂枝疏风散邪；甘草和中益气。本方养血清热以治本，疏风散邪以治标，标本俱治，使阴复热退、神明清明，而狂妄等证自已。

（四）名家解读

1. 巢元方　中风者，风气中于人也。风是四时之气，分布八方，主长养万物。从其乡来者，人中少死病；不从其乡来者，人中多死病。其为病者，藏于皮肤之间，内不得通，外不得泄。其入经脉，行于五脏者，各随脏腑而生病焉。

2. 张锡纯　拙拟之建瓴汤，重用赭石、龙骨、牡蛎，且又加石膏，实窃师风引汤之意也。

六、历节病

历节因肝肾气血不足、风寒湿遍历浸淫多个肢体关节筋脉引起的以关节疼痛、肿胀变形、不能屈伸为主要症状的疾病。

（一）病因病机

1. 病因 张仲景所论述的历节病发生与患者体质（内因）与外邪（外因）两个方面有关。肝肾不足、胃有蕴热、气血不足、偏嗜酸咸等内因是主要因素，触冒风冷、居住潮湿、露天就寝、淋雨等外因为诱发因素。由于内在因素不同，感邪后可形成不同证型的历节病。

2. 病机 肝肾气血不足、风寒湿遍历浸淫是历节病的基本病机。肝肾气血不足，若汗出后入水作业或入水洗浴，寒湿乘虚内入，离经之汗又被寒湿所阻，郁为湿热，伤及血脉，浸淫筋骨，流入关节，气血运行受阻，则周身关节疼痛，痛处肿大，甚至溢出黄水。胃有蕴热，外感风湿，实热内蕴熏蒸，热迫汗出后，腠理疏松，再外感风湿，则形成历节。若汗出当风，或入水中浴，风湿热邪阻于关节，亦可成为历节病。阴血不足，风邪乘精血不足而侵入血脉，风与血相互搏结，经脉痹阻，血行不畅，筋骨失养，出现关节筋骨疼痛如掣、不能屈伸。气虚湿盛，饮酒当风，盛人饮酒多则湿邪更甚，阳气易于发散，毛窍开而汗自出，汗出受风，风与湿相搏，痹阻关节筋脉，则关节疼痛，不可屈伸。偏嗜酸咸，内伤肝肾，故肢体酸软无力、不能运动、骨痿弱不能行立。若营血耗损不通，卫气亦不能通行，营卫俱微。三焦失其运化宣泄功能，肢体失养，身体日渐消瘦，湿浊下注，两脚独肿大，发热，关节痛而黄汗出，即为历节病。

3. 后世发挥 唐·孙思邈在《备急千金要方》中指出："热毒流于四肢，历节肿痛。"其认为历节亦有热毒所致者。近代医家也对本病进行了深入的研究。焦树德认为，肝肾亏损，寒邪入骨，复感三邪，内舍于骨而致本病。朱良春认为，本病先有阳虚，肝肾不足，病邪遂乘虚袭踞经隧，气血被阻，窒滞经脉，深入骨髓，胶着不去而成本病。说明人体正气的强弱是疾病发生的关键，正气不足，外邪易侵，正虚受邪，内外相合，历节因之而作。

（二）辨证要点

历节病以"关节疼痛、肿胀变形、不能屈伸"为主症，具体辨证如下。

1. 辨病位 历节病的病位主要在关节、筋脉，涉及肝肾。肝肾气血不足则关节肿胀变形，疼痛不可屈伸，身体尪羸。

2. 辨病性

（1）风湿历节 由风寒湿邪外侵，痹阻筋脉关节，日久不解，逐渐化热伤阴，筋脉骨节失养，浊邪干及脾胃所致，而见诸肢节疼痛而肿大，身体逐渐消瘦，两脚肿胀、麻木不仁，有如与身体相脱离的感觉，中气虚而短气。

（2）寒湿历节　此为寒湿内盛，风邪外侵，痹阻筋脉关节，阳气不通所致。寒性收引凝滞，主痛，湿性重浊，寒湿俱盛，痹阻经脉，留滞关节，故剧烈疼痛而不能屈伸。

3. 辨脉象

（1）肝肾不足，水湿浸渍之脉　寸口脉沉而弱，沉即主骨，在里，弱即主筋，沉为肾，弱为肝，主虚。

（2）阴血不足，外受风邪之脉　少阴脉浮而弱，弱者血不足，浮则为风，风血相搏，即疼痛如掣。由于阴血不足，风邪乘虚侵及血脉，邪正相搏，经脉痹阻，筋骨失养，故关节疼痛如掣，不能屈伸。

（3）气虚饮酒，汗出当风之脉　肥胖之人，脉象滞涩不利、涩小无力。

（4）胃有蕴热，外感风湿之脉　趺阳脉浮而滑，滑则气实，浮则汗自出。趺阳脉浮，为里热外越而腠理开，津液外泄而为汗，故曰"浮则汗自出"。假如值此汗出腠理空疏之时，感受风邪或冒雨涉水，则内热与外邪相搏，亦能成为历节病。

（三）治疗方法

张仲景治疗历节病主要从肝肾入手，并注重标本缓急之别。仲景在治疗历节病的多首方剂中，阴阳并调、表里并治、寒热并用，以达宣痹、消肿、止痛之功。具体有以下治法。

1. 祛风除湿、温经散寒　适用于风湿历节。《金匮要略·中风历节脉证并治》第8条"诸肢节疼痛，身体魁羸，脚肿如脱，头眩短气，温温欲吐，桂枝芍药知母汤主之。"方中桂枝、麻黄祛风通阳；附子温经散寒止痛；白术、防风除湿宣痹；知母、芍药养阴清热、柔筋缓急；生姜、甘草降逆止呕、和胃调中。全方阴阳并调、表里并治、寒热并用，汗、温、清、补诸法并施，对风湿历节可起到宣痹、消肿、止痛之功效。

2. 温经散寒、祛湿止痛　适用于寒湿历节。《金匮要略·中风历节脉证并治》第10条："病历节不可屈伸，疼痛，乌头汤主之。"方中用川乌、麻黄祛逐寒湿、温经止痛、发汗解表、开通腠理、通阳行痹以祛散寒湿；黄芪、芍药、甘草、白蜜兼补营卫以扶正诸药合用，能使风寒湿邪从微汗而解，亦如仲景所在《金匮要略·痉湿暍病脉证治》第18条所云"若治风湿者，发其汗，但微微似欲出汗者，风湿俱去也"之义。

（四）名家解读

1. 巢元方　历节风之状，短气，自汗出，历节疼痛不可忍，屈伸不得是也。由饮酒腠理开，汗出当风所致也。亦有血气虚，受风邪而得之者。风历关节，与血气相搏交攻，故疼痛。血气虚，则汗也。风冷搏于筋，则不可屈伸，为历节风也。

2. 陈无择　夫历节、疼痛不可屈伸，身体魁羸，其肿如脱，其痛如掣，流注骨节，短气自汗，头眩，温温欲吐者，皆以风寒湿相搏而成。其痛如掣者，为寒多；肿满如脱者，为湿多；历节黄汗出者，为风多。顾《病源》所载，饮酒当风，汗出入水，遂成斯疾。

七、血痹病

血痹是因气血不足，感受风邪，阳气痹阻，血行涩滞，肌肤失荣所致，以肢体局部肌肤麻木为主症，严重者可见肢体轻微疼痛的疾病。关于本病的记载最早见于《内经》，《灵枢·九针》云"邪入于阴则为血痹"，《素问·五脏生成》云"卧出而风吹之，血凝于肤者，为痹"。"血痹"作为完整的病名概念出自《金匮要略》，血痹与痹证有所不同，后者以肢体筋骨疼痛为主症，是由风寒湿三气杂感所致，二者应加以区别。

（一）病因病机

1. 病因 血痹成因有二，一为体质，一为外邪，《伤寒杂病论》虽未记载"体质"二字，但多处强调"男子""妇人"，提出"平人""强人""盛人""羸人""亡血家"，并以"湿家""中寒家""尊荣人"等病理体质的特点，作为某些致病因素易感性、群体性的标志。血痹病的发病即表现为"尊荣人"这样的群体，"尊荣人"属于养尊处优、好逸恶劳者，肌肤虽丰盛，实则筋骨柔弱，腠理不固，因而抵抗病邪的能力薄弱，类似现代所说的自身免疫力低下人群。如稍事劳动，即疲劳汗出；或无事多思，因而在卧后辗转反侧，难以入眠，极易外感风邪而发病。

2. 病机 血痹病是由于营卫气血虚弱，腠理不固，风邪入侵，闭阻肌肤血络，使血行不畅，肌肤失荣而发病。

3. 后世发挥 关于本病的内因，后世之人多有争议，有人认为纯系阳气虚卫外不固，如尤怡曰："阳气者，卫外而为固也……始以阳气伤而得入，终必得阳气通而后出。"有人认为系气血不足而感受外邪致血行不畅所成，如杨百茀在《金匮要略集释》云："血痹本气血不足感受外邪，阳气受阻，血行不畅所致。"

（二）辨证要点

1. 以脉辨病之轻重 以脉论病是张仲景辨证论治的一大特色。借脉象可辨识血痹病之轻重。血痹轻证"脉自微涩在寸口，关上小紧"，此"脉微"为卫阳不足，"涩"为血行涩滞，"紧"为外受风寒，小紧且在寸口、关上出现，说明受邪轻浅；血痹重证则"寸口关上微，尺中小紧"，微在寸口、关上，小紧在尺中出现，是受邪深而病情重。同为脉"微，小紧"之象，其显现部位有别，反映血痹病轻重不同的病情，亦体现张仲景以脉辨病识证的特色。

2. 辨血痹与风痹 血痹病由于气血不足，感受外邪，表现为肢体局部肌肤不仁，甚则酸痛，病轻则脉自微涩在寸口，关上小紧，病重则寸口关上微，尺中小紧。此外，重证血痹，尚可见"如风痹状"的表现，说明其症状与风痹有类似之处，即除麻木不仁外，可兼肢体疼痛或酸痛，当注意鉴别。血痹者以营卫气血不足为主，外受邪气为次，属于正虚邪少，症状多局限于肢体局部，多为麻木不仁兼疼痛感；风痹者多以感受风邪为主，症状以全身不固定疼痛为常见。

（三）治疗方法

1. 针引阳气　血痹病是因正气不足，外感风寒，致使阳气痹阻不通，经脉血行涩滞，肌肤失于荣养而发病。治疗可用针法引动阳气，使阳气行则邪气去，邪气去则脉和而不紧，如此则血痹可愈，此处"针引阳气、令脉和紧去则愈"是针对血痹轻证，可选用针刺、艾灸、梅花针等方法引导阳气，使阳气通畅，卫阳振奋，达到脉和而愈。

2. 通阳行痹　对于血痹重者，单纯选用针法导引阳气不足以振奋阳气，祛除入中经脉之风寒。因此，对于血痹重证则用温阳行痹的黄芪桂枝五物汤治疗。其治疗思路与"针引阳气"相同，只是治疗方法不同。诚如尤怡所言："寸口关上微，尺中小紧，即阳不足而阴为痹之象。不仁者，肢体顽痹、痛痒不觉，如风痹，而实非风也，黄芪桂枝五物汤和营之滞，助卫之行，亦针引阳气之意。"

（四）名家解读

1. 尤在泾　阳气者，卫外而为固也。乃因疲劳汗出而阳气一伤，卧不时动摇而阳气再伤。于是风气虽微，得以直入血中而为痹。经云："邪入于阴则痹也。"脉微为阳微，涩为血滞，紧则邪之征也。血中之邪，始以阳气伤而得入，终必得阳气通而后出；而痹之为病，血既以风入而痹于外，阳亦以血痹而止于中，故必针以引阳使出，阳出而邪去，邪去而脉紧乃和，血痹乃通。以是知血分受痹，不当独治其血矣……寸口关上微，尺中小紧，即阳不足而阴为痹之象。不仁者，肢体顽痹、痛痒不觉，如风痹，而实非风也。

2. 周扬俊　阴阳俱微，且寸口俱微矣，且尺中小紧矣。夫小紧既见于尺，则邪之入也愈深，而愈不得出何也？正虚之处，便是容邪之处也。

八、虚劳病

虚劳病为多种原因引起的慢性衰弱性现象的总称。本篇所述虚劳，主要是五脏气血阴阳虚损的病证。由于虚劳病至中后期往往五脏俱虚，而以脾肾虚损为主且偏于阳气虚。虽常为多种疾病后期所见，但实为原有疾病已愈，遗留有气、血、阴、阳亏虚脏腑功能不足之征而已。在治疗上着重补脾益肾、甘温扶阳，仲景的这一治疗思路在临床上有广泛的指导意义。

（一）病因病机

1. 病因　关于虚劳病的成因，《金匮要略·血痹虚劳病脉证并治》第18条指出："五劳虚极羸瘦……食伤、忧伤、饮伤、房室伤、饥伤、劳伤、经络营卫气伤。"主要概括为以下两个方面：①先天方面：禀赋薄弱，本质有偏损。②后天方面：由于起居失常、食饮不节、七情郁结、劳倦、色欲过度，以及疾病误治或病后、产后失于调理而成。

2. 病机　虚劳病属于慢性衰弱性疾病，基本病机是五脏气血阴阳不足，是为《金匮要略》杂病中单一疾病症状最多者。虚劳是因劳伤导致虚损，涉及气血阴阳不足，脏腑功能衰退。与一般的虚证不同，虚劳病之正气虚损并非局限于某脏或某种精微物质，随着病情进展，虚劳病常表现为多个脏腑功能衰退、多种精微物质的亏损。

3. 后世发挥　《医宗金鉴·杂病心法要诀·虚劳总括》认为虚者，阴阳、气血、营卫、精神、骨髓、津液不足是也，损者，外而皮、脉、肉、筋、骨；内而肺、心、脾、肝、肾消损是也。成劳者，谓虚损日久，留连不愈而成五劳、七伤、六极也。

张景岳认为凡虚损之由，无非酒色劳倦，七情饮食所致。故或先伤其气，气伤必及于精；或先伤其精，精伤必及于气。

（二）辨证要点

根据本篇所论，主要有阳虚、阴虚、阴阳两虚、虚实夹杂四种类型，辨证主要从脉、症两个方面着手：

1. 辨脉求病因病机　本篇所论之脉，内容非常丰富，既有单一脉象，亦有复合脉象，分别反映虚劳病不同的病因病机。例如，《金匮要略·血痹虚劳病脉证并治》第3条"夫男子平人，脉大为劳，极虚亦为劳"，原文以"大"与"极虚"脉作为虚劳病的脉象总纲，反映虚劳病脾肾虚损的病机。《金匮要略·血痹虚劳病脉证并治》第5条气血亏虚的"脉虚沉弦"，《金匮要略·血痹虚劳病脉证并治》第6条阴虚阳浮的"脉浮大"，《金匮要略·血痹虚劳病脉证并治》第7条真阳不足的"浮弱而涩"，《金匮要略·血痹虚劳病脉证并治》第9条阴阳俱虚的"脉虚弱细微"，《金匮要略·血痹虚劳病脉证并治》第11条脾肾阳虚之"脉沉小迟"，既反映不同虚劳证的脉象特点，又揭示各证的病因病机。

2. 抓主症察虚损之脏　由于虚劳病是诸虚不足，或气血阴阳皆不足，或数脏俱虚，故其临床表现复杂、不像其他杂病表现出特有的主症，而是呈现一种诸虚不足的综合性状态，这就给疾病的诊断带来一定的困难。但是从本篇来看，虚劳病的诊断还是有一定规律可循的。例如，《金匮要略·血痹虚劳病脉证并治》第13条为脾胃虚弱，导致气血阴阳俱虚，该条主方小建中汤，重在甘温建中、缓急止痛、调和阴阳，故原文在论述本证时，便将"里急"一症放在第一位，突出小建中汤证虚损之脏主在脾胃，尤以阳虚不能温养为重的病机特点。余如肾气不足以"腰痛"为主症，心肝血虚以"不得眠"为主症、心肾不交、阴阳两虚以"男子失精、女子梦交"为主症等，均提示在虚劳病的辨识中，要善抓主症，以便准确判断何脏何腑之虚损。

（三）治疗方法

1. 立足调和，寓补于调　"虚者补之"，一般认为乃虚损性疾患不二之法则。然而，若从《金匮要略》论治虚劳看，是一类十分复杂的慢性虚弱性疾患。其脉证的显著特点之一是阴阳俱虚，寒热错杂。治疗上则并非一概补益，纯用滋填，而是或以调和为法，或轻取攻伐之剂；而此寒热非实热真寒，常为阳虚之寒和虚阳浮越之热，或温养阳气，寓补于调动机体生机之力中。

2. 辅以攻伐，寓补于攻 虚与实常相互伴随，邪盛可以导致正虚，正虚可以导致邪实。如"虚劳诸不足"，兼见"风气百疾"，就是虚中夹实，标本同病之证。此时不可独补其虚，亦不可着意去其风气。故张仲景在大队健脾益气、滋阴养血之品中，辅以桂枝、柴胡、防风、桔梗、杏仁等发散祛邪之品，此乃标本兼顾，补散兼施，但系扶正为主，攻邪为辅之法。大黄䗪虫丸所治虚劳病，即在虚劳发展过程中，若因过饱、忧郁、暴饮，房事不节或者疲劳过度等原因，导致营卫循行不畅，气血运行受阻，渐则瘀血形成。瘀血内停，气机痞塞，故"腹满不能饮食"；瘀血阻碍新血化生，影响体内营养物质的敷布，于是肌肤失荣而暗黑，形成具有特殊征象的虚劳病。此时虚劳是本、瘀血是标，但标重于本，邪实已成为虚劳此阶段的主要矛盾，故攻邪为主辅以扶正。一旦瘀去邪却，仍须视病情用建中汤等方调补为治。故攻邪虽然在虚劳某一阶段是主要治法，但从整个虚劳发展过程来看，只是一种暂时的辅助疗法。

3. 重视脾肾，调动机体生化之力 虚劳病是以五脏气血虚损的发病机制为立论依据，而五脏以脾肾为主。《金匮要略》中治疗虚劳病的 8 首方剂中涉及脾肾方证的有 6 首。因脾胃为后大之本，营卫气血生化之源，五脏六腑皆赖以滋养；生机旺，化源足，则五脏皆安，故补益脾胃在治疗虚劳中至关重要，如《金匮要略·血痹虚劳脉病证并治》第 13 条"虚劳里急，悸，衄，腹中痛，梦失精，四肢酸痛，手足烦热，咽干口燥，小建中汤主之"。肾为先天之本，主藏精，是其他脏腑功能活动的原动力。虚劳后期，五脏虚劳，穷必极肾，故张仲景在治法中注重补肾，如《金匮要略·血痹虚劳病脉证并治》第 15 条"虚劳腰痛，少腹拘急，小便不利者，八味肾气丸主之"。后世医家汪绮石在此基础上有所发展，于《理虚元鉴》中提出"治虚有三本，肺、脾、肾是也。肺为五脏之天，脾为百骸之母，肾为性命之根，治肺、治脾、治肾，治虚之道毕矣"。可见，对虚劳病的治疗从脏腑立论，以脾肾为本，抓住了虚劳的关键。

（四）名家解读

1. 唐容川 旧血不去，则新血断不能生，干血痨人，皆知其极虚，而不知其补虚正是助病，非治病也；必去其干血，而后新血得生，乃望回春。

2. 汪绮石 治虚有三本，肺、脾、肾是也。肺为五脏之天，脾为百骸之母，肾为性命之根，治肺、治脾、治肾，治虚之道毕矣。

九、肺痿病

肺痿，是指因肺气痿弱不振，阴津无法上升濡养，以致肺叶枯槁的肺脏慢性虚损性疾病，以气短、咳吐浊唾涎沫、反复发作为特征。仲景将病位、病性相结合命名，本病可因肺脏久病而成。

（一）病因病机

1. 病因 仲景认为肺痿病因主要分为两种，一为久病损肺，二为误治伤肺。见于《金匮要略·肺痿肺痈咳嗽上气病脉证并治》第 1 条"问曰：热在上焦者，因咳为肺痿。肺痿之病何从得之？师曰：或从汗出，或从呕吐，或从消渴，小便利数，或从便难，又被快药下利，重亡津液，故得之"，以及《金匮要略·肺痿肺痈咳嗽上气病脉证并治》第5条"肺痿吐涎沫而不咳者，其人不渴，必遗尿，小便数，所以然者，以上虚不能制下故也"，病性以虚为主，包括气虚、阴虚和津伤。

2. 病机　仲景论述肺痿病机有二：上焦虚热，熏蒸肺叶，或汗、吐、下重伤津液，导致肺失濡养、肺叶痿弱不用是其基本病因病机；肺气虚寒，肺叶失于温养，日久亦痿为肺痿另一重要病机。

3. 后世发挥　陶弘景亦认为肺痿以虚为主，肺为金脏，主持一身之气，肺虚则气血不行，故多兼气郁血结之证。唐·孙思邈《备急千金要方·肺痿》则在《金匮要略》的基础上，将肺痿分为热在上焦和肺中虚冷二类，认为肺痿虽有寒热之分，从无实热之例。《千金翼方》指出肺痿并非皆为虚证：寸口脉微而迟，尺脉沉即为血，滑即为实，血实内结入络胸臆，肺痿色薄，不能喘息。张介宾在《类经》中云："肺志不伸，则气郁生火。"周学海在论述肺痿的治疗时也强调脉络瘀阻之机。肺痿以吐涎沫为主症，而此涎沫又可视为痰饮之作，如《临证指南医案》所说："其津液留贮胸中，得热煎熬，变为涎沫。"王焘在其《外台秘要》中也强调痰湿之阻是肺痿缠绵难愈的一大病机。北宋孔平仲《孔氏谈苑》中载"贾谷山采石人，末石伤肺，肺焦多死"，补充了因吸入末石而导致肺焦的末石伤肺病机，符合西医学尘肺之病因病机。

可见，对于本病的认识逐渐趋于统一：病因多种多样，然不外乎外感、内伤两端，久伤肺，肺失濡养而致肺叶痿弱不用，终成肺痿。

（二）辨证要点

肺痿以咳唾涎沫、短气、反复发作为主要临床特征，具体辨证如下。

1. 辨寒热　仲景将肺痿分虚热和虚寒两型。虚热型病因为上焦虚热，肺受熏灼，气逆而咳，咳复伤气津，久则肺气痿弱不振，而成肺痿。虚寒型病因为素体阳虚，肺中虚冷或因虚热肺痿转化所致，阳虚不能化气，气不化津，以致肺失濡养，渐致肺叶枯萎不用。

2. 辨标本虚实　肺痿以本虚为主，本虚当分清虚热肺燥、肺中虚冷，或二者兼夹。虚热肺燥伴火逆上气之象，常兼咳逆喘息；肺中虚冷伴温摄不足之象，常兼头眩、小便数或遗尿。若标实亦较明显，当分清痰、瘀偏重，并重视络病因素，不可固执肺痿虚论，妄略邪实不顾。虚实亦可兼夹，以肺中虚冷与痰瘀阻络兼夹为多，盖津血得温易行，遇寒则凝。

（三）治疗方法

本病治疗以补肺生津为总则。虚热证，治当清热生津以润其枯；虚寒证，治当温肺益气而摄涎沫；对于气滞痰凝血瘀等标实，可适当加以理气化痰活血之品，且应注意徐徐缓图，勿怀速效之念。正如喻嘉言所提的七大治疗要点：生胃津，润肺燥，下逆气，开积痰，止浊唾，补真气，散火热。在调摄上，则应注意饮食清淡，起居有常，适寒温，防外感。

1. 滋阴清热、生津润肺 适用于虚热肺痿的治疗。《金匮要略·肺痿肺痈咳嗽上气病脉证并治》第 10 条："火逆上气，咽喉不利，止逆下气者，麦门冬汤主之。"方中重用麦门冬养阴润肺、清虚热；半夏下气化痰；人参、甘草、粳米、大枣养胃益气，气能生津，津液充沛，虚火自救。

2. 温肺益气、生津润肺 适用于虚寒肺痿的治疗。《金匮要略·肺痿肺痈咳嗽上气病脉证并治》第 5 条："肺痿吐涎沫而不咳者，其人不渴，必遗尿，小便数，所以然者，以上虚不能制下故也。此为肺中冷，必眩，多涎唾，甘草干姜汤以温之。"方中炙甘草甘温补中益气，干姜辛温温复脾肺之阳。二药辛甘合化，重在温中焦之阳以暖肺，因肺为气之主，脾胃为气血生化之源，中阳振，肺可温，寒可消，实乃培土生金之意。

3. 益气养阴、化痰祛瘀 适用于病程日久出现肺肾两虚、痰瘀互结证候时，方用生脉散益气养阴，加用理气、活血、化痰药物达到畅通肺络之目的。

（四）名家解读

1. 王叔和 寸口脉不出，而反发汗，阳脉早索，阴脉不涩，三焦踟蹰，入而不出，阴脉不涩，身体反冷，其内反烦，多唾，唇燥，小便反难，此为肺痿。伤于津液，便如烂瓜，亦如豚脑，但坐发汗故也……肺痿，其人欲咳不得咳，咳则出干沫，久久小便不利，甚则脉浮弱。师曰：肺痿咳唾，咽燥欲饮水者，自愈。自张口者，短气也。咳而口中自有津液，舌上苔滑，此为浮寒，非肺痿也。

2. 尤在泾 肺痿、肺痈二证多同，惟胸中痛、脉滑数、唾脓血，则肺痈所独也。比而论之，痿者萎也，如草木之萎而不荣，为津灼而肺焦也；痈者壅也，如土之壅而不通，为热聚而肺溃也。故其脉有虚实不同，而其数则一也。

十、肺痈病

肺痈是以咳嗽、胸痛、发热、咳吐腥臭脓痰甚则脓血相兼为主要表现的病证，属内痈之一。肺痈病名首载于《金匮要略》。

（一）病因病机

1. 病因 病因以热邪熏蒸肺叶而致血败肉腐成痈。或由外感，或由内生，或内外合邪，其病因不离于"热"。

2. 病机 《金匮要略·肺痿肺痈咳嗽上气病脉证并治》第 2 条原文"风中于卫，呼气不入；热过于营，吸而不出。风伤皮毛，热伤血脉。风舍于肺，其人则咳，口干喘满，咽燥不渴，多唾浊沫，时时振寒。热之所过，血为之凝滞。蓄结痈脓，吐如米粥"，指出本病的主要病机为外感风热邪毒，邪热郁肺，蒸液成痰，痰热壅阻肺络，血滞为瘀，而致痰热与瘀血互结，久则蕴酿成痈，血败肉腐化脓，肺络损伤，脓疡内溃外泄。依据证候描述与处方用药肺痈分为四个阶段，即初期、成痈期、溃脓期、恢复期。初期风热（寒）侵袭卫表，内郁于肺，肺卫同病，蓄热内蒸，热伤肺气，肺失清肃；成痈期则邪热壅肺，炼液成痰，热伤血脉，热壅血瘀，蕴酿成痈而形成痰热瘀毒蕴肺；溃脓期则痰热瘀阻，壅塞肺络，热盛肉腐，血败化脓，肺损络伤，脓疡溃破；溃泄之后，邪毒渐尽，病情趋向好转，进入恢复期，此时因肺体损伤，可见邪去正虚，阴伤气耗的病理过程，继则正气逐渐恢复，痈疡渐告愈合。若溃后脓毒不尽，邪恋正虚，则病情迁延，日久不愈，而转成慢性疾病。

3. 后世发挥　明·楼英《医学纲目》载"肺痈者，由食啖辛热炙博，或酣饮热酒，燥热伤肺所致，治之宜早"，清·李用粹《证治汇补》谓"酒毒留于肺者，缘肺为清虚之脏，酒多则损其清虚之体，由是稠痰浊火，蒸灼其间……肺痈溃烂"，提出酒食积损肺成痈的病因病机。隋·巢元方《诸病源候论·卷三十三·肺痈候》载"肺痈者，由风寒伤于肺，其气结聚所成也"，明·龚廷贤《寿氏保元》谓"夫肺痈者，由寒热之气，内舍于肺，其气结聚之所成也"，明确指出气结为肺痈之病机。明末清初·张璐《张氏医通》载"或夹湿热痰涎垢腻，蒸淫肺窍，皆能致此"，清·喻嘉言《医门法律》载"肺受火热熏灼，即血为之凝，血凝即痰为之裹，遂成小痈"，由此可见痰热瘀阻、肺络损伤也是肺痈的病机之一。

明·陈实功《外科正宗·肺痈论》根据本病病机演变及症状表现，将肺痈分为初起、已成、溃后三个阶段，对后世分期论治影响较大。清·林珮琴《类证治裁·肺痿肺痈》认为"肺痈由热蒸肺窍，至咳吐臭痰，胸胁刺痛，呼吸不利，治在利气疏痰，降火排脓"，对指导临床实践具有一定的意义。

（二）辨证要点

肺痈以咳嗽、胸痛、发热、咳吐腥臭脓痰甚则脓血相兼为主要特征。具体辨证要点如下。

1. 辨阶段　根据病程的不同阶段和临床表现，可分为初期、成痈期、溃脓期、恢复期四个阶段。通过了解痰的量、色、质、味的变化及临床表现，辨其病程所属：初期痰白或黄，量少，质黏，无特殊气味，出现恶寒、发热、咳嗽等肺卫表证症状；成痈期痰呈黄绿色，量多，质黏稠，有腥臭，出现高热、振寒、咳嗽、气急、胸痛等痰热瘀毒蕴肺的症状；溃脓期表现为排出大量腥臭脓痰或脓血痰，质如米粥，气味腥臭异常；恢复期痰色较黄，量减少，其质清稀，臭味渐轻，若正气逐渐恢复，痈疡渐告愈合。若溃后脓毒不尽，邪恋正虚，则病情迁延。

2. 辨顺逆　溃脓期是判断肺痈转归顺逆的转折点。溃后声音清朗，脓血稀而渐少，臭味转淡，饮食知味，胸胁少痛，身体不热，脉象缓滑，为顺证，提示预后好。溃后音哑无力，脓血如败卤，腥味异常，气喘鼻扇，胸痛，食少，身热不退，颧红，指甲青紫，脉弦涩或弦急，为肺叶腐败之恶候，均为逆证，提示预后不好，甚至预后差。

（三）治疗方法

张仲景根据肺痈不同时期采用了不同的方药，并非一味"清热解毒、化瘀排脓"。《金匮要略》中关于治疗肺部疾病的治法极为丰富，总结其基本治法，可概括为宣、降、清、温、补、泻、敛、润八种。临证时，或单用一个方法，或者两种及以上的治法相须为用，可随病情的轻重缓急而施之。

1. 解表散寒、泻肺逐水 《金匮要略·肺痿肺痈咳嗽上气病脉证并治》第 11 条"肺痈，喘不得卧，葶苈大枣泻肺汤主之"，结合条文后"三日一剂，可至三四剂，此先服小青龙汤一剂乃进"，以及《金匮要略·肺痿肺痈咳嗽上气病脉证并治》第 15 条"肺痈胸满胀，一身面目浮肿，鼻塞清涕出，不闻香臭酸辛，咳逆上气，喘鸣迫塞，葶苈大枣泻肺汤主之"，可见肺痈早期，若外邪与水饮相搏于肺，先与小青龙汤解表逐饮，待表邪解后，再予葶苈大枣泻肺汤攻逐水饮。

2. 清热疏肺 适宜于风寒袭肺化热或风热袭肺，郁而化热者。趁邪热表浅，及时予以宣肃清散，可避免热壅肉腐化脓，射干麻黄汤疗肺痈于未发痈，若能及时清热疏肺、祛邪外出，则可避免郁结成脓。

3. 清热解毒排脓 《金匮要略·肺痿肺痈咳嗽上气病脉证并治》第 12 条"咳而胸满，振寒脉数，咽干不渴，时出浊唾腥臭，久久吐脓如米粥者，为肺痈，桔梗甘草汤主之"，适用于肺痈溃脓期。此时，正气多有损伤，不适宜用峻猛方药，而桔梗汤排脓解毒，药性平和而疗效确切。方中桔梗苦辛能宣开肺气、化痰散结排脓，生甘草清热解毒，二味药物合用达到了散结排脓解毒的功效；扶正解毒同施，也适合治疗肺痈经时不瘥、正气受损者。

4. 清养补肺法 适用于肺痈恢复期痈溃脓消，气血亏虚，余邪未得尽退，此时需清养补肺。如《外科正宗·肺痈论》所载人参五味汤清热养阴、益气补肺，可治气血劳伤、咳脓或咯血等症，药用人参、五味子、前胡、熟地黄、黄芪、地骨皮、桑白皮、枳壳、柴胡等；《医宗金鉴》亦载"若痈脓溃后，咳嗽无休，脓痰不尽，形气虚羸者，宜清金宁肺丸主之"，此亦为清养补肺之意，药用苦桔梗、贝母、人参、麦冬、地骨皮、五味子、生地黄、熟地黄等。

5. 健脾补肾益肺法 适宜于肺痈后期，余邪已尽，正气大伤，或健脾益气以杜生痰之源，或补养肺肾之阴精，或温补肺肾之阳气，正如《类证治裁·肺痿肺痈论治》言"二症溃后，宜补脾肺，滋肾水，不宜专攻其疮"。

（四）名家解读

1. 汪昂 治肺痈宜泄热、豁痰、开提、升散。

2. 曹颖甫 大抵水寒血郁之证，久必生热，若冻瘃然，始则寒凝而痛，久乃热郁而溃，水饮犯肺，上焦气机不畅，交阻于肺，化热熏灼肺叶，以致血败肉腐则肺叶溃而成痈。

十一、咳嗽上气病

咳嗽上气，即是指临床表现为咳嗽之时，咽喉有气上逆而喘的疾病。其病位在肺，多与脾、肾二脏相关。

（一）病因病机

1. 病因 《金匮要略》所论述咳嗽上气病因有三：一是外邪束肺，二是水饮或痰浊壅肺，三是元气耗损。

2. 病机 肺气壅塞、气道不利是咳嗽上气的基本病机。或因水饮痰浊郁肺，肺气失宣，故而咳嗽气喘，痰涎阻塞，气道不利。或因久病或大病后损耗元气，脾失健运，肾不纳气，均可导致咳逆上气。

3. 后世发挥 唐·王焘于《外台秘要》中云："咳嗽上气者，肺气有余也。肺感于寒，微则成咳嗽；肺主气，气有余则喘咳上气，此为邪搏于气；气壅滞不得宣发，是为有余，故咳嗽而上气也。其状喘咳上气，多涕唾，面目浮肿，则气逆也。"

（二）辨证要点

本病以咳嗽气逆为主要特征，具体辨证如下。

1. 辨虚实 本病有虚实之分，实证多由风邪外袭，水饮内停，邪实气闭，肺失宣降所致，起病急、病程短，多表现为声高气粗，呼出为快，脉浮大有力，预后较好。虚证多为正虚气脱，起病缓、病程长，多表现为神疲倦怠，声低气怯息短，脉浮大无力，预后不佳。

2. 辨表里 病位在里且以寒饮为主者，治宜温肺化饮、止咳平喘，病位在表，属于表里并重者，治宜发汗解表、宣肺止咳平喘。

（三）治疗方法

咳嗽上气的治疗原则：急则治标，重视祛邪。由于本篇所论之咳嗽上气多为外感邪气，内停水饮，内外合邪，故治疗中应表里兼顾，多用辛散之药。

1. 散寒宣肺、降逆化痰 此法适用于寒饮郁肺而致的咳嗽上气。《金匮要略·肺痿肺痈咳嗽上气病脉证并治》第6条："咳而上气，喉中水鸡声，射干麻黄汤主之。"方中射干消痰开结，麻黄宣肺平喘，半夏、生姜、细辛温散寒饮，款冬花、紫菀温肺止咳，五味子收敛肺气，并制约麻、辛、姜、夏之过散，大枣安中扶正、调和诸药。诸药合用散中有收，开中有合，共奏止咳化痰、平喘散寒之功。

2. 宣壅导滞、利窍涤痰 此法适用于痰浊阻肺之咳嗽上气证。《金匮要略·肺痿肺痈咳嗽上气病脉证并治》第7条："咳逆上气，时时吐浊沫，但坐不得眠，皂荚丸主之。"方中皂荚辛咸，宣壅导滞、利窍涤痰力较强，但虑其药力峻猛，劫夺正气，故用酥炙蜜丸，枣膏调服，以缓其峻烈之性，并兼顾脾胃。

3. 散饮除热、止咳平喘 适用于寒饮夹热咳喘，病邪偏表证。《金匮要略·肺痿肺痈咳嗽上气病脉证并治》第8条："咳而脉浮者，厚朴麻黄汤主之。"方中厚朴降气除满，麻黄、杏仁宣肺平喘，石膏清热除烦，半夏、干姜、细辛温化寒饮，五味子收敛肺气，小麦养心护胃安中。诸药合用，可降气宣肺，且清热除烦，更温化寒饮以止咳。

4. 逐水消饮止咳 适用于寒饮夹热咳喘，病邪偏里证。《金匮要略·肺痿肺痈咳嗽上气病脉证并治》第9条："脉沉者，泽漆汤主之。"方中泽漆泻水逐饮为主药，紫参清热祛湿、治咳喘，桂枝、生姜、半夏、白前温阳化饮、止咳平喘，人参、甘草健脾益气扶助正气，饮邪内结，阳气郁久可化热，故用黄芩苦寒以清泄肺热。诸药寒温并用、补泄并施，以治虚实夹杂、寒饮夹热之咳喘。

（四）名家解读

1. 尤在泾 外邪内饮，填塞肺中，为胀，为喘，为咳而上气。越婢汤散邪之力多，而蠲饮之力少，故以半夏辅其未逮。不用小青龙者，以脉浮且大，病属阳热，故利辛寒，不利辛热也。目如脱状者，目睛胀凸，如欲脱落之状，壅气使然也。

2. 吕志杰 咳嗽上气为肺系最常见的症状。上气：《周礼·天官·疾医》郑注：上气，逆喘也。贾疏：向上喘息，谓之逆喘。故上气即喘息也。咳嗽上气即咳喘病。若喘息有声者，称之为哮喘。本病多因外邪犯肺，失治误治，迁延不愈。肺病不已，正气渐虚，痰饮伏留，久而久之，肺病及心，以致心肺同病，渐成痼疾，甚者发生危候。本篇治法，多为病急治肺治标方药，缓解之后，则当培补脾肾。

十二、奔豚气

奔豚病即奔豚气病，同病而异名。是指以"气从少腹上冲心胸或咽喉"为主症，发时有濒死感，可自行缓解的一种发作性病证。本篇所论奔豚病与《内经》之"冲疝"、《难经》之"肾积奔豚"有类似之处，应注意鉴别。

（一）病因病机

1. 病因 张仲景论述奔豚病因以惊恐为主，如《金匮要略·奔豚气病脉证治》第1条所述"病有奔豚，有吐脓，有惊怖，有火邪，此四部病，皆从惊发得之""奔豚病，从少腹起，上冲咽喉，发作欲死，复还止，皆从惊恐得之"。

2. 病机 惊恐致使人体气机紊乱，导致心阳虚衰，肾脏阴寒、水湿邪气随肾间动气循冲脉上逆，或肝郁化火上逆，下焦肾间动气夹肝胆之相火循冲脉上冲，是本病的基本病因病机。从脏腑经络来看，该病与肝、肾经和冲脉关系密切。《灵枢·动输》说"冲脉者，十二经脉之海也，与少阴之大络起于肾下"，《素问·骨空论》说冲脉"并少阴之经，侠脐上行，至胸中而散"，《灵枢·逆顺肥瘦》说冲脉"其上者，出于颃颡"，《灵枢·经脉》指出足少阴肾经"其直者，从肾上贯肝膈，入肺中，循喉咙，夹舌本"。

3. 后世发挥 后世医家继承了仲景对奔豚病的阐述，强调惊恐导致奔豚病。沈明宗在说："心气虚而惊入，神明不治……此从惊气伤心气乱，恐气伤肾致积，谓惊恐得之。"陈修园《金匮要略浅注》说："凡有所伤于心者，皆可作惊观也。有所伤于肾者，皆可作恐观也。"

（二）辨证要点

奔豚气病发作的典型症状是气"从少腹起，上冲咽喉，发作欲死，复还止"，不典型发作是气"上冲胸"或"从小腹上至心"。

（三）治疗方法

本病治疗以平冲降逆为主，因具体寒热虚实之病性而有差异。具体治法如下。

1. 养血平肝、和胃降逆 适用于肝郁气逆证。《金匮要略·奔豚气病脉证治》第 3 条："奔豚气上冲胸，腹痛，往来寒热，奔豚汤主之。"方中重用甘李根白皮清热降逆；葛根、黄芩清火平肝；川芎、当归、芍药调肝和血；芍药、甘草相合可缓急止痛；生姜、半夏和胃降逆，诸药合用则疏解肝郁，清泻、平抑上逆之肝火，以治肝郁化热上冲之证。

2. 温经散寒、平冲降逆 适用于阳虚寒逆证。《金匮要略·奔豚气病脉证治》第 4 条："发汗后，烧针令其汗，针处被寒，核起而赤者，必发奔豚，气从小腹上至心，灸其核上各一壮，与桂枝加桂汤主之。"方中重用桂枝振奋心阳，平冲降逆，配以甘草、大枣、生姜等，诸药合用，共奏温经散寒、平冲降逆之功。

3. 温通心阳、平冲降逆 适用于阳虚饮逆证。《金匮要略·奔豚气病脉证治》第 5 条："发汗后，脐下悸者，欲作奔豚，茯苓桂枝甘草大枣汤主之。"方中大剂量使用茯苓（重达半斤之多），可健脾培土制水，桂枝助心阳而降冲逆，佐甘草、大枣扶中养心血，还和甘草同具"急者缓之"之功，诸药合用，止奔豚欲作于萌芽。

（四）名家解读

1. 陈修园 上既以奔豚合四部，而指其所以得矣。今请专言奔豚之病。奔豚病，有物浑沦，其象如豚，从下焦少腹起，上冲咽喉，从肾发作上乘于心，而欲死；作已则气衰，复还于肾而止。皆从惊伤心，恐伤肾以得之。推之，凡有所伤于心者，皆可作惊观也。有所伤于肾者，皆可作恐观也。盖以心肾之气，本自交通，一受伤则无复限制矣。此言病发于心肾，为奔豚之本证也。

2. 沈明宗 此惊气入心，病有四变也。但心虚受惊，惊则气乱神浮，肾家旧积内动，欲上凌心，故为奔豚。然惊则气散，散则血不归经，滞留肺胃，凝结成痈，蒸腐为脓，则病吐脓。盖惊邪入心，神明失守，狂妄不精，而为惊怖。若烧针以治风热伤卫之病，火气入心，逼迫心神，狂乱烦躁，故为火邪。然此四病皆从心虚惊触气乱所致，谓惊发得之。

十三、胸痹心痛病

胸痹心痛是指以胸部满闷窒塞甚至疼痛，影响及肺，以"胸背痛，喘息咳唾，短气"为主要症状的一类疾病。涵盖了西医学的冠心病心绞痛、胃脘痛等疾病在内。

（一）病因病机

1. 病因 因为诸多因素均可导致瘀血生成。如寒邪收引凝滞，抑遏心阳，使脉络血行瘀滞而成胸痹；或水湿不运，聚湿成痰，痰浊留恋日久，阻滞气机，气滞血瘀而成；情志失调，气机失和，伤及脏腑，造成脏腑功能紊乱，而气机失和，日久易产生瘀血痰浊停阻脉络，发为胸痹。

2. 病机 仲景认为其病位在胸，病机为"阳微阴弦"，即上焦胸中阳气不足，下焦阴寒凝结。如《金匮要略·胸痹心痛短气病脉证治》第 1 条所述"夫脉当取太过不及，阳微阴弦，即胸痹而痛，所以然者，责其极虚也。今阳虚知在上焦，所以胸痹、心痛者，以其阴弦故也"，说明胸痹的病机是上焦阳虚，阴邪上乘，邪正相搏而成，"阳微"与"阴弦"是胸痹病因病机不可缺少的两个方面。

3. 后世发挥 后世在"阳微阴弦"基础上对胸痹病因病机进行了不断补充。《备急千金要方·心腹痛》认为："寒气卒客于五脏六腑，则发卒心痛、胸痹。"《病因脉治·胸痹》认为："胸痹之因，饮食不节，饥饱损伤，痰凝血滞，中焦混浊，则闭食闷痛之证作矣。"《病因脉治·内伤胸痛》认为："内伤胸痛之因，七情六欲，动其心火，刑及肺金，或怫郁气逆，伤其肺道，则痰凝气结，或过食辛热，伤其上焦，则血积于内，而闷闭胸痛矣。"以上几位医家认为寒凝、气滞、痰浊、瘀血是胸痹的病因病机，发展了其病因病机学说。

（二）辨证要点

胸痹可见胸闷、气短，因其病机不同，轻重、虚实具体辨证如下。

1. 分轻重 胸痹因其病机不同有轻重之分。轻者"胸中短气、气塞"，重者"不得卧，心痛彻背者"。

2. 分虚实 均可见"胸满"，阵发性"心中痞""胁下逆抢心"等。偏实者，其脉以阴弦为主，且自觉胸中满闷，膨膨然气不得出等；偏虚者，以阳微为着，并觉倦怠少气，甚则四肢不温等。明晰此则病之虚与实了然心中。

3. 重脉诊 《金匮要略·胸痹心痛短气病脉证治》第 1 条即曰"夫脉当取太过不及，阳微阴弦"，诊脉首先应当辨别其太过与不及，辨明邪盛与正虚；"寸口脉沉而迟，关上小紧数，栝楼薤白白酒汤主之"，以"沉、迟、小、紧、数"脉象，提示病性寒、实，当温通以解。

（三）治疗方法

本病因其病因病机不同，治疗法则差异颇大，对后世影响深远。具体治法如下。

1. 通阳散结、豁痰下气 《金匮要略·胸痹心痛短气病脉证治》第 3 条："胸痹之病，喘息咳唾，胸背痛，短气，寸口脉沉而迟，关上小紧数，栝楼薤白白酒汤主之。"方中瓜蒌甘苦微寒而滑润，薤白气味辛苦温，白酒辛温轻扬，诸药合用以治胸阳不振、阴邪阻滞之胸痹心痛病证。

2. 除湿散寒、温经止痛 《金匮要略·胸痹心痛短气病脉证治》第 4 条："胸痹，不得卧，心痛彻背，栝楼薤白半夏汤主之。"本方即瓜蒌薤白白酒汤加半夏组成，以增强化痰降逆散结之效。适用于胸痹心痛之痰饮壅盛重证。

3. 通阳散结、泻满平冲 《金匮要略·胸痹心痛短气病脉证治》第 5 条："胸痹心中痞，留气结在胸，胸满，胁下逆抢心，枳实薤白桂枝汤主之，人参汤亦主之。"枳实薤白桂枝汤即瓜蒌薤白白酒汤去白酒加枳实、厚朴、桂枝组成。诸药合用，使痞结之气开通，气机条达，痰浊得以消降，从而使胸胃之阳恢复正常。适用于痰阻气滞证的胸痹心痛之实证。

4. 温中散寒、健脾消痞　《金匮要略·胸痹心痛短气病脉证治》第 5 条："胸痹心中痞，留气结在胸，胸满，胁下逆抢心，枳实薤白桂枝汤主之，人参汤亦主之。"中焦阳虚不运，因虚致实，寒凝气滞，用人参汤温中散寒、健脾行气消痞。

5. 宣肺化饮、利气行滞　《金匮要略·胸痹心痛短气病脉证治》第 6 条："胸痹，胸中气塞，短气，茯苓杏仁甘草汤主之，橘枳姜汤亦主之。"两方虽药味有所不同，但均可适用于饮阻气滞证的胸痹心痛轻证，且前方以饮阻为主，后方以气滞为主。

6. 温经止痛、散寒除湿　《金匮要略·胸痹心痛短气病脉证治》第 7 条："胸痹缓急者，薏苡附子散主之。"适用于寒湿阻遏胸阳之胸痹心痛病急重证。

（四）名家解读

1. 尤在泾　阳微，阳不足也，阴弦，阴太过也。阳主开，阴主闭，阳虚而阴干之，即胸痹而痛。痹者，闭也。夫上焦为阳之位，而微脉为虚之甚，故曰责其极虚，以虚阳而受阴邪之击，故为心痛。

2. 吴谦　脉太过则病，不及亦病，故脉当取太过不及而候病也。阳微，寸口脉微也，阳得阴脉为阳不及，上焦阳虚也；阴弦，尺中脉弦也，阴得阳脉为阴太过，下焦阴实也。凡阴实之邪，皆得以上乘阳虚之胸，所以病胸痹心痛。胸痹之病轻者即今之胸满，重者即今之胸痛也。寸口脉沉而迟，沉则为里气滞，迟则为脏内寒，主上焦脏寒气滞也；关上小紧而疾，小为阳虚，紧疾寒痛，是主中焦气急寒痛也；胸背者，心肺之宫城也；阳气一虚，诸寒阴邪得以乘之，则胸背之气痹而不通，轻者病满，重者病痛，理之必然也，喘息、咳唾、短气证之必有也。主之以瓜蒌薤白白酒汤者，用辛以开胸痹，用温以行阳气也。

十四、腹满病

腹满是指以腹部胀满，伴或不伴疼痛为主症的病证。腹满是一种主观症状，即患者自觉腹部胀满不适，可伴有腹部疼痛，胀满甚者或可见腹部膨隆。腹满可以出现在各种疾病过程中，如食积、便秘等。《金匮要略》中所论述的腹满病位在脾胃及肠，病性有虚实寒热之分。

（一）病因病机

1. 病因病机　《金匮要略》中论述腹满，分寒热虚实。其病机总归于气的运行不畅，或因虚无力运行，或因实阻滞气行。其属虚、属寒者，因脾肾阳虚，阴寒内生，气机凝滞于腹而致腹部胀满，如《金匮要略·腹满寒疝宿食病脉证治》第 1 条 "趺阳脉微弦，法当腹满"所论述的即是脾胃阳虚，厥阴肝木夹阴寒之气克伐脾土，脾阳失于健运，阴寒之气凝滞于腹而为胀满。其属实、属热者，或因外邪侵袭肠胃，阻滞气机，或因痰饮、食积内停而致气行不畅，亦有燥屎、瘀血停于胃肠而致气机阻滞的。

2. 后世发挥 《医宗金鉴》言"腹满时痛不足证，腹满大痛有余名。误下邪陷太阴里，汗热便硬转阳明"进一步强调根据腹痛的有无、程度、持续时间来判断腹满的虚实，与《金匮要略·腹满寒疝宿食病脉证治》第13条"腹满不减，减不足言"之意相近。张景岳说"腹满证，按华元化曰：伤寒一日在皮，二日在肤，三日在肌，四日在胸，五日在腹，六日在胃，入胃即为入腑，入腑即在腹也。若腹虽满而未甚者，犹是未全入腑，不可攻也。然腹满之证，有虚实也，有寒热也，不可一概皆以实论"，明确提出腹满病需当辨别虚实寒热，分而治之。李东垣《兰室秘藏》"假令外伤风寒有余之邪，自表传里，寒变为热，而作胃实腹满，仲景以大承气汤治之；亦有膏粱之人，湿热郁于内，而成胀满者，此热胀之谓"提出腹满寒热之证的成因，并提出"大抵寒胀多而热胀少，治之者宜详辨之"的看法。《景岳全书》引丹溪"胀满内胀而外亦形；痞则内觉痞闷而外无胀急之形"，提出痞满与胀满之区别。

（二）辨证要点

腹满辨病以"自觉腹部胀满，伴或不伴疼痛"为主症，临床应用时当分清虚实寒热。

1. 辨虚实 "按之不同者为虚，痛者为实"，其中腹部喜按，按后稍舒，或素体虚弱，少气懒言，精神疲倦，或伴纳食不佳，大便溏泄，脉细弱者为虚；腹部拒按，按后胀甚，形体壮实，言语有力，能食便秘，脉沉实有力者为实。原文中尚论及"饮食如故"者当为正气未伤，可以作为辨证依据。

2. 辨寒热 寒者喜温恶凉，得温则减，喜进热饮，或喜蜷卧，脉迟，热者喜凉恶热，得凉则舒，喜进冷饮，脉数。

此外，尚需辨别有无兼夹表证，其中伴恶寒发热，脉浮者，或有外感病史者为兼有表证。腹满之病，病机较为复杂，不同病程，虚实、表里、寒热常相错杂而各有偏重，因此，需三者结合辨证。

（三）治疗方法

腹满总因气机不畅而为病。故治疗时以"行气"为主要原则。然因根据病性的不同选择治法。虚者应补而行气，或补脾阳，或益脾气，或温肾阳以行气；实者则针对不同病邪采用不同治法，或攻下，或化饮，或行瘀，或化痰，《金匮要略》中尤以下法为多，即"舌黄未下者，下之黄自去"所述。寒者宜温而行之，即原文中所述"当以温药服之"。热者宜清之以行气。表里同病者，则需表里兼顾，其具体治法如下。

1. 解表和营、行气除满 此法适用于腹满里实兼有表证的证治，《金匮要略·腹满寒疝宿食病脉证治》第9条"病腹满，发热十日，脉浮而数，饮食如故，厚朴七物汤主之"。

2. 表里双解、攻下除积 适用于里实兼有少阳证的证治。可见往来寒热、胸胁苦满、口干口苦、便秘等表现。《金匮要略·腹满寒疝宿食病脉证治》第 12 条"按之心下满痛者，此为实也，当下之，宜大柴胡汤"。

3. 散寒降逆、温中止痛 适用于中焦虚寒并水饮内停的腹满证治，《金匮要略·腹满寒疝宿食病脉证治》第 10 条"腹中寒气，雷鸣切痛，胸胁逆满，呕吐，附子粳米汤主之"。此证乃中焦虚寒无力，不能运化水湿而致寒饮留滞胃肠，故治疗当以温中散寒降逆为法。

4. 行气除满、通便泄热 适用于里实证。又可分为胀重于积及积胀俱重。《金匮要略·腹满寒疝宿食病脉证治》第 11 条、13 条"痛而闭者，厚朴三物汤主之""腹满不减，减不足言，当须下之，宜大承气汤"。前者适用于腹满胀重于积的证治，故君以厚朴重行气，后者适用于腹满积胀俱重的证治，故君以大黄重攻积。

5. 散寒止痛、化饮降逆 适用于寒饮并发厥逆的腹满痛证治。《金匮要略·腹满寒疝宿食病脉证治》第 16 条"寒气厥逆，赤丸主之"。阳虚寒盛，寒饮上逆，故用辛热之赤丸。

6. 大建中气、温中散寒 适用于脾胃虚寒性腹满的证治。《金匮要略·腹满寒疝宿食病脉证治》第 14 条"心胸中大寒痛，呕不能食，腹中寒，上冲皮起，出见有头足，上下痛而不可近，大建中汤主之"。

7. 温阳散寒、通便止痛 适用于腹满痛因寒实内结所致者。《金匮要略·腹满寒疝宿食病脉证治》第 15 条"胁下偏痛，发热，其脉紧弦，此寒也，以温药下之，宜大黄附子汤"。

（四）名家解读

1. 尤在泾 趺阳，胃脉也，微弦，阴象也。以阴加阳，脾胃受之，则为腹满；设不满，则阴邪必旁攻肤胁而下闭谷道，为便难，为两胠疼痛。然其寒不从外入而从下上，则病自内生，所谓肾虚则寒动于中也，故不当散而当温。

2. 黄元御 病者腹中胀满，按之不痛为虚，虚满而未至滞塞也，痛者为实，实满而已至壅阻也。陈宿凝瘀，是可下之。舌黄者，湿气乘心，故舌起黄胎。以心窍于舌。土性湿而色黄也。痛满因于气滞，气滞必缘土湿。舌苔黄色，湿之外侯，其未下者，下之湿气内泻，则黄色外退矣。

十五、寒疝病

寒疝是指因脾胃虚寒，或产后血虚，又外感寒邪，积聚于腹中所致，常可见脐腹周围绞痛，可累及两胁肋部，甚则小腹疼挛剧痛，全身冷汗出，四肢冰冷麻木，腹胀满不显等寒邪侵袭的一种急性腹痛的病证。病位在肠，与肝脾不可分割，分为阴寒痼结、表里虚寒、寒盛血虚，外感、内伤均可致寒疝。本篇从脾胃虚寒，或产后血虚，复感风寒外邪论述寒疝。

（一）病因病机

1. 病因 寒疝多因素体脾胃虚寒，或新产妇人产后血虚，复感寒邪，积聚于腹中而导致。但仲景对寒疝病因病机的条文阐述详于特殊而略于一般。列举 3 条条文论述阴寒凝结少腹的剧烈腹痛病证，一是阴寒痼结所致，以发作性绕脐疼痛、肢冷汗出、脉沉紧为主症者，即"腹痛，脉弦而紧，弦则卫气不行，即恶寒，紧则不欲食，邪正相搏，即为寒疝。绕脐痛，若发则白汗出，手足厥冷，其脉沉弦者，大乌头煎主之"。二是表里虚寒证，可见腹痛、手足不仁、身体疼痛等内外皆寒之症，即"寒疝腹中痛，逆冷，手足不仁，若身疼痛，灸刺诸药不能治，抵当乌头桂枝汤主之"。三是寒盛血虚证，常见腹痛拘急、喜温喜按等症状，即"寒疝腹中痛，及胁痛里急者，当归生姜羊肉汤主之"。

2. 病机　寒疝以素体阳虚阴盛为发病的根据，外寒侵袭为发病的诱因，卫阳与胃阳并衰，内外寒邪俱盛，寒邪与阳气相搏为其病机特点。

3. 后世发挥　后世医家继承了仲景对寒疝的阐述，《诸病源候论》"寒疝者，阳气积于内，则卫气不行，卫气不行则寒气盛也。故令恶寒、不欲食，手足厥冷，绕脐痛，自汗出，遇寒即发，故云寒疝也"。治以温经散寒为大法，兼以活络通下。常选用大乌头汤、乌头桂枝汤、大黄附子汤、当归生姜羊肉汤等方治疗；也可用延胡索、胡椒、小茴香等分为末，酒调服。

（二）辨证要点

寒疝以"绕脐痛或腹中痛及胁痛里急"为主症，此由寒邪侵袭所致，辨证以外感、内伤为要点。寒疝可为分阴寒痼结、表里虚寒、寒盛血虚。阴寒痼结证，多见发作性绕脐疼痛、肢冷汗出、脉沉紧等症；表里虚寒证，常以腹痛、手足麻木不仁、身体疼痛等为主症；寒盛血虚证，可见腹痛拘急、喜温喜按等症。

（三）治疗方法

本病治疗以温经散寒为大法，兼以活络通下，但须时时顾护正气，具体有以下治法。

1. 祛寒助阳、缓急止痛　适用于发作性绕脐痛，疼痛剧烈，肢冷汗出，脉沉紧为主症者，此多因阴寒痼结所致。《金匮要略·腹满寒疝宿食病脉证治》第 17 条："腹痛，脉弦而紧，弦则卫气不行，即恶寒，紧则不欲食，邪正相搏，即为寒疝。绕脐痛，若发则白汗出，手足厥冷，其脉沉弦者，大乌头煎主之。"

2. 散寒止痛、调和营卫　适用于以腹痛、手足不仁、身体疼痛等表里虚寒之证。《金匮要略·腹满寒疝宿食病脉证治》第 19 条："寒疝腹中痛，逆冷，手足不仁，若身疼痛，灸刺诸药不能治，抵当乌头桂枝汤主之。"

3. 养血散寒、补虚止痛　适用于以腹痛拘急、喜温喜按、胁下及腹部牵引疼痛、脉沉弦而涩等为主症者，此多因寒盛血虚所致。《金匮要略·腹满寒疝宿食病脉证治》第 18 条："寒疝腹中痛，及胁痛里急者，当归生姜羊肉汤主之。"

（四）名家解读

1. 巢元方　寒疝者，阳气积于内，则卫气不行，卫气不行则寒气盛也。故令恶寒、不欲食，手足厥冷，绕脐痛，自汗出，遇寒即发，故云寒疝也。疝者痛也，此由阴气积于内，寒气结搏而不散，脏腑虚弱，故风邪冷气与正气相击，则腹痛里急，故云寒疝腹痛也。

2. 吴谦 脉弦而紧，主急主痛，此寒疝应有之脉证也。

十六、宿食病

宿食是饮食不节或素体脾胃虚弱，复感外邪，导致脾胃运化功能失调，胃肠中有凝结的食物，停滞不消，经宿不化，出现以腹部胀闷、恶心厌食、嗳腐吞酸，或伴有吐利、腹痛、大便秘结或酸臭溏薄等为主症的胃肠积滞性疾病，亦称为伤食或食积。病位在胃肠，分为食积上脘、中脘、大肠。

（一）病因病机

1. 病因 宿食常见于误食馊腐不洁之物或饮食不节或恣食欠火候的肉类、面食后，脾胃运化功能受损或素体脾胃虚弱，腐熟运化水谷不及，故食积胃肠，经宿不化。但仲景对宿食病因病机的条文阐述详于脉而略于症。列举4条条文论述宿食可见脉象，一是因宿食不化，积滞于胃肠，气血运行不畅，故见"寸口脉浮而大，按之反涩，尺中亦微而涩，故知有宿食，大承气汤主之"；二是实热积滞于内，可见"脉数而滑，实也，此有宿食，下之愈，宜大承气汤"；三是痰涎结胸，宿食停滞，可见"脉紧如转索无常者，有宿食也""脉紧头痛，风寒，腹中有宿食不化也"。

2. 病机 饮食不节，脾胃虚弱，不能正常受纳腐熟水谷是宿食的基本病因病机。

3. 后世发挥 后世医家继承了仲景对宿食的阐述，强调饮食不节易致宿食，但认为除此之外，素体脾虚、不慎感受外邪加上饥饱无常亦可致宿食。

（二）辨证要点

宿食以食积胃肠引起的"腹部胀闷、恶心厌食、嗳腐吞酸或伴有吐利、腹痛、大便秘结或酸臭溏薄"等为主症，具体辨证如下。

分部位 宿食根据食物停积的部位可分为食积上脘、中脘、大肠。在上者，多见胸脘部胀满不适，泛泛欲吐；在中者，多见胃脘部胀满，恶食吞酸，嗳腐食臭；在下者，多腹胀腹痛，腹满不减，便秘或泄泻如败卵，泻后痛胀均减，脉或浮大而数，或滑数。

（三）治疗方法

根据《素问·阴阳应象大论》"其高者因而越之，其下者引而竭之。中满者泻之于内"，仲景治疗宿食主要以吐法和下法为主。

1. 涌吐宿食 适用于宿食填塞上脘，胸中痞硬不舒，心烦懊侬不安，气上冲咽不得息，舌苔厚腻，寸脉微浮者。《金匮要略·腹满寒疝宿食病脉证治》第24条："宿食在上脘，当吐之，宜瓜蒂散。"方中瓜蒂味苦性升而善吐；赤小豆味苦酸，与瓜蒂配合，有酸苦涌吐之功；香豉轻清宣泄，煎汁送服，以增强涌吐之功。

2. 峻下热结 适用于宿食停积于大肠，大便不通，矢气频频，脘腹胀满，腹痛拒按，按之则硬，甚或潮热谵语，手足濈然汗出，舌苔黄燥起刺，或焦黑燥裂，脉沉实有力；也可适用于热结旁流证，可见下利清谷，色纯青，其气臭秽，脐腹疼痛，按之坚硬有块，口舌干燥，脉滑实有力。《金匮要略·腹满寒疝宿食病脉证治》第 22、23 条"脉数而滑者实也，此有宿食，下之愈，宜大承气汤""下利不饮食者，有宿食也，当下之，宜大承气汤"。

（四）名家解读

1. 尤在泾 寸口脉浮大者，谷气多也。谷多不能益脾而反伤脾，按之脉反涩者，脾伤而滞，血气为之不利也。尺中亦微而涩者，中气阻滞，而水谷之精气不能逮下也，是因宿食为病，则宜大承气下其宿食。

2. 陆渊雷 病宿食者，往往右关脉沉滑，然不如验之于舌苔腹候，及病人之自觉证。宿食而用大承气，尤须诊腹与舌，然后信而有征。今但验之于脉，且浮大微涩，皆非显然可下之脉，殊令学者疑误。此条亦见《伤寒论》下篇，知是叔和文字，非仲景文字也。

十七、肝着病

肝着，是指因情志所伤或寒热失调，导致肝经气血郁着不行而引起的一系列症状表现。

（一）病因病机

1. 病因 情志所伤或寒热失调，肝脏受邪，失于疏泄，气血凝滞，着而不行。

2. 病机 气滞血瘀，阳气痹结，是肝着的主要病机。肝的经脉由下而上行，布胁肋，人体的气机与肝的疏泄功能密切相关。当情志抑郁不舒或寒热失调导致气血失和、阴阳失调、脏腑气机紊乱时导致肝经气血郁滞不行，从而导致一系列症状。

3. 后世发挥 对肝着病因病位独具慧眼者，当数湖南名医谭日强，他在《金匮要略浅述》中虽未明言肝着的病因是风寒，但提到"气血遇寒则滞"，虽未明言病位在肝之经脉，但提到"肝脉贯膈"，并引《圣济总录》中的"治风寒客于肝经，膈脘痞塞，胁下拘痛，常欲蹈其胸上，名肝着，蹈胸汤方"作按语，同时摘录叶天士《临证指南医案》之初起有寒热病案附于后，可见他对肝着的理解是匠心独具的。

（二）辨证要点

肝着病以"胸满痞闷，善太息，嗳气，严重时呼吸憋气，胸部胀痛，不能仰卧"为主症，常因情志不遂而诱发。辨证要点以气血为主。肝着初期，病在气分，见胸中痞塞轻症，以胀痛为主要特点，痛处可移；病情进一步发展，气滞导致血瘀，胸中可出现痞块，刺痛不移。

（三）治疗方法

仲景治疗肝着主要以行气活血为主。

1. 疏肝行气　病程初期，胸中痞塞、胀痛，治宜疏肝行气。仲景建议饮热汤，通畅气机、宣畅胸阳。故《金匮要略·五脏风寒积聚脉证并治》第1条曰"先未苦时，但欲饮热"。

2. 活血祛瘀　肝脏气血瘀组，胸中刺痛不移，甚至出现痞块，治宜疏肝行气、活血祛瘀。仲景以旋覆花汤行气活血、通阳散结。

（四）名家解读

1. 胡希恕　肝着，其人常欲蹈其胸上，先未苦时，但欲饮热，旋覆花汤主之……"其人常欲蹈其胸上"，这就是肝气喜条达，像春天树的样子，很柔和条达，如果血瘀气滞，那就不条达了，那就郁闷得很。"常欲蹈其胸上"，这个"蹈"是拿足去蹈，不一定拿脚去踩，拿手摁也可说是蹈，他愿意人拿脚踩那么就是气郁之甚，是肝喜条达的反映，这就是气瘀血滞的情况。"先未苦时，但欲饮热"，这个病重起来，不一定欲人蹈其胸上，疼痛都要发生的，在未苦的时候，只是有上面这样的情况。人但欲饮热，这也是有寒的关系，寒能令气郁、血凝，这是寒造成的，所以人也愿意饮热。

2. 李聪甫　"肝着"，是肝气郁滞不行之病机。肝性"条达"，肝不条达则气郁；肝主"疏泄"，肝失疏泄则血瘀。肝为藏血之脏，如果气郁血瘀，着而不行，则有肝着病变，"肝着，其人常欲蹈其胸上，先未苦时，但欲饮热，旋覆花汤主之。"肝着病多由情志抑郁、肝气不疏而得。由气郁而血瘀，在木郁不达之时，肝气横逆脾肺均受其制。肺金不能制木而放纵，脾土又受木制而骄横因而侮肺克脾。当病情愤懑之极，病者求人取物重压胸上，甚至要人用脚踏在胸上，呼呻其气则稍定，否则转侧床榻极感空虚躁乱不安。

十八、肾着病

肾着，是指寒湿附着肾经而见腰部寒冷沉重的病证。肾着病名虽以"肾"字命名，但病位并不在肾之本脏，而在腰及下肢肌肉关节，"着"有重着、黏滞之意。《金匮要略心典》有云："肾受冷湿，着而不去，则为肾着。"即湿冷之邪着于腰部而产生的疾病。

（一）病因病机

1. 病因　身劳汗出，腠理开泄，衣里冷湿，寒湿之邪侵袭。

2. 病机　寒湿侵袭，阳气痹阻是本病的基本病机。《素问·至真要大论》云："诸病水液，澄澈清冷，皆属于寒。"本病为寒湿之邪侵袭人体，肾之外府被寒湿之邪滞着为病，由于身劳汗出，腠理开泄，衣里冷湿，寒湿之邪因而留着于肾之外府，所以腰中冷痛，其状如坐水中，或腰肿如水状，身体重沉，腹重如带五千钱。其人反不渴，小便自利，饮食如故，是说明此病为寒湿所者，滞而不去，是湿非水，而与水证鉴别。

3. 后世发挥　后世医家继承了张仲景对肾着的阐述，如巢元方《诸病源候论·腰背病诸候》认为腰痛与肾关系密切，肾虚是发病之本，在证候分类上，首先提出急慢性腰痛的分类。

（二）辨证要点

1. 辨症状肾着 由寒湿侵袭腰部所致，主症是腰及腰以下部位冷、痛、沉重，口不渴等。

2. 辨病理性质 腰部冷痛，得热则舒，足寒肢冷，为寒；腰部疼痛重着，难以转侧，身体困重，为湿。

（三）治疗方法

本病治疗以温中散湿、健脾利水为主，方用甘姜苓术汤。若寒邪偏胜，加附子、川乌、细辛；若湿邪偏胜，加苍术、厚朴、薏苡仁。

（四）名医解读

1. 李聪甫 "肾着"病乃寒袭湿侵，寒湿着于肾而成。"肾着之病，其人身体重，腰中冷如坐水中，形如水状；反不渴，小便自利，饮食如故，病属下焦；身劳汗出，衣里冷湿，久久得之，腰以下冷痛，腹重如带五千钱，甘姜苓术汤主之"。"腰者，肾之府"，所以表现身重腰冷如坐水中，腰重如带五千钱，都是形容肾着的症状特征。肾病口渴，小便不利，必发水肿，之所以没有形成水肿而病肾着，以其"反不渴，小便自利"，知其病湿而非病水。

2. 周扬俊 然论病固下焦症也，而立方皆中焦药，岂无故哉？人之阳气，原于下而盛于中，今因中州无恙之时，再一厚培脾土，使土旺可以制湿，阳壮足以发越，故取干姜之辛热，茯苓之淡渗，加于补中味内，三服可令腰温，全不及下焦药者，恐补肾则反助水益火，无由去湿也。仲景明言下焦，药反出中焦者，不令人想见微旨耶。

十九、痰饮病

痰饮有广义和狭义之分：篇名之"痰饮"为其总称，属广义之痰饮，指体内水液不得输化，停留或渗注于体内某一部位而发生的病证，分为痰饮、悬饮、溢饮、支饮四类。而四饮之中的"痰饮"，即狭义之痰饮，仅指饮邪停留于肠胃的病证。"痰饮"作为病名是张仲景首创，而在本篇中，开篇首条即称"夫饮有四"，说明虽名为"痰饮"，实质上重在论"饮"，而"痰"字只是修饰限定"饮"的形容词。

（一）病因病机

1. 病因 痰饮病的形成与人体的水液代谢失常密切相关，多因外感寒湿、饮食不当、劳累体虚，致肺、脾、肾三脏功能失调，体内水液不能被完全输送或充分转化利用，停聚于机体某部位而发为痰饮。

2. 病机 肺脾肾阳气不足，水饮内停，为痰饮病的病机关键。

3. 后世发挥 在仲景对痰饮辨证论治的基础上，后世医家对这一理论进行了继承与发展，如清·尤在泾所著《金匮要略心典》注曰："谷入而胃不能散其精，则化而为痰，水入而脾不能输其气，则凝而为饮，其平素饮食所化之精津，凝结而不布，则为痰饮。痰饮者，痰积于中，而饮附于外也。"尤氏认为"痰"与"饮"虽名不同但性质属于同类，"痰"由食物所化，"饮"为水液所成，故表现为"痰"质稠而"饮"清稀。"痰"性质胶固黏稠，不易流动，所以痰常常胶结凝聚于一处，而饮善流动，随身体局部所处位置的不同而停聚于全身各个关节、肌肉、脏腑、经络等致病。

（二）辨证要点

仲景对痰饮的论治，是以脏腑、部位、症状和饮邪流动之态势为基础，并结合病因病机进行分类的，综合考虑具体辨证如下。

1. 四饮 据水饮流动之部位及态势可分为痰饮、悬饮、溢饮、支饮。其人素盛今瘦，水走肠间，沥沥有声，谓之痰饮；饮后水流在胁下，咳唾引痛，谓之悬饮；饮水流行，归于四肢，当汗出而不汗出，身体疼痛重，谓之溢饮；咳逆倚息，短气不得卧，其形如肿，谓之支饮。

2. 五脏水饮 痰饮的病位除了胃肠、胸胁、胁下和肢体肌肤之间，也可波及五脏。所谓水在五脏，是指五脏受痰饮的侵袭和影响，出现与各脏相关的症状。水饮凌心，心下满闷痞坚，短气，动悸不宁，恶水不欲饮；水饮射肺，吐涎沫，欲饮水；水饮困脾，言而微，身体沉重；水饮侵肝，胁下支撑胀满，喷嚏时牵引胁下部位疼痛；水饮犯肾，脐下动悸不宁。

3. 留饮与伏饮 留饮指水饮留而不行，伏饮是指水饮潜伏不出。留饮、伏饮意味着饮病的新久浅深。留饮、伏饮的范畴较四饮更为宽泛，四饮属于留、伏范畴，而并非四饮之外另有留饮和伏饮。

（三）治疗方法

"病痰饮者，当以温药和之"，痰饮病的形成主要是肺脾肾三脏阳气虚弱，气化不利，水液停聚而成，故"温药和之"为痰饮病的治疗大法。但痰饮病又以本虚标实为病理特征，临床治疗时应辨证论治。

1. 温阳利水 适用于饮及心肺、脾肾，症见目眩、胸胁支撑胀满、畏寒足冷、腰酸、少腹拘急者。如《金匮要略·痰饮咳嗽病脉证并治》第 16 条 "心下有痰饮，胸胁支满，目眩，苓桂术甘汤主之"，治以苓桂术甘汤温阳化饮、健脾利水。

2. 健脾利水 适用于饮停下焦、心下、四肢等，症见头昏目眩、饮逆致呕、发热恶寒、身体疼重、气喘胸满、脉沉紧者。如《金匮要略·痰饮咳嗽病脉证并治》第 25 条 "心下有支饮，其人苦冒眩，泽泻汤主之"，治以泽泻汤健脾利水、降逆止眩。

3. 攻逐水饮 适用饮及肠间、胸胁，症见留饮欲去、肠间饮聚成实、腹满者。如《金匮要略·痰饮咳嗽病脉证并治》第 21、22 条 "脉沉而弦者，悬饮内痛""病悬饮者，十枣汤主之"，治以十枣汤攻逐水饮。

（四）名家解读

1. 程门雪 痰饮究竟是什么病？临床上不少看到，因而各人看法不同。《金匮》四饮之外，臂如眩晕一证，有肝阳，也有痰饮；心悸一证，有血虚，也有痰饮；哮为伏饮，喘有痰饮，咳嗽更可能有痰饮。总的说来，人身气血，贵乎流行，一有瘀凝，便成疾病。血不行则结瘀成积，气不行则留饮凝痰。王清任活血化瘀方法，近来在治疗上起了很大的作用。气血是相对的，活血化瘀和化痰逐饮同样处于重要的位置。我个人私见，《金匮》痰饮，着重在饮，后来发展，着重在痰。一切怪病多生于痰，所以痰饮随时可见，认识痰饮，是辨证上一个很重要的问题。

2. 尤在泾 谷入而胃不能散其精，则化而为痰，水入而脾不能输其气。则凝而为饮，其平素饮食所化之精津，凝结而不布，则为痰饮。痰饮者，痰积于中，而饮附于外也。素盛今瘦，知其精津尽为痰饮，故不复外充形体，而反下走肠间也。饮水流溢者，水多气逆，徐氏所谓水为气，吸不下者是也，其流于胁下者，则为悬饮。其归于四肢者，则为溢饮。悬者悬于一处，溢者溢于四旁。其偏结而上附心肺者，则为支饮。支饮者，如水之有派，木之有枝，附近于脏而不正中也。咳逆倚息，不得卧者，上迫肺也。

二十、水气病

水气病是指由于脏腑功能失调，导致津液运行障碍，体内较多的清稀水饮潴留，泛滥于肌肤，引起以身体浮肿为主症的一类疾病。《金匮要略·水气病脉证并治》对此病有较为系统的认识，是中医治疗水气病最早的专著。水与气关系密切，气行则水行，气停则水聚，水得阳化则为气，气得阴化则得化为水，若气不行水，水不化气，水犯肌表，则有病肿之虞。本篇所涉范围甚广，但所论以风水、皮水、正水、石水为重，涉及黄汗、五脏水及气分、水分、血分等。

（一）病因病机

1. 病因 主要由于肺、脾、肾三脏功能失调，三焦决渎失司，并于风、寒、湿、热邪气相合，而成水气病。其中与肾的气化功能失常最为密切。

2. 病机 《金匮要略》水气病篇采用以脉论病的方法通过寸口、趺阳、少阴三步脉象的变化来阐述水气病的病因病机，具体病因病机如下。

（1）风水相击，肺气不宣 风邪与水气相搏，肺卫被束，不能通调水道而致水肿。

（2）寒邪束表，卫阳被遏 肺失宣降，通条失司，水液不循常道，外溢肌肤而致水肿。如《金匮要略·水气病脉证并治》第9条"寸口脉弦而紧，弦者卫气不行，即恶寒，水不沾流，走于肠间"。

（3）肾阳不足，气化不利，水无去路泛滥全身而成水肿 如《金匮要略·水气病脉证并治》第9、19条"少阴脉紧而沉，紧则为痛，沉则为水，小便即难""寸口脉沉而迟，沉则为水，迟则为寒，寒水相搏"。

（4）中阳不足，脾不统水而水肿 如《金匮要略·水气病脉证并治》第19、8条

"趺阳脉伏，水谷不化，脾气衰则鹜溏，胃气衰则身肿""寸口脉浮而迟，浮脉则热，迟脉则潜，热潜相搏，名曰沉；趺阳脉浮而数，浮脉即热，数脉即止，热止相搏，名曰伏；沉伏相搏，名曰水。沉则脉络虚，伏则小便难，虚难相搏，水走皮肤，即为水矣"。

2. 后世发挥　后世医家继承了仲景对水气病的阐述，明代张介宾对此有了更为具体的描述，明确指出其病因以肾为本，以肺为标，以脾为制水之脏。如《景岳全书·肿胀》云："凡水肿等证，乃肺脾肾三脏相干之病。盖水为至阴，故其本在肾；水化于气，故其标在肺；水唯畏土，故其制在脾。今肺虚则气不化精而化水，脾虚则土不制水而反克，肾虚则水无所主而妄行。"

（二）辨证要点

水气病以身体浮肿为主症，具体辨证如下。

1. 分四水与黄汗　水气病可分为风水、皮水、正水、石水与黄汗。风水者，其脉自浮，外证骨节疼痛，恶风；皮水者，脉亦浮，外证肤肿，按之没指，不恶风，其腹如鼓，风水、皮水类似后世所谓阳水，发病急而病偏于上，偏于表，两者的辨证要点为恶风与否，亦即有无表证。正水者，脉沉迟，外证自喘；石水者脉自沉，外证腹满不喘，正水、石水相当于后世的阴水，一般病位偏于下、偏于里，病程亦较长，喘之有无是两者的鉴别要点。黄汗者，脉沉迟，汗出黄，身发热，胸满，四肢头面肿。

2. 分五脏水　所谓五脏水，并非是水气直接入侵五脏，而是指疾病进展病及五脏而出现水气内停的各种证候。从脏腑经络先后病的观点来看，病及五脏而患水气，其表现一般都较为严重。心水者，身肿而重，烦躁而神志不安，前阴肿；肝水者，腹大胀满，难以转侧，兼见胁肋疼痛，口中乏津，小便不利；肺水者，身肿，小便难，大便溏泄；脾水者，腹大胀满，四肢肿甚，少气而小便难；肾水者，腹满胀大，脐肿而小便不通，两足逆冷，面反瘦。

3. 分血分、水分、气分　仲景论及血分、水分之异，以妇人为例，血分者，经水前断，后病水；水分者，先病水，后经水断。两者的辨证要点是以先病血或先病水为依据的，血分难治，因其病位深，病情重，病因复杂，非单纯利水可愈；水分易治，因其病较轻浅，故"去水，其经自下"。

（三）治疗方法

仲景治疗水气病，以《内经》"开鬼门""洁净府""去菀陈莝"理论为基础，提出了发汗、利小便、攻下三大治法。

1. 发汗　《金匮要略·水气病脉证并治》第 18 条云："腰以上肿，当发汗乃愈。"凡病位在上在表，遵"其在皮者，汗而发之"，使用汗法发越水气。如《金匮要略·水气病脉证并治》第 23 条："风水恶风，一身悉肿，脉浮不渴，续自汗出，无大热，越婢汤主之。"《金匮要略·水气病脉证并治》第 5 条："里水，越婢加术汤主之；甘草麻黄汤亦主之。"皮水夹热，用越婢加术汤发散水气，兼清郁热，皮水无里热而欲发汗，可用甘草麻黄汤宣散水气。

2. 利小便　《金匮要略·水气病脉证并治》第 18 条云："腰以下肿，当利小便。"凡病位在下在里，按"其在下者，引而竭之"，采用利小便的方法。如《金匮要略·水气病脉证并治》第 24 条："皮水为病，四肢肿，水气在皮肤中，四肢聂聂动者，防己茯苓汤主之。"防己茯苓汤以防己、黄芪相配益气利水；桂枝、茯苓相合，通阳利水，全方共奏通阳化气、分消水湿之效。《金匮要略·水气病脉证并治》第 27 条："厥而皮水者，蒲灰散主之。"

3. 攻下逐水　如水肿甚，出现"夫水病人，目下有卧蚕，面目鲜泽，脉伏，其人消渴。病水腹大，小便不利，其脉沉绝者，有水，可下之"，可用攻下逐水之法。攻下逐水是治疗水气病的常用方法之一，运用本法应注意患者的正气是否能耐受攻伐，其次是水停的症状是否较为急重，出现腹大、小便不利、脉沉等。本条张仲景仅提出治法，篇中亦无相应方药，临证可参考《金匮要略·痰饮咳嗽病脉证并治》篇中的相关内容，如十枣汤、己椒苈黄丸等，如果证属邪实正虚，不耐攻伐者，可考虑用温阳利水法，如真武汤加防己、椒目等。

（四）名家解读

1. 张景岳　凡水肿等证，乃肺脾肾三脏相干之病。盖水为至阴，其本在肾；水化于气，故其标在肺；水唯畏土，故其制在脾。今肺虚则气不化精而化水，脾虚则土不制水而反克，肾虚则水无所主而妄行，故传之于脾而肌肉浮肿。

肿胀之病，原有内外之分，盖中满者谓之胀，而肌肤之胀者亦谓之胀。若以肿言，则单言肌表，此其所以当辨也。但胀于内脏病，而肿于外者，亦无不由乎脏病。第脏气之病，各有不同，虽方书所载有湿热、寒暑、血气、水食之辨，然余察之经旨要，验之病情，则惟在气血二字，足以尽之。

2. 吴谦　风水，得之内有水气，外感风邪。皮水，得之内有水气，皮受湿邪。其邪俱在外，故均脉浮，皆当从汗从散而解也。正水，水之在上病也。石水，水之在下病也。其邪俱在内，故均脉沉迟，皆当从下，从温解也。

二十一、黄汗病

黄汗指水湿入侵，湿热交蒸，营卫郁滞，出现"汗出色黄沾衣、身肿、发热、骨节疼痛、不恶风、脉沉迟"等以汗出色黄如柏汁为主症的疾病。病位在肌腠为主，本篇论述黄汗病的病因病机及辨证论治。

（一）病因病机

1. 病因　黄汗病因湿热郁于心营，积热成黄，汗出色黄而得名。"汗出入水中浴，水从汗孔入得之"这是举例说明黄汗病形成的原因之一。比如剧烈运动后骤受风寒（吹电扇、空调）、冒雨涉水、宅居潮湿等均可导致水湿入侵。

2. 病机　水湿入侵，湿热交蒸，营卫郁滞是黄汗病的基本病因病机。汗出入水中浴，水从汗孔入于肌腠，故其脉沉迟；湿热交蒸于里，热蒸于上，湿阻于下，故发热，汗出色黄以腰以上为甚，腰以下无汗，两胫自冷（湿邪内阻，阳气不能通达）；湿着肌表，阳气郁遏，气机失畅则身重、身疼、腰髋弛痛；阳欲行而被郁，汗欲出而不畅则肌肉眴动，肌肤作痒；湿热熏蒸，胸阳痹阻，气机失畅则胸中痛、烦躁；湿热内蕴，膀胱气化不利则小便不利。

3. 后世发挥　关于黄汗病，常强调当与水肿、黄疸明确鉴别，指出黄汗既非水肿病，也非黄疸的一个症状，而是一个独立的疾病。从西医学的观点分析，黄汗病应是一种汗腺的炎症，是由一类带黄色或能产生黄色素的细菌侵入汗腺所致。因夏季的池塘、湖泊中繁殖着各种细菌，当人体全身汗出，突然进入池塘沐浴，细菌便会乘机侵入汗腺，从而发生汗腺炎症性病变，带有色素或能产生色素的细菌如金黄色葡萄球菌、绿脓杆菌等侵入汗腺繁殖，产生毒素，人体分泌的汗液就会带有颜色，而《金匮要略》所用的芪芍桂酒汤等都有抗菌抑菌的作用，黄芪又能增强人体的免疫功能。

（二）辨证要点

黄汗以汗出色黄如柏汁为主症，具体辨证如下。

1. 营卫郁滞，湿热阻遏证　汗沾衣，色正黄如柏汁，身肿，发热，汗出而渴。

2. 气虚湿盛阳郁证　身疼重，腰以上汗出，下无汗，腰髋弛痛，不能食。

（三）治疗方法

本病治疗以调和营卫为主，既要以温药调和，又要以黄芪强其卫气，具体有以下治法。

1. 益气固表、和营卫、散水湿，兼泄郁热（正治法）　适用于全身黄汗，色黄如柏汁（深黄色），沾衣不褪色，身肿且重，骨节疼痛，发热口渴，烦躁，脉沉。《金匮要略·水气病脉证并治》第28条："问曰：黄汗之为病，身体肿，发热汗出而渴，状如风水，汗沾衣，色正黄如柏汁，脉自沉，何从得之？师曰：以汗出入水中浴，水从汗孔入得之，宜芪芍桂酒汤主之。"

2. 调和营卫、通阳散湿（变治法）　适用于发热，汗出色黄（腰以上为甚），身重且疼，腰髋弛痛，两胫冷（下肢小腿部），肢体肌肉轻微跳动，肌肤作痒，胸痛，烦躁，小便不利。《金匮要略·水气病脉证并治》第29条："黄汗之病，两胫自冷；假令发热，此属历节。食已汗出，又身常暮卧盗汗出者，此荣气也。若汗出已，反发热者，久久其身必甲错；发热不止者，必生恶疮。若身重，汗出已辄轻者，久久必身眴，眴即胸中痛，又从腰以上必汗出，下无汗，腰髋弛痛，如有物在皮中状，剧者不能食，身疼重，烦躁，小便不利，此为黄汗，桂枝加黄芪汤主之。"

（四）名家解读

1. 魏荔彤　以汗出入水中浴，水从汗孔得之，是寒湿伤于血分，而非风邪伤于气分也。汗属血，为水湿之寒邪所郁，则内变热而色黄，如《伤寒论》所言：湿热内瘀则发黄也。然彼湿热内瘀，又不专在血分，其湿热内瘀者里分也，而发黄者表分也，在里则气血兼有，而在表必营卫兼有也。今黄汗之定，专在血分，故汗出之色黄而身不黄，又与发黄之证不同也；更与风水、皮水、风寒外感之气分大不同也。

2. 张璐 黄汗皆由荣气不和，水气乘虚袭人，所以有发热汗出、身体重痛、皮肤甲错、肌肉瞤动等症。至于胫冷髓弛，腰以下无汗，《内经》所谓身半以下，湿中之也。脉沉迟者，水温之气渗于经脉，而显迟滞不行之状，证虽多歧，观其所治，唯以桂芍和荣散邪，即兼黄芪司开合之权，杜邪复入之路也。案仲景于瘀热壅泄之候，每云甲错，即肌若负鳞之状，故发热不止，则瘀热溃腐而为恶疮。

二十二、消渴病

消渴病指因五脏柔弱，善病消瘅，营卫两虚，气血不足及过食肥甘，饮食失宜，最终形成燥热内生，阴虚火旺，出现以口渴多饮、多食易饥、尿频量多、形体消瘦（即三多一少）为主症的疾病；病位涉及三焦（肺、胃、肾），为后世将消渴病分上、中、下"三消"奠定了基础。禀赋不足、劳欲过度、饮食不节及情志失调皆可致消渴病，但本篇所论及以胃热、肺胃津伤及肾虚三个方面为主，与外感病所致口渴有所不同。

（一）病因病机

1. 病因 张仲景论述消渴病以内伤为主。但仲景对消渴病病因病机的条文阐述详于特殊而略于一般，列举2条原文论述五脏柔弱，善病消瘅，营卫两虚，气血不足，营虚燥热内生，心移热于肺，心肺阴虚燥热，形成上消证；过食肥甘，饮食失宜，胃热亢盛，则肠燥便坚，津亏肠燥，阳亢无制，则形成中消证；肾虚阳气衰微，不能蒸腾津液上润，亦不能化气摄水，最终形成下消证。

2. 病机 阴津亏损，燥热偏盛，阴虚为本，燥热为标是消渴病的基本病因病机。肺胃热盛，热盛伤及津气，津气两伤，故而形成消渴病上消证；胃热气盛，伤及胃肠津液，大肠失润，虽饮水多，但脾失转输，肾失制约，水趋于下，最终形成消渴病之中消证；肾虚阳气衰微（阴损及阳），不能蒸腾津液上润，亦不能化气摄水，最终形成消渴病之下消证。

3. 后世发挥 后世医家继承了仲景对消渴病的阐述，强调五脏柔弱，善病消瘅，营卫两虚，气血不足及过食肥甘，饮食失宜，最终燥热内生，阴虚火旺。除上述观点外，还认为禀赋不足、劳欲过度及情志失调皆可致消渴病。后世医家增加了消渴病小便甜，并以此作为判断本病是否治愈的标准，在消渴病并发症方面多有阐述，如刘完素在《黄帝素问宣明论方》中记载"可变为雀目或内障"、张子和在《儒门事亲》中亦记载"夫消渴者，多变聋盲、疮癣、痤痱之类"，到明代，王肯堂对三消的临床分类进行了规范，认为渴而多饮为上消，消谷善饥为中消，渴而便数有膏为下消。

（二）辨证要点

消渴病以口渴多饮、多食易饥、尿频量多、形体消瘦（即三多一少）为主症，具体辨证如下。

1. 辨病位 消渴病的三多症状，往往相兼存在，但根据其症状的轻重不同，而有上、中、下三消之别，以及肺燥、胃热、肾虚之不同。临床中以肺燥为主，多饮症状较突出者，称为上消；胃热为主，多食症状较为明显者，称为中消；肾虚为主，多尿症状较为明显者，称为下消。

2. 辨标本 本病以阴虚为本，燥热为标，两者互为因果，常因病程长短及病轻重的不同，而阴虚和燥热之表现各有侧重。往往初病多以燥热为主，病程较长者则阴虚与燥热并重，日久则以阴虚为主。后期由于阴损及阳，可见气阴两虚，并可导致阴阳俱虚之证。

3. 辨本症与并发症 多饮、多食、多尿和乏力、消瘦为消渴病本症，而易发生诸多并发症为本病的另一特点。本症与并发症的关系，一般以本症为主，并发症为次。多数患者，先见本症，随病情的发展而出现并发症。但亦有少数患者与此相反，如少数中老年患者，"三多"及消瘦的本证不明显，常因痈疽、眼疾、心脑病证等为主诉，最后确诊为本病。

（三）治疗方法

本病治疗以清热生津、养阴润燥为主，具体有以下治法。

1. 清热益气、生津止渴 适用于渴欲饮水，饮不解渴，口干舌燥，消谷善饥，小便频数而甜的消渴病及小便频多而无甜味的尿崩证。《金匮要略·消渴小便不利淋病脉证并治》第12条："渴欲饮水，口干舌燥者，白虎加人参汤主之。"

2. 补肾之虚、温养其阳 适用于肾虚阳气衰微（阴损及阳），不能蒸腾津液上润，亦不能化气摄水，最终形成消渴病下消证，除多饮多尿外，还可见腰膝酸软、阳痿、羸瘦、渴喜热饮、小便清长或尿有甜味、脉沉细无力、舌淡苔少乏津。《金匮要略·消渴小便不利淋病脉证并治》第3条："男子消渴，小便反多，以饮一斗，小便一斗，肾气丸主之。"

（四）名家解读

1. 张景岳 凡治消之法，最当先辨虚实。若察其脉证果为实火致耗津液者，但去其火则津液自生而消渴自止。若由真水不足，则悉属阴虚，无论上、中、下，急宜治肾，必使阴气渐充，精血渐复，则病必自愈。若但知清火，则阴无以生，而日见消败，益以困矣。

2. 叶天士 三消一症，虽有上、中、下之分，其实不越阴亏阳亢，津涸热淫而已。考古治法，唯仲景之肾气丸，助真火蒸化，上升津液。《本事方》之神效散，取水中咸寒之物，遂其性而治之。二者可谓具通天手眼，万世准绳矣。

二十三、小便不利

小便不利指因热病小便不利，膀胱气化不行或水热互结、郁热伤阴、下寒上燥、湿热夹瘀、脾肾两虚导致膀胱气化功能失司，出现以"小便困难，量少或点滴，短少，势缓，但尿道不疼"为主症的一类疾病。病位在涉及肺、脾、肾、膀胱，但是均与肾与膀胱有关；外感、内伤均可致小便不利，但本篇所论即可见于伤寒太阳、阳明病，也可以见于内伤杂病。

（一）病因病机

1. 病因 张仲景论述小便不利以内伤为主。但仲景对小便不利病因病机的条文阐述未涉及，但是从本篇、其他篇章及《伤寒论》中可以看出，外感热病过程之中，表邪未解，又入里影响膀胱气化功能失常，《金匮要略·消渴小便不利淋病脉证并治》第4条"脉浮，小便不利，微热消渴者，宜利小便，发汗，五苓散主之"；其次就是脏腑功能失常（肺、脾、肾），影响水液代谢功能失常，亦可导致膀胱气化功能失司，最终导致小便不利之病出现。

2. 病机 外感风寒未解入里或脏腑功能失常（肺、脾、肾），影响水液代谢功能失常，最终导致膀胱胱气化失司是小便不利的基本病因病机。第一，以外感风寒之邪未解，邪不得泄，致使膀胱气化失职而成小便不利；或因膀胱气化失职，水停于胃亦可出现小便不利，表现为"脉浮，小便不利，微热消渴，渴欲饮水，水入则吐"。第二，肾阳虚，不能蒸化津液，津不上承，上焦反生燥热，阳虚不化，水滞不行，从而形成上燥下寒之小便不利之证，表现为"小便不利，有水气，其人苦渴"。第三，下焦湿热瘀结，膀胱气化不行或因中焦脾虚湿盛，下焦肾虚有热，肾虚不固，湿趋于下，膀胱气化不行，最终所致小便不利出现，表现为"小便不利，或短赤，或有尿血，或尿后余沥不尽，少腹拘急，痛引脐中等"。第四，由于客热入里，里热郁蒸于外，热盛伤阴，渴欲饮水，水热互结，膀胱气化不行，导致小便不利之病，表现为"脉浮，发热，渴欲饮水，小便不利"。

3. 后世发挥 后世医家继承了仲景对小便不利的阐述，强调小便不利在多种疾病中多可出现，由小便不利进一步发展成为淋证或水肿或癃闭等病证。《景岳全书》言："小便不通是为癃闭，此最危最急症也，水道不通，则上侵脾胃而为胀，外侵肌肉而为肿，泛及中焦则为呕，再及上焦则为喘，数日不通则奔迫难堪，比致危殆。"

（二）辨证要点

小便不利以膀胱气化失司引起的以"小便困难，量少或点滴，短少，势缓，但尿道不疼"为主症的一类疾病，具体辨证如下。

1. 分表里 小便不利可分表里。有表证者可见到，"脉浮，微发热，微恶风寒，口渴"等；里证者，无外感表证表现。辨证要点为有无（脉浮，微发热，微恶风寒）。

2. 辨虚实 小便不利的辨证以虚实为纲。因湿热蕴结、浊瘀阻塞、外感风寒未解，入里膀胱气化失司所致者，多属实证；因脾虚不健、肾阳不足、命门火衰，气化不及膀胱者，多属虚证。起病急骤，病程较短者，多实；起病缓，病程长者，多虚。体质较强，见尿流窘迫，短赤热涩，苔黄，脉弦涩或数，属于实证；体质较差，症见尿流无力，神疲乏力，舌质淡，脉沉细弱者，多属虚证。

（三）治疗方法

本病治疗以祛邪为主，但须兼顾正气，具体有以下治法。

1. 化气行水利小便 适用于小便不利，微发热，口渴，渴欲饮水则吐的"水逆""蓄水""霍乱"等，脉象浮缓。《金匮要略·消渴小便不利淋病脉证并治》第4、5条："脉浮，小便不利，微热消渴者，宜利小便，发汗，五苓散主之。""渴欲饮水，水入则吐者，名曰水逆，五苓散主之。"

2. 育阴清热利小便 适用于水热互结伤阴的小便不利之证，虽有脉浮发热，并非病邪在表，而是由于客热入内，里热郁蒸于皮毛所致。由于客热入里，里热郁蒸于外，热盛伤阴，渴欲饮水，水热互结，膀胱气化不行，导致小便不利之病，表现为"脉浮，发热，渴欲饮水，小便不利"。《金匮要略·消渴小便不利淋病脉证并治》第13条："脉浮，发热，渴欲饮水，小便不利者，猪苓汤主之。"

3. 温阳利水、润燥生津 适用上燥下寒的小便不利之证，肾阳虚不能蒸腾化津液，津不上润，上焦反生燥热，其表现为小便不利，腰以下水肿，腹中冷，口渴等症。《金匮要略·消渴小便不利淋病脉证并治》第10条："小便不利，有水气，其人苦渴，栝楼瞿麦丸主之。"

4. 凉血止血化瘀、清热利湿 适用于湿热瘀结、膀胱气化不行所致小便不利之证，其表现为小便不利，或短赤，或有血尿，溲时茎中艰涩疼痛如刺，少腹拘急，痛引脐中。《金匮要略·消渴小便不利淋病脉证并治》第11条："小便不利，蒲灰散主之；滑石白鱼散、茯苓戎盐汤并主之。"该原文所出之方，前二者具有凉血化瘀、清热利湿之功，但二者略有差别蒲灰散偏于凉血化瘀，适用于后世热淋等；滑石白鱼散偏于止血化瘀，适用于后世所论血淋。

5. 益肾清热、健脾利湿 适用中焦脾虚湿盛，下焦肾虚有热之小便不利之证，其表现为小便不利，溲时茎中轻微刺痛，或尿后余沥不尽，或少量血尿等症。《金匮要略·消渴小便不利淋病脉证并治》第11条："小便不利，蒲灰散主之；滑石白鱼散、茯苓戎盐汤并主之。"

（四）名家解读

1. 张璐 小便不利，有在气在血之分。上焦气分有火，则必渴；下焦血分有湿，则不渴。若津液偏渗于肠胃，大便泻利，而小便涩少者，五苓散加半夏、人参。若脾胃气滞，不能通调水道者，补中益气加木通、泽泻。心神烦热，脐腹胀闷，而小便不通者，栀子仁散。脾肺燥热，阴无以化而赤涩者，黄芩清肺饮。膀胱阴虚，阳无以生而淋沥者，滋肾丸。若膀胱阴虚，阳无以化而淋沥者，六味丸。若因乳母厚味酒面积热者，清胃散。

2. 吴谦 热实不化大便硬，癃闭八正木香痊，阳虚不化多厥冷，恶寒金匮肾气丸。阴虚不化发午热，不渴知柏桂通关，气虚不化不急满，倦怠懒言春泽煎。

二十四、黄疸病

黄疸病有广义和狭义之别，广义指泛指一切黄病。狭义指由于外感时邪，或饮食失节、不洁，或劳倦、误治，风邪化热，湿热之邪郁闭于脾，陷于血分，瘀热以行所致，出现"以目黄、身黄、小便黄"为主症的一类疾病；病位主要在脾胃肝胆肾，按病因可以分为谷疸、酒疸、女劳疸（黑疸）、黄疸，本篇讨论了湿热、寒湿、火劫、燥结、女劳及虚劳等不同病因所致的发黄证治，此外还论及有关变证、兼证的证治，但以湿热发黄为重点。

（一）病因病机

1. 病因 张仲景论述黄疸病病因内外皆有。仲景对黄疸病病因病机的条文阐述非常详备，列举多种病因皆可致发黄，但多与湿邪有关，即《金匮要略·黄疸病脉证并治》第 8 条所论"然黄家所得，从湿得之"。如第 1 条原文论述风邪化热，湿热之邪郁闭于脾，陷于血分，瘀热以行所致的湿热发黄；第 8 条原文论述火劫发黄，强调湿从热化而致湿热发黄；《金匮要略·黄疸病脉证并治》第 3 条论述太阴寒湿发黄；《金匮要略·黄疸病脉证并治》第 2 条论述女劳发黄；第 17 条原文论述燥结发黄；《金匮要略·黄疸病脉证并治》第 22 条论虚劳脾胃气血亏虚，肌肤失荣所致萎黄等。

2. 病机 风邪化热，湿热之邪郁闭于脾，陷于血分，瘀热以行是黄疸病的基本病因病机。脾脏所蕴结湿热溢入血分，行于体表，必发黄疸即"脾色必黄，瘀热以行"。此外，仲景还提出饮食失节、不洁，或劳倦、误治使得湿邪或从热化或从寒化，从热化则湿热蕴结发于表而成湿热黄疸，从寒化则寒湿内蕴，脾色外露而成寒湿黄疸，湿热黄疸表现为黄色鲜明，心烦，口渴，溲赤，舌苔黄腻，脉滑数等；寒湿黄疸表现为面色黄而晦暗，小便不利，大便溏薄，舌苔白腻；因饮食失节、不洁，湿热或寒湿内阻中焦，郁蒸所致而形成谷疸，表现为食谷即眩，谷气不消，胃中苦浊，小便不通，身体尽黄，或食即为满，食难用饱，小便必难，脉迟；因嗜酒伤中，湿热内蕴，清浊升降失常所致酒疸，表现为心中懊恢而热或热痛，不能食，时欲吐，小便不利，脉浮或沉弦；因房劳伤肾，致肾虚有热而致女劳疸，表现为身尽黄，额上黑，微汗出，手足中热，薄暮即发，小便自利，腹如水状不治，尺脉浮；因酒疸误下或各种黄疸迁延日久不愈而致黑疸，表现为目青面黑（虽黑微黄），心中如噉蒜薤状，大便正黑，皮肤爪之不仁，其脉浮弱；虚劳脾胃气血亏虚，肌肤失荣所致黄疸，表现为黄疸，小便自利，纳呆少气，身倦乏力，腹痛便溏。

3. 后世发挥 后世医家继承了仲景对黄疸病的阐述，对黄疸病在分类及诊疗都有发展。巢元方在《诸病源候论·黄疸门》中根据不同症状区分为二十八候，《圣济总录·黄疸门》中又分九疸、三十六黄，且两书都记载黄疸的危重证候"急黄"，并提到了"阴黄"一证；张景岳在《景岳全书·黄疸》中提出"胆黄"的病名，初步认识黄疸的发生与胆液外泄有关。程钟龄在《医学心悟·发黄》中记载"瘀血发黄"的理论，指出"祛瘀生新而黄自退"，且创制茵陈术附汤，至今为治疗阴黄的代表性方剂。

（二）辨证要点

黄疸病以脾脏所蕴结湿热，溢入血分，行于体表引起的以目黄、身黄、小便黄为主症的病证，具体辨证如下。

1. 分谷疸、酒疸、女劳疸、黑疸及萎黄 本篇所论黄疸病可分为谷疸、酒疸、女劳疸、黑疸及萎黄。谷疸因饮食失节、不洁，湿热或寒湿内阻中焦，郁蒸所致，表现为食谷即眩，谷气不消，胃中苦浊，小便不通，身体尽黄，或食即为满，食难用饱，小便必难，脉迟；酒疸因嗜酒伤中，湿热内蕴，清浊升降失常所致，表现为心中懊憹而热或热痛，不能食，时欲吐，小便不利，脉浮或沉弦；因房劳伤肾，致肾虚有热而致女劳疸，表现为身尽黄，额上黑，微汗出，手足中热，薄暮即发，小便自利，腹如水状不治，尺脉浮；因酒疸误下或各种黄疸迁延日久不愈而致黑疸，表现为目青面黑（虽黑微黄），心中如噉蒜齑状，大便正黑，皮肤爪之不仁，其脉浮弱；虚劳脾胃气血亏虚，肌肤失荣所致萎黄，表现为肌肤萎黄，小便自利，纳呆少气，身倦乏力，腹痛便溏等。辨证要点：有无食谷即眩、有无心中懊憹而热或热痛、有无额上黑，手足中热、有无目青面黑（虽黑微黄），大便正黑、有无小便自利。

2. 辨湿热与寒湿 湿热所致黄病，起病较急，病程较短，黄色鲜明如橘色，伴有湿热表现，如黄腻苔；阴黄由寒湿所致，起病较缓，病程较长，黄色晦暗如烟熏，伴有寒湿表现，如白腻苔。

3. 辨湿热偏盛 湿热黄疸以湿热为患，由于感受湿与热邪程度的不同，机体反应的差异，本篇有湿热两盛、湿重于热、热重于湿、热盛里实之分。相对来说，湿热两盛表现为寒热不食，食即头眩，心胸不安，腹满，小便黄赤，身体尽黄，色鲜明；热重于湿者以心中懊憹而热，或热痛，大便干，小便黄赤，黄色鲜明为特点；湿重于热者则以纳呆便溏，不渴，小便不利，苔白腻，黄色暗滞为特征；热盛里实者以小便短赤，大便干结，或发热（汗出），黄色鲜明为特点。

（三）治疗方法

本病治疗以清热利湿退黄为主，但结合《伤寒论》，所涉之法涉及"汗、吐、下、和、温、清、消、补"八法，具体有以下治法。

1. 汗法（解表退黄法） 桂枝加黄芪汤适用于黄疸初期伴有恶寒发热、脉浮自汗的表证，亦可用于治疗黄汗之证。《金匮要略·黄疸病脉证并治》第 16 条："诸病黄家，但当利其小便，假令脉浮，当以汗解之，宜桂枝加黄芪汤主之。"

麻黄连翘赤小豆汤适用于湿热兼表实而发黄之证，适用于黄疸病初期伴有恶寒发热、脉浮无汗的表证，亦可用于外感病之外寒表实兼里有郁热之证。《伤寒论·辨阳明病脉证并治》第 262 条："伤寒瘀热在里，身必黄，麻黄连轺赤小豆汤主之。"

2. 吐法（涌吐湿热/搐鼻退黄法） 适用于湿热黄疸病位偏于上部伴有欲吐、鼻燥、脉浮，亦可用于治疗宿食停滞偏于上之证。原文附方中载"瓜蒂汤治诸黄"。

3. 下法（通腑消瘀退黄法） 大黄硝石汤适用于热盛里实型之黄疸，表现为身黄如橘子色，自汗出，溲赤，腹部胀满疼痛拒按，大便干结，苔黄，脉沉实等。《金匮要略·黄疸病脉证并治》第 19 条："黄疸腹满，小便不利而赤，自汗出，此为表和里实，当下之，宜大黄硝石汤。"猪膏发煎适用于胃肠燥结血瘀，兼余邪未尽之黄疸，表现为目青面黑（虽黑微黄），心中如噉蒜薤状，大便不易解出色黑，皮肤爪之不仁。《金匮要略·黄疸病脉证并治》第 17 条："诸黄，猪膏发煎主之。"

4. 和法（和解退黄法） 柴胡汤适用于黄疸兼少阳之证，表现为在黄疸病发病过程之中，兼见口苦、往来寒热、胸胁苦满、腹痛而呕或见大便秘结等。《金匮要略·黄疸病脉证并治》第 21 条："诸黄，腹痛而呕者，宜柴胡汤。"若里热渐盛，大便秘结不通，则为黄疸兼少阳阳明并病，当用大柴胡汤，和解少阳，攻下阳明退黄。

5. 温法"于寒湿中求之" 本篇之中针对温法，虽未明文指出具体方剂，但是病机治法已明，因寒湿内郁，脾色外露故致寒湿黄疸，治法当是用温法，温里散寒、除湿退黄，《金匮要略·黄疸病脉证并治》第 3 条："阳明病，脉迟者，食难用饱，饱则发烦头眩，小便必难，此欲作谷疸。虽下之，腹满如故，所以然者，脉迟故也。"《伤寒论·辨阳明病脉证并治》第 59 条："伤寒发汗已，身目为黄，所以然者，以寒湿在里不解故也，以为不可下也，于寒湿中求之。"后世医家程钟龄《医学心悟》中创制茵陈术附汤至今为临床医家所常用。还有茵陈理中汤、茵陈四逆汤亦可根据临床需要，灵活选用。

6. 清法（清泄退黄法） 茵陈蒿汤适用于谷疸之湿热两盛之证，表现为寒热不食，食即头眩，心胸不安，腹满，小便黄赤，身体尽黄，色鲜明。《金匮要略·黄疸病脉证并治》第 13 条："谷疸之为病，寒热不食，食即头眩，心胸不安，久久发黄，为谷疸，茵陈蒿汤主之。"茵陈汤方中茵陈清热利湿；栀子清三焦而利水道；大黄泄热通便退黄，三药合用，使瘀热湿浊从小便排泄。栀子大黄汤适用于酒疸之热重于湿黄疸之证，表现为心中懊侬而热，或热痛，大便干，小便黄赤，黄色鲜明。《金匮要略·黄疸病脉证并治》第 15 条："酒黄疸，心中懊侬，或热痛，栀子大黄汤主之。"栀子大黄汤中栀子、豆豉清心除烦，大黄、枳实除积泄热退黄，栀子配大黄，导湿热从二便而去。茵陈五苓散适用于黄疸之湿重于热之证，表现为纳呆便溏，不渴，小便不利，苔白腻，黄色暗滞。《金匮要略·黄疸病脉证并治》第 18 条："黄疸病，茵陈五苓散主之。"

7. 补法（建中退黄法） 小建中汤适用于虚劳脾胃气血亏虚，肌肤失荣所致萎黄之证，表现为肌肤萎黄，小便自利，纳呆少气，身倦乏力，腹痛便溏。《金匮要略·黄疸病脉证并治》第 22 条："男子黄，小便自利，当与虚劳小建中汤。"

8. 消法（消瘀化湿法） 硝石矾石散适用于女劳疸之肾阴虚夹有瘀血湿热之证，表现为身尽黄，额上黑，微汗出，手足中热，薄暮即发，小便自利，尺脉浮等。《金匮要略·黄疸病脉证并治》第 14 条："黄家日晡所发热，而反恶寒，此为女劳得之。膀胱急，少腹满，身尽黄，额上黑，足下热，因作黑疸。其腹胀如水状，大便必黑，时溏，此女劳之病，非水病也，腹满者难治。硝石矾石散主之。"

（四）名家解读

1. 叶天士 黄疸，身黄、目黄、溺黄之谓也。病以湿得之，有阴有阳，在腑在脏。

阳黄之作，湿从火化，瘀热在里，胆热液泄，与胃之浊气共并，上不得越，下不得泄，熏蒸遏郁，侵于肺则身目俱黄，热流膀胱，溺色为之变赤，黄如橘子色。阳主明，治在胃。阴黄之作，湿从寒水，脾阳不能化热，胆液为湿所阻，渍于脾，浸淫肌肉，溢于皮肤，色如熏黄。阴主晦，治在脾。

2. 张璐 夫人身之神，贵于藏而默用，见于外则内虚也。其证皆由脾气有亏，运化失职，湿热留于肌肤，发而为瘅。钱仲阳所谓身痛背强，二便涩滞，遍身面目爪甲皆黄，小便褐色是也。治法宜固脾为先，如专用克伐宽中淡泄利水之药，则鲜有不致危者。若初生及百日之中，半旬之内，不因病而身黄者，胃热胎黄也。

二十五、惊悸病

惊悸病，惊悸有别，惊是指由于大惊卒恐，血气逆乱，发于外，有所触，指惊恐，精神不定，卧起不安；悸是指由于气血不足，心失所养，在于内，无所触，自觉心中跳动；惊悸指精神惶恐，坐卧不安，心中悸动不宁为主症的疾病；病位在心，分为惊与悸。惊与悸两者又互有联系，突然受惊必然导致心悸，心悸易见于惊恐，故后世医家把惊悸并称为惊悸病。

（一）病因病机

1. 病因 张仲景论述惊悸病以外界的刺激（大惊卒恐），血气逆乱及气血不足，心失所养为主。仲景对惊悸病因病机的条文阐述详于特殊而略于一般。《金匮要略·惊悸吐衄下血胸满瘀血病脉证治》第1条："寸口脉动而弱，动即为惊，弱即为悸。"外界的刺激（大惊卒恐）气血逆乱所致惊；气血不足，心失所养致悸。

2. 病机 外界的刺激（大惊卒恐），气血逆乱及气血不足，心失所养是惊悸的基本病因病机。以外界的刺激（大惊卒恐），气血逆乱，而致心无所依，神无所归；气血不足，心及心脉失其充养，两者互为因果，心之气血内虚，又为惊恐所触则成惊悸。此外，仲景还提出火邪致惊及水饮致悸。首先，火邪者，指用熏、熨、烧针等方法强迫发汗，致使心阳受损，心神失养，表现为心悸、惊狂、卧起不安等，即为火邪致惊；其次，水饮内停，胃阳被遏，上凌于心，饮盛阳郁，则心神不宁，心失所养，表现为心下悸动不宁，胸脘痞闷，咳唾清痰涎沫等。

3. 后世发挥 后世医家继承了仲景对惊悸的阐述，强调惊悸的发生多因体质虚弱、饮食劳倦、七情所伤、感受外邪及药食不当等，以致气血阴阳亏损，心失所养，心主不安，或痰、饮、火、瘀血阻滞心脉，扰乱心神所致。皆可致惊悸。如朱丹溪在《丹溪心法》中提出"心悸"责之虚与痰的理论；虞抟在《医学正传》中对惊悸、怔忡的区别与联系有详尽的描述；张景岳在《景岳全书》中认为怔忡由阴虚劳损所致；王清任在《医林改错》中重视瘀血内阻导致心悸怔忡，记载了用血府逐瘀汤每多获效等，对惊悸病的理法方药作了补充，使得惊悸病诊疗更加完备。

（二）辨证要点

惊悸以心神不宁、不安引起的精神惶恐、坐卧不安、心中悸动不宁为主症的病证，具体辨证如下。

1. 分惊与悸 惊悸病可分为外界的刺激（大惊卒恐），血气逆乱之惊病与气血不足、心失所养之悸病。惊病者：发于外，有所触，指惊恐，精神不定，卧起不安；悸病者：在于内，无所触，自觉心中跳动。辨证要点为有无外界刺激、脉动脉弱。

2. 分虚实 惊悸证候特点多为虚实夹杂，虚者指脏腑气血阴阳亏虚，表现以气血阴阳虚弱之证为主。实者多指痰饮、火邪之类，表现必然有相关临床表现。辨证时，要注意分清虚实的多寡，以决定治疗原则及具体治法。

（三）治疗方法

本病治疗以扶正祛邪为主，具体有以下治法。

1. 温通心阳、镇惊安神 适用于熏、熨、烧针等方法强迫发汗，致使心阳受损，心神失养，表现为心悸、惊狂、卧起不安等。《金匮要略·惊悸吐衄下血胸满瘀血病脉证治》第 12 条："火邪者，桂枝去芍药加蜀漆牡蛎龙骨救逆汤主之。"

2. 蠲饮降逆、宣通阳气 适用于水饮致悸，因水饮内停，胃阳被遏，上凌于心，饮盛阳郁，则心神不宁，心失所养，表现为心下悸动不宁、胸脘痞闷、咳唾清痰涎沫。《金匮要略·惊悸吐衄下血胸满瘀血病脉证治》第 13 条："心下悸者，半夏麻黄丸主之。"

（四）名家解读

1. 张景岳 怔忡之病，心胸筑筑振动，惶惶惕惕，无时得宁者是也。此证惟阴虚劳损之人乃有之，盖阴虚于下，则宗气无根，而气不归源，所以在上则浮撼于胸臆，在下则振动于脐旁。虚微者动亦微，虚甚者动亦甚。凡患此者，速宜节欲、节劳，切忌酒色。

2. 张锡纯 有其惊悸恒发于夜间，每当交睫甫睡之时，其心中即惊悸而醒，此多因心下停有痰饮。心脏属火，痰饮属水，火畏水迫，故作惊悸也。

二十六、吐衄下血病

吐血、衄血、下血病皆为血脉之病，均属于血证之范畴。血证指血不循经，自九窍排出体外，或渗溢于肌肤，出现吐血、衄血、下血（近血、远血）等不同部位的出血为主症的一类出血性疾患；因其发病机制和病变病位不同，故证有寒热虚实之分，治有寒凉补泻之异。外感、外伤、内伤均可致血证，但本篇所论以内伤所致者为主，与外感温病热入血分及外伤引起的出血之证有所不同。

（一）病因病机

1. 病因 张仲景论述血证以内伤为主。但仲景对血证病因病机的条文阐述比较简约，列举 1 条条文论述血证病因，即是因饮酒过度，酒毒湿热内蕴，积于胃而熏于肺，灼伤阴络，迫血妄行，而致咳血或吐血，即"夫酒客咳者，必致吐血，此因极饮过度所致也"。

2. 病机　归纳起来，血证病机可分为虚、实两大类。虚证主要是脾气虚寒，气不摄血，血溢脉外而吐血或便血。实证主要是气火亢盛，血热妄行而致吐血、衄血；饮酒过度，酒毒湿热内蕴，积于胃而熏于肺，或湿热蕴结于大肠，灼伤阴络，迫血妄行而致咳血、吐血、便血等。此外，张仲景在妇科篇中提出出血后的"留瘀"也可使血脉瘀阻、血行不畅、血不循经，是出血不止或反复出血的原因之一。

3. 后世发挥　后世医家继承了仲景对血证的阐述，多有所发挥。如明·李梴《医学入门》对于血证的善后，十分强调脾胃的重要性，谓血病每以胃药收功，胃气一复，其血自止。明·张介宾《景岳全书·血证》对血证的内容作了比较系统的归纳，将引起出血的病机提纲挈领地概括为"火盛"及"气虚"两个方面。明·赵献可著《医贯·血证论》重视气血的关系，明确提出"血脱必先益气"的主张，治血必先理气，血脱必先益气，"有形之血，不能速生，无形之气，所当急固"，对血证的治疗有一定的指导意义。清·唐容川《血证论》是论述血证的专书，对各种血证的病因病机、辨证论治均有精辟论述，提出的止血、消瘀、宁血、补虚的"治血四法"，是通治血证之大纲。

（二）辨证要点

血证以血不循经，自九窍排出体外，或渗溢于肌肤，出现吐血、衄血、下血（近血、远血）等为主症，具体辨证如下。

1. 辨病证的不同　血证最突出的临床表现为出血，一般不易混淆。但引起出血的原因及出血部位的不同，应注意辨清不同的病证。如从口中吐出的血液，有吐血与咳血之分。从鼻腔出血，称为鼻衄；从牙龈或牙缝外溢出血者，称齿衄。下血有二便及子宫出血；小便出血有尿血与血淋之别；大便下血则有远血、近血之异；子宫出血有正常月经和不正常出血（如崩漏、月经过多等）。应根据临床表现、出血病位、病史等加以鉴别。

2. 辨脏腑病变之异　同一血证，可以由不同的脏腑病变而引起。例如，同属鼻衄，但病变脏腑有在肺、胃、肝的不同；吐血有病在胃、肝、肺之别；齿衄出血有病在胃、肾之分；尿血则有病在膀胱、肾、脾的不同；大便出血则有病在中焦脾胃、大肠之异。

3. 辨虚实　一般初病多实，久病多虚。由火热或湿热迫血所致者属实；由阴虚、气虚，甚至阳气虚衰所致者属虚。实热证，病势急，病程短，血色鲜紫深红，质稠，血涌量多，体质多实，兼见实热症状。阴虚之证，病势缓，病程长，血色鲜红或淡红，时发时止，血量一般较少，形体偏瘦，兼见阴虚内热表现。气（阳）虚证，病多久延不愈，血色暗淡，质稀，出血量少，亦可暴急量多，体质虚弱，伴阳气暴脱症状。

（三）治疗方法

本病治疗实证以祛邪止血为主，虚证以扶正止血为主，但须时时顾护血液，具体有以下治法。

1. 温中止血 适用于中气虚寒，血不归经的"吐血"之证，伴有血色淡红或暗红，面色萎黄或苍白，神疲乏力，舌质淡苔白，脉虚无力等症。《金匮要略·惊悸吐衄下血胸满瘀血病脉证治》第 14 条："吐血不止者，柏叶汤主之。"

2. 泄热凉血止血 适用于火热亢盛，气血并走于上，迫血妄行而致吐、衄血之证，伴有心烦不安，面赤，溲赤，口渴，便干，舌红苔黄，脉数等症。《金匮要略·惊悸吐衄下血胸满瘀血病脉证治》第 17 条："心气不足，吐血、衄血，泻心汤主之。"

3. 温脾摄血 适用于中焦脾气虚寒，统摄无权而血渗于下所致之下血（远血）、吐血、衄血之证，伴有血色紫暗，腹痛，喜温喜按，面色无华，神疲懒言，四肢不温，舌淡苔白，脉细弱无力等症。《金匮要略·惊悸吐衄下血胸满瘀血病脉证治》第 15 条："下血，先便后血，此远血也，黄土汤主之。"

4. 清热利湿、活血化瘀止血 适用于湿热蕴结于大肠，灼伤阴络，迫血下行所致之下血（近血）之证，伴有血色鲜红或有黏液，大便不畅，舌苔黄腻，脉滑数等症。《金匮要略·惊悸吐衄下血胸满瘀血病脉证治》第 16 条："下血，先血后便，此近血也，赤小豆当归散主之。"

（四）名家解读

1. 张景岳 血从齿缝牙龈中出者，名为齿衄，此手足阳明二经及足少阴肾家之病。盖手阳明入下齿中，足阳明入上齿中，又肾主骨，齿者骨之所终也。此虽皆能为齿病，然血出于经，则惟阳明为最。

2. 唐容川 汗、吐、攻、和，为治杂病四大法，而失血之证，则有宜不宜。伤寒过汗伤津液，吐血既伤阴血，又伤水津，则水血两伤，恭然枯骨矣。故仲景于衄家严戒发汗，衄忌发汗，吐、咯可知矣。夫脉潜气伏，斯血不升，发汗则气发泄。吐血之人，气最难敛，发泄不已，血随气溢，而不可遏抑，故虽有表证，只宜和散，不得径用麻、桂、羌、独。果系因外感失血者，乃可从外表散。然亦须敛散两施，毋令过汗亡阴。盖必知血家忌汗，然后可商取汗之法。至于吐法，尤为严禁。

二十七、瘀血病

瘀血病指因体内瘀血阻滞，血行不畅，出现唇萎舌青，口燥，但欲漱水不欲咽，无寒热，胸满，腹不满，其人言我满，脉微大来迟等为主症的疾病；病位在血脉，分为瘀血本证与瘀血变证。外感，跌打损伤、内伤均可致瘀血病，但本篇所论瘀血病仅仅列举两条，以示瘀血的主要症状及瘀久化热的症状，对后世的影响深远，关于瘀血病的治疗，有法无方，但在"当下之"启发下，可以选用本书其他篇章中所载的活血化瘀方，如下瘀血汤、抵当汤、抵当丸、大黄䗪虫丸、鳖甲煎丸、桂枝茯苓丸、温经汤等。

（一）病因病机

1. 病因 张仲景论述瘀血病以脏腑功能失常，气血失和内伤为主。但仲景对瘀血病病因病机的条文阐述在本篇中未涉及，仅列举 2 条条文论述瘀血病、瘀血化热脉症及其治法。结合其他篇章，总结病因见相关篇章。

2. 病机　外感邪气，跌打损伤、内伤致使脏腑功能失常，气血失和，而致瘀血阻滞，血行不畅是瘀血病的基本病因病机。以风寒邪气为主的六淫之邪侵犯人体，使得营血津液受阻，经脉受邪阻滞，气血运行不利，经脉失通，而成瘀血病；或外感湿热之邪侵犯人体，使得营血津液受阻，经脉受邪阻滞，郁而化热，气血运行不利，经脉失通，瘀热而成，亦成瘀血病。以风热疫毒邪气为主的邪气侵犯人体，使得营血津液受阻，经脉受邪阻滞，气血运行不利，经脉失通，而成瘀血的阴阳毒病证亦有血瘀病机存在。外伤所致瘀血病证者，或因利器或钝伤所致，肌肤经脉创伤，营卫气血不能循经脉运行，或有出血或未出血皆易出现血瘀，如金疮病的王不留行散证。此外，仲景还提出因脏腑功能失常，或虚弱，或形成水饮痰浊停于体内日久，气血不行，有形或无形之邪与血瘀互结，形成其他病证，但都与血瘀病机存在。如虚劳病的大黄䗪虫丸证，乃是因虚致瘀所致；疟母病的鳖甲煎丸证，为痰瘀互结之证；妊娠癥病的桂枝茯苓丸；妇科杂病的温经汤证；肠痈的大黄牡丹汤证；肺痈的千金苇茎汤证等；产后病的下瘀血汤证、大黄甘遂汤证等。

3. 后世发挥　后世医家继承了仲景对瘀血病及血瘀之证的阐述，在病因病机，尤其在治法方药方面极大地丰富了张仲景治血瘀之法。如叶天士在《温热论》中说"入血就恐耗血动血，直须凉血散血"，外感温热邪气，在病变过程中，如果深入血分，热邪迫血妄行且耗伤营阴，就可以形成热瘀互结，最终形成血瘀病机；王清任认为"元气亏虚，气虚不能运血"最终亦可形成血瘀之证，其创立补气活血化瘀法之补阳还五汤治疗气虚致瘀，至今仍为临床所常用之方。

（二）辨证要点

瘀血病以体内瘀血阻滞，血行不畅，出现唇萎舌青，口燥，但欲漱水不欲咽，无寒热，胸满，腹不满，其人言我满，脉微大来迟等主症为特点，因本篇论及瘀血病较为简略，具体辨证参考相关病证中的辨证内容。

（三）治疗方法

本病治疗以活血化瘀为主，但要时时顾护正气，且本篇中未涉及具体方药，仅仅提出一个具体治法"当下之"，即攻下逐瘀之法。结合相关篇章及后世对活血化瘀治法，总结如下：活血化瘀法；行气活血法；益气祛瘀法；温经祛瘀法；清热祛瘀法；养血祛瘀法；祛瘀止血法；软坚祛瘀法或化痰软坚祛瘀法；渗利祛瘀或化瘀利水法；解毒祛瘀法；祛瘀止痛法；通窍活血法；攻下逐瘀法等。具体内容参考相关篇章及后世相关著作。

（四）名家解读

1. 王清任　后遇此症，细心审查，午后潮热，至晚尤甚，乃瘀血也；青筋暴露非筋也，现于皮肤者血管也，血管青者，内有瘀血也；至肚大坚硬成块，皆血瘀凝结而成。用通窍活血汤以通血管，用血府逐瘀汤去午后潮热，用膈下逐瘀汤消化积块，三方轮服，未有不效者。

2. 唐容川 吐衄便漏，其血无不离经。凡系离经之血，与荣养周身之血已暌绝而不合。其已入胃中者，听其吐下可也。其在经脉中而未入于胃者，急宜用药消除，或化从小便出，或逐从大便出，务使不留，则无余邪为患。此血在身，不能加于好血，而反阻新血之化机，故凡血证总以去瘀为要。世谓血块为瘀，清血非瘀，黑色为瘀，鲜血非瘀，此论不确。盖血初离经，清血也，鲜血也，然既是离经之血，虽清血鲜血，亦是瘀血。离经既久，则其血变作紫血。

二十八、呕吐病

呕吐病，指饮食、痰涎或宿食等物，停滞于胃脘部，导致胃气上逆，出现自胃中上涌，从口而出为主症的疾病；分而言之，呕为有声有物，吐为有物无声，因呕与吐多同时发生，故呕吐并称。病位在胃，分为停饮呕吐与误治致虚寒胃反呕吐。外感、内伤均可致呕吐，但本篇所论以脏腑功能失常内伤所致呕吐者为主，与外感病中引起的呕吐兼证有所不同。

（一）病因病机

1. 病因 张仲景论述呕吐以脏腑功能失常为主。但仲景对呕吐病病因病机的条文阐述详于特殊而略于一般，列举 2 条原文论述呕吐之病，一是脾胃虚弱，健运失常，饮停于中影响气机升降，胃气上逆所致而为呕吐；或是饮停于中，气化不利，津液不能上承而口渴，渴而多饮，令中阳失运，饮不得化，饮阻气逆而致呕吐之病，即先吐却渴者，此为欲解；先渴却呕者，为水停心下，此属饮家。呕家本渴，今反不渴者，以心下有支饮故也，此属支饮。二是指出误治损伤中阳，以致胃中虚，不能腐熟运化水谷和降浊，胃气上逆而致呕吐；若因胃气虚寒，虚阳浮越所产生的假热，曰"客热"而再误治发汗或误用寒凉攻下法，使胃阳衰微，不能腐熟水谷以致发生朝食暮吐，暮食朝吐，必致胃反呕吐之病。

2. 病机 脏腑功能失常，导致饮食、痰涎或宿食等物，停滞于胃脘部，导致胃气上逆是呕吐病的基本病因病机。脾胃虚弱，健运失常，饮停于中影响气机升降，胃气上逆而为呕吐；或是饮停于中，气化不利，津液不能上承而口渴，渴而多饮，令中阳失运，饮不得化，饮阻气逆而致呕吐之病；或误治损伤中阳，以致胃中虚，不能腐熟运化水谷和降浊，胃气上逆而致呕吐；若因胃气虚寒，虚阳浮越所产生的假热，曰"客热"而再误治发汗或误用寒凉攻下法，使胃阳衰微，不能腐熟水谷以致发生朝食暮吐，暮食朝吐，必致胃反呕吐之病。此外，仲景还提出肝胃虚寒亦可致呕吐，因胃虚停饮夹肝气上逆而致，表现为呕而胸满、干呕、吐涎沫、头痛；阴盛格阳致呕吐，表现为呕而脉弱，小便复利，身有微热，四肢厥冷；热郁少阳可致呕吐，因少阳邪热横逆犯胃，胃气上逆所致，表现为呕而发热，口苦咽干，往来寒热等；胃肠实热或湿热可致呕吐，因实热或湿热壅阻胃肠，腑气不通，致使在下则肠失传导而便秘或稀溏黏腻，在上则胃气不降，且火性急迫上冲，湿邪黏腻，易阻气机，表现为食已即吐；热结饮阻可呕吐，因呕吐后贪饮导致饮热互结而致胃气上逆，表现为吐后，渴欲得水而贪饮；饮食所伤，湿热内扰，肝胆不和，热邪犯胃肠，而致升降失调，邪热下迫，大肠传导失常则下利，胃气上逆而呕吐，表现为干呕、下利、腹痛等；寒热错杂于中焦，升降失调可致呕吐，因胃气上逆则呕，脾失健运则肠鸣、泄泻，脾胃失和，气机升降失调，则心下痞塞不适，表现为呕而肠鸣，心下痞。

3. 后世发挥 后世医家继承了仲景对呕吐的阐述，强调脏腑功能失常致呕吐病，但认为外邪侵袭犯胃，饮食不节，情志失调亦可呕吐。张景岳在《景岳全书》中说气逆作呕者，多因郁怒，致动肝气，胃受肝邪，所以致呕；情志抑郁，忧思伤脾，脾失健运，食停难化，胃失和降，亦可致呕吐。

（二）辨证要点

呕吐病以饮食、痰涎或宿食等物，停滞于胃脘部，导致胃气上逆，出现自胃中上涌，从口而出为主症，具体辨证如下。

1. 辨虚实 实证，多由外邪、饮食、痰饮、湿热或实热所伤，起病急，常突然发生，病程短，呕吐量多，呕吐如喷，吐物多酸腐臭秽，或伴见表证，脉实有力。虚证，多因脾胃虚寒所致，起病缓，或见于疾病后期，病程较长，吐物不多，呕吐无力，吐物酸臭不甚，常伴有精神萎靡，倦怠乏力等虚弱症状，脉弱无力。辨证要点为脉象有力无力，有无虚弱表现。

2. 辨呕吐物 吐出物多能直接反映病因、病变的脏腑，以及寒热虚实，所以临证时应仔细问诊，观察呕吐物。若呕吐物酸腐气味难闻，多为食积化热；吐黄苦水，多为胆热犯胃；吐酸水绿水，多为肝气犯胃；吐痰浊涎沫，多为饮停于胃；泛吐清水，多为胃中虚寒或有虫积；只呕吐少量黏沫，多属胃阴不足。

3. 辨应止应吐 呕吐之证，并非皆要止呕，应区别不同病机，给予正确诊治。呕吐，一般为胃气上逆病理反应，可用降逆止呕之剂，在祛除病因，再加和胃止呕，可收邪去呕止之效。但若属人体自身祛除有害物质的一种保护性反应，如胃中有食积、痰饮、痈脓、瘀血而致呕吐者，此时不应止呕，待有害物质排出，再辨证论治；若属误食毒物所致的呕吐，应按中毒论治，此时应予解毒，并使毒物有出路，邪去毒解则呕吐自止，止呕则留邪，有害于机体。若属服药不当产生的呕吐反应，则应减量或停药，除非呕吐剧烈，否则亦不必止呕。

4. 辨可下与禁下 呕吐，一般不用下法，呕吐可排出痈脓等有形病理产物，此时或可涌吐，兼表邪者，下之则邪陷入里，皆不宜下；脾胃虚者，下之则伤脾胃，不宜下；若胃中无有形实邪，亦不宜下，否则徒伤胃气，故仲景有"病人欲吐者，不可下之"之戒。若属胃肠实热之证，大便秘结不通，而致浊气上逆，气逆作呕者，可用下法，通其便，折其逆，使浊气下降，呕吐自止，如"食已即吐者，大黄甘草汤主之"。可见呕吐病原则上禁下，但在辨证上又有灵活性，应按照"观其脉证，知犯何逆，随证治之"处理。

（三）治疗方法

本病治疗以和胃降逆止呕为主，但须结合标本虚实进行辨治，具体有以下治法。

1. 补脾和胃、降逆止呕 适用于中焦虚寒，脾胃功能失常，食入之食物不能腐熟运化，反出胃而为呕吐，脾之运化失常，不能化气生津液以滋润大肠，表现为心下痞硬，大便燥结如羊屎。《金匮要略·呕吐哕下利病脉证治》第16条："胃反呕吐者，大半夏汤主之。"

2. 散寒降逆、温中补虚 适用于肝胃虚寒致呕吐，因胃虚停饮夹肝气上逆而致，表现为呕而胸满，干呕，吐涎沫，颠顶痛，胸胁胀闷，心下痞满，嘈杂吞酸，四肢不温，苔白而腻，脉弦迟。《金匮要略·呕吐哕下利病脉证治》第8、9条"呕而胸满者，茱萸汤主之""干呕，吐涎沫，头痛者，茱萸汤主之"。

3. 回阳救逆 适用于阴盛格阳致呕吐，表现为呕吐，小便自利，身热，四肢厥冷，脉弱。《金匮要略·呕吐哕下利病脉证治》第13条："呕而脉弱，小便复利，身有微热，见厥者，难治，四逆汤主之。"

4. 泄热去实 适用于胃肠实热，壅阻胃肠，腑气不通，致使在下则肠失传导而便秘，在上则胃气不降，且火性急迫上冲而呕吐，表现为食已即吐，大便不通口渴，口臭，便秘，苔黄，脉实。《金匮要略·呕吐哕下利病脉证治》第17条："食已即吐者，大黄甘草汤主之。"

5. 疏解清热、和胃降逆 适用于热郁少阳可致呕吐，因少阳邪热横逆犯胃，胃气上逆所致，表现为呕而发热，口苦咽干，往来寒热，胸胁苦满，舌质红，苔薄黄，脉弦数。《金匮要略·呕吐哕下利病脉证治》第15条："呕而发热者，小柴胡汤主之。"

6. 清热止利、和胃降逆 适用于热利兼呕，因饮食所伤，湿热内扰，肝胆不和，热邪犯胃肠，而致升降失调，邪热下迫，大肠传导失常则下利，胃气上逆而呕吐，表现为干呕，下利臭垢积，发热，腹痛，舌苔黄腻，脉滑数。《金匮要略·呕吐哕下利病脉证治》第11条："干呕而利者，黄芩加半夏生姜汤主之。"

7. 开结除痞、和胃降逆 适用于寒热错杂于中焦，升降失调可致呕吐，因胃气上逆则呕，脾气下陷则肠鸣、泄泻，脾胃失和，气机升降失调，则心下痞塞不适，表现为呕而肠鸣，心下痞，恶心，纳呆，腹胀等。《金匮要略·呕吐哕下利病脉证治》第10条："呕而肠鸣，心下痞者，半夏泻心汤主之。"

8. 散寒化饮、和胃降逆止呕 适用于寒饮呕吐，因胃中停饮，脾胃升降失常，寒饮上逆所致，表现为呕吐清水，食欲不佳，食入则呕吐。《金匮要略·呕吐哕下利病脉证治》第11条："诸呕吐，谷不得下者，小半夏汤主之。"

9. 温中散寒、降逆止呕 适用于中阳不足，寒邪内盛之呕吐，因中阳虚弱，温运乏力，寒饮内停，虚寒之气上逆所致，表现为干呕，口吐涎沫，哕逆等。《金匮要略·呕吐哕下利病脉证治》第20条："干呕，吐逆，吐涎沫，半夏干姜散主之。"

10. 辛散寒饮、开结降逆 适用于寒饮搏结胸胃，因寒饮搏结于胸胃，胸阳阻滞，欲伸不能，邪正相搏，气机逆乱所致，表现为胸中似喘不喘、似呕不呕、似哕不哕、心胸中烦闷不堪、有无可奈何之状等。《金匮要略·呕吐哕下利病脉证治》第21条："病人胸中似喘不喘，似呕不呕、似哕不哕，彻心中愦愦然无奈者，生姜半夏汤主之。"

11. 健脾利水 适用于停饮呕后，胃阳正复，思水润其燥，然而口渴思水，却恣意多饮，胃弱不能消水，新饮骤增，而致胃气上逆呕吐，表现为口渴，多饮水，呕吐清水，纳呆。《金匮要略·呕吐哕下利病脉证治》第13条："呕吐而病在膈上，后思水者解，急与之。思水者，猪苓散主之。"

12. 通阳化饮、健脾和胃 适用于饮阻气逆，呕渴并见，因胃有停饮，失其和降，则上逆而呕吐；停饮不化，津液不上承而口渴；因渴而饮，脾虚不运，更助饮邪，饮动于内，升降失常，故呕吐加重，表现为呕吐，口渴饮水，头晕，心下悸动不宁等。《金匮要略·呕吐哕下利病脉证治》第18条："胃反，吐而渴欲饮水者，茯苓泽泻汤主之。"

13. 发散祛邪、清热解渴 适用于吐后贪饮，饮热互结之证，因呕吐则伤阴损阳，阴伤则欲饮水以救燥，热郁于内，但渴而贪饮，最终形成吐后贪饮引起的饮热互结，胃气上逆而呕吐；或水饮内停，里气不和，表气不畅，外感风寒，表现为头痛，恶风寒，脉紧等。《金匮要略·呕吐哕下利病脉证治》第19条："吐后，渴欲得水而贪饮者，文蛤散主之；兼主微风，脉紧，头痛。"

（四）名家解读

1. 张景岳 呕吐一证，最当详辨虚实，实者有邪，去其邪则愈；虚者无邪，则全由胃气之虚也。所谓邪者，或暴伤寒凉，或暴伤饮食，或因胃火上冲，或因肝气内逆，或以痰饮水气聚于胸中，或以表邪传里聚于少阳阳明之间，皆有呕证，此皆呕之实邪也。所谓虚者，或其本无内伤，又无外感，而常为呕吐者，此既无邪，必胃虚也。或遇微寒，或遇微劳，或遇饮食少有不调，或肝气微逆即为呕吐者，总胃虚也。

2. 张璐 呕吐哕，皆属于胃，但有气血多少之异。呕属阳明，多血多气，故有声有物，气血俱病也，气逆者散之，所以生姜为主。吐属太阳，多血少气，故有物无声，乃血病也，以橘红主之。哕属少阳，多气少血，故有声无物，乃气病也，以半夏主之。三者皆因脾虚或寒气客胃，饮食所伤，致上逆而食不得下也。

二十九、哕病

哕病指胃失和降，胃气上逆，动膈冲喉所致，出现喉间频发短促呃呃声响，不能自制等为主症的疾病；病位在胃、膈为主，病性分为虚与实。外感、内伤、饮食不当、情志不遂均可致哕，但本篇所论以内伤所致者为主，与一般偶然发作呃逆有所不同。

（一）病因病机

1. 病因 张仲景论述哕病以内伤为主。但仲景对哕病病因病机的条文阐述没有涉及相关原文，但其与呕吐病在病位上都涉及胃，都属于胃病的范畴，且相互影响，多合并发生。故虽无原文论述但可以参考呕吐病病因的相关内容。

2. 病机 脏腑功能失和，气血失调，胃失和降，胃气上逆，动膈冲喉所致是哕病的基本病机。其一，以因病阻于下，气逆于上所致，邪实内阻，则腹满；气逆于上则呃逆。或因大便不通，糟粕内积，胃肠实热，胃气不降，则腹满呃逆；或因小便不利，水湿停聚于下，水停气阻气逆，亦可致腹满呃逆。其二，胃寒气逆，因寒气滞于胸膈，胸阳不能伸展，寒气上逆而致干呕、哕。此外，仲景还提出胃虚有热，气逆上冲，亦可作哕。

3. 后世发挥 后世医家继承了仲景对哕病的阐述，认为外感之邪、饮食不当、情志不遂及正气亏虚皆可致哕，且在治法治则上都作了系统的总结。张景岳《景岳全书》中说："呃之大要，亦惟三者而已，一曰寒呃，二曰热呃，三曰虚脱之呃。寒呃可温可散，寒去则气自舒也；热呃可降可清，火静而气自平也；惟虚脱之呃则诚危殆之证。"此为后世寒热虚实呃证分类及治法奠定了基础。

（二）辨证要点

哕病以胃失和降，胃气上逆，动膈冲喉所致，出现喉间频发短促呃呃声响，不能自制，具体辨证如下。

1. 辨病情轻重 呃逆有轻重之不同，轻者可以不需治疗，重者才需治疗，故需辨识。若属偶发性气逆，无反复发作史，无明显兼证者，属轻者；若呃逆反复发作，持续时间较长，兼证明显，或出现在其他急慢性疾病过程中，则属较重者，需要治疗。若年老体弱，重病及急危患者，呃逆时断时续，呃声低微，气不得续，纳食差，脉细沉弱，则属元气衰微、胃气将绝之危重证候。

2. 辨寒热虚实 呃声缓有力，胃中不舒，得热则减，遇寒则加重，面青肢冷，舌苔白，多为寒证；呃声响亮明显，声高短急促，胃中灼热，烦渴，面赤，便秘溲赤，舌苔黄厚，多为热证；呃声时发时止，呃声低微，无力，脉虚弱者，多为虚证；呃逆前期，呃声响亮，声频有力，连续发作，脉数者，多属实证。

（三）治疗方法

本病治疗以理气和胃、降逆止呃为主，但须时时顾护胃气，具体有以下治法。

1. 通利二便 适用于哕实证治则，或因大便不通，糟粕内积，胃肠实热，胃气不降，则腹满呃逆，表现为呃逆不止，大便不通，腹胀满，口臭口渴等，治当通腑清肠，腑畅气顺，则腹满、呃逆自愈；或因小便不利，水湿停聚于下，水停气阻气逆，亦可致腹满呃逆，表现为呃逆不止，小便不利，腹胀，口渴，头晕，恶心等，治当利湿降浊。《金匮要略·呕吐哕下利病脉证治》第 7 条："哕而腹满，视其前后，知何部不利，利之即愈。"但原文没有提具体的方剂，结合后世医家朱奉议提出，"前部不利者，猪苓汤；后部不利者调胃承气汤"可供参考。

2. 通阳和胃、散寒止哕 适用于胃寒气逆，因寒气滞于胸膈，胸阳不能伸展，寒气上逆而致干呕、哕。《金匮要略·呕吐哕下利病脉证治》第 22 条："干呕，哕，若手足厥者，橘皮汤主之。"

3. 补虚清热、和胃降逆　适用于胃虚有热，气逆上冲之证，表现为虚烦不安，少气，口干，手足心热，脉虚数等。《金匮要略·呕吐哕下利病脉证治》第 23 条："哕逆者，橘皮竹茹汤主之。"

（四）名家解读

1.《景岳全书》　然致呃之由，总由气逆，气逆于下，则直冲于上，无气则无呃，无阳亦无呃，此病呃之源所以必由气也。

2.《医方集解》　此病有因痰阻气滞者，有因血瘀者，有因火郁者，有因胃热失下者，此皆属实。有因中气大虚者，有因大下胃虚阴火上冲者，此皆属虚。寒热虚实，治法不一。呃在中焦，谷气不运，其声短小，得食即发呃；呃在下焦，真气不足，其声长大，不食亦然。

三十、下利病

下利病包括泄泻和痢疾。泄泻指因脾虚湿盛，脾失健运，水湿不化，肠道清浊不分，传化失司，出现排便次数增多，粪便稀溏，甚者便出如水样为主症的疾病；痢疾指邪蕴肠腑，气血壅滞，传导失司，脂膜血络受伤，出现腹痛，里急后重，下痢赤白脓血为主症的疾病。下利病位在胃肠，分为泄泻与痢疾。外感、内伤均可致下利，但本篇所论以内伤所致者为主。

（一）病因病机

1. 病因　张仲景论述下利以内伤为主。但仲景对下利病因病机的条文阐述详于特殊而略于一般，列举 1 条原文论述脏腑功能虚衰致下利，人体以脏腑为本，五脏六腑各司其职，六腑属阳，阳主卫外，其气行于表，五脏属阴，阴主内守，其气行于里，脏腑气衰，外不足以行于表，内不能固守封藏，六腑以胃为本，诸腑皆受气于胃，胃阳衰微，故六腑之气皆衰；五脏以肾为先天之本，脾为后天之本，故五脏之气不充，脾虚失运，水谷不得腐熟，清气下陷，故泄利不禁，久病及肾，肾阳虚衰，则下利尤甚，即夫六腑气绝于外者，手足寒，上气脚缩；五脏气绝于内者，利不禁，下甚者，手足不仁。由于呕吐、哕、下利，三者皆属于胃肠疾患，且相互影响，多合并发生，在病因病机上可以相互转化，互为因果，所以此三者在病因病机上前后互参。

2. 病机　脏腑功能虚衰或失常，脾胃运化失职，大肠传化失司是下利病的基本病因病机。可概括为虚寒、实热、湿热郁滞三大类。以虚寒为主，由于脾肾阳虚，阴寒内盛，运化失司，故而下利；实热积滞，气滞不畅，实滞内结，腑气难和，大肠传导失司，故而下利不止，或胃肠实热积滞，燥屎内结不去，浊液夹邪，热结旁流，以致下利臭秽；湿热积滞，蕴结于肠，腐灼肠道脉络，阻滞气机，秽浊之物欲出不能，大肠传导失司，升清降浊失常，所致热利下重、腹痛。

3. 后世发挥　后世医家继承了仲景对下利的阐述，强调外感，内伤饮食，情志失调，禀赋不足，病后体虚，皆可致下利。在对下利的诊断直到巢元方《诸病源候论》才明确将下利中的泄泻与痢疾分别论述；严用和《济生方》中正式用"痢疾"病名。在治疗上张介宾提出泄泻"分利之法"；李中梓提出治泄九法即"渗淡、升提、清凉、疏利、甘缓、酸收、燥脾、温肾、固涩"，另外其提出治疗痢疾实者可用通因通用之法，虚者可用塞因塞用法；喻昌创"逆流挽舟法，引邪而出之于外"创立活人败毒散，对后世治疗泄泻及痢疾影响巨大。

（二）辨证要点

下利以脏腑功能虚衰失常，脾胃运化失职，大肠传导失司引起的排便次数增多，粪便稀溏，甚者便出如水样，或腹痛，里急后重，下痢赤白脓血为主症，具体辨证如下。

1. 分虚实 下利病可分虚实两端。下利病程短，泻下急暴臭秽，谵语，心腹坚满腹痛拒按，多属实证。下利日久，泻下缓慢，腹胀喜按，下利清谷或大便随矢气而出，精神萎靡不振，舌质淡，苔薄白，脉微细而弱，多为虚证。辨证要点为有无里急后重、有无大便臭秽黏腻等。

2. 辨寒热 下利需分寒热两端。大便黄褐而臭甚者，排出脓血，色鲜红或紫黑，稠厚腥臭，泻下急迫，肛门灼热，里急后重，舌质红，苔黄腻，脉滑数者，多属热证；大便清稀至水样，排出赤白清稀或脓血晦暗，白多赤少，气味腥秽，腹痛喜按，里急后重不明显，面白肢冷形寒，舌质淡，苔白，脉沉细无力者多属于虚寒证。辨证要点为有无里急后重、有无大便臭秽黏腻，血色是否鲜红，有无黄腻苔，脉象有力无力等。

（三）治疗方法

本病实热积滞者以祛邪止利为主；虚寒者以温涩止利为主，具体有以下治法。

1. 攻下里实、通腑泄热 适用于实热燥结下利或食滞内结积滞，气滞不畅，腑气不和，热结旁流，大肠传导失司，故而下利不止，表现为下利臭秽，心下脘腹胀满坚满，按之坚硬，口臭且有食物腐臭味，谵语，舌苔黄燥，脉滑数，或因病之初治不彻底或因用收涩止利之品，以致邪未尽去，留连于肠间，每每随时令变化，或为饮食失调等因素影响，而再次发生下利等。《金匮要略·呕吐哕下利病脉证治》第37~41条："下利，三部脉皆平，按之心下坚者，急下之，宜大承气汤。下利脉迟而滑者，实也，利未欲止，急下之，宜大承气汤。下利脉反滑者，当有所去，下乃愈，宜大承气汤。下利已差，至其年月日时复发者，以病不尽故也，当下之，宜大承气汤。下利谵语者，有燥屎也，小承气汤主之。"大承气汤意在攻下里实、通腑泄热，以攻其邪热，则下利自除；小承气汤意在攻下热结、通腑泄热，使实热去，燥屎除，则谵语止，下利亦愈。大小承气汤用之于下利乃是"通因通用"之法的代表性方剂。

2. 清热燥湿、凉血止利 适用于湿热积滞，蕴结于肠，腐灼肠道脉络，阻滞气机，秽浊之物欲出不能，大肠传导失司，升清降浊失常，所致热利下重，表现为下利秽恶脓血腥臭，里急后重，滞下不爽，发热，口渴，尿赤，肛门灼热，舌质红苔黄腻，脉数等。《金匮要略·呕吐哕下利病脉证治》第43条："热利下重者，白头翁汤主之。"

3. 透邪泄热、解郁除烦　适用于下利虚烦之证，下利后，实邪得去，但余邪郁于胸膈，扰及心神之证，表现为发热，心烦不安，胸闷不舒，甚者坐卧不安，舌质红，苔微黄，脉数等。《金匮要略·呕吐哕下利病脉证治》第44条："下利后更烦，按之心下濡者，为虚烦也，栀子豉汤主之。"栀子豉汤具有透邪泄热、解郁除烦之功效。

4. 清热祛湿、缓急止痛　适用于湿热浊邪郁滞于肠胃，气机不畅，升降失常，湿热迫于下则下利；湿热浊气逆于上，壅塞胸膈，以致呼吸则肺中作痛，表现为下利腹痛臭秽，肛门灼热，大便黏腻，胸痛，呼吸不利，舌苔黄腻，脉滑数等。《金匮要略·呕吐哕下利病脉证治》第46条："下利肺痛，紫参汤主之。"紫参汤具有清热祛湿、缓急止痛之功效。

5. 先温其里、后解其表　适用于虚寒下利兼有表证之证，由于脾肾阳虚，阴寒内盛，运化失司，又复感风寒之邪外袭，邪滞于表，表现为下利清谷，腹痛，纳呆，四肢厥冷，身体疼痛，恶寒，舌淡，苔白，脉沉细无力等。因本证为表里同病，根据表里同病的治则，一般先治表后治里，或表里同治，但此证里虚寒急，则应先救里而后治表，若妄用汗法，则阳气更伤，可能导致内外皆脱。《金匮要略·呕吐哕下利病脉证治》第36条："下利，腹胀满，身体疼痛者，先温其里，乃攻其表。温里宜四逆汤，攻表宜桂枝汤。"

6. 温中固脱、涩肠止利　适用于虚寒下利便脓血之证，由于久利不止，脏气虚寒，气血不固，滑脱不禁而致，表现为下利反复不愈，时轻时重，质清而稀，黏白冻样，或血色紫暗，腹部隐痛，食少倦怠，四肢不温，舌淡，脉弱等。《金匮要略·呕吐哕下利病脉证治》第42条："下利便脓血者，桃花汤主之。"

7. 涩肠固脱止利　适用于虚寒性肠滑气利之证，由于中气下陷，气虚不固，滑脱不禁所致，表现为大便随矢气而出，大便稀溏或呈水样，纳呆，神疲乏力，舌淡苔白，脉弱等。《金匮要略·呕吐哕下利病脉证治》第47条："气利，诃梨勒散主之。"

8. 回阳救逆　适用于寒厥下利，阴盛格阳下利之证，由于脾肾阳衰，阴寒内盛，格阳于外，水谷不化所致，表现为下利清谷，四肢厥冷，发热，汗出，烦躁，面赤等。《金匮要略·呕吐哕下利病脉证治》第45条："下利清谷，里寒外热，汗出而厥者，通脉四逆汤主之。"

（四）名家解读

1. 程云　寒则下利，脉数有微热，则里寒去，汗出则表气和，表里俱和，故今自愈。设复紧者，知寒邪尚在，是为未解也。

2. 魏念庭　下利脉不沉而见弦，则浮而弦也。浮而弦，阳气由少阳升达之象，知不陷下而升上也。故发热身汗，祇为阳升利止之象，而不必他疑，所以必其人方自愈也。

第三节 外科病证理论与临床

一、疮痈病

疮痈病指因外感或内伤多种因素导致营卫气血郁阻不通，郁而化热，引发局部肿结，以红肿热痛为主要特点的疾病。疮痈可分为疔、痈、疽、疖四类。疮痈的病位多在肌肉，亦可发生于筋骨；根据发生部位在躯干和脏腑的不同，有外痈和内痈之别。疮痈病多为热证，亦可见寒湿证。

（一）病因病机

1. 病因 张仲景认为疮痈的病因在于外伤风邪，如《金匮要略·肺痿肺痈咳嗽上气病脉证治》阐述肺痈的病因时说："风伤皮毛，热伤血脉。风舍于肺，其人则咳，口干喘满，咽燥不渴，多唾浊沫，时时振寒。热之所过，血为之凝滞，蓄结痈脓，吐如米粥。"

2. 病机 热结血壅是疮痈的基本病机。外伤风邪，肺气失宣，营卫不散，郁而化热，故表现为局部硬结，红肿热痛，甚至热邪积聚，腐肉成脓，则表现为疮痈顶部呈黄色，扪之柔软，或溃烂，流出脓水。

3. 后世发挥 后世医家继承了仲景外伤风邪导致疮痈的观点，并认为外感六淫均可导致疮痈，甚至提出了三因论。

（二）辨证要点

疮痈病以局部肿痛、发热为主症，具体辨证分未成脓和已成脓两个阶段。未成脓者，肿痛及发热均不明显；成脓者，肿痛发热明显，不仅局部触摸有明显热感，甚至由于热邪壅盛，正邪交争剧烈，可出现全身性恶寒发热现象。

（三）治疗方法

本病治疗以祛邪为主，但须顾护正气。疮痈分内痈和外痈，已成脓和未成脓两个阶段。张仲景只在肠痈论述了已成脓和未成脓的治方，于外痈没有没有明确提出治方，但后世认为其在金疮之后所列排脓散和排脓汤两方可用于疮痈已成脓的治疗。其中排脓散重用枳实和芍药行气活血排脓，适用于疮痈成脓初期，脓成未熟，仍硬结疼痛者，故佐鸡子黄养阴以灌脓；排脓汤重用桔梗化痰排脓，适用于疮痈脓成后期，脓已成熟，肿痛不明显，但正气耗损不足，故以甘草、生姜、大枣扶正。

（四）名家解读

1. 张山雷 辨之之法，漫肿不束，按之皆坚，痛势未甚者，脓未成也。若按之已痛，而以指端重按一处，其痛最盛者，其中必已成脓……外疡之肿，坚硬者多，按之必无凹形。若按之随指陷下，而放手即起，则惟内有多脓……有谓按之皮肤热者为有脓，皮肤不热者为无脓。然肌肤之小疖，其发浅，虽未成脓，而肤亦热；肉里之大痈，其发深，虽已有脓而肤必不热。

2. 吴谦　痈疽原是火毒生，经络阻膈气血凝。外因六淫八风感，内因六欲共七情，饮食起居不内外，负挑跌扑损身形，膏粱之变荣卫过，藜藿之亏气血穷。疽由筋骨阴分发，肉脉阳分发曰痈，疡起皮里肉之外，疮发皮肤疖通名。阳盛焮肿赤痛易，阴盛色暗陷不疼，半阴半阳不高肿，微痛微焮不甚红。五善为顺七恶逆，见三见四死生明。临证色脉须详察，取法温凉补汗攻。善治伤寒杂证易，能疗痈疽肿毒精。

二、肠痈病

肠痈即肠部痈肿，是一种内痈疾患。该病因饮食不节、饱食后急剧奔走或跌扑损伤、寒温不适、情志所伤等导致肠道传化失司、糟粕停滞、气滞血瘀、瘀久化热、热盛肉腐而成痈肿。以右侧少腹肿胀痞满疼痛为主症。肠痈按疼痛部位的不同可分为大肠痈和小肠痈。临床以大肠痈为常见。

（一）病因病机

1. 病因　张仲景论述肠痈没有谈及病因，只有脉证两条原文和治方两首。

2. 病机　张仲景没有明言肠痈病病机，但依据条文中提到肠痈病可出现"脉数，此为腹内有痈脓""时时发热，自汗出，复恶寒""其脉迟紧者，脓未成，可下之，当有血。脉洪数者，脓已成，不可下也"等脉症，提示热壅肠道，腐肉成脓是其基本病机。

3. 后世发挥　虽然张仲景没有明确论述肠痈的病因病机，但后世医家多有补充。隋·巢元方《诸病源候论》云："邪气与营卫相干，在于肠内，遇热加之，血气蕴积，结聚成痈，热积不散，血肉腐坏，化而为脓。"《圣济总录》指出："肠痈由喜怒不节，忧思过甚，肠胃虚弱，寒温不调，邪热交攻，故营卫相干，血为败浊流渗入肠，不能传导，蓄结成痈。"《外科正宗》曰："饥饱劳伤，担负过重，致伤肠胃，又或醉饱……或生冷并进以致气血乖违，湿动痰生，多致肠胃痞塞运化不通，气血凝滞血成者三也。"说明饮食不节、饱食后急剧奔走或跌扑损伤、寒温不适、情志所伤等因素可导致肠道传化失司、糟粕停滞、气滞血瘀、瘀久化热、热盛肉腐而引发肠痈。

（二）辨证要点

肠痈以右侧少腹肿胀痞满疼痛为主症，具体辨证如下。

辨未成脓和已成脓　已成脓的，"其身甲错，腹皮急，按之濡，如肿状，腹无积聚，身无热，脉数，此为腹内有痈脓""脉洪数者，脓已成"；未成脓的，"少腹肿痞，按之即痛，如淋，小便自调，时时发热，自汗出，复恶寒。其脉迟紧者，脓未成"。辨证要点在于脉数与不数。陈士铎补充了肠痈的诊断方法，如《石室秘录》云："人腹中痛甚，手不可按，右足屈而不伸，谁知大肠生痈乎？""腹痛足不能伸者，俱肠痈也。"

（三）治疗方法

本病治疗以祛邪为主，但需顾护正气。具体治法如下。

1. 通腑泄热、涤荡浊毒 适用于肠痈未成脓，热邪壅滞肠道，气机不通，浊毒郁积导致的少腹满痛者。如原文"少腹肿痞，按之即痛，如淋，小便自调，时时发热，自汗出，复恶寒……大黄牡丹汤主之"。大黄牡丹汤重用大黄通腑泄热，所谓"实则泄其腑"，使邪有出路。同时重用冬瓜仁，以涤荡浊毒，邪去则正安。全方具有通腑泄热、涤荡浊毒的功效。

2. 利湿排脓、清热消肿 适用于肠痈已成脓，热势不盛而腹肿者。如原文所言："肠痈之为病，其身甲错，腹皮急，按之濡，如肿状，腹无积聚，身无热，脉数，此为腹内有痈脓，薏苡附子败酱散主之。"薏苡附子败酱散重用薏苡利湿排脓，重用败酱草清热消肿。全方具有利湿排脓、清热消肿的功效。

（四）名家解读

1. 陈实功 初起小腹疼痛，小便不利，六脉微缓，不作寒热者轻。已成小腹肿而坚硬，小便数而不利，六脉洪数者险。已溃时时下脓，里急后重，日夜无度，疼痛不减者重。溃后脓腥臭秽，或流败水浊瘀，虚热更增不食者死。

2. 高秉钧 夫大肠生痈者，或其人平素醇酒炙，湿热郁蒸，相傅受伤，肺气不能宣降，致湿热下注，壅遏气血而发（肺与大肠为表里，肺伤则湿热下注于大肠而生痈也）；或由七情所伤，饥饱劳役，担负重物，致使气血乖违，湿动痰生，肠胃痞塞，运化不通而结。初起发热恶寒，脉数而芤，皮毛甲错，右足屈而不伸，腹急渐肿，按之急痛，大便坠重，小便涩滞若淋。如痈未成者，宜以大黄汤下之，瘀血去尽自安；如体虚脉细，不敢下者，以活血散瘀汤和利之；痈已成，腹中疼痛，胀满不食，便淋刺痛者，以薏苡仁汤决之。如脓从大便出者，易治；若在脐旁出头者，即以卧针刺之；若从脐内出脓者，不治。亦有脐突肿硬，绕脐生疮者，此名盘肠痈证，治法与上同。

三、金疮病

金疮病一般指金属利器对身体造成的创伤，轻者，皮肉破裂出血，重者筋骨断折，所伤部位不同，临床证候各异。病理过程中，如果治疗或护理不当，可因感染导致创面溃烂流水，不愈合或发生金疮痉。其病位可以是身体各个部位。

（一）病因病机

1. 病因 金疮病，顾名思义是由金器所伤导致的疮疡疾患。如《金疮跌打接骨药性秘书》曰："金疮者，乃刀斧剑刃之所伤，故曰金疮。"

2. 病机 金器所伤，血溢脉外，故气滞血瘀和气血亏虚是金疮病的基本病机。由于气滞血瘀及气血亏虚，故而腐肉不去，新肉不生，可导致疮口久不愈合。

3. 后世发挥 张仲景对于金疮病只提病名，而病因病机和症状没有论述。后世医家对此多有阐述，如《外科正宗》云："金疮乃刀刃所伤，或有磁锋割损，浅者皮破血流而已，深者筋断血飞不住。"这是对金疮病的病因和症状的简单说明。《诸病源候论·金疮病诸侯》则对金疮病的多种临床表现进行了详论。

（二）辨证要点

金疮病因为所伤部位不同或病理阶段不同，其临床表现各异。由于张仲景对金疮病的论述过于简单，因此现今只能采用以方测证的办法来推断其所论金疮病的证型特点。张仲景论金疮病主要针对疮口而言，分成脓和未成脓两类。未成脓者当以疮面紫暗为特点。成脓者分脓未熟和脓已熟两类，脓未熟者，脓液不多、疮口硬结、疼痛明显；脓已熟者，脓液较多、疼痛轻微、疮面颜色浅淡。

（三）治疗方法

本病治疗以攻邪为主，但需顾护正气。具体治法如下。

1. 活血化瘀、行气止痛　适用于疮口瘀紫、疼痛，未成脓者，初病或久病疮口不愈合者均可使用。王不留行散重用王不留行和蒴藋细叶，活血化瘀、凉血解毒，同时重用甘草养胃扶正。全方具有活血化瘀、行气止痛、益气养血的功效，能促进疮口愈合。

2. 行气活血、散结排脓　适用于疮口初成脓，脓未成熟，仍硬结疼痛明显者。排脓散重用枳实和芍药行气活血、散结排脓，同时佐鸡子黄养阴以促脓成，起到扶正祛邪的目的。全方具有行气活血、散结排脓的功效。

3. 化痰排脓、益气和胃　适用于疮口已成脓、脓已成熟、疼痛较轻微、疮面颜色较浅淡者。排脓汤重用桔梗化痰排脓，同时重用甘草益气和胃，全方具有化痰排脓、益气和胃的功效。

（四）名家解读

1. 巢元方　夫被金刃所伤，其疮多有变动。若按疮边干急，肌肉不生，青黄汁出，疮边寒清，肉消臭败，前出赤血，后出黑血，如熟烂者，及血出不止，白汁随出，如是者多凶。若中络脉、髀内、阴股、天聪、眉角，横断腓肠，乳上及与鸠尾、攒毛、小腹，尿从疮出，气如贲豚，及脑出，诸疮如是者，多凶少愈。

2. 王洪绪　凡兵器所伤，出血而渴甚者，不可即与饮食，恐簇毛在创内，须食干物并油腻，切忌食粥，酸盐。八者犯之未有不死者。其不治之证有十一：一曰伤腰户天仓。二曰伤臂中跳脉及髀中阴股。三曰伤心及乳。四曰伤尻尾。五曰伤小便。六曰伤五脏。七曰脑髓出。八曰脑破、声哑、直视。九曰痛不在伤处。十曰血出不止，前赤后黑。十一曰肌肉臭腐。有一于此皆不能治。除此当诊其脉，血未出脉宜洪大，血既出脉宜虚细。沉小者生，数实浮大者死。血出过多而脉微缓者生，劲急者死。

四、浸淫疮病

浸淫疮在中医学属湿疡证。西医称本病为慢性湿疹，也称特定部位慢性湿疹，其特点久治难愈，易反复发作而逐渐加重，因有顽固性湿疹之称。其病理机制，中医认为由禀性不耐，脾胃虚弱，心经有火，加之外因风、湿、热邪客于肌肤，血燥生风，瘀久溢于肌肤而发本病。

（一）病因病机

后世医家多宗《素问·玉机真脏论》"夏脉者心也……太过则令人身热而肤痛，为浸淫"之说，认为心经风热，湿热浸淫是浸淫疮的病因病机。

（二）辨证要点

由于张仲景对浸淫疮的论述比较简单，且后世对浸淫疮究竟为何病有争议，故辨证在此不论。

（三）治疗方法

本病的治疗方法重在祛邪，以黄连粉治之，黄连具有清热燥湿的功效，是针对其基本病机而设。

（四）名家解读

1. 圣济总录 论曰心恶热，风热蕴于心经，则神志躁郁，气血鼓作，发于肌肤而为浸淫疮也，其状初生轻，治心有风热，甚者生浸淫疮遍体。

2. 巢元方 浸淫疮，是心家有风热，发于肌肤。初生甚小，先痒后痛而成疮，汁出，侵溃肌肉；浸淫渐阔，乃遍体。其疮若从口出，流散四肢者，则轻；若从四肢生，然后入口者，则重。以其渐渐增长，因名浸淫也。

第四节 妇科病病证理论与临床

一、胎漏、胎动不安

胎漏是指孕妇妊娠期阴道少量出血，时下时止而无腰酸腹痛，小腹坠胀者，亦称胞漏、漏胎。胎动不安是指孕妇妊娠期胎动下坠，腰酸腹痛或小腹坠胀，或伴阴道少量出血者。二者常是堕胎、小产的先兆。由于临床二者难于截然分别，故合并而论。

（一）病因病机

1. 病因 张仲景论述胎漏、胎动不安的原因明确提到癥痼害，如"妇人宿有癥病，经断未及三月，而得漏下不止，胎动在脐上者，为癥痼害""妊娠六月动者，前三月经水利时，胎也。下血者，后断三月，衃也。所以血不止者，其癥不去故也。当下其癥，桂枝茯苓丸主之"。而在"妇人有漏下者，有半产后因续下血都不绝者，有妊娠下血者，假令妊娠腹中痛，为胞阻，胶艾汤主之"条文中没有直接谈到其病因。

2. 病机　癥块形成，瘀血内着是胎漏的基本病因病机。腹内素有癥块，如果在妊娠阶段，癥块压迫胞宫，导致胞脉瘀阻，可造成胞脉出血，而出现妊娠期阴道出血的现象；从胞阻条文中"妊娠下血""妊娠腹中痛"等症状及治用胶艾汤来看，其病机当为胞中虚寒。由于血虚胞脉失养，故血溢脉外、腹痛；由于寒凝，血脉不通、不通则痛。

3. 后世发挥　后世医家认为外感、劳倦、情志、饮食、居处等原因均可引起胎漏或胎动不安。《胎产秘书》曰："凡妊娠胎漏，经血妄行，此是胎息未实，或因劳役过度，伤动胞胎，或因房室惊触，致令子宫虚滑，经血淋漓，若不急治，日渐胎干，子母不保。"

（二）辨证要点

1. 胎漏辨证要点　以阴道不规则少量出血为主症，伴见脐上部位出现类似胎动的感觉。

2. 胞阻辨证要点　以妊娠期阴道不规则少量出血、少腹疼痛为主症，伴见少腹部有寒凉感、乏力、唇舌淡白等。

（三）治疗方法

本病治疗张仲景示例有去邪和扶正两法。

1. 活血化瘀、缓消其癥　瘀血阻滞，集聚成块的癥瘕害，治以桂枝茯苓丸，去邪为主，以活血化瘀、缓消其癥为法。原文曰："妇人宿有癥病，经断未及三月，而得漏下不止，胎动在脐上者，为癥瘕害。妊娠六月动者，前三月经水利时，胎也。下血者，后断三月衃也。所以血不止者，其癥不去故也，当下其癥，桂枝茯苓丸主之。"

2. 养血活血、温经散寒止血　冲任虚损，阴血不能内守的崩漏、半产后下血、胞阻，均治以胶艾汤，扶正为主，以养血活血、温经散寒止血为法。原文曰："师曰：妇人有漏下者，有半产后因续下血都不绝者，有妊娠下血者，假令妊娠腹中痛，为胞阻，胶艾汤主之。"

（四）名家解读

1. 张景岳　妊妇经血不固者，谓之胎漏。而胎漏之由，有因胎气者，有因病气者。而胎气之由，亦有二焉。余尝诊一妇人，脉见滑数，而别无风热等病，问其经脉则如常不断，而但较前略少耳。余曰：此必受妊者也。因胎小血盛有余而然。后于三月之外，经脉方止，果产一男。故胎妊之妇多有此类。今常见怀胎七八个月而生子者，人但以血止为度，谓之不足月，然其受胎于未止之前，至此而足而实，人所不知也。第此等胎气，亦有阴阳盛衰之辨。如母气壮盛，荫胎有余而血之溢者，其血虽漏而生子仍不弱，此阴之强也，不必治之；若父气薄弱，胎有不能全受而血之漏者，乃以精血俱亏，而生子必萎小，此阳之衰也，而亦人所不知也。凡此皆先天之由。若无可以为力者，然栽培根本，岂果无斡旋之道乎？第见有于无之目及转强于弱之手，为不易得，是乌可以寻常语也。至若因病而漏者，亦不过因病治之而已耳。

2. 巢元方 漏胞者，谓妊娠数月而经水时下。此由冲脉、任脉虚，不能约制太阳、少阴之经血故也。冲任之脉，为经脉之海，皆起于胞内。手太阳，小肠脉也；手少阴，心脉也，是二经为表里，上为乳汁，下为月水。有娠之人，经水所以断者，壅之以养胎，而蓄之为乳汁。冲任气虚，则胞内泄漏，不能制其经血，故月水时下，亦名胞阻。漏血尽，则人毙也。

胎动不安者，多因劳役气力，或触冒冷热，或饮食不适，或居处失宜。轻者止转动不安，重者便致伤堕。若其母有疾以动胎，治母则胎安；若其胎有不牢固，致动以病母者，治胎则母瘥。若伤动甚者，候其母，面赤舌青者，儿死母活；母唇口青，口两边沫出者，母子俱死；母面青舌赤，口中沫出，母死子活。

二、妊娠腹痛

妊娠腹痛是指妇女妊娠期间出现的以小腹疼痛为主的病证，一般无阴道出血。妊娠腹痛可分为生理性和病理性两种。生理性妊娠腹痛多由于妊娠子宫增大导致子宫圆韧带被牵拉所致，一般以妊娠 3~5 个月时多见，疼痛部位多位于下腹部子宫一侧或多侧，呈牵扯痛或钝痛或隐痛，发生于远距离行走或体位改变时，卧床休息后多可缓解。病理性妊娠腹痛的原因比较复杂，可见于葡萄胎、流产与早产、宫外孕、妊娠合并阑尾炎、胎盘早剥、子宫先兆破裂等情况。

（一）病因病机

1. 病因 仲景对妊娠腹痛病因病机的论述是通过列举 2 条条文来示例说明的，一如"妇人怀娠六七月，脉弦发热，其胎愈胀，腹痛恶寒者，少腹如扇，所以然者，子脏开故也，当以附子汤温其脏"，隐约提示因子脏开导致外寒乘虚侵袭胞宫而引发；二如"妇人怀娠，腹中疞痛，当归芍药散主之"，但未言明其原因。

2. 病机 仲景似乎宗《素问·举痛论》之说，认为不通和不荣是妊娠腹痛的基本病机。如果外寒侵袭胞宫，由于寒性凝滞、寒性收引，造成经脉气血瘀阻不通，故发腹痛；如果因为某种原因导致气血亏虚，胞宫失养，不荣则痛，亦可出现腹痛。

3. 后世发挥 后世医家继承了仲景对妊娠腹痛的阐述，并结合临床有所发挥，认为除了外感，情志过激、饮食居处失宜、体质等因素也可导致妊娠腹痛。《圣济总录》云："论曰妊娠脏腑虚弱，冒寒湿之气，邪气与正气相击，故令腹痛，病不已，则伤胞络，令胎不安，治法宜祛散寒湿，安和胎气，则痛自愈。"

（二）辨证要点

妊娠腹痛分虚实两类。其实者，除腹痛主症外，可伴见恶寒发热、少腹冷等症。其虚者，腹痛多喜按，呈隐痛特点，伴颜面或舌淡白无华。

（三）治疗方法

本病治疗以扶正为主，兼顾祛邪，具体有以下治法。

1. 温肾散寒、暖宫安胎　适用于妊娠肾阳亏虚，胞宫失于温煦而导致的少腹冷痛，有吹风感，伴见腹胀、发热者，治以附子汤。

2. 健脾养血、补虚止痛　适用于气血亏虚，胞宫失养导致的妊娠腹中隐隐作痛者，原文症状论述非常简单，以方药推之，患者可能存在乏力、纳差、大便失常等脾虚现象，以及唇舌淡白、腹中隐痛等血虚不足的现象，故治以当归芍药散。

（四）名家解读

1. 巢元方　腹痛皆由风邪入于腑脏，与血气相击搏所为。妊娠之人，或突破夹冷疹，或新触风邪，疠结而痛。其腹痛不已，邪正相干，血气相乱，致伤损胞络，则令动胎也。

2. 傅山　妊娠少腹作疼，胎动不安，如有下堕之状，人只知带脉无力也，谁知是脾肾之亏乎；夫胞胎虽系于带脉，而带脉实关于脾肾。脾肾亏损，则带脉无力，胞胎即无以胜任矣。况人之脾肾亏损者，非饮食之过伤，即色欲之太甚。脾肾亏则带脉急，胞胎所以有下坠之状也。

三、妊娠呕吐

妊娠呕吐是指妊娠期出现的恶心呕吐为主要特点的病证，严重者可伴见头晕蜷卧，甚至食入即吐，多由冲脉之气上逆，胃失和降所致，多为妊娠早期常见反应，如果呕吐过频或持续过久会导致孕妇、胎儿营养不良，甚至昏迷死亡。又称"妊娠恶阻""阻病""子病""病儿"等。

（一）病因病机

1. 病因病机　张仲景论妊娠呕吐主要病机为阴阳失调，冲气上逆，或脾胃虚寒，气机升降失调，胃气上逆，故呕吐不止。

2. 后世发挥　后世医家不仅继承了仲景对妊娠呕吐的阐述，认为脾胃失和往往导致恶阻，进一步认为外感、内伤、体质等因素可以引起妊娠呕吐，其病机可见肝胃不和、脾气虚弱，气阴亏虚、肝肾阳虚等不同类型。《女科经纶》有"妊娠恶阻属经血闭塞脏气不宣……妊娠恶阻属五味不化中气壅实……妊娠恶阻属气血积聚内郁攻胃……妊娠恶阻属胃气虚弱中脘停痰……妊娠恶阻属痰饮血壅停滞肝经……妊娠呕吐属于寒……妊娠呕吐属肝夹冲脉之火冲上……妊娠呕吐属怒气伤肝……妊娠呕吐恶阻属少阳之火上冲胃口"的论述。

（二）辨证要点

妊娠期间呕吐，仲景主要辨轻重，妊娠早期不能食，恶心呕吐，精神疲倦者，为阴阳失调之轻症；如呕吐不止，头眩心悸，倦怠嗜卧，为脾胃虚寒之重症。

（三）治疗方法

1. 调和阴阳、平冲降逆　妊娠早期呕吐，不能食，口渴但饮水不多，神疲体倦，舌淡红，苔薄白，脉平和者，用桂枝汤调和阴阳、平冲降逆。

2. 温中散寒、化饮降逆 妊娠呕吐不止，呕吐清水或涎沫，口淡不渴，或渴喜热饮，头眩心悸，倦怠嗜卧，舌淡苔白滑，脉弦细者，用干姜人参半夏丸健脾和胃、温胃散寒、降逆止呕。

（四）名家解读

1. 巢元方 恶阻病者，心中愦闷，头眩，四肢烦疼，懈惰不欲执作，恶闻食气，欲啖咸酸果实，多睡少起，世云恶食，又云恶字是也。乃至三四月日以上，大剧者，不能自胜举也。此由妇人元本虚赢，血气不足，肾气又弱，兼当风饮冷太过，心下有痰水夹之，而有娠也。经血既闭，水渍于脏，脏气不宣通，故心烦愦闷，气逆而呕吐也；血脉不通，经络痞涩，则四肢沉重；夹风则头目眩。故欲有胎，而病恶阻。所谓欲有胎者，其人月水尚来，而颜色皮肤如常，但苦沉重愦闷，不欲食饮，又不知其患所在，脉理顺时平和，即是欲有胎也。如此经二月日后，便觉不通，则结胎也。

2. 傅山 妇人怀娠之后，恶心呕吐，思酸解渴，见食憎恶，困倦欲卧，人皆曰妊娠恶阻也，谁知肝血太燥乎！夫妇人受妊，本于肾气之旺也，肾旺是以摄精，然肾一受精而成娠，则肾水生胎，不暇化润于五脏；而肝为肾之子，日食母气以舒，一日无津液之养，则肝气迫索，而肾水不能应，则肝益急，肝急则火动而逆也；肝气既逆，是以呕吐恶心之症生焉。呕吐纵不至太甚，而其伤气则一也。气既受伤，则肝血愈耗，世人用四物汤治胎前诸症者，正以其能生肝之血也。然补肝以生血，未为不佳，但生血而不知生气，则脾胃衰微，不胜频呕，犹恐气虚则血不易生也。故于平肝补血之中，加以健脾开胃之品，以生阳气，则气能生血，尤益胎气耳。或疑气逆而用补气之药，不益助其逆乎！不知妊娠恶阻，其逆不甚，且逆是因虚而逆，非因邪而逆也。因邪而逆者，助其气则逆增；因虚而逆者，补其气则逆转。况补气于补血之中，则阴足以制阳，又何虑其增逆乎！宜用顺肝益气汤。

四、妊娠小便难

妊娠小便难是指妊娠期间小便不通为主要特点的病证。《金匮要略》也称"转胞"，《针灸甲乙经》称"胞转"，《诸病源候论》称"妊娠小便不利"，《校注妇人良方》称"转脬"，《本草纲目》称"妊娠尿难"。

（一）病因病机

1. 病因 张仲景论述妊娠小便难，虚实各举一例，虽不够翔实，但示人以法，提示临床辨治当从虚实两端求之。如本篇所论"妊娠小便难，饮食如故，归母苦参丸主之"，以及《金匮要略·妇人杂病脉证并治》第19条所论"妇人病，饮食如故，烦热不得卧，而反倚息者，何也？师曰：此名转胞不得溺也。以胞系了戾，故致此病，但利小便则愈，宜肾气丸主之"。但这两条条文都只提到症状和治方，没有说明其具体病因。

2. 病机　上面提到的两条原文，第一条从方药推之，病机当为下焦湿热，因为湿热蕴结下焦，气机阻滞，膀胱气化失司，故小便难；第二条从方药推之，当为肾气不足，因为肾气虚，膀胱开合失度，故小便难。

3. 后世发挥　后世医家继承了仲景对妊娠小便难的阐述，认为下焦湿热和肾气虚易致小便难，但也认识到诸如饱食用力、强忍房事、憋尿、体虚等因素均可导致妊娠小便难，而且其病机可以是气郁、热结、中气亏虚，血气不足等多种不同类型。《圣济总录》曰："胞受水液，气不转行，则小肠满胀，或饱食用力，或因合阴阳，令胞屈辟，小便不下，遂致胞转。"王海藏曰："转胞小便难，非小肠、膀胱、厥阴受病。盖因强忍房事，或过忍小便，以致此疾。非利药所能利，法当治其气则愈，以沉香木香汤主之。"朱丹溪曰："有妊娠七八月，小便不通。百医不能利，转急胀，诊之脉细弱。此血气虚弱，不能上载其胎，故胎重坠下，压住膀胱下口，因此溺不得出。"

（二）辨证要点

妊娠小便难以妊娠期间小便不通为主要特点。本症与妊娠小便淋痛在证候上有相似之处，也有不同之处。如《证治要诀》说："子淋与转胞相类，但小便频数，点滴而痛，为子淋；频数出少而不痛，为转胞，终是与淋不同。"

《金匮要略》提到本病的两个类型，具体辨证如下。

下焦湿热者，原文"妊娠小便难，饮食如故，归母苦参丸主之"。除小便难这一主症外，伴见有小便色黄、发烫，外阴有烘热、潮湿、瘙痒感，关脉濡数或滑数等表现。

肾气亏虚者，原文"妇人病，饮食如故，烦热不得卧，而反倚息者，何也？师曰：此名转胞不得溺也。以胞系了戾，故致此病，但利小便则愈，宜肾气丸主之"，以小便难为主症，伴见乏力、气喘、虚烦等症。

（三）治疗方法

本病治疗根据病理虚实之异，则有扶正和祛邪不同治法，具体有以下治法。

1. 清热燥湿、活血通脉　适用于下焦湿热型小便不通，少腹胀满，外阴潮湿，烘热，小便色黄者，如原文"妊娠小便难，饮食如故，归母苦参丸主之"。

2. 补肾化气、通阳利水　适用于肾气不足，少腹胀满，小便不通，坐卧不宁，偏有寒象者，如原文"妇人病，饮食如故，烦热不得卧，而反倚息者，何也？师曰：此名转胞不得溺也。以胞系了戾，故致此病，但利小便则愈，宜肾气丸主之。"

（四）名家解读

1. 巢元方　小肠有热，热入于胞，内热结甚者，故小便不通，则心胁小肠俱满，气喘急也。

2. 陈自明　夫妇人脬转之病者，由脬转为热所迫。或忍小便，俱令水气迫于脬，屈辟不得充张，外水应入不得入，内溲应出不得出，内外壅滞，胀满不通，故为脬转。其状少腹急痛，不得小便。甚者至死，不可治也。

五、妊娠水气

妊娠水气是指妊娠期以身体浮肿为主要特点，或伴有身重，小便不利的病证，为妊娠期常见病证之一。亦称"子肿""子满""子气。"现在一般认为妊娠水肿分生理性水肿和病理性水肿两类。历来医家多认为水肿发生在妊娠末期者易产，发生在妊娠初期者会引起坏胎。

（一）病因病机

1. 病因 张仲景论述妊娠水气，只提到症状和治方，没有说明其具体病因，或许认为妊娠即其原因。

2. 病机 从原文"妊娠有水气，身重，小便不利。洒淅恶寒，起即头眩，葵子茯苓散主之"所论症状和治方来看，病机当为水气内停。水气内停，因为湿性重着，故觉身重；水气内停，气机阻滞，膀胱气化失常，故小便不利；水气内停，三焦气化不利，阳气不能外达，故洒淅恶寒；水气内停，清阳不升，清窍失养，故起即头眩。

3. 后世发挥 后世医家继承了仲景对妊娠水气的阐述，认为妊娠是导致妊娠水气的主要原因，水气内停也是妊娠水气的常见病机，并且还提出孕妇的体质因素（脾胃虚弱、气血亏虚、寒湿体质等），感受外邪也是妊娠水气发病的原因。《太平圣惠方》曰："夫妊娠虚肿者，凡妊娠无使气极，若心静气和则胎安，若中风寒，邪气有所触犯，身体受病，乍寒乍热，头眩腰痛，胎中有水，寒气所伤，脾胃虚弱所致也。"

（二）辨证要点

妊娠水气以身体浮肿为主症，伴见小便不利、恶寒、头眩等症。

（三）治疗方法

本病治疗以祛邪为主，适用于水气内停，身重，小便不利，恶寒，头眩者。以冬葵子、茯苓健脾利水消肿。

（四）名家解读

1. 巢元方 胎间水气子满体肿者，此由脾胃弱，脏腑之间有停水，而夹以妊娠故也。

2. 吴谦 头面遍身浮肿，小水短少者，属水气为病，名曰子肿。自膝至足浮肿，小水清长者，属湿气为病，名曰子气。遍身俱肿，腹胀而喘，在六、七个月时者，名曰子带。但两脚肿而肤厚者属湿，名曰皴脚。皮薄者属水，名曰脆脚。大凡水之为病多喘促，气之为病多胀满，喘促属肺，胀满属脾。以其人素有水气湿邪，故受孕有肿满之证。

六、产后腹痛

产后腹痛是指产后以腹中疼痛为主要特点的病证，为产后常见病。

（一）病因病机

1. 病因 张仲景论述产后腹痛有虚实两端，列举了 4 条条文论述产后腹痛的原因：一是产后津血耗损，血虚寒凝，出现产后腹痛；二是产后情志不遂，肝郁气滞，出现腹痛；三是产后恶露不尽，瘀血留着，出现腹痛；四是素体阳明热盛，产后津血亏虚，郁热结聚下焦，腑气不通，出现腹痛。

2. 病机 张仲景论述产后腹痛的病机有四条，或由于血虚寒凝，经脉失养，不荣则痛，如"产后腹中疞痛，当归生姜羊肉汤主之"；或由于肝郁气滞，气机阻滞，不通则痛，表现为腹痛、腹部胀满，如"产后腹痛，烦满不得卧，枳实芍药散主之"；或由于瘀血留着，气血涩滞，不通则痛，如"产妇腹痛，法当以枳实芍药散，假令不愈者，此为腹中有干血着脐下，宜下瘀血汤主之"；或由于盛热郁结于腑道，气机闭阻而满痛，如"产后七八日，无太阳证，少腹坚痛，此恶露不尽。不大便，烦躁发热，切脉微实，再倍发热，日晡时烦躁者，不食，食则谵语，至夜即愈，宜大承气汤主之。热在里，结在膀胱也"。

3. 后世发挥 后世医家继承了仲景对产后腹痛的阐述，临床重视虚实辨证，认为产时伤血，冲任空虚，经脉失养，或因产后起居不慎，寒邪侵入经脉，或因情志不畅，肝郁失疏，或因恶露不尽，瘀血内停等是产后腹痛常见的病因病机。《景岳全书》曰："产后腹痛，最当辨察虚实。血有留瘀而痛者，实也；无血而痛者，虚痛也。大都痛而且胀，或上冲胸胁，或拒按而手不可近者，皆实痛也，宜行之散之。若无胀满，或喜揉按，或喜热熨，或得食稍缓者，皆属虚痛，不可妄用推逐等剂。"

（二）辨证要点

产后腹痛以产后腹中疼痛为主症，具体辨证如下。

分虚实 产后腹痛可为分虚性疼痛和实性疼痛两大类。虚痛多有隐痛、畏寒、喜按的特点；实痛多有胀满、拒按的特点。

（三）治疗方法

本病治疗依据病理虚实的不同，分别采用扶正或祛邪之法，具体有以下治法。

1. 养血活血、散寒止痛 适用于产后血虚而腹中隐痛、畏寒喜暖者。如原文"产后腹中疞痛，当归生姜羊肉汤主之；并治腹中寒疝虚劳不足"。

2. 疏肝解郁、行气止痛 适用于产后情志抑郁，肝气不疏而出现腹内胀满、疼痛者。如原文"产后腹痛，烦满不得卧，枳实芍药散主之"。

3. 破血逐瘀、通经止痛 适用于产后瘀血内着而腹痛者，如原文"产妇腹痛，法当以枳实芍药散，假令不愈者，此为腹中有干血着脐下，宜下瘀血汤主之"。

4. 破气导滞、攻下热结 适用于素体热盛，产后郁热结聚于下焦而腹痛者，如原文"产后七八日，无太阳证，少腹坚痛，此恶露不尽。不大便，烦躁发热，切脉微实，再倍发热，日晡时烦躁者，不食，食则谵语，至夜即愈，宜大承气汤主之。热在里，结在膀胱也"。

（四）名家解读

1. 巢元方 产后脏虚，或宿夹风寒，或新触冷，与气相击搏，故腹痛，若气逆上者，亦令心痛、胸胁痛也，久则变成痃癖。

2. 吴谦 产后腹痛，若因去血过多而痛者，为血虚痛；若因恶露去少，及瘀血滞壅而痛者，为有余疼；若因伤食而痛者，必恶食胀闷；若因风寒乘虚入于胞中作痛者，必见冷痛形状。血虚宜当归建中汤，血瘀宜失笑散，伤食宜异功散加山楂、神曲，胞寒宜香桂散，即佛手散加桂心也。

七、产后发热

产后发热是指产后出现的以发热为主症，或伴见头痛、呕逆等症状的病证。外感、内伤均可导致产后发热，本篇所论产后发热强调产后体虚为病理重点。

（一）病因病机

1. 病因 张仲景论述产后发热外感和内伤均有涉及。仲景对产后发热病因病机的条文阐述重视虚证，列举 3 条条文示例说明：一是产后伤风，由于产后气血亏虚，卫外失固，外伤风邪致营卫失和，出现发热恶寒、汗出、头痛、干呕等症；二是产后伤风，由于产后阳气亏虚，抗邪无力，外伤风邪，阳气郁阻，出现发热、面赤、头痛等症；三是产后哺乳，津血耗损，虚热内生，出现烦热、呕逆等症。

2. 病机 产后气血亏虚，阴阳乖戾是产后发热的基本病机。不论外感还是内伤导致的产后发热，总以气血亏虚为病理基础，或因为卫表失固，正邪相争，阳气郁阻而发热，或因为气血亏，阴阳失调而发热。

3. 后世发挥 后世医家继承了仲景对产后发热的论述，认为外感、内伤皆可导致产后发热，且所论更为详尽，如产后瘀血未尽，生产时失血过多，产后触冒风寒、饮食过饱、过早劳作、哺乳等因素都可能导致产后发热。《医学传心录》言："产后发热原因有七，有去血过多而发热者，有恶露不行而发热者，有感冒风寒而发热者，有过伤饮食而发热者，有蒸乳而发热者，有乳膨而发热者，有早起蓐劳而发热者。"

（二）辨证要点

以产后发热为主症，因病因、病位不同，可伴见恶寒、头痛、心烦、呕吐、腹胀、腹痛症状，具体辨证如下。

产后发热分为外感和内伤两大类。外感者有外感病史，发热、头痛等外感表证；内伤者，有内伤病史，无外感表证。

（三）治疗方法

本病治疗以扶正为主，但须兼顾邪气，具体有以下治法。

1. 调和营卫、透热解肌 适用于产后体虚外伤风邪，头微痛，恶寒，时时有热，心下闷，干呕汗出者。如原文：产后风，续之数十日不解，头微痛，恶寒，时时有热，心下闷，干呕汗出，虽久，阳旦证续在耳，可与阳旦汤。

2. 益气温阳、散寒解表 适用于产后阳气亏虚，风寒闭表之发热面赤，头痛气喘者。如原文：产后，中风发热，面正赤，喘而头痛，竹叶汤主之。

3. 清热除烦、养阴补虚 适用于产后因哺乳津血耗伤而出现烦热，呕吐者。如原文：妇人乳中虚，烦乱呕逆，安中益气，竹皮大丸主之。

（四）名家解读

1. 巢元方 产后腑脏劳伤，血虚不复，而风邪乘之，搏于血气，使气不宣泄，而痞涩生热，或肢节烦愦，或唇干燥，但因虚生热，故谓之虚热也。

2. 张景岳 产后发热，有风寒外感而热者，有邪火内盛而热者，有水亏阴虚而热者，有因产劳倦虚烦而热者，有去血过多头晕闷乱烦热者。诸证不同，治当辨察。

九、产后下痢

产后下痢是指妇女产后出现的大便不成形、次数增多的泄泻或便脓血，并伴有发热腹痛、里急后重的病证。产后下痢因为外感、内伤均可引起，有虚实寒热之分，仲景所论为产后阴虚，下焦湿热蕴结导致的，是举例示范，强调说明产后体虚为一般规律，产后下利与一般下利有别，可以参看《金匮要略·呕吐哕下利病脉证治》篇来领会。

（一）病因病机

1. 病因 张仲景论述产后下痢条文"产后下利虚极，白头翁加甘草阿胶汤主之"没有提及其原因，从病证和治方推导，可能是外感，邪气入里化热引起，也可能是素体湿热内盛，产后阴血损伤而引发，或产后情志不遂，气郁化热，需结合病史和四诊才能确定。

2. 病机 仲景所论产后下痢，没有直接说明其病机，从所用白头翁加甘草阿胶汤方来看湿热蕴结肠道兼精血亏少是其基本病机。由于湿热蕴结肠道，气机阻滞，腑道传导不利，以及热邪灼伤肠络，故可见大便次数增多、便脓血、发热腹痛、里急后重等症。

3. 后世发挥 后世医家继承了仲景对产后下利的阐述，认为除湿热可以导致产后下痢外，实际外感和内伤多种因素都可引起，病理上有虚实寒热之别。《女科切要》说："产后泄泻，小便不利而泻，此阴阳不分之故，宜胃苓汤，腹痛是食积，宜加消食药。恶露不行，宜行血。若外感风寒而内伤饮食者，宜养胃汤。恶露已净，不必活血，如未净，加归尾、桃仁之类。如久泻不止，养胃汤，加肉桂、肉豆蔻。如夹寒腹痛肠鸣，小水清白不浊，口不渴，加肉豆蔻炒白芍。如热泻，肠垢口渴，时痛时泻，火也，宜姜炒黄连、木通。"

（二）辨证要点

产后下利包括泄泻和痢疾：①泄泻以大便次数增多为主要临床特点。②痢疾以下利赤白脓血、腹痛、里急后重为主要临床特点。因为仲景所论为湿热积滞兼津血亏虚型下利，故不论泄泻还是痢疾，都应该有舌红、脉数、口渴、泻下臭秽、肛门有灼热感等表现。

（三）治疗方法

本病治疗以祛邪为主，同时兼顾扶正，具体治法为清热燥湿、补养津血。适用于湿热蕴结肠道兼津血不足而见舌红、脉数、口渴、泻下臭秽、肛门有灼热感等表现的泄泻或痢疾。如原文：产后下利虚极，白头翁加甘草阿胶汤主之。此方以白头翁汤清热燥湿，以阿胶、甘草和中养阴，全方具有清热燥湿、泻浊止利、滋养津血的功效。

（四）名家解读

1. 巢元方 产后虚损未平复而起早，伤于风冷，风冷乘虚入于大肠，肠虚则泄，故令痢也。产后痢若变为血痢，则难治，世谓之产子痢也。

2. 王肯堂 产后腹痛及泻利者何？答曰：产后肠胃虚怯，寒邪易侵。若未盈月，饮冷当风，乘虚袭留于肓膜，散于腹胁，故腹痛作阵，或如锥刀所刺，流入大肠，水谷不化，洞泄肠鸣，或下赤白，肢胁填胀，或痛走不定，急服调中汤立愈。若医者以为积滞取之，祸不旋踵，谨之谨之。

十、热入血室

热入血室严格来说不是一个病名，是一个证。热入血室是指因感受外邪产生的郁热内陷于血室所产生的症候群。其证候表现有四：血热搏结胸胁满，如结胸状；寒热发作有时，如疟状；谵语，昼日明了，暮则谵语，如见鬼状；邪热内迫之下血。其病位在血室（肝），多为实热，亦可见虚实夹杂类型。

（一）病因病机

1. 病因 张仲景论述热入血室的病因包括内因和外因两端。仲景论热入血室的条文有4条，其中都提及了病因，如《金匮要略·妇人杂病脉证治》第3条妇人中风，发热恶寒，经水适来，得之七八日，热除脉迟，身凉和，胸胁下满，如结胸状，谵语者，此为热入血室也，当刺期门，随其实而取之。《金匮要略·妇人杂病脉证治》第1条："妇人中风，七八日续得寒热，发作有时，经水适断者，此为热入血室，其血必结，故使如疟状，发作有时，小柴胡汤主之。"《金匮要略·妇人杂病脉证治》第2条："妇人伤寒，发热，经水适来，昼日明了，暮则谵语，如见鬼状者，此为热入血室，无犯胃气及上二焦，必自愈。"《金匮要略·妇人杂病脉证治》第4条："阳明病，下血谵语者，此为热入血室，但头汗出者，刺期门，随其实而泻之，濈然汗出则愈。"从这些原文可以看出，仲景认为外因主要是外感寒邪，内因则比较特殊，大多为月经期感受外邪，实质说明正气不足为内在因素。

2. 病机 外感风寒，郁而化热，邪热内陷血室是热入血室的基本病因病机。或由于风寒郁而化热，在月经期正气不足时邪热乘虚内迫血室，而表现为"胸胁下满，如结胸状，谵语；如疟状，发作有时；昼日明了，暮则谵语，如见鬼状者"等，或由于邪热太盛，正气无法拒邪，导致热邪内侵血室而表现为"下血谵语"。

3. 后世发挥 后世医家继承了仲景对热入血室的阐述，提出不仅伤寒、中风之热邪可以入于血室，温病、瘟疫、湿温等邪也能入于血室。此外还提出除经水适来适断外，新产、劳役、情志因素、崩漏、经闭都可以是热入血室之因。如张介宾《景岳全书》指出"妇人伤寒或劳役，或怒气，发热适遇经行，以致热入血室"。总之，外感和内伤的诸多因素都可导致热入血室。

（二）辨证要点

仲景辨证热入血室以辨虚实为要。妇人适逢经期，外邪乘虚侵入血室，初期见往来寒热，发作有时，则为少阳表证。如表邪内陷，邪热内陷肝经血分，导致肝虚血热，可表现为"昼日明了，暮则谵语，如见鬼状者"；邪热内侵肝胆，导致肝胆气郁，肝火扰心，可见到"热除脉迟，身凉和，胸胁下满，如结胸状，谵语"；如果阳明热邪侵入肝经，导致气血两燔，可见到"下血谵语"。

（三）治疗方法

本证治疗以祛邪为主，但须时时顾护正气，具体有以下治法。

1. 和解少阳、透散郁热 适用于热入血室之邪热郁结少阳，枢机不利者。如《金匮要略·妇人杂病脉证治》第1条"妇人中风，七八日续得寒热，发作有时，经水适断者，此为热入血室，其血必结，故使如疟状，发作有时，小柴胡汤主之"。

2. 疏肝解郁、顺气降火 适用于热入血室之肝气郁结，肝火亢盛者。如《金匮要略·妇人杂病脉证治》第3条"妇人中风，发热恶寒，经水适来，得之七八日，热除脉迟，身凉和，胸胁下满，如结胸状，谵语者，此为热入血室也，当刺期门，随其实而取之"。《金匮要略·妇人杂病脉证治》第4条"阳明病，下血谵语者，此为热入血室，但头汗出者，刺期门，随其实而泻之，濈然汗出则愈"。张仲景采用刺期门的治法，具有疏肝解郁、顺气降火的作用。

（四）名家解读

1. 柯韵伯 血室者，肝也……阳明热盛，侵及血室，血室不藏，溢出前阴，故男女俱有是证。

2. 方有执 因经水适来，血室空虚，至七八日邪气传里之时，更不入腑，乘虚而入于血室。

经水适断者，此为表邪。乘血室虚，入于血室，与血相搏而血结不行，经水所以断也。血气与邪分争，致寒热如疟而发作有时。

伤寒发热者，寒已成热也经水适来，则血室虚空，邪热乘虚入于血室。若昼日谵语，为邪客于腑，与阳争也此昼日明了，暮则谵语，如见鬼状，是邪不入腑，入于血室，与阴争也。

阳明病热入血室，迫血下行，使下血谵语。阳明病法多汗，以夺血者无汗，故但头汗出也。

十一、梅核气

梅核气多由情志不畅，气郁生痰，痰气交阻于咽喉部位而成。患者自觉咽中有物哽塞，咯之不出，咽之不下，对饮食一般无障碍，可伴有胸闷叹息等症。此病多见于妇女，亦可见于男子。

（一）病因病机

1. 病因 张仲景没有明言梅核气的病因，只简单提到"妇人咽中如有炙脔，半夏厚朴汤主之"。后世据此认为此病多发于女子，病因当为情志不遂为主。

2. 病机 气郁痰凝是梅核气的基本病因病机。由于情志不遂，气机郁滞，导致水液停聚成痰，故出现"咽中如有炙脔"，咽中如有物哽塞，咯之不出，咽之不下的感觉，是由咽中痰核结聚导致的。

3. 后世发挥 后世医家继承了仲景对此病的阐述，朱肱在其所著的《南阳活人书》中，最早将"塞咽喉，如梅核絮样，咯不出，咽不下"的疾病称为"梅核气。"《古今医统大全》说："梅核气者，似呃逆而非呃逆，系痰气窒塞于咽喉之间，咯之不出，咽之不下，如梅核之状，故俗谓之梅核气。江南之地比比云之，故从而附此。盖湿热痰气郁结而然，治法不外开郁顺气消痰而已。"

（二）辨证要点

梅核气以咽喉如有物梗阻为主症，咯之不出，咽之不下，或伴有胸闷叹息等症。现在有人把梅核气归属于西医咽炎的范畴，但梅核气有自己的临床特点，通常梅核气患者的咽喉部形态，色泽无明显改变，主要是患者的一种自觉症状，因此西医癔症也可归属于梅核气的范畴。

（三）治疗方法

本病治疗以行气解郁化痰为法，仲景立半夏厚朴汤。方中苏叶、生姜、厚朴辛开苦降、行气解郁，半夏、茯苓化痰散结，全方共凑行气解郁、化痰散结之功。

（四）名家解读

1. 方成培 喉中如有物妨闷，此肺胃壅滞风热，客邪搏结于咽喉使然。忧愁思虑，气逆痰结，亦皆能生此疾，射干汤主之。用逍遥二陈加减亦妙。

2. 沈善谦　此症咽喉不痛不红肿，患者自觉咽中如有物状，如梅核，或如破絮，咽不下，咯不出，似硬非硬，窒碍不舒。

十二、脏躁

脏躁属情志病变，以喜悲伤欲哭为主要症状，此病患者情绪易波动，发作时呵欠频作，不能自主，可伴见心烦不眠、神恍多梦，或汗多、不思饮食，或独居暗室、怕光怕声、怕与人交言等。

（一）病因病机

1. 病因　张仲景没有论述脏躁的病因，只简单论述主要了主症和治方。根据后世医家的论述，情志过激、妊娠、产后、饮食劳倦等因素均可以导致此病发生。

2. 病机　张仲景没有论述脏躁的病机，根据主症和治方反推，其病机为肝脾不和，心火偏亢。由于气血不和，导致脏腑失养，气机失调，故而脏神躁动、情绪易波动、好悲哭。

3. 后世发挥　由于仲景对于脏躁的病因病机没有提及，后世医家对此多有阐发，如清·吴谦在《医宗金鉴》对脏躁有这样的描述："脏，心脏也，心静则神藏。若为七情所伤，则心不得静，而神躁扰不宁也，故喜悲伤欲哭，是神不能主情也；象如神灵所凭，是心不能神明也。即今之失志癫狂病也。数欠伸，喝欠也；喝欠烦闷，肝之病也。母能令子实，故证及也。"

（二）辨证要点

本病以无故善悲泣、体倦为辨证要点。

（三）治疗方法

本病治法为清心滋阴、健脾疏肝，仲景立甘麦大枣汤，其中生甘草和小麦清心火、滋心肝之阴，且小麦可疏肝解郁；大枣健脾益气。全方共奏清热滋阴、益气养血之功。

（四）名家解读

1. 陈士铎　夫脏燥者，肺燥也。内经曰：悲属肺，肺之志为悲。又曰：精气并于肺则悲，是悲泣者，肺主之也。肺经虚则肺气干燥，无所滋润，哀伤欲哭之象生。自悲出涕者，明是肺之匮乏也。肺虚补肺，又何疑乎？然而肺乃娇脏，补肺而肺不能遽受益也，必须补其肺金之母，土旺而金自旺矣。虚则补其母，正善于补肺耳。

2. 赵以德　内经曰：肺之声为哭；又曰：并于肺则悲；灵枢曰：悲哀动中则伤魂。此证因肝虚肺并，伤其魂而然也。盖肝阳脏也，肺阴脏也，阳舒而阴惨；肝木发生之气，不胜肃杀之邪，并之，屈而不胜；生化之火被抑，扰乱于下，故发为脏躁，变为悲哭，所藏之魂，不得并神出入，遂致妄乱，象如神凭。木气被抑而不前，筋骨拘束而不舒，故数欠伸。然治相并之邪，必安之和之，用小麦养肝气止躁，甘草、大枣之甘以缓气之苦急。躁止急缓，则脏安而哭愈。然又曰亦补脾气者，乃肝病先实脾，不惟畏其传，且脾实而肺得母气以安，庶不离位过中而复下并矣。

十三、月经病

月经病是指月经的周期、经期和经量异常，以及伴随月经期出现明显不适症状的疾病。

（一）病因病机

1. 病因 "虚、积冷、结气"是月经病的主要病因。虚，即气血亏虚，积冷，即寒冷久积；结气，即气机郁结。妇人以血为本，以通为用，气血充盈，气血通畅，经水则时下。如气血亏虚，或素体阳气亏虚，命火不足，或久积寒气，寒凝血脉，经络气血运行不利，瘀血积结血室；或情志不遂，气机郁结，则月经或量少，或延期，或不下，或致经下陷，或经行腹痛等。

2. 病机

（1）阴血亏血，寒凝瘀阻 由于阴血亏少，机体失于濡润，故唇口干燥；阴虚则热，故暮即发热，手掌烦热；由于胞中有寒，经脉拘急，气机凝滞，故少腹里急，腹满；阳虚失于固摄，阴虚有热则迫血妄行，二者均可导致血不循经。

（2）瘀血凝滞胞宫 瘀血凝滞，胞中气机不利，不通则痛，故少腹满痛，行经不畅；因为血瘀气阻，郁而化热，热迫血行，故经一月再见。

（3）寒凝肝脉，痰瘀交阻 寒气凝滞肝脉，血水运行不畅而结聚，导致胞宫失养，故见半产漏下之症。

（4）血虚胞寒 血虚，不能生阳，导致胞宫虚寒，胞宫失养，藏泻失常，故漏下。

（5）瘀热结聚胞中 瘀热结聚胞中，气机不利，故见经水不利下。

3. 后世发挥 由于后世继承了仲景对月经病的论述，并且在病因病机方面有所引申发挥，认为外感六淫，七情内伤，或先天禀赋不足，房劳多产，劳逸失度，饮食失宜，跌仆损伤等因素都可造成机体正气亏虚，气血失调，冲任受损而导致月经病。《女科精要》曰："苟或七情内伤，六淫内侵，饮食失节，起居不时，脾胃虚损，心火妄动，则月经不调矣。"

（二）辨证要点

月经病临床表现复杂多样，包括月经的周期、经期和经量异常，以及伴随月经期出现腹胀、头身疼痛等多种症状。仲景辨月经病重在辨虚实，而辨是否有瘀血，是仲景辨治月经病一大特色。虚以虚寒为主，实以瘀血为主，也有寒实阻滞。如月经一月二行、色暗或有血块伴见腹满痛、痛处固定不移、夜甚，或刺痛等，为瘀血。如经漏不止、颜色淡暗，或有血块、喜暖畏寒等，则以虚寒为主。如少腹拘急、冷痛，或欲饮冷而不能饮冷等，则为寒凝胞宫。

（三）治疗方法

本病病机虚实寒热均有，治疗大法为扶正祛邪，具体治法如下。

1. 滋阴养血、温经散寒　适用于阴血亏虚，寒凝瘀阻而经漏不止者。如原文"问曰：妇人年五十，所病下利数十日不止，暮即发热，少腹里急，腹满，手掌烦热，唇口干燥，何也？师曰：此病属带下。何以故？曾经半产，瘀血在少腹不去，何以知之？其证唇口干燥，故知之。当以温经汤主之"。

2. 活血化瘀、通经止痛　适用于瘀血凝滞胞宫而月经一月再行者。如原文"带下经水不利，少腹满痛月经一月再见者，土瓜根散主之"。

3. 解郁散结、活血通经　适用于寒凝肝脉，痰瘀交阻而经漏不止者。如原文"寸口脉弦而大，弦则为减，大则为芤，减则为寒，芤则为虚，寒虚相搏，此名曰革，妇人则半产漏下，旋覆花汤主之"。

4. 养血活血、温经止漏　适用于血虚胞寒而漏下不止者。如原文"妇人陷经，漏下黑不解，胶姜汤主之"。

5. 破血逐瘀、泄热通经　适用于瘀热结聚胞中而闭经者。如原文"妇人经水不利下，抵当汤主之"。

（四）名家解读

1. 巢元方　妇人月水不调，由劳伤气血，致体虚受风冷，风冷之气客于胞内，伤冲脉、任脉，损手太阳、少阴之经也。冲任之脉，皆起于胞内，为经络之海。手太阳小肠之经，手少阴心之经，此二经为表里，主上为乳汁，下为月水。然则月水是经络之余，若冷热调和，则冲脉、任脉气盛，太阳、少阴所主之血宣流，以时而下。若寒温乖适，经脉则虚，有风冷乘之，邪搏于血，或寒或温，寒则血结，温则血消，故月水乍多乍少，为不调也。

2. 陈自明　夫妇人月水不调者，由劳伤气血致体虚，风冷之气乘也。若风冷之气客于胞内，伤于冲任之脉，损手太阳、少阴之经。冲任之脉皆起于胞内，为经络之海。手太阳小肠之经、手少阴心之经也，此二经为表里，主上为乳汁，下为月水。然则月水是经络之余，若冷热调和，则冲脉、任脉气盛，太阳、少阴所生之血宣流，依时而下。若寒温乖适，经脉则虚。若有风冷，虚则乘之，邪搏于血，或寒或温，寒则血结，温则血消。故月水乍多乍少，故为不调也。

十四、妇人腹痛

妇人腹满腹痛是指以妇女腹部胀满或疼痛为主要特点的疾病。

（一）病因病机

1. 病因　妇人腹痛主要病机责之于"虚"和"瘀"。气血亏虚或气滞血瘀是妇人腹痛的主要病因。

2. 病机

（1）水瘀互结　瘀血和水湿结聚于胞中，故"少腹如敦状"，水瘀结聚胞中，压迫膀胱，导致膀胱气机不利，故"小便微难而不渴"。

（2）瘀血停滞于胞宫　腹中血气相搏，气血凝滞，则腹中刺痛，固定不移。

（3）肝脾不调，气血亏虚　肝脾失调，气血郁滞，则腹中拘急而痛。

（4）营卫不足，虚寒里急　中焦虚寒，气血化源不足，经脉失于温煦，可见腹中绵绵作痛。

3. 后世发挥　后世继承了仲景对妇人腹满腹痛的论述，且多有阐发，认为生活起居失宜，伤于风寒湿冷，情志失度，产后伤损等因素均可导致其发生，其病理类型复杂多样，虚实寒热都有。

（二）辨证要点

妇人腹满腹痛主要辨虚实。腹中隐隐作痛，或绵绵作痛，则为虚证；如腹中刺痛，固定不移，按之痛甚，则为实证，仲景论述妇人腹痛实证，主要为瘀血阻滞，气机郁滞为主。

（三）治疗方法

本病基本治疗原则是扶正祛邪，具体治法如下。

1. 破瘀逐水　适用于水瘀互结而小腹胀满，小便少者，如原文"妇人少腹满如敦状，小便微难而不渴，生后者，此为水与血俱结在血室也，大黄甘遂汤主之"。

2. 活血化瘀　适用于血瘀胞宫而腹中刺痛者，如原文"妇人六十二种风，及腹中血气刺痛，红蓝花酒主之"。

3. 调和肝脾、养血活血　适用于肝郁脾虚而腹中绵绵作痛者，如原文"妇人腹中诸疾痛，当归芍药散主之"。

4. 调和营卫、温中补虚　适用于营卫不和，虚寒里急而腹中急痛者，如原文"妇人腹中痛，小建中汤主之"。

（四）名家解读

1. 巢元方　小腹痛者，此由胞络之间，宿有风冷，搏于血气，停结小腹。因风虚发动，与血相击。

2. 张景岳　产后腹痛，最当辨察虚实。血有留瘀而痛者，实痛也；无血而痛者，虚痛也。大都痛而且胀，或上冲胸胁，或拒按而手不可近者，皆实痛也，宜行之散之。若无胀满，或喜揉按，或喜热熨，或得食稍缓者，皆属虚痛，不可妄用推逐等剂。

十五、带下病

带下病是指带下量明显增多或减少，伴颜色、质地、气味发生改变为主要特点的病证，可伴见局部甚至全身症状。

（一）病因病机

1. 病因 本篇论述带下病时提到"妇人经水闭不利，脏坚癖不止，中有干血"，说明瘀血内着是其病因。

2. 病机 张仲景没有明言带下病的病机，根据原文"妇人经水闭不利，脏坚癖不止，中有干血，下白物，矾石丸主之"所述症状和用方反推，其病机为湿热下注。因为瘀血内着，气机阻滞，水湿不行，郁而化热，湿热下注，故可见"下白物"之症。

3. 后世发挥 后世医家继承了仲景对于带下病的论述，并对此多有阐发，认为外感六淫、情志过激、妊娠、产后、饮食、劳倦等因素均可以导致此病发生。其病机可见湿热下注，脾虚，肾阳虚，阴虚夹湿，热毒蕴结等多种类型。其中湿热下注为最多见。如《傅青主女科》云："带下俱是湿证……况加之以脾气之虚，肝气之郁，湿气之侵，热气之逼，安得不成带下病哉？"

（二）辨证要点

带下病仲景主要辨寒湿与湿热，带下量增多，色白，臭秽不显者是寒湿；带下色黄，气味臭秽者，为湿热。

（三）治疗方法

本病治疗大法为燥湿止带。仲景治疗带下病主要为外治法。

1. 祛湿清热止带 带下色黄，臭秽者，用矾石丸纳阴中的外治法，清热燥湿、解毒杀虫。

2. 暖宫祛湿止带 带下量多，腰部重坠，阴中瘙痒，并自觉阴中冷者，用蛇床子坐药，暖宫祛湿、杀虫止痒。

（四）名家解读

1. 巢元方 带下者，由劳伤过度，损动经血，致令体虚受风冷，风冷入于胞络，搏其血之所成也。冲脉、任脉为经络之海。任之为病，女子则带下。而手太阳为小肠之经也，手少阴心之经也，心为脏，主于里，小肠为腑，主于表。此二经之血，在于妇人，上为乳汁，下为月水，冲任之所统也。冲任之脉既起于胞内，阴阳过度，则伤胞络，故风邪乘虚而入于胞，损冲、任之经，伤太阳、少阴之血，致令胞络之间，秽液与血相兼，连带而下。冷则多白，热则多赤，故名带下。

2. 傅山 夫带下俱是湿症。而以"带"名者，因带脉不能约束而有此病，故以名之。盖带脉通于任、督，任、督病而带脉始病。带脉者，所以约束胞胎之系也。带脉无力，则难以提系，必然胞胎不固，故曰带弱则胎易坠，带伤则胎不牢。然而带脉之伤，非独跌闪挫气已也，或行房而放纵，或饮酒而癫狂，虽无疼痛之苦，而有暗耗之害，则气不能化经水，而反变为带病矣。故病带着，惟尼僧，寡妇，出嫁之女多有之，而在室女则少也。况加以脾气之虚，肝气之郁，湿气之侵，热气之逼，安得不成带下之病哉！

十六、妇人前阴病

妇女前阴发生的病变统称为妇人前阴病。本篇所论妇人前阴病包括阴痒、阴疮和阴吹。阴痒是指以前阴瘙痒为主症的疾病。阴疮是指以前阴溃烂生疮为主症的疾病。阴吹是指阴道出气有声,如后阴矢气状为主症的疾病。

(一)病因病机

1. 病因 张仲景没有论述妇人前阴病的病因,只简单论述主要了主症和治方。根据后世医家的论述,情志过激、房劳、饮食失宜、环境等因素均可以导致此病发生。"少阴脉滑而数者,阴中即生疮,阴中蚀疮烂者,狼牙汤洗之""胃气下泄,阴吹而正喧,此谷气之实也,膏发煎导之"。

2. 病机 仲景在阴吹病提及其病机为"胃气下泄,阴吹而正喧,此谷气之实也",后世医家大多解释为瘀热结聚肠道,气机壅滞,导致气走阴道而出现阴吹。阴痒的病机原文没有论述,根据用方蛇床子散方推论为寒湿蕴结,故阴中寒冷、瘙痒。阴疮的病机根据原文所言"少阴脉滑而数者"脉象推导当为下焦湿热,热盛肉腐,故发疮疡。

3. 后世发挥 后世医家继承了仲景对妇人前阴病的论述,并多有阐发,认为前阴病多由邪气侵染而生,但也与正气亏虚,抗邪无力有关。如《女科撮要》曰:"妇人阴疮,乃七情郁火,伤损肝脾,湿热下注。其外症有阴中舒出如蛇,俗呼阴挺;有翻突如饼,俗呼阴菌;亦有如鸡冠花,亦有生诸虫,亦有肿痛湿痒,溃烂出水,胀闷脱坠者。其内症口干,内热,体倦,经候不调,饮食无味,晡热发热,胸膈不利,胁肋不调,小腹痞胀,赤白带下,小水淋涩。其治法:肿痛者,宜用四物加柴胡、山栀、丹皮、胆草;湿痒者,宜用归脾加山栀、丹皮、柴胡;淋涩者,宜用龙胆泻肝加白术、丹皮;溃腐者,宜用加味逍遥散;肿闷脱坠者,宜用补中益气加山栀、丹皮,佐以外治之法,备见治验。"

(二)辨证要点

1. 阴疮 前阴糜烂溃疡,尺脉滑数,伴阴部潮湿、瘙痒,有灼热感。

2. 阴吹 前阴排气,伴大便干燥、秘结。

(三)治疗方法

本病治疗以祛邪为主,但需兼顾阴津。具体治法如下。

1. 清热燥湿、杀虫止痒 适用于湿热蕴结下焦导致的前阴部糜烂溃疡的阴疮病,如原文"少阴脉滑而数者,阴中即生疮,阴中蚀疮烂者,狼牙汤洗之",以狼牙草清热燥湿、杀虫止痒,此方具有杀虫止痒、清热燥湿敛疮的功效。

2. 凉血祛瘀、润燥通便 适用于肠燥津伤导致的阴吹,大便秘结不通者,如原文"胃气下泄,阴吹而正喧,此谷气之实也,膏发煎导之",方中血余炭凉血活血,猪膏润肠通便,以此药纳后阴,具有化瘀泄热、养阴通便之功,使腑道通利、气循常道。

（四）名家解读

1. 巢元方 妇人阴痒，是虫食所为。三虫、九虫在肠胃之间，因脏虚，虫动作，食于阴，其虫作势，微则痒，重者乃痛……阴疮者，由三虫、九虫动作，侵食所为也。诸虫在人肠胃之间，若腑脏调和，血气充实，不能为害。若劳伤经络，肠胃虚损，则动作侵食于阴，轻者或痒或痛，重者生疮也。

2. 吴谦 妇人阴吹者，阴中时时气出有声，如谷道转矢气状，《金匮》谓由谷气实，胃气下泄。用膏发煎，即猪膏煎乱发服也。导病从小便而出，其法甚奥。若气血大虚，中气下陷者，宜十全大补汤加升麻、柴胡，以升提之。

十七、转胞

转胞是指以小便不利，小腹拘急胀满或疼痛为主症的病证。也叫胞转或转脬或脬转。

（一）病因病机

1. 病因 张仲景没有论述转胞的病因，只论述了症状和治方。或从病名来看，也许就是因为妊娠导致膀胱受挤压而移位。

2. 病机 张仲景论述转胞的病机为"胞系了戾"，即膀胱筋脉扭转缠绕，导致膀胱气化失司而尿液排泄失常，故出现小便不利，小腹胀满，水液停聚膀胱，郁而化热，故烦热不得卧，水饮射肺，则仰卧气息不利。而从治方肾气丸来看，其机制是肾气亏虚，导致膀胱功能紊乱而见诸症。

3. 后世发挥 后世医家继承了仲景对转胞的论述，并多有阐发，指出忍尿、妊娠、跌扑挫伤、饱食用力、体质等因素均可以导致此病发生，认为转胞之病的病理有虚实寒热的不同。对于"胞系了戾"的看法也是多元化的，有人为由于妊娠胞宫增大压迫膀胱导致的，有认为跌扑挫伤导致膀胱位置或形态改变导致，有认为寒热虚实等体质状态导致的。后世的治法也更多样化，如《外台秘要》有"用蒲席卷人，倒立令头至地，三反则通"及"当以葱叶除尖头，纳入茎孔中吹之，初渐，渐以极大吹之，令气入胞中，得胀，乘津液得入便愈也"的外治法，也有程种龄"用茯苓升麻汤"，因"升麻以举其胎气，用茯苓以利小便，用归、芎以活其胎，用苎根理胞系之撩乱"的内治法。

（二）辨证要点

本病以小便不利，小腹胀满拘急或疼痛，伴下肢冷或乏力为要点。

（三）治疗方法

本病治法仲景以扶正去邪为法，立肾气丸，以桂附温补肾阳，以熟地黄、山药、山茱萸滋补肾阴，以茯苓、泽泻利水，全方具有少火生气、利水除胀的功效。

（四）名家解读

1. 巢元方 胞转之病，由胞为热所迫，或忍小便，俱令水气还迫于胞，屈辟不得充张，外水应入不得入，内溲应出不得出，内外壅胀不通，故为胞转。其状小腹急痛，不得小便，甚者至死。

2. 张锡纯 治小便滴沥不通。偶因呕吐咳逆，或侧卧欠伸，可通少许，此转胞也。用升提药，提其胞而转正之，胞系不了戾，小便自利。

第三章 《金匮要略》方药理论与临床 ▷▷▷

第一节 用药思想

一、药物的七情配伍

七情配伍又称配伍七情、药物七情，最早见于《神农本草经》"药有阴阳配合……有单行者，有相须者，有相使者，有相畏者，有相恶者，有相反者，有相杀者，凡此七情，合和视之"，是中药临床应用的七种基本规律，也是中医遣药组方的基础。从七情配伍来看，《金匮要略》药物配伍多用单行、相须相使、相畏相杀，少见相恶相反，组方严谨，用药精当，配伍有度。

（一）单行

单行指单用一味药来治疗某种病情单一的疾病，对于病情比较单纯的病证，即可选择一种针对性较强的药物达到治疗目的。《金匮要略·痉湿暍病脉证治》篇中治疗"太阳中暍，身热疼重而脉微弱"的一物瓜蒂汤方，《金匮要略·百合狐惑阴阳毒病脉证治》篇中治疗湿热虫毒蚀于下部之苦参汤方，《金匮要略·中风历节病脉证并治》篇中治疗脚气冲心证之矾石汤方，《金匮要略·呕吐哕下利病脉证治》篇治疗下利不止的诃梨勒散等，都是用一种药物治疗一种病证，且行之有效。

（二）相须相使，增强治疗效果，扩大治疗范围

相须是两种功效类似的药物配合应用，增强原有药物的功效。如《金匮要略·胸痹心痛短气病脉证治》篇中的枳实薤白桂枝汤，方中枳实破气除痞，厚朴下气除满，二者相配可增行气除满、下气降逆之功，从而治疗"胸痹心中痞，留气结在胸，胸满，胁下逆抢心"之证，橘枳姜汤中橘皮配枳实以理气和胃、下气散结，治疗"胸痹，胸中气塞，短气"。其他如治疗阴寒痼结心痛的乌头赤石脂丸，附子配乌头以峻逐阴邪，治疗伤暑热盛暍病的白虎加人参汤中的石膏配知母以清热生津，治疗虚劳失精的桂枝加龙骨牡蛎汤中龙骨配牡蛎以潜镇摄精，治疗痰饮的五苓散中同用茯苓、猪苓、泽泻增强利水的作用，四逆汤中附子与干姜皆辛热之品，附子长于温壮命火，干姜长于温中散寒，二者配伍则温阳守中、回阳救逆之力颇强。这些配伍在临证应用时能观察到疗效加强，并且现代药理研究也证实了不少相须配伍的效果，如有研究认为在防治心衰、抗缺血心肌

脂质过氧化作用等方面，四逆汤全方作用大于该方的单味药。

相使是以一种药物为主，另一种药物为辅，两药合用，辅药可以提高主药的功效。如大承气汤治疗里实腹满，方中大黄配芒硝常用以治疗热结便秘，大黄为清热泻火通便之主药，芒硝则长于软坚散结，可增强大黄峻下热结之功效；治疗风湿表虚湿病的防己黄芪汤中黄芪与防己相配，黄芪益气消肿，防己祛风通络而止痹痛、利水消肿，二者相使配对，补利并举，以增全方补气利水消肿之力，这就是相使配伍。另外，相使配伍中还有一些属于异类相使配伍，即药物的功效各异，但通过各取所长以增强疗效，达到治疗目的。如治疗"咳而上气，喉中水鸡声"的射干麻黄汤，方中酸敛的五味子与辛温的细辛、麻黄、生姜、半夏配伍，散中有收，从而使得方中众多辛温药不至于辛散太过；治疗肺胃阴虚、虚火上炎所致的"大逆上气，咽喉不利，止逆下气"的麦门冬汤，方中大量麦冬与少量温燥的半夏配伍，麦冬制约半夏的温燥之性而留取半夏的降逆化痰之功效，这是去性存用的配伍；肾气丸在干地黄、山茱萸、山药补肾阴的基础上配以温补的附子、桂枝，通过阴阳的相互化生作用达到温补肾气的作用，这是阴阳化生的配伍；治肝时常在用疏肝理气药物的同时配以养血柔肝敛肝的药物，如奔豚汤、当归芍药散中的当归、芍药配川芎，兼顾肝脏的物质基础与功能活动两方面，这是体用结合的配伍。诸如此类，均为异类相使配伍之法。

相须相使的配伍除了能增强原有药物或者主药的功效，有时还能扩大治疗范围。如桂枝一药，在《伤寒杂病论》中应用颇多，麻黄汤中桂枝与麻黄相配，二者辛温同用，峻散寒邪，可用于风寒表实证；桂枝汤中桂枝与芍药相配，二者可调和营卫，用于中风表虚证；甘草附子汤中桂枝与附子、白术配伍，共同温阳散寒祛湿，用于风寒湿痹兼阳虚者；黄芪桂枝五物汤中桂枝与黄芪、生姜配伍，共同益气通阳宣痹，用于血痹的治疗；小建中汤中，桂枝与饴糖配伍，二者辛甘化阳，用于虚劳里急阴阳两虚偏阳虚者；桂枝茯苓丸中，桂枝与牡丹皮、桃仁等相配，可活血行瘀，治疗癥病；五苓散，桂枝中与茯苓、猪苓、泽泻、白术等药配伍，可通阳化气利水，治疗痰饮病等。再如麻黄一药，在麻黄汤中与桂枝配伍。可发散风寒，可治疗风寒表实证；葛根汤中，麻黄配葛根则可散寒舒筋，治疗风寒项背强几几；越婢汤、大青龙汤中，麻黄与石膏配伍，清解里热、宣肺平喘，用于治疗咳嗽上气、风水等证肺有郁热者；厚朴麻黄汤中，麻黄与厚朴相配，二者可宣肺泻满，可治疗咳而胸满证；射干麻黄汤中，麻黄与射干相配，可宣肺散寒，用于治疗咳嗽上气有喉中水鸡声者；麻黄加术汤中，麻黄与白术相配，发散寒湿，治疗湿病之寒湿在表者；乌头汤中，麻黄与乌头相配，二者可发散骨节间寒邪，《金匮要略》中将其用于治疗寒湿历节病；半夏麻黄丸中，麻黄与半夏相配，可宣饮降浊，《金匮要略》中将其用于治疗饮盛阳郁之悸证。正如徐灵胎所云"药之功用，不止一端，在此方则取此长，在彼方则取彼长"，足以见仲景药物配伍之精妙。

（三）相畏相杀，减少不良反应，增加药效

相畏是一种药物之毒副作用被另一种药物所抑制，相杀是一种药物能消除另一种药

物的毒副作用。相畏与相杀应该说并没有本质区别，不过是同一关系的两种不同提法而已。《金匮要略》中半夏使用较多，且皆为洗半夏，即生半夏，毒性较大，而仲景在方中则常配以生姜，因为生姜可杀半夏之毒也，如小半夏汤、半夏厚朴汤、甘草泻心汤、射干麻黄汤等。而《金匮要略》中使用乌头、附子时则常配伍白蜜、甘草等，因此二者可缓解乌头、附子的毒性，如乌头赤石脂丸、大乌头煎、四逆汤、乌头桂枝汤等。现代药理研究也证实甘草与白蜜可减轻附子、乌头的毒性，如有研究发现四逆汤毒性明显低于单用附子，实验表明二者的口服半数致死量相差 4.1 倍，其机制很可能与四逆汤中配伍了甘草有关。事实上，有时这样的配伍除了减毒还可增效，如四逆汤的药理研究发现，单味附子可强心升压抗休克，但其作用强度并不及四逆汤全方，且单用附子易导致异位心律失常；单味甘草可升压，使脉压增大，但其并无强心作用，而四逆汤全方具有较强的抗休克作用，这一作用优于方中各单味药，显示出本方组方虽有相畏相杀，但具有比较强的临床有效性。

（四）少见相恶相反

相恶是指一种药物能破坏另一种药物之功效。一般而言，凡功效相反之药物，皆有相恶之嫌，但观仲景之方，不乏寒温并用、攻补兼施之剂，如桂枝芍药知母汤、大黄䗪虫丸等，似无相恶之效果，可见其配伍之巧妙。

相反是指两种药物同用能产生剧烈的毒副作用。《伤寒杂病论》成书年代并无"十八反"之说，在书中确有"十八反"药物的应用，如甘遂半夏汤中，方中出现了甘遂配甘草；如赤丸方中出现了乌头配半夏，这均属"十八反"范围。对此，有实验研究证明甘遂与甘草配伍，其用量比例、煎服方法等可影响其毒性，动物实验表明甘草量大于甘遂增加药物毒性；不过也有临床报告说甘草用量大于甘遂取得良效。此外，也有研究者查阅文献再结合临床，提出乌头与贝母、半夏、瓜蒌配伍是安全的，且疗效显著。不论怎样，这些研究结果提示我们对中药配伍禁忌应须慎重对待，观之于数千年临证实践，这两组相反药物若用之巧妙，可能收奇效，然非审证准确、经验丰富，不可妄投。而实际上除此之外，在《金匮要略》中并未出现更多相反药物配伍。

二、重视药物炮制

张仲景十分重视药物的炮制，常于药后加以说明，其炮制方法多样，基本包含了现今中药炮制学中的主要制法，甚至不少药物的炮制要求比现在用药还要讲究，有些药物炮制是为了保证药效，也有时候是为了调整药性药效而进行炮制处理。其药物炮制实践为后世炮制理论的形成奠定了基础。综观《金匮要略》中的药物炮制法，大致可为净制、碎制、水制、火制、水火共制五类。

（一）净制

净制是指通过切削等操作技术，对药物净选加工，选取规定的药用部位，除去杂质，保证药物功效，净制时根据不同药物的情况需采取不同净制法。有的需要去除非药用部分，如防己黄芪汤中的黄芪注明"去芦"，大黄䗪虫丸中的䗪虫、虻虫要"去足、翅"，猪苓汤中的猪苓要"去皮"，桂枝茯苓丸中的牡丹注明"去心"等，都是去除其非用药部分。有的需去除副作用部分，如温经汤中的麦冬注明要"去心"，因为麦冬心可令人心烦，如陶弘景言："凡用，取肥大者，汤泽，抽去心。不尔，令人烦。"有的净制是去除药物的不同功效部分，如多方中用麻黄注明要"去节"，是因为麻黄节有止汗作用，不利于麻黄发汗。有的净制是去除毒性部分，如九痛丸、《外台》桔梗白散、三物备急丸中用巴豆，均注明需"去皮（心），熬"，陶弘景说"巴豆打破剥皮，刮去心。不尔，令人闷"，李时珍也说"巴豆气热味辛，生猛熟缓……盖不去膜则伤胃，不去其心则作呕"。佐证了仲景制巴豆方法的合理性。

（二）碎制

碎制是将药物破碎的方法，目的在于使药效易于煎出，充分发挥药物的治疗作用。碎制因药物不同而有不同的碎制法。如《金匮要略》中生姜多注"切"，大枣"擘"，《金匮要略·呕吐哕下利病脉证治》篇中桂枝汤后则注明"右五味，㕮咀"，《金匮要略·胸痹心痛短气病脉证治》中的瓜蒌薤白白酒汤，方中瓜蒌实需"捣"，还有如碾艾叶、剉瓜蒂、研雄黄等方法，此外《金匮要略》中凡制散剂，皆云"杵为散"，凡制丸药皆云"末之"，都是不同药物不同情况下碎制法的运用。

（三）水制

水制是指将药物用清水或其他液体辅料冲洗，常见目的有两种，一是洗去药物的毒副作用成分，如《金匮要略》中大柴胡汤、赤丸、半夏泻心汤中的半夏后皆强调要"洗"，并且大半夏汤中的半夏后注明"洗完用"，"洗完"即指将滑液洗尽，说明仲景每用半夏都要求水洗，并强调了洗的程度，其目的是减少半夏的毒性和刺激咽喉的副作用，如陶弘景云："凡用，以汤洗十许过，令滑尽。不尔，有毒，戟人咽喉。"再如蜀漆散中的蜀漆需"洗去腥"，旨在去其腥恶味以防引起恶心呕吐，如《本经疏证》亦云："风药非鳞介飞走，未必云气腥者，惟仲景用蜀漆，必注曰洗去腥，则可见其气之恶劣异于他本草矣。"现在认为蜀漆水洗之后，可减少蜀漆所含的常山碱，减少对胃黏膜的刺激。

水制的另一常见目的是改变药物性情及增加药效。如生大黄气味重浊，力强直行，直达下焦，泻下之力峻猛，易伤胃气，但将生大黄用酒制后则可使其泻下之力缓和，还可减弱寒性，防止过寒败胃；而《金匮要略·妇人杂病脉证并治》篇中抵当丸中大黄用酒浸，除了减弱其苦寒下走之性，还可增强其活血之力。再如乌梅丸中提到"以苦酒渍乌梅一宿，去核"，苦酒即醋，用苦酒渍乌梅一宿，则乌梅更酸，可增强其效用。

（四）火制

火制即以火为主进行加工炮制的方法。除制丸药"炼蜜为丸"之炼蜜法外，《金匮要略》中直接用于制药的火制法有炙、熬（炒）、烧、炮、煨几种。

炙，《说文》云"炙，炙肉也"，《说文正义》释之曰"以物贯之，而举于火上以炙之"，加之仲景在《金匮要略·妇人杂病脉证并治》篇中对梅核气的描述为"妇人咽中如有炙脔"，可见仲景之"炙"是烘烤之意。如鳖甲煎丸中的阿胶用炙，《本草经集注》说"凡丸散用胶皆先炙，使通体沸起"，可见炙阿胶可使其膨起焦酥，易于研末制丸用。皂荚丸中皂荚"用酥炙"，则是以牛奶或羊奶涂于皂荚表面再以火烤，借此以缓皂荚的峻猛和毒性。

熬，焙干之意，《说文》称"熬：干煎也"，意即指此。据此推测仲景所言"熬"，与"炒"之意大致相同。在《金匮要略》中注明"熬"的药物有芫花、水蛭、虻虫、巴豆、葶苈子、瓜蒂等，不同的药物熬制的目的不一，如葶苈子熬制后其性趋缓，减少其伤肺气的副作用；水蛭、虻虫生用有毒，破血力猛，且其味腥臭，将其熬制后既可以降低毒性，不易伤人正气，还可矫臭矫味；巴豆"去皮心后，熬"，目的则是炒去油以去其毒性。此外，《金匮要略》中也有直接提及"炒"，如升麻鳖甲汤中蜀椒注明需"炒去汗"，"去汗"即去油，因油性黏腻，不利于辛热温散作用的发挥，故要炒去之，后世也沿用这一制法，如寇宗奭曰："凡用秦椒、蜀椒，须微炒，使汗出。"

"烧"即用火直接燃烧的加工法，主要用于矿物药，如硝石矾石散中注明硝石、矾石均烧制，大约相当于现代的"煅"法，烧之使其易碎。此外烧制也有改变药效的作用，如枳实芍药散中的枳实注明了"烧令黑，勿太过"，目的是烧黑后令枳实之力能入血分，行血中之气。

"炮"是将整块药物置于火灰、热砂或热土中炮制，待其发出爆炸声为度的一种火制法。《金匮要略》中常要求"炮"的药物有附子、乌头，目的一是用其熟，二是去其毒，如李东垣曰"至于川乌、附子须炮，以制毒也"，仲景在汤剂中炮附子的用量常为生附子的 2～3 倍，充分说明附子炮用毒性减小。还有干姜也有用炮的，如治虚寒肺痿的甘草干姜汤中，干姜即为炮姜，目的是取炮姜性缓以治肺中虚寒。

"煨"是将药物隔火用微火经过较长时间加温，使药物脆松、去油，以达到增强疗效、减低刺激性及烈性之目的，见于《金匮要略·呕吐哕下利病脉证治》篇中诃梨勒散注明诃梨勒用"煨"法。

（五）水火共制

《金匮要略》中的水火共制法的代表是"蒸"法，"蒸"是指将药物装入蒸制容器内，根据情况加辅料或不加辅料，再隔水加热至一定程度的制法，蒸法的作用主要是缓和药性或增强补益之力。如《金匮要略·血痹虚劳病脉证并治》篇中大黄䗪虫丸的大黄注明"蒸"，大黄生者性猛，蒸制之后其力变缓，正合该证需缓攻之意。而《金匮要略·中风历节病脉证并治》篇中防己地黄汤的地黄注明需"蒸之如斗米饭久"，《金匮玉函经二注》中将此解释为"用地黄之凉血补阴，熟蒸以归五脏，益精养神也。盖药生则散表，熟则补衰"，可见是通过蒸制增强药物补益的功效。

三、药物用量规律

（一）《金匮要略》中剂量折算研究

东汉时期通行的重量单位用斤、两、铢，容量单位用合、升、斗、斛。这些度量衡单位折合成现在的多少重量或容量一直以来存在很多不同的看法，有的是根据临床常用量估计的，有的根据药物单位体积的比重推算，有的根据"药秤"折算，有的根据货币、嘉量核算，得出的结论也不一，如1两有合3g，37.3g，8g，6.96g，13.920g，14.1666g，13.67464g 等多种结论，但这些方法都是通过间接的方法来考证《伤寒论》和《金匮要略》中的药物剂量，虽然有其依据，但都不太精确。

直到20世纪80年代，柯雪帆等考察了现藏中国历史博物馆的"光和大司农铜权"，据其铭文定此权应和仲景同时代，再根据这些相关的史料、实物核算出来数据，并将数据验于医药科学实践，最后得出仲景时期1两合今15.625g，1升合今200mL左右，并且，柯雪帆等人认为从中医学中药学的角度上看，这个量略大于目前常用量且符合目前的发展趋势，从度量衡史的角度看是正确可靠的。柯雪帆的考证方法严谨、科学，考证结果比较可信，得到了较多人的认可。

而近年傅延龄等沿着汉晋唐宋权衡制度和医药用秤变化两条主线，采用综合逻辑分析考证方法进行掘地式研究，证明张仲景方药计量只能采用东汉官秤，其1两合今约13.8g。并且，其课题组采用基于中药煎煮实验结果的文献研究方法在论证经方本原剂量合理性的基础上，选择8个有代表性的经方为对象进行研究，发现按1两折合9g的关系换算张仲景方剂的药物用量，药材有效成分的煎出率最高，药材的利用度最大，并由此提出今日经方临床应用宜以1两折合9g为宜，这些可作为临床医生合理应用经方的重要依据和参考。

除了用度量衡标记药物剂量，《金匮要略》中也有时候用估量，但估量存在不确定性，有较大偏差，如摄、把、匕、匙、枚、个等。

（二）药物用量规律

药量是用药的重要内容之一，药物的功效要以其用量为基础，而方剂中药物与药物之间的用量比例，对全方的功效更具有重要影响。

《金匮要略》中各方重用药均标明用量。张仲景用的每一味药皆有常用剂量，如五味子、川芎、柴胡、芒硝，在所有非配制成药的方中用量相同，五味子用半升，川芎用二两，柴胡用半斤，芒硝用三合，即其常用量。又如桂枝，除桂枝茯苓丸、五苓散、茵陈五苓散3方是用"分"（份）作比例配制成药以外，其余33方用过一两、二两、三两、四两、五两5个剂量，其中用三两者高达55%，可见仲景对桂枝的常用量为"三两"，以三两为中心，二至四两者高达89%，为常用范围。

除了常用量之外，有时需根据不同情况调整药物用量或者调整药量。常见调整用量情况有以下几种。①根据组方配伍的需要调整用量：主治之药一般用量较大，如酸枣仁汤中的枣仁用至二升，麻子仁丸中的麻子仁用至二升；而一些治兼证的佐使药用量则相对较小，如《金匮要略·肺痿肺痈咳嗽上气病脉证并治》篇中用石膏，在治疗饮热迫肺的越婢加半夏汤中，石膏清里热，并制约麻黄的温性，故用石膏半斤，用量较大，而在小青龙加石膏汤中，因其所治病证为外寒内饮兼有里热的咳嗽上气，石膏为清热而设，属治兼证之药，此则仅用二两。②根据疾病或证候的不同而调整用量：如桂枝加桂汤，乃桂枝汤中的桂枝再加二两桂枝至五两而成，因为"今加桂满五两，所以加桂者，以能泄奔豚"。再如生姜的常用量为三两，而治呕吐哕等病证时则要用至半斤，可见于小半夏汤、小半夏加茯苓汤、橘枳姜汤、橘皮竹茹汤等方中，生姜皆用至半斤。蜀漆散方中提出"临发时，服一钱匕，未发前，服半钱"，这是根据疾病发作期与缓解期的不同而调整用量。甘草附子汤"温服一升，日三服，初服得微汗则解，能食，汗止复烦，将服五合"，一开始只服用一升，服后微汗出、病情缓解，但是汗止后又出现"烦"，于是调整服用量由一升减少至五合，目的在减少发汗。再如抵当汤和抵当丸，虽然药物组成相同，但由于两方治疗的蓄血证处于不同阶段，抵挡汤所治的蓄血证病势较急，故用汤剂，且药物用量大，但是抵当丸治疗的蓄血证病势较缓，故用丸剂，且剂量偏小。③根据患者体质调整方药用量：患者体质也是影响用量的主要因素之一，张仲景对于毒副作用大或药性峻猛的药物，常提出需要根据患者体质调整服药量，体质较强的患者用量可大，而体质弱者则应减量，如小青龙加石膏汤"强人服一升，羸者减之，日三服，小儿服四合"。④根据疗效调整方药用量：如麻子仁丸方后提到"饮服十丸，日三，渐加，以知为度"，这里同时提到了无效加量和中病即止两种常见的根据疗效调整用药量的情况。⑤相反药性药物配伍时根据病性调整用量：如麦门冬汤治"大逆上气，咽喉不利"，证为肺胃阴伤，虚火上炎，方中用麦门冬滋养肺胃之阴，半夏降其逆气，但半夏温燥伤阴，不利于阴伤火逆之证，故仲景将麦冬剂量用至七升，与一升半夏相配，大量的麦冬制约了半夏的燥性，使得半夏独具降逆之用，而不至伤阴。

第二节　用方思想

《金匮要略》的方剂配伍严谨，用药精当，化裁灵活，治疗范围广泛，临床疗效显著，其方剂中蕴含的组方思想为方剂学的形成与发展奠定了基础。

一、证中寓法，法贯方中

（一）证为治之本

这个"证"是病因病机的概括，在疾病错综复杂的变化之中，先要辨"证"，随证而治，这一思想在《金匮要略》的辨治过程中随处可见，张仲景称之为"随证治之"，如其论述百合病时所说"其证或未病而预见，或病四五日而出，或病二十日，或一月微见者，各随证治之"。

（二）证法统一，证中寓法，法贯方中

法以证立，方从法出，这是张仲景辨证论治体系中两个重要环节。如其在《金匮要略·水气病脉证并治》篇中提出水气病治法"诸有水者，腰以下肿，当利小便；腰以上肿，当发汗乃愈"，即是法以证立的明证。综观《金匮要略》，张仲景的用方思想虽贯彻了此原则，但其在更多的辨治论述中并未明确清晰地表现出此原则、并将"理、法、方、药"一以贯之，主要是因为《金匮要略》文简义隐，证略法约，大多数情况下是简述主症后即直出方药，如"咳而上气，喉中水鸡声，射干麻黄汤主之""奔豚气上冲胸，腹痛，往来寒热，奔豚汤主之""痛而闭者，厚朴三物汤主之"，并未明确辨证结果及确立治法。但若从原文分析其思想，可以看出张仲景善抓主症，主症是辨证的关键，在揭示主症之时，已将辨证的结果、立法的依据均寓于其中，同时将所立之法呈现于方药之中。如"痛而闭者，厚朴三物汤主之"，"闭"为阳明之实，"痛"为气机阻滞之重者，故重用厚朴八两、枳实五枚以行气滞，同时用大黄攻下里实。同时，在《金匮要略》中其他与厚朴三物汤相近的系列方中，如厚朴大黄汤、大承气汤、小承气汤等，都是据其不同之证，调整方药组成与用量而成。再如对"胸痹之病，喘息咳唾，胸背痛，短气"这一胸痹病证，张仲景治以瓜蒌薤白白酒汤通阳散结、宽胸化痰，方中用瓜蒌实宽胸化痰，薤白通阳散结，白酒行药性，助通阳散结；若胸痹进一步发展出现"心痛彻背，背痛彻心"，为痰浊上逆，痹阻胸阳所致，则需加强行化痰浊之力，方中加半夏以降逆化痰，即瓜蒌薤白半夏汤；若"心中痞，留气结在胸，胸满，胁下逆抢心"，阴寒痰浊上乘，致气滞兼见气逆，则改方为枳实薤白桂枝汤，方中仍沿用瓜蒌实、薤白，因酒性升散，与气逆相悖故去白酒，加厚朴、枳实降气泄满，加桂枝可降逆平冲。上述三方证紧扣胸痹病证变化而组方用药，可以说张仲景组方的依据既不是完全依法组方而忽略其据证组方，也没有忽视法对组方的整体要求而据证堆积药物，而是二者同时并举，证法统一，法贯方中。但因其在文字中论及治法甚少，以至于后来学者在分析其理法方药思想时逐渐弱化了治法，甚至演变成方证对应思想。

二、"八法"悉具，随证选用

方剂"八法"是汗法、吐法、下法、和法、温法、清法、消法、补法的合称，是前人在长期的辨证论治医疗实践中总结出来的八种治疗方法，至今在临床上仍有现实意义。但"八法"不同于具体的治疗方法，八法是针对同一类病机的病证确立的治法，适应范围较广，且具有一定法则性和指导意义，故有"八法之中，百法备焉"之说，因此又被称作"治疗大法"或"治疗法则"。虽明确提出"八法"的是清代程钟龄，但早在《金匮要略》中八法已有充分的实际运用。

（一）汗法

如《金匮要略·痉湿暍病脉证治》篇："风湿相搏，一身尽疼痛，法当汗出而解，值天阴雨不止，医云此可发汗，汗之病不愈者，何也？盖发其汗，汗大出者，但风气

去，湿气在，是故不愈也。若治风湿者发其汗，但微微似欲出汗者，风湿俱去也。"既指出外湿的基本治法是汗法，也强调了发汗不能太过，微微发汗方能除风湿，本篇中的麻黄加术汤、麻杏苡甘汤等均为微汗除湿的代表。再如《金匮要略·痰饮咳嗽病脉证并治》篇中："病溢饮者，当发其汗，大青龙汤主之，小青龙汤亦主之。"这又是汗法治疗溢饮的运用。

（二）吐法

如《金匮要略·腹满寒疝宿食病脉证治》篇："宿食在上脘，当吐之，宜瓜蒂散。"《金匮要略·痉湿暍病脉证治》篇："太阳中暍，身热疼重，而脉微弱，此以夏月伤冷水，水行皮中所致也，一物瓜蒂汤主之。"《金匮要略·黄疸病脉证并治》篇："酒黄疸者，或无热，靖言了了，腹满欲吐，鼻燥，其脉浮者先吐之，沉弦者先下之。"以上都是吐法的运用。

（三）下法

如《金匮要略·腹满寒疝宿食病脉证治》篇："病者腹满，按之不痛为虚，痛者为实，可下之，舌黄未下者，下之黄自去。"《金匮要略·黄疸病脉证并治》篇："然黄家所得，从湿得之，一身尽发热而黄，肚热，热在里，当下之。"这都明确了运用下法的情况。《金匮要略》中下法方剂众多，如治疗实热腹满的大承气汤、厚朴三物汤，治疗黄疸的茵陈蒿汤、栀子大黄汤，治疗悬饮的十枣汤等。

（四）和法

小柴胡汤是和法最经典的代表方，《金匮要略·呕吐哕下利病脉证治》篇中"呕而发热，小柴胡汤主之"，以及妇人产后郁冒和妇人热入血室之用小柴胡汤，都是和解少阳的具体运用。此外如治疗肝脾失调的妊娠腹痛，方用当归芍药散调和肝脾，治疗"呕而肠鸣，心下痞"的半夏泻心汤调和肠胃，也都是和法的运用。

（五）温法

《金匮要略》中温法的运用比较广泛，主要有回阳救逆和温阳散寒两大类。《金匮要略·呕吐哕下利病脉证治》篇中治疗阴盛格阳的下利，即是用四逆汤、通脉四逆汤回阳救逆；又有如《金匮要略·腹满寒疝宿食病脉证治》篇中治疗中焦阳虚致腹满的附子粳米汤、大建中汤，《金匮要略·胸痹心痛短气病脉证治》篇中治疗阴寒攻心的心痛的乌头赤石脂丸，《金匮要略·呕吐哕下利病脉证治》篇中治疗肝胃虚寒呕吐的吴茱萸汤等，都是温阳散寒的具体运用。

（六）清法

《金匮要略》中对清法的运用较为慎重，因热盛易伤阴津，救阴存津为治热病尤需注意的，故慎重使用清法。而且治热方药多属寒凉，易损伤阳气，平素虚寒患者亦需慎用。《金匮要略》中的清法代表方如《金匮要略·痉湿暍病脉证治》中治疗的"汗出恶寒，身热而渴"伤暑热盛暍病的白虎加人参汤，《金匮要略·呕吐哕下利病脉证治》篇治疗热利的白头翁汤、清热除烦的栀子豉汤，《金匮要略·惊悸吐衄下血胸满瘀血病脉证治》中治疗心火旺盛、迫血妄行的泻心汤等，此外还有治疗湿热内蕴黄疸的茵陈蒿汤、栀子大黄汤也可属清法范围。

（七）消法

消法与下法的作用有相似之处，但下法多用于病势急迫的情况，消法大多用于比较慢性的病证。消法包括消散和消破两个方面，以渐消缓散的方法来达到治疗的目的，《金匮要略》中的消法多体现为消瘀、消痈、消痰三种具体治法。《金匮要略·惊悸吐衄下血胸满瘀血病脉证治》篇中说："病者如热状，烦满，口干燥而渴，其脉反无热，此为阴伏，是瘀血也，当下之。"即消瘀法的运用，消瘀法用方如《金匮要略·妇人产后病脉证治》篇中治疗瘀血内结产后腹痛的下瘀血汤，《金匮要略·妇人妊娠病脉证并治》篇治疗妊娠宿有癥病的桂枝茯苓丸，《金匮要略·妇人杂病脉证并治》篇中治疗瘀血致经水不利的抵当丸，还有《金匮要略·疟病脉证并治》篇中治疗疟母的鳖甲煎丸，《金匮要略·血痹虚劳病脉证并治》篇中治疗虚劳干血的大黄䗪虫丸，等等。消痈则如《金匮要略·疮痈肠痈浸淫病脉证并治》篇中，张仲景根据痈脓之成与否，分别采用泄热消痈和排脓消痈法，如大黄牡丹汤泄热消痈，薏苡败酱散则是消痈排脓消痈。对于消痰，《金匮要略》论述较多，如胸痹病的病因病机是"阳微阴弦"，"阳微"是指胸阳不足，"阴弦"是指水饮、痰涎等阴邪较盛，张仲景据此提出了治疗胸痹病用瓜蒌薤白白酒汤、瓜蒌薤白半夏汤等方以豁痰通阳，此外如痰浊胶固用皂荚丸以涤痰去垢，《金匮要略·妇人杂病脉证并治》用半夏厚朴汤治疗"妇人咽中如有炙脔"，皆属消法中消痰的范畴。

（八）补法

补法是指通过药物内服、针灸等各种治疗手段，以滋养、补益脏腑气血阴阳，治疗各种虚损病证的治法，又称补益法。《金匮要略》中的补法有补气、补血、补阴、补阳四类，其中又尤其重视补益脾肾，因为肾为先天之本，内寓真阴真阳，脾为后天之本，是气血生化之源。张仲景补法的运用在《金匮要略·血痹虚劳病脉证并治》篇中体现尤为突出，如治疗阴阳两虚、心肾不交之虚劳失精用桂枝加龙骨牡蛎汤，脾胃不足、阴阳两虚致里急腹痛用小建中汤、黄芪建中汤，治疗肾阳虚用肾气丸，虚劳兼外感的用薯蓣丸，治肝阴不足、心血不足之不寐用酸枣仁汤等，均为补法，且多重视补脾肾。其他如冲任亏虚下血用胶艾汤，脏阴不足的脏躁用甘麦大枣汤，血虚内寒之寒疝用当归生姜羊肉汤，治疗肺胃阴虚、虚火上扰之肺痿的麦门冬汤等，心肺阴虚内热致百合病的百合地黄汤，皆属补法范围。

三、方药配伍，主次有序

张仲景组方时配伍用药主次分明，井然有序。虽其并未明言君臣佐使，但细究其方方义，君臣佐使之意显然。首先各方皆有主药（君药），主药决定了全方的主治方向，体现全方的主要功效，如茵陈蒿汤中的茵陈、泽泻汤中的泽泻、黄芪桂枝五物汤中的黄芪、厚朴七物汤中的厚朴、薯蓣丸中的薯蓣、半夏泻心汤中的半夏等，而且很多时候张仲景会把主药置于方名之中以示其为主的地位。张仲景方中的主药也并非局限为一味药，根据病情轻重或者病机不同，主药也可以是两味药、三味药，如射干麻黄汤中的射干、麻黄，二者同为主药，合用发挥较强的宣肺之力；十枣汤中的甘遂、芫花、大戟同用以峻下逐水，三药无主次之分；而治疗饮热迫肺的越婢加半夏汤中麻黄与石膏同为主药，既重视麻黄宣肺平喘之力，也必须有石膏清热之功，才能切中饮热迫肺的病机，故二者同为主药。

其次为辅治药（臣药），如泽泻汤中的白术助泽泻除湿利水，茵陈蒿汤中的栀子、大黄助茵陈清热利湿，再如附子粳米汤中附子针对该病证脾胃阳虚的病机之本温中散寒止痛为主药，同时辅以半夏降逆化饮，用以治疗因脾胃阳虚不运化水湿所致之水饮内停、寒气上逆。

再次则为佐药，《金匮要略》的佐药功用除常见的佐助药之外，另有两种用法，一种意在佐制，如十枣汤中大枣主要为减弱甘遂、芫花、大戟的毒烈之性而用；一种意在反佐，通常是配与主药相反药性的药物，如治疗中焦虚寒、统摄无权而下血的黄土汤，以灶心土温中涩肠止血为主，辅以白术甘草健脾补中、制附子温阳散寒、干地黄阿胶养血止血，方中还有一味与全方温中功效相矛盾的苦寒黄芩，意在以其苦寒防附子、白术过于温燥而动血，此即为反佐之意。

最次为调和药，调和诸药之用，如不少方中的甘草即是。

四、方简效宏，取舍精妙，小方大方，唯求合宜

《金匮要略》中方剂的总数，前22篇共计为205首，除去与《伤寒论》重复方剂37首，附方23首，有方无药（即方中之药已佚者）5首，实际为140首方剂，仲景方素以精专著称，在这140首方剂中，1～3味药之方占40%，1～7味药之方占88%，8～25味药之方占12%，由此可知，《金匮要略》方不超过七味药者为绝大多数（方中若用到酒、苦酒、蜜等，均计入组方药味数）。正如徐灵胎所言："古圣人之立方，不过四五味而已，其审药性。至精至当，其察病情，至真至确。方中所用之药，必准对其病，而无毫发之差。无一味泛用之药，且能以一药兼治数症。故其药味虽少，而无症不该。"组方药味虽不多，但是临床疗效显著，方简而效宏，是《金匮要略》方的一大特点。

除了组方用药精简外，张仲景的方药取舍非常精妙，是另一大突出之处。如五苓散由茯苓、猪苓、白术、泽泻、桂枝组成，共奏温阳化气利水之功；若将猪苓换成生姜、甘草，则为茯苓泽泻汤，以治呕渴反复的水饮证；若仅用方中的白术、泽泻，泽泻用量加重，则为治水饮上逆冒眩的泽泻汤；若仅用猪苓、茯苓、白术3味，则为治饮病方愈、防其复作的猪苓散；若仅用方中的茯苓、白术、桂枝3味，加入甘草，则为治饮停中焦的代表方苓桂术甘汤；若将苓桂术甘汤中的白术换成大枣，则为治饮蓄下焦欲作奔

豚的茯苓桂枝甘草大枣汤；若五苓散中的茯苓、猪苓、泽泻再加阿胶、滑石，则成猪苓汤，全方滋阴润燥、利水除热，可用以治水热互结伤阴的病证。茯苓、猪苓、泽泻、白术、桂枝5味药，通过此5味药的出入变化，再合以生姜、大枣、甘草、滑石、阿胶等药，变化出7首各有专攻的经典之方，足见张仲景临证组方时的取舍精妙，唯求合宜。

《金匮要略》中方剂用药精简，小方为多，但也不乏少量大方，如治疗疟母的鳖甲煎丸用药多达23味，因其病为疟邪久羁，正气已虚，假血依痰，结于胁下，既要行气化痰，又要利水消结化瘀，既要祛邪，又要扶正，故主以鳖甲软坚散结，煅灶灰祛瘀消积；因疟邪传犯在三阳经，故组合治三阳经的代表方为小柴胡汤、桂枝汤、大承气汤，因癥结而去壅缓之甘草，因下虚而去破气直下之枳实；又加入化瘀之鼠妇、蟅虫、蜣螂、蜂房、桃仁，消痰之赤硝、半夏，行气之射干、葶苈子，利水之瞿麦、石韦，去瘀积之热之牡丹皮、紫葳，扶正之人参、白术、阿胶、芍药等，如此则正合病证之治。再如虚劳中治疗"虚劳诸不足，风气百疾"的薯蓣丸，全方用药21味，针对气血阴阳俱虚进行补益，以薯蓣补脾胃为主，人参、白术、茯苓、甘草补气，干地黄、芍药、当归、川芎养血，辅以干姜温阳，麦冬、阿胶滋阴，大枣补养气血，豆黄卷、神曲化湿调中；同时针对风气百疾，方中用了桂枝、防风、柴胡疏散外邪，桔梗、杏仁、白蔹下气开郁，全方扶正祛邪，补中寓散，应合治疗虚劳兼风气百疾的病证需要。从这两张大方看来，虽用药颇多，仍不失其规范，多而不乱，繁而不杂，仍是以合宜为度。"用多用寡，两不相俟。故得其要者，多也不杂；不得其要，少亦不专。"

第三节 方证理论与临床运用

一、瓜蒌桂枝汤证

（一）原文

太阳病，其证备，身体强，几几然，脉反沉迟，此为痉，栝楼桂枝汤主之。

栝楼桂枝汤方

栝楼根二两　桂枝三两　芍药三两　甘草二两　生姜三两　大枣十二枚

（二）方解与临床运用

1. 方解　瓜蒌桂枝汤有解肌祛邪、生津柔筋之功。主治：外感风寒。症见发热恶风，头痛汗出，身体强几几然，舌淡苔薄白，脉沉迟者。天花粉具有清热生津、养津润燥、舒缓筋脉的功效，桂枝汤中桂枝疏邪解肌，芍药、甘草酸甘化阴，苦寒泄热，甘草调和诸药，生姜、大枣和营，共奏解肌发表、调和营卫之功。临床若兼见血虚者加当归、阿胶；兼项背转侧不利者，加葛根；兼气虚者加党参、黄芪；兼脾虚者加白术、山药；若恶寒甚者加羌活、细辛；若身痛较重者加独活、秦艽、防风等。

2. 临床运用 现代运用本方可治疗小儿急慢惊风、席汉综合征、精神疾病、恶性滋养叶细胞肿瘤、慢性鼻炎、咽炎、风湿病、骨质疏松症、强直性脊柱炎等属外感风寒，津液不足，筋脉失养者。

（三）名家解读

1. 徐忠可 此为痉病有汗、不恶寒者主方。太阳病，其证备者，身热、头痛、汗出也。身体强即背反张之互辞，几几然即颈项强直之形状，脉反沉迟，谓阳证得阴脉，此痉脉之异于正伤寒也。其原由筋素失养，而湿复夹风以燥之。故以桂枝汤为风伤卫主治，加栝楼根以清气分之热，而大润其太阳经既耗之液，则经气流通，风邪自解，湿气自行，筋不燥而痉愈矣。

2. 喻昌 伤寒方中，治项背几几，用桂枝加葛根汤矣。彼之汗出恶风，其邪在表，而此之太阳证，罔不具备，其邪之亦在于表可知也。但以脉之沉迟，知其在表之邪为津液内竭所召，不当从风寒之表法起见，故不用葛根之发表解肌，改用栝楼根之味苦入阴，擅生津液之长者为君，加之桂枝和营卫、养筋脉而治其痉，乃变表法为和法也。然既君以栝楼根当增之，桂枝为臣当减之。

（四）典型医案

病案一 患者某，男，42岁。2010年4月初诊。主诉：头痛两个月余。两个月前患者沐浴，不慎感受风寒，随现恶寒发热、头身疼痛等症，服抗感冒药后，他症痊愈，唯余头疼，后服用布洛芬、盐酸氟桂利秦、镇脑宁胶囊等治疗，头疼未愈。诊见：疼痛位于头项两侧，循太阳经走向，呈阵发性掣痛，痛连颈项，皮肤拘紧不适，受寒更甚，舌淡红，苔薄白，脉浮紧。诊断：风寒头痛（太阳头痛）。治宜祛风散寒、舒筋止痛。方用瓜蒌桂枝汤加味。处方：天花粉10g，桂枝15g，白芍15g，葛根15g，羌活10g，甘草6g，生姜10g，大枣6个。3剂，每日1剂，水煎服，服药后避风。4月9日复诊，头痛明显减轻，脉象和缓，上方不变继服3剂。3日后患者来复头痛痊愈。

按：本病为太阳头痛，与痉病虽有不同，但在疾病的发展过程中却具有相同的病机，即营血津液亏虚、筋脉失养。所以，依据异病同治原则，可同用瓜蒌桂枝汤进行治疗。方中桂枝汤调和营卫、祛风散寒，以除外来之邪，天花粉清热生津、滋养筋脉，以缓筋脉之急，故瓜蒌桂枝汤治疗太阳头痛可取得较好疗效。

病案二 患者某，男，11岁。2015年8月10日初诊。诉手足不自觉抽搐，频频摇头，眨眼，大拇指不自觉贴近手心，在深呼吸时发出特殊哮鸣音，间断发作，伴面色萎黄，乏力懒言，食少纳呆，大便稀溏，舌红，苔黄白，脉滑。曾用西药镇静剂与补钙剂治疗无效。证属脾虚痰阻经脉，土虚木亢引动肝风，导致手足抽搐。治疗当健脾化痰、息风止痉。方用瓜蒌桂枝汤加减：天花粉20g，钩藤12g，桂枝9g，赤芍10g，法半夏6g，枳实6g，炒麦芽15g，生姜3片，大枣5枚，甘草3g。每日1剂，水煎服300mL，分3次服用。服上方5剂后，大便通畅，手足抽搐症状减轻，饮食增加。7日后复诊，上方去炒麦芽加白术又进5剂，诸症悉除而告痊愈。后用健脾平肝方巩固两个月余。

按：儿童手足抽搦症与肝脾关系较大，肝亢脾虚加上外感饮食情志等因素，极易发病。治疗上应该以平肝健脾、化痰息风为主，故用瓜蒌桂枝汤加减治疗。方中天花粉生津润燥、滋养筋脉，钩藤平肝息风，桂枝与芍药配伍辛酸相济调和营卫，生姜、大枣和炒麦芽补脾胃以助脾化痰生津，法半夏与枳实燥湿化痰，助天花粉平风之力。甘草调和诸药。诸药合用，使风息痰去，肝平脾运，手足抽搦症状自然消失。但由于儿童体质问题，应当注意饮食，少吃肥腻的食物，谨防感冒，加强防护，才能有效预防此病再发。

（五）现代研究

1. 临床研究 祝玉朴应用瓜蒌桂枝汤治疗脑卒中后下肢痉挛患者 48 例，发现瓜蒌桂枝汤可有效提高其日常生活的活动能力，对康复训练起到易化作用，疗效确切。胡明华用瓜蒌桂枝汤治疗太阳经头痛 24 例治愈取得较好疗效，治愈 20 例，好转 4 例。

2. 实验研究 抗癫痫作用。张林挺等研究瓜蒌桂枝汤对戊四氮点燃癫痫大鼠大脑内一氧化氮和超氧化物歧化酶水平的影响。发现瓜蒌桂枝汤能够升高癫痫大鼠大脑内一氧化氮和超氧化物歧化酶水平，从而减轻癫痫的发作，防止癫痫发作引起的脂质过氧化，对癫痫大鼠大脑神经细胞具有保护作用。

改善脑缺血。谢风帆等研究发现，瓜蒌桂枝汤通过抑制小胶质细胞活化改善大鼠脑缺血/再灌注损伤，这一作用可能与其通过影响 TWEAK/Fn14/CCL21/CXCR3 信号通路抑制小胶质细胞活化有关。

二、麻黄加术汤证

（一）原文

湿家身烦疼，可与麻黄加术汤，发其汗为宜，慎不可以火攻之。

麻黄加术汤方

麻黄三两（去节） 桂枝二两（去皮） 甘草二两（炙） 杏仁七十个（去皮尖）
白术四两

（二）方解与临床运用

1. 方解 麻黄加术汤有发汗解表、散寒祛湿之功。主治寒湿在表，症见无汗、恶寒发热、身烦疼、纳差、身体沉重、苔白腻、脉浮紧等。麻黄汤主治太阳伤寒表实证，麻黄伍桂枝增强发汗解表之力，以治身痛；杏仁配麻黄增强宣肺平喘止咳之功；甘草调和诸药；但湿邪在表又不易多汗。白术健脾燥湿，其性偏守，《神农本草经》谓白术治风寒湿痹，所以麻黄汤伍白术，虽发汗不致过多；白术得麻黄汤，能并行表里之湿。全方既符合寒湿在表的治法，又不违背张仲景治疗湿病微微发汗之义。肢体疼痛较剧者，宜加羌活、秦艽、威灵仙等以加强宣痹止痛；小便不利，加茯苓、泽泻利水渗湿；如大小便不利，加商陆或大戟逐水。若湿重则白术易苍术以燥湿健脾；风邪甚则加防风；寒邪甚则加细辛。

2. 临床运用 现代运用本方主要用于治疗各种关节炎、急性肾炎初起、流行性感冒、风湿病初起、荨麻疹、湿疹、白癜风、病毒性胃肠炎、慢性肾功能衰竭氮质血症等属寒湿在表者。

(三) 名家解读

1. 曹颖甫 太阳寒水，发于外者为汗，壅阻皮毛之内即成湿。故太阳伤寒，皮毛不开，无汗恶寒发热体痛者，宜麻黄汤以汗之；湿家发热身疼者，宜麻黄加术汤以汗之，加术者，所以去中焦之湿也。

2. 张璐 麻黄汤加白术四钱。湿家身疼烦热，浑是躯壳受伤，即用麻黄汤开发肌表，不得白术健运脾气，则湿热虽从汗泄，而水谷之气，依然复为痰湿，流薄中外矣；然术必生用，若经炒焙，但有健脾之能，而无祛湿之力矣。

(四) 典型医案

病案一 王某，女，29 岁。2010 年 5 月 10 日初诊。患者近半年来月经错后、经量少、色深有块、时有困乏感，遂来就诊。就诊时除有上述症状外又见头晕，带下色黄，舌淡红，舌中凹裂，苔薄白，脉右浮细紧、左沉缓。辨证属脾虚湿滞，治宜健脾化湿、发越脾气。药用白术、薏苡仁、山药各 30g，麦冬、女贞子各 20g，桂枝、炒麦芽、干姜各 15g，麻黄、北沙参、莱菔子、半夏、甘草各 10g，大枣 6 枚。5 剂，水煎服，每日 1 剂。服上 5 剂后患者带下色黄、困乏感等症已减轻，以上方加减再服 5 剂，后患者诉月经量、色及周期已正常。

按：本例患者月经后期，由脉证分析其原因为脾虚湿滞，痰湿内生。痰湿郁而化热，湿热下注胞宫，故又见带下色黄、月经量少、色深有块，湿邪内郁清阳不升故见头昏。治以麻黄加术汤为主，意在健脾的基础上发越脾气，加薏苡仁、山药以加强健脾运化之力，加炒麦芽、莱菔子、半夏通畅中焦气机、和降胃气以助除湿，使气行则湿不滞，脾虚肺多不足，故加麦冬、百合、北沙参以养肺气。诸药相合健脾、除湿、散邪，诸症自除。

病案二 张某，女，43 岁。患者周身关节呈游走性疼痛近 1 年，初起患者未引起注意，以后逐渐加重，近日来因天气寒冷，使病情加重，于 1989 年 12 月求治，经查红细胞沉降率 38mm/h，ASO833U/mL，类风湿因子阳性。症见：关节疼痛部位不定，恶风怕冷，手足欠温，皮肤枯槁，不易汗出，舌质嫩红，苔白，脉细缓。治以发汗祛风、散寒利湿。方用麻黄加术汤加味。麻黄 10g，桂枝 10g，杏仁 10g，羌活 12g，独活 12g，白术 15g，甘草 6g。服药 7 剂，周身关节疼痛大减，自觉手足温暖，手足心汗出，复查红细胞沉降率、ASO 已正常，为服药方便，中药改为散剂服用。麻黄 60g，桂枝 60g，白术 100g，当归 50g，川芎 50g，杏仁 45g，甘草 30g。以上共研细末，每日 2 次，每次 10g。经用此方两个多月，关节疼痛消失，复查类风湿因子已转阴性。

按：本例辨证属风痹，治以祛风除湿通痹，采用麻黄加术汤，切中病机，用之当效。

（五）现代研究

1. 临床研究 付培莉对风湿病患者应用麻黄加术汤随症加减方案的临床效果进行研究，发现麻黄加术汤加减能提高治疗效果、减少并发症发生率及疾病复发率、提高了患者生活质量及缩短住院时间等。

2. 实验研究 李俊莲等在探讨麻黄加术汤对寒湿环境因素下的呼吸道合胞病毒感染小鼠血清白介素－2、干扰素－γ含量的影响及在生态医学思想下寒湿环境、中西药物与机体免疫状态之间的相关性研究中发现麻黄加术汤可以改善寒湿环境下病毒感染小鼠免疫状态。并在麻黄加术汤对寒湿环境下小鼠脾淋巴细胞增殖能力作用的实验研究中发现，麻黄加术汤可提高小鼠的免疫功能。徐琦等在麻黄加术汤对类风湿关节炎的作用机制研究中。实验结果显示麻黄加术汤可显著降低大鼠血清炎症细胞因子白介素－1β、肿瘤坏死因子的含量，对实验性关节炎动物模型大鼠滑膜组织的炎症细胞浸润、纤维组织增生和巨噬样 A 型细胞有明显抑制作用。

三、麻黄杏仁薏苡甘草汤证

（一）原文

病者一身尽疼，发热，日晡所剧者，名风湿。此病伤于汗出当风，或久伤取冷所致也。可与麻黄杏仁薏苡甘草汤。

麻黄杏仁薏苡甘草汤方

麻黄（去节） 半两（汤泡） 甘草一两（炙） 薏苡仁半两 杏仁十个（去皮尖，炒）

（二）方解与临床运用

1. 方解 麻杏苡甘汤具有轻清宣泄、解表祛湿之功。主治风湿在表，症见发热、周身疼痛、午后发热加重、舌苔薄腻、脉浮数等；方中麻黄解表发汗以除风湿；杏仁苦降，助麻黄之力宣利肺气；薏苡仁健脾利水渗湿，可制约麻黄之温性，防止麻黄助热化燥，甘草补脾益气、调和诸药。全方有除风祛湿、解表通阳之功效，使风湿之邪从微汗而解。如湿邪偏胜且从热化，加防己、忍冬藤；风邪偏胜，加防风、蝉蜕；热盛关节红肿剧痛，加石膏、海桐皮、知母；足膝肿痛，加防己、牛膝；颈项强者，加葛根；皮肤红斑，加牡丹皮、赤芍。

2. 临床运用 现代常用于治疗风湿在表郁而化热之痹病、风水等，还可用于治疗急性风湿热、急性肾小球肾炎、过敏性紫癜、荨麻疹、结节性红斑、疣、银屑病、皮痹等证属风湿在表郁而化热者。

（三）名家解读

1. 陈修园 风湿之病，脉浮为风，身重为湿，若见此脉此症，汗不出而恶风者，为实邪。大剂有麻黄加术汤，小剂有麻黄杏仁薏苡甘草汤可用。若汗出恶风者，为虚邪，以防己黄芪汤主之。

2. 曹颖甫 一身尽疼，为寒湿凝滞肌理，血络阻滞作痛，若阴疽然。发热者，寒湿外闭，血分之热度，以阻遏而增剧也。日晡所为地中蒸气上腾之时，属太阴湿土，故阳明病欲解时，从申至戌上。所以解于申至戌上者，为热盛之证，当遇阳衰阴盛而差也。明乎此，可知申至戌上为太阴主气，湿与湿相感，故风湿之证，当日晡所剧。究病之所由成，则或由汗出当风或久伤取冷。《内经》云：形寒饮则伤肺。肺主皮毛，务令湿邪和表热，由皮毛一泄而尽，其病当愈。师所以用麻黄汤去桂枝加薏苡者，是以薏苡能祛湿故也。

（四）典型医案

病案一 唐某，男，61岁。1987年4月18日初诊。反复血尿已有4年多，曾在湛江某医院检查治疗已久，出院诊断为多囊肾、尿石症、肾癌待排。经治疗，血尿消失。近半年血尿复发、迁延不愈，诸治乏效。肉眼血尿成块，色暗红，腰痛，周身作痛，舌红边暗紫，苔白薄，右寸脉浮，左关弦脉，而两尺脉较沉。余细审此证，瘀热郁阻于下焦，水血交阻较明显，而诸治乏效者，恐需开上以通下，活血解郁与清热达下兼顾，方易取效。治法守恒，方药虽古，立意宜新。拟麻杏苡甘汤加味：麻黄8g，杏仁10g，薏苡仁30g，炙甘草8g，白茅根60g，益母草15g，血余炭10g。4月21日复诊：诉服药1剂，小便时甚迫，尿出黑色血尿。次日服第2剂，尿色转红，较前通畅。第3剂尿转黄白通畅，腰痛瘥，周身痛减。按前方续服6剂后，尿色白而通畅、尿常规检查正常。再按前方去血余炭加生地黄、山药等善后。

按：此案疗效之快，出乎医者意料之外。而反思所用之药，仅以麻杏薏甘汤开上利下，以白茅根凉血止血，益母草、血余炭去疾止血所合成。其中麻黄的作用，《日华子本草》说，能"通九窍、调血脉"，很有启发。仲景独用麻黄一味能治春日黄疸，可见麻黄不但能开肺痹，且能解肝郁以利水。本患者舌边暗紫，脉关弦寸浮，用麻黄以除肝肺之郁痹，配合其他活血利水止血药而能取效，不可谓不切中了病证。虽是偶得，可资后鉴。

病案二 熊某，女，58岁。右肩臂疼痛年余，不能举高梳头，近日痛更甚。夜不能寐，肢麻，循手太阴肺经麻木感，面色微黄，舌质淡红，苔薄白，脉浮弦。前医曾用当归四逆汤及舒筋饮等方治疗无效。辨证属风湿痹阻经络，方用麻黄杏仁薏苡仁甘草汤加味治疗：麻黄10g（先煎），薏苡仁30g，杏仁10g，炙甘草5g，桃仁10g。上方服两剂后痛减。共服10剂，痛全止，能随意抬举，活动仅轻度受限乃停药。

按：此方是仲景用治风湿身疼、日晡发热之风湿热痹方。而肩凝之证，多属肩周炎（慢性闭塞性滑囊炎），临床所见是风湿滞留于手太阴、手阳明、手太阳经者多。方中麻黄善解上部肌表之邪闭，薏苡仁利经脉之湿留，杏仁宣肺助麻黄。药性平和，风湿可去，郁热自除。按笔者有限的临床体会来说，此方比当归四逆汤或舒筋饮有更多的适应者。此后余曾用此方治疗不少肩凝之证，每有显效。又曾治某一肩凝月余的患者，用此方9剂，不但肩凝治愈，且患者平日原有的手癣亦随之获瘥云云。

（五）现代研究

1. 临床研究 周辉霞在麻杏苡甘汤联合氯雷他定治疗湿疹随机平行对照研究中发现，麻杏苡甘汤加减（皮疹发热加金银花15g，连翘30g，牡丹皮、赤芍各15g；瘙痒明显加白鲜皮20g，地肤子30g，苦参12g），临床症状改善、瘙痒程度评分、瘙痒缓解时间、消疹时间、复发率明显优于氯雷他定治疗；不良反应也少于氯雷他定治疗。苏利生等用麻杏苡甘汤化裁治疗湿热郁肺证咳嗽变异性哮喘，能明显改善患者咳嗽、胸闷痞满、口干黏腻、便溏、头身困重等临床症状，治疗有效率明显优于沙丁胺醇气雾剂吸入治疗。张强等在麻杏苡甘汤加减治疗急性荨麻疹临床观察中发现，麻杏苡甘汤加减治疗急性荨麻疹效果显著。

2. 实验研究 于丹等在研究麻杏苡甘汤治疗新型冠状病毒感染的分子机制研究中，对麻杏苡甘汤中的四味中药进行化合物筛选，对中心性较高的化合物分子进行分析，例如，甘醇、槲皮素、翠雀素、木犀草素、谷甾醇等。发现其具有抗气道炎症，减少气道黏液分泌等功能，可显著提高疾病治愈率。许杰红等通过构建大鼠哮喘实验模型证实，麻黄中所含有的麻黄碱、麻黄素等活性成分可干预丝裂原活化蛋白激酶信号通路，进而调节 Th1/Th2 平衡，抑制 p38MAPK 的表达，减少白介素 – 4、白介素 – 13、干扰素 – γ 等炎症因子的释放，减轻气道炎症，抑制肺炎的发展。槲皮素为黄酮类化合物，又名槲皮黄素，经研究证实其具有抗减轻肺间质及肺泡腔出血、渗出明显减轻，改善肺脏组织结构改变，进而减轻肺损伤。木犀草素异黄酮类化合物，广泛应用于肿瘤、支气管哮喘等领域。研究发现，木犀草素可抑制环氧化酶 – 2 的表达与前列腺素 E_2 的生成，减轻巨噬细胞的炎症反应，进而下调致炎因子白介素 – 1β 等的表达，减轻肺部炎症，促进预后。

四、防己黄芪汤证

（一）原文

风湿，脉浮，身重，汗出，恶风者，防己黄芪汤主之。

防己黄芪汤方

防己一两　甘草半两（炒）　白术七钱半　黄芪一两一分（去芦）

（二）方解与临床应用

1. 方解 防己黄芪汤具有益气利水之功，主治风湿兼气虚，症见汗出恶风，身重，小便不利，苔白，脉浮。方中防己祛风除湿，黄芪补气固表，二者相配，使祛风不伤正，固表不留邪。白术健脾胜湿，既能协防己除湿，又可助黄芪固表。生姜与大枣调和营卫，甘草培土和中，诸药共享，使卫阳振奋，运行周身，风湿外达，故服药后出现"如虫行皮中"的感觉。"从腰下如冰"是湿欲下行而卫阳尚无力振奋，故当"令病人坐被上，又以一被绕腰以下"，意在温暖助阳，使之蒸蒸发越，借微汗以祛除湿邪。肺气不宣而喘者，加麻黄、紫苏叶以宣肺；兼肝脾不和而腹痛者，加白芍以调肝；中阳不振而气逆上冲者，加桂枝平冲降逆；肝肾虚寒腰膝冷痛者，加肉桂、杜仲以补肾温阳；风水偏甚，全身浮肿较重，可加茯苓皮、泽泻以加强利水消肿；风湿偏甚，全身肢节沉重疼痛较重者，加秦艽、独活、木瓜以增强祛风除湿之力。注意营卫不和之汗出恶风者，忌用本方。

2. 临床应用 主要用于风湿性关节炎、类风湿关节炎、急性浆液性关节炎、结核性关节炎等痹证、肥胖症、急慢性肾炎、阴囊水肿、肾性水肿、心源性水肿、营养不良性水肿、鼓胀、骨折愈合后肿胀等属气虚不固、风湿郁滞辨证属风湿兼气虚者。

（三）名家解读

1. 吴谦 汗出表虚者，不宜重发虚其汗，则有防己黄芪实表行湿之法。

2. 汪昂 此足太阳、太阴药也。防己大辛苦寒，通行十二经，开窍泻湿，为治风肿、水肿之主药；黄芪生用达表，治风注肤痛，温分肉实腠理。白术健脾燥湿，与黄芪并能止汗为臣；防己性险而捷，故用甘草甘平以缓之，又能补土制水为佐；姜、枣辛甘发散，调和营卫为使也。

（四）典型医案

病案一 王某，女，41岁。1993年1月29日初诊。常年久立，双下肢水肿，尤以左腿为重，按之凹陷不起，两腿酸沉无力，小便频数量少。查尿常规（－）。伴有自汗、短气、疲乏、带下量多。患者面色㿠白虚浮，神色萎靡。舌胖大，苔白润，脉浮无力。诊为气虚夹湿，水湿客于肌腠。当益气固表、利水消肿，治用防己黄芪汤加茯苓：黄芪30g，防己15g，白术20g，茯苓30g，炙甘草10g，生姜3片，大枣4枚。服药14剂，下肢水肿明显退，气力有增。拟上方加党参10g，又进7剂，水肿全消，亦不乏力。舌脉如常，病愈。

按：本案下肢水肿伴见汗出、短气、身重、脉浮等症，显为"风水表虚"之候。均由脾肺气虚，卫气不固，湿邪内渍所致。《金匮要略·水气病脉证并治》曰："风水，脉浮身重，汗出恶风者，防己黄芪汤主之。"本方功专益气固表、补益脾肺、渗利水湿。刘渡舟常用其治疗气虚夹湿，表虚不固水肿，甚为效验。脾虚湿盛者，加茯苓；水湿犯肺作喘，加麻黄；水气上冲者，加桂枝。

病案二 某女，35岁。风湿性心脏病史5年，近月来自觉心中空虚，惕惕易动，面部及下肢轻度浮肿，畏寒自汗，周身酸重，气短懒声，纳少，眠差。舌淡红边有齿痕，苔薄白微腻，脉细弱。证属久病正虚，风湿滞留，心阳耗损，心失所养。治宜固表祛风化湿、温阳养心定惊。取防己黄芪汤加味。处方：防己、桂枝、白术、附片、茯苓、泽泻各10g，黄芪50g，薏苡仁、牡蛎各30g，甘草、生姜、大枣各6g。水煎服。

二诊：服上方5剂后，心中空虚悸动好转，浮肿减轻，唯仍心慌气短，眠差乏力，于上方加党参、酸枣仁各15g，再服5剂。

三诊：诸症好转，守原方连服 30 余剂，诸症大减。后用防己黄芪汤送服归脾丸以善其后，随访 3 年，病情稳定。

按：本病正虚邪恋，故防己黄芪汤主治。加桂枝、薏苡仁配防己祛风胜湿，重用黄芪配桂枝、生姜、甘草温阳益气养心，寓桂枝甘草汤意，辛甘合用，阳气乃生，加附子大辛大热更增温阳之力，牡蛎镇静止惊，姜枣和营，诸药合用，卫表得固，心阳得温，风湿得除，惊悸悉平，诸症缓解。

（五）现代研究

1. 临床研究 本方可以治疗肾病综合征顽固性水肿。陆文等在研究防己黄芪汤治疗肾病综合征顽固性水肿的 110 例患者中，防己黄芪汤加减能改善顽固性水肿患者肾功能，抑制 β_2 微球蛋白，改善凝血指标及炎症反应递质，降低血脂水平，且安全性高。

2. 实验研究 本方具有保护血管内皮的功能。王建波等在防己黄芪汤对肥胖型高血压大鼠血管内皮保护作用机制的研究中防己黄芪汤各剂量可以显著下调核转录因子 - κB、细胞间黏附分子 - 1、内皮素 - 1（Endothelin-1，ET-1）mRNA 表达，上调过氧化物酶体增值物激活受体 γ、瘦素和脂联素的表达，表明防己黄芪汤可以抑制核转录因子 - κB 信号通路的激活和炎症因子的表达，调整过氧化物酶体增殖物激活受体 γ、瘦素和脂联素的失衡状态，调节胰岛素敏感性，降低血压，保护主动脉组织的损伤，延缓高血压对靶器官的损伤。

本方具有促尿酸排泄保护肾脏的功能。王星等在研究防己黄芪汤对高尿酸血症小鼠降尿酸和肾脏保护作用机制的研究中发现防己黄芪汤可以显著降低 HUA 小鼠血清尿酸、肌酐、尿液 β_2 - 微球蛋白水平，升高尿液尿酸和肌酐水平，同时改善 HUA 小鼠肾脏病理结果，但对肝脏 XOD 活性没有影响；防己黄芪汤可显著改善肾脏 NF - κB、IL - 1β、苏氨酸蛋白激酶 1、表皮生长因子受体等异常表达的蛋白，且升高 HUA 小鼠肾脏有机阴离子转运体 1 的蛋白表达水平。研究结果提示防己黄芪汤可能通过苏氨酸蛋白激酶 1 基因调控肾脏尿酸转运系统，提高尿酸排泄能力，从而降低血清尿酸水平，同时表明，防己黄芪汤除具有直接的肾保护作用，还可通过降低尿酸水平达到间接的肾保护的作用。

五、桂枝附子汤证

（一）原文

伤寒八九日，风湿相搏，身体疼烦，不能自转侧，不呕不渴，脉浮虚而涩者，桂枝附子汤主之；若大便坚，小便自利者，去桂加白术汤主之。

桂枝附子汤方

桂枝四两（去皮） 生姜三两（切） 附子三枚（炮去皮，破八片） 甘草二两（炙） 大枣十二枚（擘）

（二）方解与临床应用

1. 方解 桂枝附子汤具有温阳通脉之功。主治风湿兼表阳虚，症见肢体关节疼痛，不能转侧，时轻时重，沉重怕冷或肿胀麻木，遇寒天阴加重，舌淡，苔薄白腻，脉弦紧或沉紧。方中桂枝祛风邪，并与甘草辛甘助卫阳；附子温经以逐寒湿，生姜、大枣调营助卫。诸药合用，使卫阳振奋，风湿之邪从表而解。若偏于风胜，关节疼痛游走，或部位偏于上肢者，重用羌活，加秦艽、寻骨风等祛风以胜湿；偏于寒盛，关节疼痛固定，拘急冷痛，加麻黄、细辛、炙草乌温经散寒；湿邪偏盛，关节肿胀，重着不利，病在下肢，加防己、蚕砂、茯苓、五加皮等祛湿。

2. 临床应用 现代主要用于关节炎、肩周炎、产后身痛、窦性心动过速、低血压、汗证、风湿性关节炎、坐骨神经痛、雷诺病、急性膝关节炎并关节腔积液、颈椎病、动脉硬化症特发性脱疽、皮肌炎、中风后遗症、慢性鼻炎、类风湿继发骨质疏松、血栓闭塞性脉管炎等属风湿兼表阳虚者。

（三）名家解读

1. 樊天徒 本方药味与桂枝去芍药加附子汤全同，但桂枝多一两，附子多两枚。加桂、附是因冲逆、恶寒、身体烦疼、四肢掣痛诸症较重的关系。桂枝、甘草与大枣同用，可以平冲逆，能治心下悸或脐下悸，桂枝、甘草与生姜同用，辛甘发散，能解表而散水气防水渍入胃。附子如只用一枚的小剂量，那只是为回阳而设。如用到二枚或三枚之多，那便是取其温经止痛了。

2. 徐彬 此言风湿有在伤寒后，而兼阴分虚寒者，即当顾其本元，而分别行阳燥湿之法。谓伤寒八九日，正邪解之时，乃因风湿相搏，身体疼烦，不能自转侧，不言热，不言汗，则表邪欲解而热微。使呕且渴，则里有热矣，今不呕渴，则脉浮，风也，浮而虚涩，寒湿在内而外阳不行也。故以桂枝汤去芍加附以开寒痹，并行通体之风湿，然桂枝所以行营卫而走表者。

（四）典型医案

病案一 黄某，女，24 岁。下肢关节疼痛已年余，曾经中西医治疗，效果不显。现病情仍重，关节疼痛，尤以右膝关节为甚，伸屈痛剧，行走困难，遇阴雨天则疼痛难忍，胃纳尚好，大便时硬时溏，面色发白，苔白滑润，脉弦紧、重按无力。诊为寒湿痹证。处方：桂枝 30g，炮附子 30g，生姜 18g，炙草 12g，大枣 4 枚。3 剂。

按：患者病程 1 年，疼痛缠绵不愈，查其服药存方，皆是通络祛风除湿之品，不明寒湿须温之理。根据脉象弦紧，重按无力，肌肤白嫩，考虑此乃腠理疏松，卫阳不固，寒湿乘虚而入，流注关节，闭塞隧道，以致气血凝滞而为痛痹，故用桂枝附子汤取效。

病案二 傅某，男，42 岁。2 年来经常心悸，气短活动后加重，伴畏寒肢冷，神疲乏力，背酸痛，甚则头晕目眩，二便如常，面白少泽，舌体胖，色淡隐青，脉沉迟无力。桂枝 20g，生姜 15g，大枣 7 枚，炙甘草 15g，红参 10g，丹参 30g，附子 20g（先煎），黄芪 20g，五味子 10g。水煎取汁服。治以益气通阳法，以桂枝附子汤加味。服药 6 剂，患者胸闷气短症状减轻，继服 6 剂，隐青舌转红，脉虽迟但较前有力，乃心阳渐复之象，效不更法。再以前方加减调服 30 剂。

按：心阳不振，气机受阻则胸闷气短；诸阳受气于胸中而能行于背，阳气不运故肩酸背痛；心阳虚衰，心失温养、气运无力，血行迟滞，肌肤失于温养故肢冷畏寒；阳虚营弱，无力鼓动脉道则脉沉迟无力。《内经》云"损其阳者益其气""损其心者调其营卫"，治以益气通阳法，以桂枝附子汤加味。

（五）现代研究

1. 临床研究 牛莉娜等在探析寒湿痹阻型肩周炎患者应用桂枝附子汤加减联合中频导入治疗的临床效果及对肩关节功能康复的影响中：寒湿痹阻型肩周炎患者应用桂枝附子汤加减联合中频导入治疗的临床效果更加确切，可有效减轻患者临床症状，改善患者肩关节功能。欧凡等临床研究发现，加味桂枝附子汤联合依托考昔治疗寒湿痹阻型急性痛风性关节炎，疗效显著，改善生化指标，抑制炎症反应，安全性高。

2. 实验研究 张晨晨等在探讨桂枝附子汤对胶原诱导性 CIA 大鼠滑膜组织中丝裂原活化蛋白激酶 MAPK 信号通路的影响中发现桂枝附子汤桂枝附子汤能明显改善 CIA 大鼠滑膜增生和炎症细胞浸润，使得炎症细胞减少；能明显降低 CIA 的氨基末端激酶，细胞外信号调节激酶的表达水平。苏夏等在探讨桂枝附子汤对佐剂性关节炎大鼠血清白介素 –6 水平的影响中，发现桂枝附子汤能降低佐剂性关节炎大鼠血清中白介素 –6 的含量，对类风湿关节炎有治疗作用。

六、白术附子汤证

（一）原文

伤寒八九日，风湿相搏，身体疼烦，不能自转侧，不呕不渴，脉浮虚而涩者，桂枝附子汤主之；若大便坚，小便自利者，去桂加白术汤主之。

白术附子汤方

白术二两　附子一枚半（炮，去皮）　甘草一两（炙）　生姜一两半（切）　大枣六枚

（二）方解与临床应用

1. 方解 白术附子汤具有温经助阳、健脾胜湿之功，主治风湿在表，表阳已虚，且湿胜伤脾。症状见运用本方的辨证要点为主要以身体疼烦、不能自转侧、不呕不渴。方中白术既培土胜湿，又可与附子并祛表湿；附子温经祛逐寒湿，炙甘草健脾益气，生姜、大枣调营助卫。因本证较桂枝附子汤湿气偏胜，阴湿之邪难以骤除，故小制其方。除白术外，其余药量均较桂枝附子汤少一半，服药量亦小，意在缓除其湿。如见风胜

者，加羌活、独活；寒甚者，加制川乌、制草乌；伴发热者，加石膏、知母、忍冬藤；体虚者，加党参、黄芪、熟地黄；久病入络者，加红花、地龙、赤芍；疼痛剧烈者，加威灵仙、蜈蚣、全蝎。

2. 临床应用　本方现代主要用于痛风性关节炎、类风湿关节炎、坐骨神经痛、关节囊肿、脾胃阳虚的便秘、腹胀等阳虚风湿在表者。

（三）名家解读

1. 柯琴　脉浮为在表，虚为风，涩为湿，身体烦疼，表证表脉也；不呕不渴，是里无热，故于桂枝汤加桂以治风寒。去芍药之酸寒，易附子之辛热，以除寒湿。若其人大便硬、小便自利者，表证未除，病仍在表。不是因于胃家实，而因于脾气虚矣。盖脾家实，腐秽自去；脾气虚，湿土失职不能制水，湿气留于皮肤，故大便反见燥化。不呕不渴，是上焦化源清，故小便自利。濡湿之地，风气常在，故风湿相搏不解也。病本在脾，法当君以白术，代桂枝以治脾，培土以胜湿，土旺则风自平矣。

2. 陈修园　此湿胜风之主方。即前方去桂枝，加白术四钱。初服，其人身如痹，半日许服之三服尽，其人如冒状，勿怪。此以术、附并走皮肉中，逐水气，未得除故使之耳。法当加桂枝四钱。《活人》续云：其大便硬，小便自利，故不加桂也。

（四）典型医案

病案一　某女，76 岁。患冠心病及风湿性关节炎 30 余年。春节随家人到海南旅游。气候炎热，连续 2 日在海边赤脚拾贝壳。回昆明后沐浴受凉，次日感冒伴冠心病发作，双腿肿痛。刻诊：卧床呻吟，胸闷，心前区刺痛，头痛咳嗽，踝部至大腿水肿，阵阵作痛。盖两床被子尚畏寒，体温 38.5℃，脉浮紧，重取无力，舌晦暗苔白腻。予白术附子汤加味附子 45g（先煎 3 小时），白术、桂枝、茯苓、防己各 15g，薏苡仁 30g，桑寄生、独活各 12g，生姜 10g，甘草 6g。1 剂后，胸闷、心慌缓解，双腿肿消一半，痛减，小便量多，体温 37.3℃。2 剂后，腿痛大减，肿消大半，体温 36.8℃。继以上方加减，调理半月后，诸症均愈，可到老年大学学习书法、绘画。

按：虽头已不痛，咳嗽减轻，但彻夜下肢疼痛。次日身困重，双腿已肿至腹股沟下，剧痛难忍，且胸闷心慌，仍恶寒，体温 39.2℃。脉沉濡，舌青苔白腻。细思此证，当系心阳内虚，寒湿合而为痹。当扶阳宣痹、散寒除湿，白术附子汤加味。

病案二　韩某，男，37 岁。自诉患关节炎有数年之久，右手腕关节囊肿起如蚕豆大，周身酸楚疼痛，尤以两膝关节为甚，已不能蹲立，走路很困难，每届天气变化，则身痛转剧。视其舌淡嫩而胖，苔白滑，脉弦而迟，问其大便则称干燥难解。辨为寒湿着外而脾虚不运之证，处方：附子 15g，白术 15g，生姜 10g，炙甘草 6g，大枣 12 枚。服药后，周身如虫行皮中状，两腿膝关节出黏凉之汗甚多，而大便由难变易。转方用：干姜 10g，白术 15g，茯苓 12g，炙甘草 6g。服至 3 剂而下肢不痛，行路便利。又用上方 3 剂而身痛亦止。后以丸药调理，逐渐平安。

按：从上可知，服白术附子汤后可有汗出之征，白术确可祛湿外出，然而白术毕竟性情温和，以其治皮间水，若配伍辛甘发散之药为助，如表实者配以麻黄，表虚者伍以附子，方能显其用。此外，还需一提的是，在临床上，白术表现出具有双向调节作用的有趣现象：少量时可健脾燥湿而有止泻之功效，大量时则可健脾行津液而有润肠的作用。故凡是属于外感风湿兼脾虚的，无论兼见便秘还是便溏，白术皆可应用。

（五）现代研究

1. 临床研究 栾晓文等在观察白术附子汤治疗慢性心功能不全阳虚水泛证的临床疗效时发现西药联合白术附子汤治疗能提高心功能不全阳虚水泛证疗效，有效率93.3%。马要敏在观察白术附子汤治疗多囊卵巢综合征的临床疗效时发现白术附子汤治疗多囊卵巢综合征可有效改善患者体内相关激素水平。

2. 实验研究 刘琦等在探讨白术附子汤抑制乳腺癌骨转移裸鼠模型骨损伤的作用机制中。通过建立乳腺癌骨转移裸鼠模型，用白术附子汤组、附子 – 白术药对进行干预，发现附子 – 白术药对组、白术附子汤组显著延长乳腺癌骨转移裸鼠生存时间；明显减少裸鼠骨转移灶中抗酒石酸酸性磷酸酶（TRACP）阳性细胞数量；显著降低巨噬细胞集落刺激因子、甲状旁腺激素相关肽 mRNA、巨噬细胞集落刺激因子的相对表达量；也提示附子 – 白术药对可能是白术附子汤的核心药物。

七、甘草附子汤证

（一）原文

风湿相搏，骨节疼烦，掣痛不得屈伸，近之则痛剧，汗出短气，小便不利，恶风不欲去衣，或身微肿者，甘草附子汤主之。

甘草附子汤方
甘草二两（炙）　白术二两　附子二枚（炮，去皮）　桂枝四两（去皮）

（二）方解与临床应用

1. 方解 甘草附子汤具有温经助阳、祛风胜湿之功。主治风湿兼表里阳气俱虚。本方以骨节疼烦掣痛，不得屈伸，近之则痛剧，汗出短气，小便不利，恶风不欲去衣，或身微肿等为辨证要点。方中甘草缓急、补中；桂枝既走表祛风，又通阳化气，且二药相合，辛甘助卫阳；附子温经助阳除湿；白术健脾益气燥湿，二者为伍，能温助脾肾之阳。且桂、附之辛散得白术、炙甘草之配而不致太过。诸药共享，使表里阳气振奋，风湿之邪从微汗而解。临床上若上肢疼痛者，重用桂枝，加威灵仙；下肢疼痛者，重用附子，加牛膝；因气血亏虚四肢麻木者，加当归、黄芪等。

2. 临床应用 现代本方常用于治疗风湿性关节炎、炎风湿关节炎、急性化脓性关节炎、强直性脊柱炎、坐骨神经痛、肩周炎及其他原因所致的关节疼痛、风湿性心脏病、肺源性心脏病、支气管哮喘、慢性肾炎、血栓闭塞性脉管炎、不孕症等属风湿在表兼表里阳虚者。

（三）名家解读

1. 成无己 风则伤卫，湿流关节，风湿相搏，两邪乱经，故骨节疼烦，掣痛不得屈伸，近之则痛剧也。风胜则卫气不固，汗出，短气，恶风不欲去衣，为风在表；湿胜则水气不行，小便不利，或身微肿，为湿外薄也，与甘草附子汤，散湿固卫气。

2. 尤在泾 此亦湿胜阳微之证，其治亦不出助阳驱湿，如上条之法也。盖风湿在表，本当从汗而解，而汗出表虚者，不宜重发其汗，恶风不欲去衣，卫虚阳弱之征。故以桂枝、附子助阳气；白术、甘草崇土气，云得微汗则解者，非正发汗也，阳胜而阴自解耳。

（四）典型医案

病案一 郑某，男，50岁，1984年11月23日初诊。发热35天，经输液、抗菌、解热及中药等治疗未效。现诊：体温持续在37.5~38.5℃，恶风寒，肢体疼痛，渴而不欲饮，短气汗出，周身困乏，小便短少。平素嗜酒，酒后周身舒畅。察其舌淡苔腻，脉沉而细。此属风湿相搏证。方用：附子10g，桂枝10g，白术8g，甘草8g，茯苓15g。3剂药后，病获痊愈。

按：酒客适感风寒，与湿相搏，诸症悉与甘草附子汤证合，用之当效。故此例虽以"久热"为名，其实仍为风湿所致。用附子治疗发热的病证，深意非可尽述。

病案二 患者某，1988年5月11日初诊。主诉及病史：因患牛皮癣2年，周身关节痛3个月，于1988年4月9日入住某中医院内科。当时患者胸腹部大片皮癣融合、色紫、突出皮肤、瘙痒、脱白色皮屑；发热午后为重，体温38.5~38.9℃，畏寒，时在初夏仍着棉衣被；周身关节肿痛，以膝髋为重，皮色不变，夜间痛剧，重着而走窜，形如蛇咬，不能屈伸，肌肉轻度萎缩，以致瘫痪在病床。查类风湿因子阳性，红细胞沉降率120mm/h。初诊为类风湿关节炎，中医辨证为热痹，曾投桂枝白虎汤、桂枝芍药知母汤治疗1个月无效。诊查：舌淡红胖嫩有齿痕，舌上苔薄黄微腻，脉来弦滑而数，重取无力。辨证：寒湿久留，脾肾阳虚。治法：散寒祛湿，温肾健脾。处方：桂枝30g，附子30g，麸炒白术30g，炙甘草30g。3剂，水煎煮1小时，取汁300mL，分2次温服。二诊（5月14日）服药后脉证如故，原方7剂。三诊（5月22日）服药后发热渐退，体温37.5~37.9℃，皮疹渐浅，关节略屈伸，仍痛剧如蛇咬，舌淡齿痕，脉来沉细，方已见效，原方再进。拟前方加蜜炙麻黄15g，细辛15g，水煎服法同前。四诊上方继服2周后，皮疹面积缩小，皮色浅淡，瘙痒止，关节肿痛全消，活动自如，发热畏寒均消失，舌淡苔薄白，脉来沉缓。复查类风湿因子阴性，红细胞沉降率20mm/h，又以前方量减半再服1周，痊愈出院。追访10余年未再复发。

按：畏寒欲近衣，关节肿处皮色不变，舌胖脉弱。据此，虽有发热，不可谓热痹，反应辨为寒痹。同一患者，初诊辨为热痹，后来辨为寒痹而用甘草附子汤，一热一寒，治疗用药相去甚远。即如辨寒热，并非易事。

（五）现代研究

1. 临床研究 曹江山等在观察甘草附子汤治疗类风湿关节炎的疗效及对细胞因子的影响中，发现甘草附子汤可降低类风湿关节炎患者白介素 - 1、肿瘤坏死因子 - α 水平。邓伟等在观察甘草附子汤内服的方法治疗膝关节骨性关节炎的临床疗效中初步分析其改善患者症状和体征的机制。以甘草附子汤内服，可明显缓解患者疼痛，改善患者最大步行距离，提高患者日常生活能力，治疗组总有效率为 92%。

2. 实验研究 蔡悦等在观察佐剂性关节炎（AA）小鼠滑膜组织成纤维样细胞增殖的变化及甘草附子汤对其的影响中，发现结甘草附子汤能改善组小鼠足肿胀，滑膜增生和骨侵蚀，降低滑膜组织成纤维样细胞增殖率，抑制滑膜组织中 TNF - α 水平、细胞周期蛋白 D1、增殖细胞核抗原蛋白表达，促进而 p53 和 p21 蛋白表达。提示甘草附子汤对 AA 小鼠关节和滑膜损伤具有明显改善作用。

八、百合地黄汤证

（一）原文

百合病不经吐、下、发汗，病形如初者，百合地黄汤主之。

百合地黄汤方

百合七枚（擘） 生地黄汁一升

（二）方解与临床应用

1. 方解 百合地黄汤具有益阴清热、润养心肺之功。主治百合病，症见神志恍惚，神情不定，口苦，小便赤，大便干结不通，脉微数等，方中用百合润养心肺、清气分之虚热；地黄滋养心阴，清血分之虚热；取泉水煎药，以清热助阴、引热从小便下行。二药合用，心肺得养，气血同治，阴复热清，百脉和调，诸症自除。本方与酸枣仁汤合用，可治癔症；合真武汤治尿颤症；治失音症，由实火上刑肺金者，本方加芦根、桔梗、甘草、青果，名和肺汤；与甘麦大枣汤、龙骨、牡蛎、琥珀、磁石等合用，可治疗更年期综合征、自主神经功能紊乱；心火旺而阴不足，合柴胡加龙骨牡蛎汤，以养血补虚。肺燥或肺热咳嗽等证，加麦冬、北沙参、贝母、甘草等，以增强清肺润燥之力；热性病高热之后，口干饮少，小溲色深，虚烦不眠者，酌加太子参、滑石、牡蛎、夜交藤、炒酸枣仁等，以增强利尿、安神之功。

2. 临床应用 现代运用本方治疗各种神经症及自主神经功能失调、抑郁症、甲状腺功能亢进、不寐、更年期忧郁症等。亦可用作热性病的善后调理。

（三）名家解读

1. 尤在泾 盖肺主行身之阳，肾主行身之阴。百合色白入肺，而清气中之热；地黄色黑入肾，而除血中之热。气血既治，百脉俱清，虽有邪气，亦必自下。服后大便如漆，则除热之验也。

2. 魏念庭　百合病用百合，盖古有百合病之名，即因百合一味而疗此疾，因得名也。

（四）典型医案

病案一　某男，学生，25岁。2007年4月15日就诊。自述近2个月来因考研失利，心情悲观失望，情志抑郁。1周前出现心前区阵发性刺痛，曾在外院就诊，某医生按肝气郁滞辨证，以疏肝解郁法治疗，处方为柴胡疏肝散加龙骨、牡蛎、酸枣仁。服用5剂后，患者症状未改善。刻下：少气懒言，心烦易怒，躁动不安，神疲乏力，心悸失眠，不思饮食，小便黄，舌红少苔，脉细数。诊断：百合病。治宜补气养阴清热。予百合地黄汤：百合40g，地黄40g。每日一剂，水煎服，早晚各一次。3剂后，心前区刺痛消失，心烦易怒、躁动不安症状减轻。按上方继治。百合20g，地黄20g，麦冬20g，白芍15g。继服5剂后诸症消失。后给予逍遥丸调理，嘱其调节情志。3个月后随访，病证未复发。

按：患者主症虽为心悸，实则因情志不遂而成，为百合病，遂给予百合地黄汤以滋阴清肺、清心安神。

病案二　谢某，女，23岁。患神经症，经常头疼，失眠，眼冒金花，口干口苦，手足心烧，食欲时好时差，月经提前量少，小便短赤，大便闭结，若问其有无其他不适，则恍惚去来疑似有无之间，其人营养中等，面色如常，舌润无苔，边尖俱赤，脉象弦细而数。病已年余，西药如谷维素、安定片、氯氮、维磷补汁之类；中药如丹栀逍遥散、天王补心丹、六味地黄丸之类，遍尝不效。此《金匮要略》所谓"百脉一宗，悉致其病"，治宜滋养心肺之阴，佐以清热镇静，百合地黄汤、百合知母汤、瓜蒌牡蛎散、百合滑石汤合为一方：百合25g，地黄15g，知母15g，滑石10g，天花粉12g，牡蛎20g，小麦18g，白芍10g，炙甘草6g，大枣3枚。服10剂，口苦口干已好，小便转清，于原方去知母、滑石、天花粉，加北沙参15g，麦冬10g，酸枣仁10g，阿胶10g（蒸兑），鸡子黄2枚（冲服）。连进20余剂，诸症悉平。

按：本案病情表现为心肺阴虚内热的百合病无疑。病已年余，中药如丹栀逍遥散、天王补心丹、六味地黄丸之类，遍尝不效。是诊病不准，药不对证，并非肝郁化热、阴亏血少、肝肾阴虚证。经确诊为百合病后，以滋养心肺之阴，佐以清热镇静，百合地黄汤、百合知母汤、瓜蒌牡蛎散、百合滑石汤合为一方，以加强养阴清热而取效。方中百合、地黄、白芍、知母、天花粉滋养心肺、清热生津；滑石、牡蛎清热利尿；加小麦、炙甘草、大枣，乃甘麦大枣汤也，兼补养心脾，防前述各药过于寒凉。服药10剂后，口干苦已好，小便转清，说明热邪已解，故去知母等药，加北沙参等诸药继续调养心肺之阴，巩固疗效。

（五）现代研究

1. 临床研究　新昕在观察百合地黄汤加减治疗阴虚型不寐的临床疗效分析，发现百合地黄汤对阴虚型不寐患者有较好的疗效，且可以提高日间活动功能。

2. 实验研究 肖碧跃等在探讨百合地黄汤对慢性应激性抑郁模型大鼠血清抗炎因子白介素 -4 和海马神经递质多巴胺表达水平的影响，为其治疗抑郁症提供实验依据中，发现百合地黄汤高剂量组能提高旷场试验总分，缩短强迫游泳不动时间，显著增加血清白介素 -4 和海马多巴胺含量显著；提示百合地黄汤改善抑郁症模型大鼠的抑郁状态。

九、甘草泻心汤证

（一）原文

狐蟚之为病，状如伤寒，默默欲眠，目不得闭，卧起不安。蚀于喉为蟚，蚀于阴为狐，不欲饮食，恶闻食臭，其面目乍赤、乍黑、乍白。蚀于上部则声喝，甘草泻心汤主之。

甘草泻心汤方
甘草四两　黄芩　人参　干姜各三两　黄连一两　大枣十二枚　半夏半升

（二）方解与临床应用

1. 方解 甘草泻心汤具有清热燥湿、解毒扶正之功，主治湿热内蕴，导致气机壅滞，血肉腐败，以咽喉部及前后二阴溃烂为特征的狐蟚病，症见咽喉、前后二阴溃疡，以及湿热壅滞、胃气不和所致的不欲饮食、恶闻食臭等变幻不定的症状。方中用甘草清热解毒，并配以黄芩、黄连苦降清热燥湿解毒；干姜、半夏辛开，既能燥湿，又可调畅气机；湿热久郁，必伤正气，故用人参、大枣益气养血，以扶正气。如此配伍，以达到湿化热清，气机调畅，邪去正复的目的。临床若兼见前阴溃烂者，加地肤子、白鲜皮；兼肛门蚀烂者，加炒槐角；蚀于咽喉者，加射干、连翘、薄荷；兼眼部损害者加菊花、密蒙花、草决明；口腔溃疡者，可外用冰硼散；不欲饮食、胃纳呆者，加焦三仙、党参、茯苓、白术；肝经湿热明显，症见口苦、溲赤、心中懊侬、失眠者，加龙胆草、黄柏、木通、车前子、赤小豆；若脾气虚衰，形瘦发热，神疲肢倦者，可合用补中益气汤等。

2. 临床应用 现代运用本方可治疗复发性口腔溃疡、口腔扁平苔藓、复发性阿弗他溃疡、球菌性口炎、白塞病、干燥综合征、反流性食管炎、胃肠神经症、幽门螺杆菌相关性消化性溃疡、慢性胃炎、糖尿病胃轻瘫、急性胃肠炎、溃疡性结肠炎、慢性结肠炎、小儿病毒性腹泻、肠易激综合征、实验性肝损伤、急性盆腔炎、妊娠恶阻、产后下利、会阴部溃疡、阴道炎、淋病、肛门湿疹、乳头瘙痒、尖锐湿疣、带状疱疹、维生素缺乏症、神经衰弱、失眠等属湿热内蕴，寒热错杂者。

（三）名家解读

1. 徐彬 然上部毒盛则伤在气而声音嘎药用甘草泻心汤，谓病虽由湿热毒，使中气健运，气自不能逆而在上，热何能聚而在喉，故以参甘姜枣壮其中气为主，芩连清热为臣，而以半夏降逆为佐也。

2. 赵以德　狐蛰病，谓虫蚀上下也。世谓风中有虫，凡虫自风生固矣。然风，阳也，独阳不生，必有所凭而后化；盖因湿热久停，蒸腐气血而成瘀浊，于是风化所腐为虫矣。设风不由湿热，而从寒凉者，肃杀之气，纵然腐物，虫亦不化也，由是知此病也。虫生于湿热、败气、瘀血之中，其来渐矣，遇极乃发，非若伤寒一日而暴病者也。病发默默欲眠，目不得闭，卧起欠安者，皆五脏久受湿热，伤其阴精，卫不内入，神不内宁故也；更不欲食，恶闻食臭者，仓廪之府伤也；其面乍赤、乍黑、乍白者，由五脏不足，更为衰旺，叠见其色也，其出者从湿热之极所发之处而蚀之，蚀上部者，内损心肺，外伤咽喉。肺者，气之主；咽喉，声音之户，由是其声嗄矣。故用甘草泻心汤主之，治其湿热，分利其阴阳。而黄连非惟治心脾热也，而亦治虫。后世方论谓是证或初得状似伤寒，或因伤寒所变也，然皆虫证也。又谓：伤寒病，腹内热，饮食少，肠胃空虚而虫不安，故随所食上下部而病，名狐蛰也。以此"蛰"字观之，则非独伤寒变是证，凡热病皆得生虫也。

（四）典型医案

病案一　姜某，女，34 岁。1979 年 4 月 28 日初诊。唇及口腔出现瘰疹及溃疡，亦见于外阴部。某医院西医诊断为白塞综合征。大便较干，舌上红瘰，以经行时更甚。证类狐蛰，治宜清解。甘草 9g，黄连 3g，黄芩 6g，金银花 9g，连翘 9g，当归 6g，赤芍、白芍各 6g，淡竹叶 6g。5 剂。二诊：5 月 3 日。口唇、外阴部瘰疹及溃疡，药后有所好转清解为续。甘草 9g，黄连 3g，黄芩 6g，金银花 12g，连翘 9g，当归 6g，赤芍、白芍各 6g，栀子 9g，淡竹叶 6g，黄柏 9g。7 剂。三诊：5 月 10 日。狐蛰经用甘草泻心法后，溃疡未见再发，唯舌上红瘰而已，原方加减。甘草 12g，黄连 3g，黄芩 9g，龙胆草 3g，金银花 12g，当归 6g，赤芍、白芍各 6g，连翘 9g，栀子 9g，黄柏 9g，薏苡仁 9g。7 剂。四诊：5 月 17 月。前方加珍珠粉外用。7 剂后，溃疡未再复发，舌上红瘰亦除。

按：患者嘴唇、口腔、外阴均现瘰疹溃疡，其临床表现与《金匮要略》狐蛰病颇相似，为湿热内蕴，上蒸下注所致。故投甘草泻心汤去干姜、半夏之辛温，人参、大枣之甘温，加金银花、连翘、淡竹叶之清热，当归、赤白芍之和血。药后有所好转，再以前方加清热（栀子）祛湿（黄柏、薏苡仁）之品而获效。

病案二　刘某，女，21 岁。2006 年 8 月 15 日初诊。前阴溃烂反复发作 1 年，此次起病 2 天，溃烂处有疼痛，伴阴痒，黄带，胃纳不馨，渴不思饮，睡中多梦，舌红，苔黄腻，脉数。诊为狐蛰病。方选清热解毒化湿之甘草泻心汤原方内服：甘草 15g，黄芩 10g，黄连 3g，干姜 10g，人参 10g，大枣 12 枚，法半夏 10g。另以苦参 100g 煎水，熏洗，每日两次。服药 3 剂后溃疡即愈合。

按：此病即类似于《金匮要略》所载之狐蛰病，系湿热虫毒蚀于下部，致前阴溃烂，阴痒、黄带并作，湿热内扰心神，故睡中多梦。湿邪内阻，津不上承则口渴，但湿为阴邪，故不思饮。此例狐蛰病取效甚速，全在认病准确，用药精当。其中甘草生用尤不可轻视。甘草泻心汤在《伤寒论》和《金匮要略》中名同而实异，《伤寒论》中甘草泻心汤用以治疗中虚痞证，药用炙甘草为君，取其补虚益气之功；而《金匮要略》中甘草泻心汤用以治疗狐惑病，药用甘草为君，取其清热解毒之功。两个甘草泻心汤，其中甘草一个生用，一个炙用，余药均无区别，而所治病证完全不同，足见仲景方药之妙。

（五）现代研究

1. 临床研究　徐训贞在观察加味甘草泻心汤治疗肝郁脾虚型胆汁反流性胃炎的疗效中：将 64 例原发性肝郁脾虚型胆汁反流性胃炎患者，随机分为治疗组与对照组，各 32 例。治疗组给予加味甘草泻心汤治疗，对照组给予口服铝碳酸镁、多潘立酮治疗。比较两组临床疗效及治疗前后胃黏膜炎症程度。结果显示治疗组总有效率为 93%，明显高于对照组的 75%。

2. 实验研究　刘洋在研究甘草泻心汤对胃溃疡模型大鼠 EGF、PGE_2 的影响时，探讨其治疗胃溃疡的机制，为临床防治胃溃疡提供思路和实验依据。实验结果显示：甘草泻心汤高剂量组、低剂量组能升高表皮生长因子及前列腺素。

十、桂枝芍药知母汤证

（一）原文

诸肢节疼痛，身体魁羸，脚肿如脱，头眩短气，温温欲吐，桂枝芍药知母汤主之。

桂枝芍药知母汤方

桂枝四两　芍药三两　甘草二两　麻黄二两　生姜五两　白术五两　知母四两　防风四两　附子二两（炮）

（二）方解与临床应用

1. 方解　桂枝芍药知母汤有祛风除湿、宣阳通痹、养阴清热之功。主治风湿历节。症可见发热恶寒，遍身关节疼痛，尤以踝关节肿痛更甚者，肿大并伴有灼热，或全身表现为虚寒之象而局部有热者。方用桂枝芍药知母汤，桂枝与附子通阳宣痹、温经散寒；桂枝配麻黄、防风祛风散表湿，白术健脾燥里湿；知母、芍药益阴清热，生姜降逆止呕，甘草和胃调中。本方妙在邪正兼顾，寒温并行，既有温热之麻、桂、附子祛风散寒，防风、白术并除表里之湿，又用寒凉之知母、芍药扶正养阴，使辛温诸品无化燥伤阴之弊，寒凉之药无助寒伤阳之虞。若掣痛难以伸屈、得热则减者，倍加附子、麻黄；身体滞重、关节沉着肿胀、阴天增剧者，倍加白术；湿已化热，关节红肿热痛者，倍加芍药、甘草、知母。发热者，加石膏、薏苡仁；血虚肢节肥大者，加鸡血藤、鹿衔草、白芷；湿盛肢节肿大者，加萆薢、泽泻、防己；气虚者，加黄芪；服药后胃脘不适，可与蜂蜜同服。

2. 临床应用　现代运用本方常用于治疗风湿性关节炎、类风湿关节炎、坐骨神经痛、骨质增生、过敏性皮炎、神经性皮炎等属风湿性寒湿侵袭、阳虚热郁者。

（三）名家解读

1. 徐忠可 桂枝行阳，母、芍养阴，方中药品颇多，独挈此三位以名方者，以此证阴阳俱痹也。又云：欲制其寒，则上之郁热已甚，欲制其热，则下之肝肾已痹，故桂芍知附寒热辛苦，并而各当也。

2. 尤在泾 诸肢节疼痛，即历节也；身体魁羸，脚肿如脱，形气不足，而湿热下甚也；头眩短气，温温欲吐，湿热且从下而上冲矣，与脚气冲心之候颇同。桂枝、麻黄、防风，散湿于表；芍药、知母、甘草，除热于中；白术、附子，驱湿热于下；而用生姜最多，以止呕降逆，为湿热外伤肢节，而复上冲心胃之治法也。

（四）典型医案

病案一 杨某，女性，40 岁。3 年前患两手足麻木，喜热怕冷，每着风寒后两手足关节即疼痛，同时局部皮肤呈现青紫色，经数日后色渐消失，疼痛也随之缓解。2 年来，虽经治疗，但未见显效。于 1962 年秋季发展为上下肢关节连续性剧痛。初诊：四肢大小关节剧烈疼痛，日轻夜重，阴雨天尤甚，局部肿胀灼热，汗出，两手足皮肤呈现青紫色，行步艰难，手指不能弯曲。经常头眩，恶心欲呕，胃纳不佳，二便正常。有时耳鸣心悸，日晡潮热，脉短细而数。处方：桂枝、芍药各 15g，甘草、麻黄、附子各 9g，白术、知母各 24g，防风 9g。上药为细末，分 10 日服完。二诊：服药后疼痛肿胀减轻十之五六，手指伸屈较前灵活，灼热、汗出皆止，头眩、恶心未发作，耳鸣、心悸、潮热皆减轻，手足部皮色仍呈青紫，胃纳仍不佳，原方再进（日服量稍增加）。三诊：关节疼痛已减十之八九，其他症状完全消失，胃纳佳，手足部皮色好转，但和其他部分比较仍然有别，行走及缝衣做饭灵活自如。仍予前方，再服 1 个月。共服药治疗两个月。

按： 此案主证特点颇似类风湿关节炎，即《金匮要略》所谓历节病。本病中医、西医治疗都很棘手。本方治之有如此良效，值得效法。原方为汤剂，此案变通为散剂（宜煎煮数分钟），方便患者，切合实用。桂枝芍药知母汤证为病程较久，正虚邪痹是其基本病机。所谓正虚，为气血阴阳俱不足；所谓邪痹，为风寒湿热诸邪郁痹。杂合之病，则需杂合之方施治，故制桂枝芍药知母汤。临证应针对具体病机，灵活增减方药剂量，如治热痹甚者重用知母，可加石膏；治寒痹甚者重用桂、附等。此外，于本方中酌情加入几味虫类药入络搜邪能增加疗效。

病案二 周某，男，48 岁。右肩疼痛，活动受限 1 年余，起于肩部外伤，疼痛以夜间为重，夜间常痛醒，天气变化时尤甚。肩外展 80°、前屈 70°，舌淡胖，脉细弦。曾经推拿、理疗治疗，效不显，遂来求治。给予桂枝芍药知母汤加减：桂枝 10g，附子 9g，麻黄 3g，黄芪 10g，知母 12g，白术 10g，防风 10g，生姜 10g，赤芍、白芍各 10g，甘草 9g，制川乌 8g。并配合手法治疗每日 1 次。5 剂后疼痛减轻，夜寐转安，以原方随症加减，继进 30 剂，疼痛消失，肩活动功能明显改善，唯有时感觉酸楚。肩外展上举

140°，前屈上举110°，内旋后伸肘拇指达第四腰椎棘突。

按：肩周炎，本病俗称"肩凝症""五十肩"，属中医学痹症范畴，多发于中老年人。气虚血弱，肝肾不足为其内因；寒湿凝聚，阳气郁遏为其外因。本病起病缓慢，病程绵长，疼痛多昼轻夜重，后期常出现肩部肌肉萎缩。《金匮要略》桂枝芍药知母汤，仲景以之治"诸肢节疼痛"之"历节病"，临床上，援引本方加减治疗肩周炎极合本病病机，疗效较佳。

（五）现代研究

1. 临床研究 李桂莲等在分析桂枝芍药知母汤加减治疗类风湿关节炎的临床疗效时发现桂枝芍药知母汤能提高类风湿关节炎患者的治疗有效率，能明显改善关节压痛度、关节肿胀度、关节活动度等。单梅花在探讨桂枝芍药知母汤治疗膝骨关节炎的临床效果时将136例轻中度膝骨关节炎患者分为观察组和对照组各68例，桂枝芍药知母汤加减治疗组疗效明显优于口服布洛芬缓释胶囊治疗组。

2. 实验研究 王永辉等在观察桂枝芍药知母汤对尿酸钠致痛风性关节炎模型大鼠关节滑膜组织中Toll-髓性分化因子信号通路炎症信号表达的影响，探讨其相关的作用机制时认为桂枝芍药知母汤治疗痛风性关节炎的作用机制可能与降低Toll样受体2、Toll样受体4及髓样分化因子蛋白表达，增加过氧化物酶增殖物激活受体-γ，核因子κB抑制因子α表达，抑制核转录因子活化，降低Toll-髓性分化因子信号通路炎症因子表达有关。

十一、乌头汤证

（一）原文

病历节不可屈伸，疼痛，乌头汤主之。

乌头汤方：治脚气疼痛，不可屈伸。

麻黄三两　芍药三两　黄芪三两　甘草三两　炙川乌五枚（咀，以蜜二升，煎取一升，即出乌头）

（二）方解与临床应用

1. 方解 麻黄发汗宣痹；乌头祛寒解疼；芍药、甘草缓急舒筋；黄芪既益气固表，又能加强麻黄、乌头温经止疼之作用，又防止麻黄发汗太过；白蜜甘缓和中且解乌头之毒。诸药相合，共凑散寒祛湿、宣痹通阳气之功效，关节屈伸自如，而疼痛自解。乌头汤用治寒湿历节，重用川乌，配以麻黄，重在散寒祛湿、温经止痛；黄芪益气固表、通阳行气，加强麻黄、乌头行气止痛之功效，同时防麻黄发散太过；芍药宣痹行血，甘草缓急止痛；白蜜甘缓，可缓解乌头之毒性。诸药相合，共凑散寒祛湿、宣痹止痛之功效。

2. 临床运用 本证的辨证要点为关节疼痛剧烈，不可屈伸，遇冷加剧。现代运用本方常用于风湿性关节炎、类风湿关节炎、肩关节周围炎、三叉神经痛、小儿风湿性舞蹈病、坐骨神经炎、椎管狭窄、腰腿痛等属寒湿痹阻者。用本方治疗变应性败血症，加减治疗阴缩、眩晕、体质性低血压、腓肠肌痉挛、偏头痛、阳虚外感、牙痛、肠梗阻均有一定的疗效。

乌头有毒，服后可能有不良反应，临证运用须适当。煎药时间宜长，或与蜂蜜同煎，以减其毒性。如服乌头汤后，唇舌肢体麻木，甚至昏眩吐泻，此时应加注意。若脉搏、呼吸、神志等方面无大的变化，则为"瞑眩"反应，是有效之征。如服后见到呼吸、心跳加快，脉搏有间歇现象，甚至神志昏迷，则为中毒反应，急当抢救。

（三）名家解读

1. 尤在泾 此治寒湿历节之正法也。寒湿之邪，非麻黄、乌头不能去，而病在筋节，又非如皮毛之邪，可一汗而散者。故以黄芪之补，白芍之收，甘草之缓，牵制二物，俾得深入而去留邪。

2. 赵以德 此汤既治历节不可屈伸疼痛，于方下又复言治脚气疼痛，必仲景书历节条下又方而无药石，见脚气中方名同而有药，集书者遂两出之，且二病皆因寒湿伤于筋，麻黄开玄府，通凑理，散寒邪，解气痹；芍药以理血痹；甘草通经脉而和药；黄芪益卫气，气壮则邪退；乌头善走，入肝筋逐风寒；蜜煎以缓其性，使之留连筋骨，以利其屈伸，且蜜之润，又可益血养筋，并治乌头燥热之毒也。

（四）典型医案

病案一 马某，男，33岁，职员。2年前突然感到腰痛，诊为腰椎间盘突出症，经治疗后腰痛有所好转。约半年后发现左大腿外侧肌肉萎缩，服用中西药，仍不见好转。刻诊：L$_{3\sim4}$疼痛而沉重，左侧大腿肌肉萎缩，且温度明显低于右侧大腿，恶寒、疲劳困倦，失眠，大小便正常，舌质淡，苔薄白，脉沉弱。辨为气虚寒湿痹证，治当益气散寒蠲痹，以乌头汤加味治疗，药物组成：麻黄9g，白芍9g，黄芪80g，炙甘草9g，川乌10g（另包），草乌10g（另包），当归12g，地龙12g，乳香9g，没药9g，川芎12g。12剂，每日1剂水煎服，分两次服。二诊：疼痛明显减轻，左侧大腿温度也明显好转，又按前方续服12剂。之后，累计服用前方90余剂，左侧大腿肌肉萎缩基本恢复正常，腰椎疼痛也得到有效控制，随访，未复发。

按：左侧大腿肌肉萎缩，从中医辨证，以恶寒与沉重则辨为寒湿，审疲劳困倦则为气虚，参合其他病证表现而辨证为乌头汤主治病证，以乌头汤温阳散寒、益气除湿，加当归、川芎以行血活血益血，乳香、没药以活血止痛，地龙以通络止痛。方药相互为用，以收其效。

病案二 患者，女，35岁。2017年11月20日初诊。以双膝冷痛10个月，加重并行走不利两周为主诉。患者2017年初因受寒出现膝关节冷痛，保暖后症状缓解。之后，受凉或遇阴雨天气双膝常凉痛不适，反复发作。2周前出差受寒，双膝疼痛加重，行走不利，自行热敷和贴膏药治疗，效不明显，疼痛渐甚，膝部畏寒怕风；舌质淡红，苔薄白，脉沉弦。查体见双膝骨性肿大，局部不温，蹲踞受限，浮髌试验阴性。双膝关节正侧位 X 线片见髁间嵴增生变尖，关节面边缘唇样增生。ESR18mm/h，RF 阴性。西医诊断：膝骨关节炎。中医诊断：骨痹（风寒湿痹证）。治宜散寒除湿、祛风通络。处方：乌头汤加味。处方：制川乌 9g，制草乌 9g，绵黄芪 20g，麻黄 10g，独活 6g，白芍 20g，牛膝 15g，甘草 6g。7 剂，水煎服，每日 1 剂。2017 年 11 月 27 日二诊：患者诉双膝冷痛明显减轻，行走自如。守方再服 7 剂。2017 年 12 月 3 日三诊：患者诉双膝疼痛消失，仍有些畏寒怕冷，上方去制川乌，制草乌减至 6g，再服 7 剂，巩固疗效。

按语：骨关节炎作为常见的难治性疾病，西医并无特效药物。本案用乌头汤加味治疗风寒湿痹证骨关节炎，制川乌、制草乌、麻黄散寒止痛，独活祛风湿止痛；牛膝补肝肾、壮筋骨；配合黄芪、白芍、甘草扶正，标本兼治。乌头汤对骨关节炎治疗有确切疗效，主要通过干预细胞周期、炎症与内分泌等相关通路发挥治疗骨关节炎的作用。

（五）现代研究

1. 临床研究 白琳应用乌头汤治疗风湿性多肌痛患者 160 例，发现乌头汤配合糖皮质激素治疗 PMR 比单用糖皮质激素疗效理想，各理化指标均具有较好的效果。彭泽学等探讨早期类风湿关节炎患者影像学改变与乌头汤加减线性关系，发现患者滑膜炎评分、骨侵蚀评分及骨髓水肿评分等 MRI 检查指标与乌头汤加减作用时间呈负相关，对乌头汤加减治疗 RA 的疗效有监测和评价价值。

2. 实验研究 祁乐等研究乌头汤对糖尿病周围神经病变大鼠背根神经节磷脂酰肌醇 3－激酶/苏氨酸激酶信号通路影响。发现乌头汤通过上调磷脂酰肌醇 3－激酶/苏氨酸激酶信号通路相关蛋白表达，减轻糖尿病周围神经病变组织损伤。师钰琪等从脑源性神经营养因子/酪氨酸激酶受体 B 信号通路研究乌头汤对神经病理性疼痛模型小鼠的神经元保护作用。发现乌头汤对 SNL 小鼠海马谷氨酸能神经元兴奋性及可塑性损伤具有修复作用，这一作用与其对 BDNF/TrkB 通路的调控有关。

十二、黄芪桂枝五物汤证

（一）原文

血痹，阴阳俱微，寸口关上微，尺中小紧，外证身体不仁，如风痹状，黄芪桂枝五物汤主之。

黄芪桂枝五物汤方

黄芪三两　芍药三两　桂枝三两　生姜六两　大枣十二枚

（二）方解与临床运用

1. 方解 此方以桂枝汤去甘草加黄芪，并加大生姜的量而成，以黄芪为主药，扶气固表补中，佐以桂枝通阳，芍药入荣理血除痹，生姜、大枣调和营卫，加大生姜的量助桂枝温阳行痹。

2. 临床运用 临床上出现肌肤麻木不仁、半身不遂、肢体疼痛、四肢不温、半身汗出、肌肉消瘦及产后、经后身痛等表现者均可加减运用。现代常用于治疗颈椎病、雷诺病、风湿性关节炎、皮炎、末梢神经炎、中风后遗症、小儿麻痹症、周围神经损伤、重症肌无力等属于营卫不和、血液运用不畅者，临床兼见舌质紫暗、脉沉细者加当归、川芎、红花；产后身痛可重用黄芪、桂枝；兼下肢疼痛加牛膝、独活、木瓜；兼上肢痛加防风、羌活；若腰痛重加杜仲、枸杞、肉桂。

（三）名家解读

1. 吴谦 阴阳寸口关上俱微，尺中亦小紧，合而观之，可知血痹脉浮沉、寸口、关上、尺中俱微、俱涩、俱小紧也。微者虚也，涩者滞也，小紧者邪也，故血痹应有如是之诊也。血痹外证，亦身体顽麻，不知痛痒，故曰：如风痹状。但不似风痹历关节流走疼痛也。主黄芪桂枝五物汤者，调养营卫为本，祛风散邪为末也。

2. 尤在泾 黄芪桂枝五物，和营之滞，助卫之行，亦针引阳气之意。以脉阴阳俱微，故不可针而药，即所谓阴阳行气俱不足，勿刺以针而调以甘药也。

（四）典型医案

病案一 某女，31岁，产后四肢关节疼痛两个月余。患者产后20余天不慎受风，周身关节酸痛，四肢关节尤甚，遇冷遇风加重，腰背酸痛，头晕乏力，心悸眠差，面色少华，舌淡苔白，脉沉细。方选黄芪桂枝五物汤加味：黄芪30g，桂枝9g，白芍30g，独活15g，当归15g，鸡血藤30g，生姜3片，大枣5枚。每日1剂，水煎分2次温服。上方服用15剂症状消除。

按：产时耗气伤血，产后气血俱虚，腠理不密，风寒湿邪乘虚而入，流注经络、关节，使气血运行受阻，瘀血阻络，筋脉关节失养。方中当归、白芍、鸡血藤养血活血通络，黄芪补气以助血运，独活祛风胜湿，桂枝温经通络，姜枣调和营卫，共奏益气血、调营卫、舒经脉、温经止痛之效。

病案二 患者某，男，57岁。2000年10月17日初诊。主诉背寒怕冷，如负寒冰，秋冬季必处温室，身着厚衣。既往冠心病病史10余年。观其舌质暗淡，苔白灰，脉沉紧。心电图示Ⅱ、Ⅲ、aVF、V1～V6导联ST段、T波普遍压低倒置。服中成药、西药背寒无改善，求诊于吾师。辨证属胸阳痹阻，阴寒凝滞。给予黄芪桂枝五物汤加减：黄芪30g，桂枝10g，当归10g，川芎15g，赤芍、白芍各10g，制附子10g，薤白10g，水煎服，每日1剂。服药10剂，背寒逐渐消失，感觉如常，继服10剂，巩固疗效。

按：黄芪桂枝五物汤为《金匮要略》治疗血痹之常用方，功用为益气温经、和血通痹，该患者虽非血痹之证，然其主要病机为寒客血脉、凝涩不通、胸阳痹阻，故适用于黄芪桂枝五物汤。黄芪为君，甘温益气，鼓舞阳气之运行；桂枝温经而通痹，与黄芪配伍，益气温阳、和血通经；当归、川芎、赤芍、白芍养血活血、化瘀通脉；加附子、薤白温中散寒、辛温通阳。治疗阴寒凝滞胸痹之证，单纯温阳药物有时不一定能达到温通心阳的目的，必须配合益气温经活血之法才能收到好的疗效，临床上合用黄芪桂枝五物汤与瓜蒌薤白白酒汤为高老师治疗胸阳痹阻之胸痹的常用法。

（五）现代研究

1. 临床研究 张颖霞应用黄芪桂枝五物汤治疗类风湿关节炎 176 例，发现黄芪桂枝五物汤对类风湿关节炎的临床效果显著，有效减轻关节疼痛、晨僵等症状，提高患者生存质量。张二红应用黄芪桂枝五物汤联合甲钴胺片治疗糖尿病周围神经病变（distal symmetric polyneuropathy，DPN）患者 82 例，发现黄芪桂枝五物汤联合甲钴胺片治疗 DPN 效果显著，可有效改善 DPN 患者症状，提高神经传导速度。

2. 实验研究 周雯等研究黄芪桂枝五物汤对糖尿病周围神经病变大鼠血清白细胞介素 IL–1β、肿瘤坏死因子 α、神经生长因子和坐骨神经组织神经生长因子基因的影响，发现黄芪桂枝五物汤可减轻周围神经组织炎症损伤，促进损伤神经的修复与再生，其机制可能与降低糖尿病大鼠血清白介素 –1β、肿瘤坏死因子 –α 水平，上调坐骨神经疼痛刺激神经生长因子基因的表达水平有关。

十三、桂枝加龙骨牡蛎汤证

（一）原文

夫失精家，少腹弦急，阴头寒，目眩，发落，脉极虚芤迟，为清谷、亡血、失精。脉得诸芤动微紧，男子失精，女子梦交，桂枝加龙骨牡蛎汤主之。

桂枝加龙骨牡蛎汤方
桂枝 芍药 生姜各三两 甘草二两 大枣十二枚 龙骨 牡蛎各三两

（二）方解与临床运用

1. 方解 桂枝加龙骨牡蛎汤是由桂枝汤加龙骨、牡蛎组成。桂枝汤，调和阴阳；加龙骨、牡蛎，重镇固涩。

2. 临床运用 本方针对的主要病机为心肾失交，阴阳不调。临床上并不限于失精、梦交，对于体液不固如自汗、盗汗、偏汗、遗尿、乳泣、妇女带下多，或精神不能内守如多梦、失眠、小儿夜啼、神经症等；或不射精、早泄、脱发等辨证属心肾不交，阴阳不和，阳不固阴不守者，皆有较好疗效。

（三）名家解读

1. 吴谦 此条亡血失精之下等句，与上文义不属，当另作一条在后。失精家，谓肾阳不固精也；少腹弦急，虚而寒也；阴头寒，阳气衰也；目眩、精气亏也；发落，血本竭也。若诊其脉极虚而芤迟者，当知极虚为劳，芤为亡血，迟则为寒，故有清谷，亡血，失精之证也。脉得诸芤动微紧者，谓概虚劳诸脉而为言也，非芤动微紧仅主男子失精，而用桂枝加龙骨牡蛎汤者调阴阳和营卫，兼固涩精液也。

2. 徐忠可 桂枝芍药通阳固阴，甘草姜枣和中上焦之营卫，使阳能生阴，而以安肾宁心之龙骨牡蛎为辅阴之主，后世喜用胶麦而畏姜桂，岂知阴凝之气非阳不能化耶。

（四）典型医案

病案一 王某，男，5岁。1984年11月8日初诊。患儿平素易于出汗，尤甚于夜间，汗出欠温，微畏风寒，食纳欠馨，大便干结，形体瘦小，舌苔薄，质淡红。此营卫失和，玄府易开，调卫和营以治其本。处方：炙桂枝5g，白芍10g，甘草4g，龙骨20g，糯稻根15g，玄参10g，生姜3片，大枣5枚。5剂。上药共煎去渣取汁600mL，加蜂蜜、冰糖各50g，调制成糖浆。服法：每次一匙，每日3次。药后半个月复诊，汗已大减，纳食亦馨，便调，续与原方5剂。以资巩固。

按：汗证虽有阳虚自汗、阴虚盗汗之说。然自汗未必尽为阳虚，盗汗亦未必全属阴虚，临床一般多无明显的阴虚或阳虚指征。江育仁主张重在调和营卫，桂枝加龙牡汤则为治汗之主方。

病案二 陈某，女，40岁。1996年5月25日初诊。半年多来低热不已，初由感冒引起。目前体温在37.2~37.8℃之间，午后烦热，动辄汗出，倦怠神衰，不思纳谷，脉虚数，舌淡苔白腻。辨证分析：伤寒瘥后发热者，当以小柴胡汤主之；病来既久，又非柴胡证，乃少阴气血两虚，营卫不和之病。治以调和营卫、敛阴合阳。方用桂枝加龙骨牡蛎汤：桂枝15g，白芍15g，甘草15g，龙骨25g，牡蛎25g，生姜12片，大枣（掰）12枚。上7味，水煮2遍，取汁600mL，每日分3次温服。按法服药2剂，午后体温上升至38℃，嘱患者续服原方。4剂后体温恢复正常，汗止脉调，苔褪食香。再服3剂，低热不作。

按：桂枝加龙骨牡蛎汤一方，取桂枝汤调和营卫，加龙骨、牡蛎涩敛固精、镇潜收敛，诸药相合，共达阳守阴固、潜镇固精之效。本案低热经久不已，实乃由劳甚气血衰少，以致阴阳两虚，宗《金匮要略》桂枝加龙骨牡蛎汤治之而愈。值得一提的是，在低热病的治疗过程中，往往出现体温先升后降而病瘥的特点，此或是阳气来复，阴津渐和的缘故。

（五）现代研究

1. 临床研究 姚鹏鹏应用桂枝加龙骨牡蛎汤加减治疗室性期前收缩患者132例，发现桂枝加龙骨牡蛎汤加减联合弱激光治疗气血两虚型室性期前收缩，可有效改善临床症状，减少早搏次数，改善血流动力学指标，缓解患者焦虑及抑郁情绪，且无明显不良反应。宋彩红等应用桂枝加龙骨牡蛎汤治疗2型糖尿病并焦虑状态患者80例，发现对2型糖尿病并有焦虑状态患者实施桂枝加龙骨牡蛎汤治疗，可以显著降低患者血糖水平，改善患者焦虑情绪。翟小趁应用桂枝加龙骨牡蛎汤联合氯硝西泮治疗高血压伴失眠患者

90 例，发现桂枝加龙骨牡蛎汤联合氯硝西泮治疗高血压伴失眠症具有良好疗效，可有效改善睡眠质量、降低血压。

十四、小建中汤证

（一）原文

虚劳里急，悸，衄，腹中痛，梦失精，四肢酸疼，手足烦热，咽干口燥，小建中汤主之。

小建中汤方

桂枝三两（去皮）　甘草三两（炙）　大枣十二枚　芍药六两　生姜三两　胶饴一升

（二）方解与临床运用

1. 方解　小建中汤由桂枝汤倍芍药加饴糖而成。方中饴糖为君，甘入脾，以建立中气；甘草、大枣味甘，建中缓急；桂枝、生姜味辛，可通阳行卫；芍药酸收缓急止痛；方中包含桂枝汤，酸甘化阴，辛甘化阳，补阴阳两虚；小建中汤偏于甘温，故辨证当以阳虚偏寒为主。如阴虚火旺、痰湿壅滞者不宜使用。

2. 临床运用　本方病机为阴阳两虚偏阳虚。临床广泛用于消化道系统疾病，如胃脘痛、腹泻、便秘等，特别对消化性溃疡、慢性胃炎、慢性肝炎、贫血、神经衰弱、心律失常、胃下垂、功能性发热等证偏属虚寒者，均有较好疗效。临床若兼见脾气虚弱者加黄芪；气短胸满者加生姜；肺虚加半夏；产后血虚能温煦出现腹中拘急疼痛者，可加当归，为当归建中汤。

（三）名家解读

1. 徐忠可　上章所论证，概属阳虚。阳虚者气虚也。气虚之人，大概当助脾，故以小建中汤主之。谓虚劳者，元阳之气不能内统精血，则营枯而虚，里气用急，为悸，为衄，为腹中痛，梦失精；元阳之气不能外充四肢之因，则阳虚而燥，为四肢酸疼，为手足烦，为咽干口燥。假令胸中之大气一转，则燥热之病气自行，故以桂、芍、甘、姜、枣和其营卫，而加饴糖一味，以建中气，此后世补中益气之祖也。虽无升柴，而升清降浊之理，具于此方。

2. 沈明宗　此营卫两济之方也，虚劳病非伤先天，即伤后天营卫。若伤后天中气，则营卫不充于五脏，脏腑无赖，精血渐衰，则脏腑各自为病，变证百出也。因营血不灌于冲脉，则逆气里急；肾阴不能既济，心名火气内动，则悸衄，肝脾不和则腹中痛；相火妄动，扰于阴中，则梦失精；营气不充于四肢，则四肢酸疼，手足烦热，胃津不输于上，则咽干口燥。此因中气不充，故显以上诸症。所以建中汤之桂枝行阳，芍药收阴，一阴一阳，和调营卫；以甘草，胶饴一阴一阳，补和营卫；姜、枣一阴一阳，宣通营卫，俾营卫冲和，溉灌脏腑，而脏腑受济，则诸虚恢复也。盖营卫阴阳两建之方，欲补其血，则加归、芍之类；欲补其气，则加参、芪甘术之类；欲补其阴，则加地黄、知、柏之类；欲补其阳，则加桂、附之类。以此类推，变化无穷矣。

（四）典型医案

病案一 李某，38 岁。产后失血过多，又加天气严寒，而腹中疼痛，痛时自觉肚皮向里抽动。此时，必须用热物温暖，方能缓解。切其脉弦细而涩，视其舌淡嫩，苔薄。辨为血虚而不养肝，肝急而刑脾。脾主腹，是以拘急疼痛，而遇寒更甚。为疏：桂枝 10g，白芍 30g，炙甘草 6g，生姜 9g，大枣 7 枚，当归 10g，饴糖 40g（烊服）。此方服 3 剂，而腹痛不发。转方用双和饮气血两补收功。

按：本案为典型的虚寒腹痛，由血虚不能养肝、肝急刑脾所致，以腹中急痛、喜温喜按、脉弦而细为特征。小建中汤在补益脾胃之中兼能平肝胆之气，又能缓解筋脉之拘急，用于本案正中其机。据刘渡舟经验，治疗脾气虚弱，肝胆气急腹痛，可先服小建中汤，然后再用小柴胡汤去黄芩加芍药，效果更佳。

病案二 张某，男，42 岁。1966 年 6 月 10 日初诊。胃脘隐痛反复发作已 5 年，经检查诊断为胃黏膜脱垂。近常饿时胃脘痛，恶寒怕冷，口中和不思饮，大便微溏，日二行，下肢痿软。先与附子理中汤治之不效，后细问症，据有汗出恶风，脉缓，知为表虚中寒之证，故与小建中汤：桂枝 10g，白芍 18g，生姜 10g，大枣 4 枚，炙甘草 6g，饴糖 45g（分冲）。服 6 剂胃脘痛已，但饿时仍不适，大便溏好转，但仍日二行，再服上方。7 月 1 日复诊，除大便微溏外，余无不适。

按：中焦虚寒，胃络失煦而疼痛。治宜温中寒、缓里急。附子理中汤虽能温中，但无缓急之功，故用之乏效。唯小建中汤辛甘化阳而温里，酸甘化阴而缓急，正中病机，故投之痛已。

（五）现代研究

1. 临床研究 胡艳艳应用小建中汤联合奥美拉唑肠溶胶囊治疗消化道溃疡患者 86 例，发现小建中汤联合奥美拉唑肠溶胶囊治疗消化道溃疡，能够促进溃疡愈合，清除幽门螺杆菌感染。王伟平等应用小建中汤治疗脾胃虚寒型慢性萎缩性胃炎患者 110 例，发现对脾胃虚寒型慢性萎缩性胃炎患者在进行常规治疗的基础上使用小建中汤进行治疗可获得良好的疗效，能明显减轻其炎症反应。

2. 实验研究 林致辉研究小建中汤对运动性疲劳小鼠骨骼肌中腺苷酸活化蛋白激酶/过氧化物酶增殖活化受体辅激活因子 1 - α 信号通路的影响，发现小建中汤具有抗运动性疲劳的作用，其机制可能是通过提高骨骼肌 AMPK/PGC1 - α 通路，增强线粒体氧化磷酸化减少代谢产物的堆积，减缓糖原的消耗分解，增强骨骼肌能量合成有关。郝佳梦等研究 Keap1 - 转录因子 - E2 相关因子 - 抗氧化反应元件信号通路探讨小建中汤抗小鼠运动性疲劳的机制，发现小建中汤通过激活 Keap1 - 转录因子 - E2 相关因子 - 抗氧化反应元件信号通路发挥抗氧化作用，继而提高小鼠抗疲劳能力。

十五、酸枣仁汤证

（一）原文

虚劳虚烦不得眠，酸枣仁汤主之。

酸枣仁汤方

酸枣仁二升 甘草一两 知母二两 茯苓二两 芎䓖二两

（二）方解与临床运用

1. 方解 方中重用酸枣仁为君，养肝安神；知母养阴清热，味苦，入心，母虚补子，子能令母实；川芎理血疏肝，防肝气郁滞，顺应肝体阴用阳之特点；茯苓、甘草一是健脾荣肝，有培土荣木之意，二可宁心安神。

2. 临床运用 酸枣仁汤病机为肝阴不足，阴虚内热，辨证要点为心烦失眠、舌红脉细数等。本方具有具有镇静催眠、抗惊厥、镇痛、降温、降压等多种药理作用；现代运用本方可治疗失眠、多梦、惊悸、心神不宁、盗汗、抑郁、头昏等属肝阴虚者。

临证可根据病情，随证加减用药。火旺者加黄连；阴虚甚者加百合、生地黄；烦躁多怒，睡眠不安，加牡蛎、白芍、石决明；肝阴不足，大便燥结者，可与二至丸合用；素体痰盛，苔腻脉滑，本虚标实者，可与温胆汤合用；精神抑郁，喜悲伤者，可与甘麦大枣汤合用，并酌加夜交藤、合欢皮。

（三）名家解读

1. 尤在泾 人寤则魂寓于目，寐则魂藏于肝。虚劳之人，肝气不荣，则魂不得藏，魂不得藏故不得眠。酸枣仁补肝敛气，宜以为君。而魂既不归，容必有浊痰燥火乘间而袭其舍者，烦之所由作也。故以知母、甘草清热滋燥；茯苓、川芎行气除痰，皆所以求肝之治，而宅其魂也。

2. 徐彬 虚劳虚矣，兼烦是夹火，不得眠是因火而气亦不顺也，其过当责心。然心火之盛，实由肝气郁而魂不安，则木能生火。故以酸枣仁之入肝安神最多为君；川芎以通肝气之郁为臣；知母凉肺胃之气，甘草泻心气之实，茯苓导气归下焦为佐。虽曰虚烦，实未尝补心也。

（四）典型医案

病案一 林某，男，52岁。心前区绞痛频发，两次住院，心电图不正常，确诊为冠心病。睡眠不好，只能睡3~4小时，梦多心烦，醒后反觉疲劳，头痛，心悸，气短，不能久视，稍劳则胸闷隐痛，脉沉迟，舌边缘燥，中有裂纹。由于操劳过度，脑力过伤，肝肾渐衰，心肝失调，治宜调理心肝：酸枣仁15g，茯苓9g，川芎4.5g，知母4.5g，炙甘草3g，天麻9g，桑寄生9g，菊花3g。5剂药后睡眠好转，头痛减，脉微弦，右盛于左，舌同前。原方加肉苁蓉12g，枸杞子9g。再诊，睡眠好，心脏亦稳定，未犯心绞痛。脉两寸和援，两关有力，两尺弱，舌正无苔。原方去知母、天麻、桑寄生，加黄精12g，山萸肉6g，山药9g，5剂。并制丸药，滋养肝肾、强心补脑，以兹巩固。丸剂：人参、白术、菊花、茯苓、茯神、麦冬、广陈皮各9g，枸杞子、山药、山萸肉、肉苁蓉各15g，川芎、远志各6g，生地、黄精各30g。共研为细末，炼蜜为丸，每重9g，早晚各服1丸，温开水送服。

按：胸痹屡发，从心肝血虚而治，何也？以虚烦，失眠，稍劳疾加诸症断之，以酸枣仁汤治之者，正求其本也。

病案二 何某，女，32岁，1936年仲冬，因久患失眠，诸药不效。形容消瘦，神气衰减，心烦不寐，多梦纷纭，神魂不安，忽忽如有所失，头晕目眩，食欲不振，舌绛，脉弦细，两颧微赤。此乃素秉阴虚，营血不足，营虚无以养心，血虚无以养肝，心虚神不内守，肝虚魂失依附，更加虚阳上升，热扰清宫所致。议用养心宁神法，以酸枣仁汤加人参、珍珠母、百合花、白芍、夜交藤，水煎；另用老虎目睛（现已不用）五分研末冲服。连服13剂，使能醋卧，精神内守，诸症豁然。

按：肝血不足，心失所养。其辨证要点是失眠伴多梦、眩晕、脉弦细。正为酸枣仁汤所主之证。

（五）现代研究

1. 临床研究 王迅等应用酸枣仁汤合小柴胡汤治疗甲状腺功能亢进症患者87例，发现在治疗甲状腺功能亢进症中采用酸枣仁汤合小柴胡汤取得了显著的治疗效果。张泽梁等应用小柴胡汤加龙骨牡蛎合酸枣仁汤治疗肝郁化火型失眠患者80例，发现小柴胡汤加龙骨牡蛎合酸枣仁汤治疗肝郁化火型失眠，能够显著缓解临床症状，降低不良反应发生率，值得临床应用。

2. 实验研究 郭海波等研究对氯苯丙氨酸致失眠大鼠脑干固氮酶组分细胞和 N - 甲基 - D - 天冬氨酸受体 mRNA 的表达，探讨酸枣仁汤治疗失眠的可能机制，发现 PCPA 诱导的失眠大鼠 NG2 细胞和 NMDA 受体表达升高，而酸枣仁汤可以下调二者表达量。吴东南等研究基于 Toll 样受体 4/核转录因子 - κB 信号通路探讨酸枣仁汤改善睡眠剥夺诱导学习记忆障碍的作用机制，发现酸枣仁汤具有改善睡眠剥夺大鼠学习记忆的作用，其机制可能与其抑制海马中 Toll 样受体 4/核转录因子 - κB 信号通路相关。

十六、八味肾气丸证

（一）原文

虚劳腰痛，少腹拘急，小便不利者，八味肾气丸主之。

八味肾气丸方

干地黄八两　薯蓣四两　山茱萸四两　泽泻三两　茯苓三两　牡丹皮三两　桂枝一两　附子一两（炮）

（二）方解与临床运用

1. 方解 方中以干地黄为君，滋阴补肾、益髓填精；山茱萸补肝、敛精气；山药健脾、益肾精；茯苓健脾益肾；泽泻利湿泄浊利尿；牡丹皮降相火；炮附子、桂枝温补肾阳、鼓舞肾气，意不在补火，而在"微微生火，以生肾气"；茯苓、桂枝相配可助膀胱气化、利小便。

2. 临床运用 八味肾气丸病机为肾气不足，气化失司；本方化裁，临床应用广泛。凡阳痿早泄、遗精滑精、遗尿尿频、闭经、不孕、泄泻、耳聋耳鸣、眩晕、脱发、痰饮、咳喘、不寐、消渴、水肿等属肾虚者，皆可用之。

（三）名家解读

1. 尤在泾 下焦之分，少阴主之，少阴虽为阴脏，而中有元阳，所以通经脏，行阴阳，司开合者也。虚劳之人，损伤少阴肾气，是以腰痛，小腹拘急，小便不利。程氏所谓肾间动气已损者是矣。八味肾气丸补阴之虚，可以生气，助阳之弱，可以化水，乃补下治下之良剂也。

2. 徐忠可 腰痛、少腹拘急，小便不利，皆肾家的证，然非失精等现证比，乃肾虚而痹，故以六味丸补其阴，乃须桂、附壮其元阳也。

（四）典型医案

病案一 张某，男，86 岁，住某院。1960 年 4 月 25 日初诊。患者腰背短痛，足冷，小便短而频，不畅利，大便难，口干口苦，饮水不解，舌淡少津无苔，脉象右洪大无力，左沉细无力。脉证兼参，属阴阳两虚，水火曾不足，治宜温肾阳滋肾阴，以八味地黄丸加减：熟地黄 9g，云茯苓 6g，山药 6g，杜仲 9g（盐水炒），泽泻 4.5g，熟川附子 4.5g，肉桂 1.5g（去粗皮、盐水炒），怀牛膝 6g，补骨脂 9g。水煎服，加蜂蜜 30g，兑服，连服 3 剂。复诊：服前方，腹背酸痛，口苦口干均减，足冷转温，大便可，小便如前，舌无变化，原方再服 3 剂。三诊：因卧床日久未活动，腰仍微痛，小便仍频，西医诊断为前列腺肥大，其余无不适感觉，高年腰部疼痛虽减，但仍无力，宜继续健补肾气，以丸剂缓服。熟地黄 90g，山茱萸 30g，山药 60g，泽泻 30g，炮附子 30g，肉桂 18g，怀牛膝 30g，补骨脂 60g，菟丝子 60g，巴戟天 30g。各研细末和匀，炼蜜为丸，每重 9g，每服 1 丸。并每早服桑葚膏一汤匙，开水冲服，连服 2 剂恢复健康，至五年多未复发。

按：腰为肾之府，肾阴虚失于滋养，肾阳虚失于温煦，可致腰部酸痛不适。肾气丸并补肾中阴阳，为治肾虚腰痛之良方。

病案二 李某，男，21 岁。2003 年 10 月 29 日初诊。患者近来小便次数明显增多，尤以夜间为甚，每夜尿次达 10 次之多。现症见：面色白，精神疲惫，四肢不温，腰膝酸冷，小便频数而清长，舌淡胖，苔薄白，脉沉细。中医辨证：肾阳虚衰。治法：温补肾阳。处方：熟地黄 30g，山药 20g，山茱萸 20g，牡丹皮 10g，泽泻 6g，茯苓 6g, 乌药 10g, 益智仁 10g, 桂枝 5g。水煎服每日 1 剂分 2 次服。1 周后小便次数减半, 续服 1 周, 诸症明显好转。嘱继续服金匮肾气丸 (浓缩型) 半月, 每日 3 次, 每次 10 粒。

按: 患者小便频数而清长, 每夜尿次达 10 次之多, 如尿崩之症。非邪热迫阴, 而为膀胱无力固闭。肾气丸既治小便不利, 又治小便反多。肾之阴阳两虚, 膀胱气化失常, 开阖无力, 故尿频。本案用肾气丸为主补肾而加强膀胱气化而取效。

(五) 现代研究

1. 临床研究 李靖应用金匮肾气丸随症加减治疗甲状腺功能减退 (甲减) 患者 84 例, 发现甲减患者的临床治疗中给药金匮肾气丸能够有效改善患者的症状体征, 改善其异常的甲状腺激素、甲状腺过氧化物酶抗体和甲状腺球蛋白抗体水平, 可促进患者尽快恢复。万楷杨应用金匮肾气丸加减治疗过敏性鼻炎患者 160 例, 发现金匮肾气丸加减对过敏性鼻炎治疗疗效良好, 可以改善细胞因子水平, 降低炎症反应, 防止疾病复发, 降低临床不良反应的发生。

2. 实验研究 郑美思等研究基于网络药理学方法系统探讨金匮肾气丸治疗 2 型糖尿病的作用机制, 系统揭示了其疗效发挥与调控葡萄糖稳态, 改善胰岛素抵抗, 抗低度炎症反应、氧化应激、心肾纤维化等相关。王艳娥等发现金匮肾气丸对肾小球肾炎大鼠具有良好的保护作用, 其机制可能与抑制酪氨酸激酶 2 信号传导转录激活因子 3 信号通路的活化、改善炎症因子过度释放有关。

十七、薯蓣丸证

(一) 原文

虚劳诸不足, 风气百疾, 薯蓣丸主之。

薯蓣丸方

薯蓣三十分 当归 桂枝 曲 干地黄 豆黄卷各十分 甘草二十八分 人参七分 芎䓖 芍药 白术 麦门冬 杏仁各六分 柴胡 桔梗 茯苓各五分 阿胶七分 干姜三分 白敛二分 防风六分 大枣百枚为膏

(二) 方解与临床运用

1. 方解 方中重用薯蓣为君, 补脾胃、益虚损; 辅以四君子汤, 加干姜、大枣益气温中; 四物汤合麦冬、阿胶滋阴养血, 以助薯蓣补阴阳气血诸不足; 桂枝、防风、柴胡益卫固表、疏散外邪; 再以桔梗、杏仁、白敛下气开郁, 豆卷、神曲化湿调中。诸药相合, 扶正祛邪, 补中有散, 静中有动, 补而不滋腻, 益卫固表, 能治能防。

2. 临床运用 本方主要以补益脾胃来治疗慢性虚损性疾病。故临床应用范围较广。如头眩、头痛、瘾疹、体痛或麻木等属虚劳夹风证者, 又如肺痨空洞难以愈合、体质弱容易生病、老年性疾病、胃溃疡病、脱肛等, 也可获良效。

（三）名家解读

1. 徐忠可 此不专言里急，是内外皆见不足证，非独里急诸不足也。然较黄芪建中证，前但云里急，故主建中，而此多风气百疾，即以薯蓣丸主之，岂非此丸似专为风气乎。不知虚劳证。多有兼风气者，正不可着意治风气，故仲景以四君、四物养其气血，麦冬、阿胶、干姜、大枣补其肺胃，而以桔梗、杏仁开提肺气，桂枝行阳，防风运脾，神曲开郁，黄卷益胃，柴胡升少阳之气，白敛化入营之风，虽有风气，未尝专治之，谓正气运而风气自去也。然薯蓣最多，且以此为汤名，取其不寒不热，不燥不滑，脾肾兼宜，故以为君，则诸药皆相助为理耳。

2. 魏念庭 盖人之元气在肺，元阳在肾。既剥削难以遽复矣，全赖后天之谷气资益其生。是营卫非脾胃不能通宣，而气血非饮食无由平复也。仲景故为虚劳诸不足而带风气百疾立此薯蓣丸之法。方中以薯蓣为主，专理脾胃，上损下损，至此可以撑持，以人参、白术、茯苓、干姜、豆黄卷、大枣、神曲、甘草助之，除湿益气，而中土之令得行矣。以当归、芎䓖、芍药、地黄、麦冬、阿胶养血滋阴；以柴胡、桂枝、防风升邪散热，以杏仁、桂枝、白敛下气开郁。惟恐虚而有热之人，滋补之药，上拒不受，故为散其邪热，开其逆郁，而气血平顺，补益得纳，勿以其迂缓而舍之。

（四）典型医案

病案一 黄某，男，54 岁，农民。1989 年 6 月 23 日初诊。患肺结核 16 年，断服抗结核西药，病时重时轻。两个月前咳嗽加剧，咳痰带血，白睛黄染，尿黄，厌食，住某县医院传染科治疗。诊断为肺结核空洞出血、急性黄疸型肝炎。经中西药结合治疗，血止，黄疸消退，纳食稍增。因家贫未能住院继续治疗，于 7 日前自动出院。刻下症见咳嗽声怯，痰白量多，纳谷不香，便溏溲浊，面唇不华，形削骨立，舌淡暗，边有齿印，苔白，脉细涩如丝。予薯蓣丸加百部、黄芩、鳖甲、丹参，嘱常服，并停用抗结核西药。患者于 1991 年 8 月 7 日复诊。自诉服此方 3 个疗程，临床症状消失，安谷长肌，劳作如昔，今来要求复检。胸片示：空洞消失，原结核病灶钙化，血沉检查正常。嘱原方续服半年，以资巩固。

按：患者患肺结核 16 年，又见咳痰带血，脉细涩如丝，此属肺阴已虚；咳嗽声怯，痰白量多，纳谷不香，便溏溲浊，面唇不华。形削骨立，舌淡暗，边齿印，苔白，当属肺脾气虚，化痰生湿，治宜补气养血（阴）、化痰止咳，方用薯蓣丸。薯蓣丸方中薯蓣、人参、白术、茯苓、甘草、大枣补脾益气，地黄、当归、川芎、芍药、麦冬、阿胶养阴止血，杏仁、桔梗止咳化痰，又虑患者久患肺结核，又有咯血病史，故加用百部、黄芩、鳖甲、丹参宜养阴清热、活血抗痨，药证相符。故可收取药到病减之效。

病案二 贾某，女，63 岁，农民。1988 年 8 月 13 日初诊。自诉十余年来左侧膝盖酸麻疼痛且肿大，口渴，两尺脉细，右关虚大，舌光红无苔。此属脾肾不足，气阴两亏，兼夹风气。治拟补虚祛风，仿仲景薯蓣丸法。方用：山药 18g，党参 12g，白术 6g，茯苓12g，炙甘草6g，当归6g，白芍12g，熟地黄12g，川芎6g，独活5g，桑寄生12g，怀牛膝12g，杜仲10g，麦冬15g，桂枝3g。8月17日复诊。前方仅服4剂，左膝酸麻疼痛即大见好转，然膝仍肿大。口渴已不甚。两尺脉细，右关盛大，舌红少苔。效不更方；再予前方加阿胶6g，养血滋阴。嘱其多服，以善其后。

按：虚劳怯弱，风邪侵袭肢节、经络，故肢痛麻木，古称风痹。脾肾不足，气血两虚，故口渴，舌光红无苔，两尺脉细，右关虚大。虚劳不足，兼夹风气，既不能专事培补，以免留邪不去，亦不得味祛风，反使重伤正气。必须以补虚为主，寓散于补，使正复而邪自去。故仿薯蓣丸法扶正祛邪、补虚祛风而效。

（五）现代研究

1. 临床研究　张春梅等应用薯蓣丸治疗晚期胃癌恶病质的患者48例，发现薯蓣丸能有效改善晚期胃癌患者恶病质症状，增加食欲、体质量及改善生活质量。邢仪霞等应用薯蓣丸加减方联合左甲状腺素钠片对甲状腺功能减退症患者116例，发现其对甲状腺功能减退症患者效果理想且安全性高，可明显改善患者血脂与甲状腺激素含量。

2. 实验研究　张晨宇等研究薯蓣丸联合环磷酰胺对乳腺癌小鼠上皮细胞4T1体内间–充质转换的影响，发现其对肿瘤的生长有一定的抑制作用，能降低乳腺癌小鼠瘤组织Vimentin蛋白及mRNA、p-Akt/Akt蛋白表达，并提高E-cadherin蛋白及mRNA表达，可以抑制乳腺癌小鼠上皮细胞。邱静等研究加减薯蓣丸对阿尔茨海默病模型大鼠海马区髓细胞触发受体2（recombinant triggering teceptor expressed on myeloid cells 2，TREM2）、小胶质细胞/巨噬细胞特异性蛋白抗体蛋白表达水平及对巨噬细胞特异性蛋白抗体细胞数量的影响加减薯蓣丸可能通过影响海马区及巨噬细胞特异性蛋白抗体蛋白水平的表达，增加巨噬细胞特异性蛋白抗体细胞数量，发挥对的治疗作用。

十八、大黄䗪虫丸证

（一）原文

五劳虚极羸瘦，腹满不能饮食，食伤、忧伤、饮伤、房室伤、饥伤、劳伤、经络营卫气伤，内有干血，肌肤甲错，两目黯黑。缓中补虚，大黄䗪虫丸主之。

大黄䗪虫丸方

大黄十分（蒸）　黄芩二两　甘草三两　桃仁一升　杏仁一升　芍药四两　干地黄十两　干漆一两　虻虫一升　水蛭百枚　蛴螬一升　䗪虫半升

（二）方解与临床运用

1. 方解　方中大黄、䗪虫、桃仁、虻虫、水蛭、蛴螬、干漆活血搜络化瘀；地黄、芍药养血润燥；杏仁理气润肠；黄芩清解郁热，甘草、白蜜益气和中。诸药相合，为久病血癖之缓剂。因其润以滋干，攻中寓补，峻剂丸服，意在缓攻，达到扶正不留瘀、祛瘀不伤正的作用，故谓之"缓中补虚"。本方实为扶正祛瘀之方。

2. 临床运用 本方主要用于五劳虚极之干血内停证。肌肤甲错、两目黯黑，舌暗或有瘀斑，脉涩为辨证要点。现代临床常用于良性肿瘤、肝脾肿大、肝硬化、子宫肌瘤、结核性腹膜炎、食管静脉曲张、妇女瘀血经闭、腹部手术后之粘连疼痛、冠心病、高血脂症、脑血栓、脂肪肝、脉管炎等有瘀血阻滞者。血栓闭塞性脉管炎、静脉曲张综合征、下肢栓塞性深部静脉炎、四肢浅部静脉炎等周围血管疾病用之也有良效。

（三）名家解读

1. 尤在泾 虚劳证有夹外邪者，如上所谓风气百疾是也。有夹瘀郁者，则此所谓五劳诸伤内有干血者是也。夫风气不去，则足以贼正气而生长不荣；干血不去，则足以留新血而渗灌不周，故去之不可不早也。此方润以濡其干，虫以动其瘀，通以去其闭，而仍以地黄、芍药、甘草和养其虚。攻血而不专主于血，一如薯蓣丸之去风而不着意于风也。喻氏曰：此世俗所称干血劳之良治也。血瘀于内，手足脉相失者宜之，兼入琼玉膏补润之剂尤妙。

2. 朱良春 认为仲景用虫类药治瘀血，《伤寒论》有抵当汤丸，《金匮》有下瘀血汤，二者均系内有瘀血，身体未虚，故纯用攻逐，取其急治；此系五劳虚极，内有干血，故宜攻补兼施，徐图效机。䗪虫具有活血散瘀、消痞攻坚、疗伤定痛等多种功效，其特点是破而不峻，能行能和。《长沙药解》说它"善化瘀血，最补损伤"，故虚人亦可用之。如仲景治疗产后腹痛之"下瘀血汤"，以及治疗疟母痞块之"鳖甲煎丸"，均用之，可资佐证。大黄䗪虫丸以破瘀药为主，养血之润剂为辅，虽云"缓中补虚"，但毕竟是以祛瘀药为主之方剂，此方之应用，关键在于审证要明确，虚劳羸瘦确属瘀血为患者方可应用，否则每致偾事。故前人谓此方是治疗干血劳之良剂，当三复斯言。应用大黄䗪虫丸之标准，必具备肌肤甲错、两目黯黑、腹满不能食这三症，方不致误。

（四）典型医案

病案一 高某，男，14岁。1998年1月20日初诊。患者半岁时，其母发现患者四肢皮肤干燥粗糙，有黄褐色脱屑，形如鱼鳞，洗浴后减轻，旋即复发，患者舅父亦为此病，西医诊为鱼鳞病。刻诊见患者以四肢伸侧为主，有深褐色大片鱼鳞状脱屑，局部皮肤干燥粗糙，舌紫暗而干燥，脉涩。治疗：禁用碱性肥皂洗浴，并禁食刺激性食物，大黄䗪虫丸1日1丸，继服3个月后停药。治疗后鳞甲脱落，皮肤变光滑，随访至今未复发。

按：鱼鳞病，中医学称蛇皮癣，是一种遗传性慢性角化异常性皮肤病。主要表现为四肢伸侧或躯干部发生形如鱼鳞或蛇皮的角质层增厚，皮肤干燥粗糙，夏轻冬重，一般治疗效果不理想。本例患者属瘀血内阻致肌肤失养而甲错，以大黄䗪虫丸缓中补虚治疗取效。

病案二 张某，男，49岁。1968年秋出现肝区疼痛不适等症，1970年1月突发高烧，体温达40℃，昏迷24小时，伴呕吐、抽搐等症，经驻京某医院诊断肝昏迷，抢救后转入某院治疗。此后，又曾住院治疗，并经常反复发作，屡经中西医治疗无效。原有肝肋下 4.5cm，于 1972 年发现脾肿大，体有肝臭味，肝区疼痛，经某医院检查确诊为早期肝硬化。于 1972 年 10 月来诊，脉大数有涩象，面黧黑，舌边尖红有瘀斑，目黄，胁痛。此例病久入络，结合舌瘀、面黧、胁痛、肝硬，处以大黄䗪虫丸，日二丸，早晚各服一丸，并用《冷庐医话》化瘀汤，日一帖。药后体力渐增，疼痛渐减，药病相符，遂依此法进退消息，计服大黄䗪虫丸 240 丸，化瘀汤 180 剂，间服柴芍六君子汤加当归、煅瓦楞子、橘叶，一年后肝脾已不能扪及，肝功化验正常，面华神旺，恶心呕吐消失，纳佳食增，胁肋疼痛基本消失，至 1974 年 4 月基本痊愈，恢复工作。

按：大黄䗪虫丸尚用于外科、妇科一些疾病。外科：术后肠粘连、血栓性脉管炎、静脉曲张综合征、下肢栓塞性静脉炎、四肢浅静脉炎、肢端静脉痉挛症、牛皮癣等。辨证要点为外科疾病有瘀血指征者，其中以血管病变为多。妇科：闭经、结核性盆腔炎、盆腔腹膜炎、子宫内膜结核、血瘀虚极宫外孕、子宫肌瘤、宫颈癌、生殖器萎缩、乳房萎缩、性欲冷淡、阴道无分泌等妇科疾病有瘀血证据者。大黄䗪虫丸，仲圣用于虚劳久延，瘀血内停。现代应用于内科、外科及归科一些常见疾病有瘀血指征者，并不局限于虚劳。此即总的辨证要点。

（五）现代研究

1. 临床研究 陈先翰等应用大黄䗪虫丸联合恩替卡韦片治疗慢性乙型病毒性肝炎瘀血阻络证患者 80 例，发现大黄䗪虫丸联合恩替卡韦片治疗慢性乙型肝炎瘀血阻络证患者效果显著，可推广。郭琳茹等应用大黄䗪虫丸联合亮丙瑞林治疗子宫肌瘤的患者 96 例，发现大黄䗪虫丸联合亮丙瑞林治疗子宫肌瘤可有效缩小子宫肌瘤体积，改善性激素水平，降低血清血管内皮生长因子、糖类抗原 125、胰岛素样生长因子 – Ⅰ水平。

2. 实验研究 钟伟超等研究大黄䗪虫丸对小鼠酒精性肝纤维化损伤的保护作用及机制，发现大黄䗪虫丸通过调节炎症因子的水平，减少胶原蛋白的沉淀，抑制肝细胞的凋亡，从而对小鼠酒精性肝纤维化损伤产生保护作用。刘旭东等研究大黄䗪虫丸是否能阻断脂多糖与肝星状细胞 Toll 样受体 4 的结合，发现大黄䗪虫丸能阻断脂多糖与 Toll 样受体的交联，这可能是其抗肝纤维化机制之一。

十九、麦门冬汤证

（一）原文

火逆上气，咽喉不利，止逆下气者，麦门冬汤主之。

麦门冬汤方

麦门冬七升　　半夏一升　　人参二两　　甘草二两　　粳米三合　　大枣十二枚

（二）方解与临床运用

1. 方解 方中重用麦门冬为君，养阴润肺清虚热。半夏下气化痰，性虽温，但与大量麦门冬相伍则不燥。人参、甘草、粳米、大枣养胃益气，使胃得养而气能生津，津液充沛，则虚火自敛，咳逆亦平。

2. 临床运用 本方主治虚热肺痿。运用本方的辨证要点为咽喉干燥，喘咳，痰黏难咳。西医学的慢性咽炎、慢性支气管炎、百日咳、肺结核、硅肺等表现为肺阴亏虚，虚火上炎者，均可用本方治疗。本方也可以养胃阴，慢性胃炎、胃及十二指肠溃疡，用之有良好的效果。还有报道用此方治疗鼻咽癌、肺癌、喉癌、食管癌放疗后出现的口干、咽干、舌红少津等毒副反应，效果良好。

（三）名家解读

1. 魏荔彤 火逆上气，夹热气冲也；咽喉不利，肺燥津干也，主之以麦冬生津润燥，佐以半夏，开其结聚；人参、甘草、粳米、大枣，概施补益于胃土，以资肺金之胁，是为肺虚有热津短者立法也。亦所以预救乎肺虚而有热之痿也。

2. 刘渡舟 本方生津益胃、降逆下气。肺胃阴伤，气火上炎，咳吐涎沫，咽喉干燥而渴，舌光红，脉虚数者。方中重用麦冬生津润燥。人参、甘草、粳米、大枣补养脾胃，使中气充盛，则津液自能上输于肺，于是肺得其养。半夏降逆下气，化其痰涎，与诸药合用，非特不嫌其燥，且可相互成功。本方见于《金匮要略·肺痿肺痈咳嗽上气病脉证治》，后世医家皆谓是治肺痿主方。《肘后方》亦有麦门冬汤治疗肺痿的记载，唯肺痿的成因很多，证候亦不一致，本方证是由胃虚有热，津液不足，虚火上逆所致，病虽在肺，其源在胃。服本方滋润清养，则胃得其润，肺得以滋，如此则虚火降，咽喉利，咳嗽气逆亦能随之而愈。此外，本方用于胃阴不足，气火上逆，胃失和降的呕吐，亦颇有效。

（四）典型医案

病案一 王某，女，14 岁，学生。1968 年 6 月 15 日初诊。患脑膜炎，经西医治愈后，经常口吐涎沫不止，吃东西时尤著，且伴有性情急躁，易怒，舌淡红，苔薄白，脉平不数。据《伤寒论》大病差后，喜唾，久不了了，当以丸药温之，宜理中丸，给以理中丸治之，效果不显。又据《金匮要略》上焦有寒，其口多涎，给以苓桂术甘汤治之，仍无效果。继欲用甘草干姜汤治之，因上述温补无效，遂按虚热肺痿，用麦门冬汤治疗。麦冬 21g，党参 9g，半夏 9g，炙草 6g，大枣 4 枚，粳米 9g。水煎，3 剂。服 3 剂后，初见疗效，口吐涎沫有所减少。上方加重半夏、麦冬之用量，最后半夏加至 24g，麦冬加至 60g，每日 1 剂，连服 20 余剂，病愈涎止。

按：本案起于热病之后，热病虽愈，肺胃之阴伤而未复，渐成肺痿，肺不布津液于全身，致口吐涎沫不止。肺痿虚寒者为多，若用温补而无效时，当考虑是否有虚热。本案起于湿热病后，且有烦躁易怒之表现，无寒象应考虑阴虚有热，尽管舌脉无病象，然经过一系列温补无效时，用麦门冬治之当属必然，投之果效。本案因热象不明显，半夏用至 24g 亦不为过，且有 60g 麦冬相抑制，投之无妨。若燥热征象明显者，应控制半夏用量，毕竟温燥之品也。

病案二 唐某，女，45 岁。1983 年 10 月 16 日初诊。患者于 1 个月前因发热、咳嗽、胸痛在某医院住院治疗，诊为大叶性肺炎，经西医治疗后，体温正常，胸痛控制。但干咳少痰，咽喉肿痛，饮食难下，声音嘶哑难出，形体渐瘦，近 10 余天常以静脉补液支持，神疲气短，舌质红少苔，脉细数。证属燥热伤津，咽喉不利。治宜滋阴润燥、清利咽喉，拟麦门冬汤加减：麦冬 15g，法半夏 5g，明党参 10g，粳米 12g，玄参 21g，桔梗 8g，蝉蜕 5g，甘草 3g。服上方 3 剂，咽喉疼痛减轻，语音增大，继服 10 剂，痊愈，随访未见复发。

按：感受燥热之邪，伤及肺胃，津液亏耗，虚火上炎，故咽喉肿痛，久病气阴两虚，金破不鸣，声音嘶哑，故用麦门冬汤清热养阴，加桔梗、蝉蜕宣肺开音，标本兼治矣。

（五）现代研究

1. 临床研究 戴岩红应用麦门冬汤加味联合维生素 B_6 治疗妊娠期剧吐患者 110 例，发现麦门冬汤加味结合维生素 B_6 治疗妊娠期剧吐患者，疗效显著。孟达应用麦门冬汤治疗慢性支气管炎缓解期肺阴亏耗证的患者 148 例，发现在慢性支气管炎缓解期肺阴亏耗证患者中采用麦门冬汤治疗，可有效改善患者的临床症状，提高临床疗效。

2. 实验研究 申萌萌等研究麦门冬汤改善博来霉素所致肺纤维化模型大鼠肺功能及内质网应激作用的相关机制，发现麦门冬汤能够明显改善大鼠肺功能，减少肺间质胶原沉积，可能与调节纤维化肺组织实变区内 AEC II s 的葡萄糖调节蛋白 78 和人内质网应激相关蛋白表达，缓解 ERS 压力，恢复 AEC II s 的正常功能有关。刘锐等研究麦门冬汤含药血清对促进大鼠骨髓间充质干细胞向肺泡上皮细胞分化的影响，发现麦门冬汤在肺纤维化环境中可促进大鼠骨髓间充质干细胞向肺泡上皮细胞分化，该作用可能是其改善肺纤维化的重要机制。

二十、甘草干姜汤证

（一）原文

肺痿吐涎沫而不咳者，其人不渴，必遗尿，小便数，所以然者，以上虚不能制下故也。此为肺中冷，必眩，多涎唾，甘草干姜汤以温之。若服汤已渴者，属消渴。

甘草干姜汤方
甘草四两（炙） 干姜二两（炮）

（二）方解与临床运用

1. 方解 炙甘草甘温，补中益气；干姜辛温，温复脾肺之阳。两药辛甘合化，重在温中焦之阳以暖肺。因肺为气之主，脾胃为气血生化之源，中阳振，肺可温，寒可消，实乃培土生金之意。

2. 临床运用 运用本方的辨证要点为多涎唾，口淡不渴，小便数。除治疗虚寒肺痿外，临床常用于治疗眩晕、胸痛、咳喘、胃痛、腹痛、呕吐、吐酸、泄泻、痛经、遗尿、劳淋、过敏性鼻炎等属于虚寒者。

（三）名家解读

1. 周衡 上条言热在上焦，虚热灼肺，可致肺痿。本条乃言上焦阳盛，肺中虚冷亦可为痿。肺为水之上源，主气化而通调水道，肺中虚冷不能化气，气虚不能摄津，故频吐涎沫，肺气虚弱，故不咳或咳而无力；上焦虚冷，不能制约下焦，故遗尿或小便频数；肺气虚寒，清阳不升，故见头眩，证系虚寒肺痿，故治当温肺复气，方用甘草干姜汤。本方为理中汤之半，能温复肺胃之阳，且甘草用量倍于炮姜，故益气温阳而不燥，配伍甚为精当。

2. 聂惠民 用本方治虚寒性胃脘痛。若疼痛喜暖喜按，可加党参、桂枝、香附、玄胡；伴肠鸣腹泻者，可加茯苓、炒薏仁、炒白术、党参；若脾胃阳虚之吐血，便血可用伏龙肝煮汤煎药，或加仙鹤草、白及。但需注意，若阳热亢盛之出血，则禁用本方。对阳虚阴盛者，重用干姜；对肺虚咳嗽者，常加五味子；凡见脉数，舌红绛，苔黄燥，发热等均禁用。证属虚寒的过敏性鼻炎在发作期，温服该汤，可收到鼻涕减少、鼻塞通、喷嚏止的效果。

（四）典型医案

病案一 吕某，女，67 岁。患慢性咽部疼痛十余年，时作时止。发作时仅以西瓜霜、胖大海等含片润之，略解燃眉，来诊时正值发作，自言痛势不甚，只是干痒难耐，数日不解，不能正常饮食睡眠。查：神疲气怯，面色淡黄，色淡无华，咽部未见明显红肿，舌淡苔润，脉沉缓，双寸无力。患者自言火大，不禁令笔者起疑。综观患者脉证，并未见明显火热之象，相反是证类虚寒，养阴清热之剂不可遽投。况且询问之下，患者亦曾用过清热泻火之剂，并无显效。其证果然是上焦虚寒所致，处方：甘草 30g，干姜 15g，桔梗 10g。1 剂知，4 剂已。连进 10 剂，年余未发。药仅 3 味，而其效若斯。

病案二 阎某，男，21 岁。素有鼻衄，初未介意。某日，因长途出车，三日始归家，当晚 6 时许开始衄血，历时 5 个多小时不止，家属惶急无策，深夜叩诊。往视之，见患者头倾枕侧，鼻血仍滴沥不止，炕下承以铜盆，血盈其半。患者面如白纸，近之则冷气袭人，抚之不温，问之不语，脉若有若无，神智已失。急予甘草干姜汤：甘草 9g，炮干姜 9g。即煎令服，2 小时后手足转温，神智渐清，脉渐迟，能出语，衄亦遂止。翌晨更与阿胶 12g，水煎服日 2 次。后追访，未复发。

按：患者素有衄血，阳络已伤，今因事不如意，肝气大升，遂至血出如涌。《灵枢·寒热》篇所谓"暴瘅内逆，肝肺相搏，血溢鼻口"，即其病因病机。然此例出血过多，阴液骤失，阳无所附，又值夜半，阴自旺于阴时，阳气暴亡之象毕现，如执补血、止血之法，阴或可挽而阳终难复，变生顷刻，此际，唯冀速回其阳，待厥愈足温，脉续出，神智清醒之后，方可缓图徐治，甘草干姜汤之施，意即在此。然甘草干姜汤非止血之剂，而血竟得止，是因为"阳者，卫外而为固也"，阳固则阴自安于内守，即堤防既固，水流则无泛滥之虞。

（五）现代研究

1. 临床研究　许田俊应用甘草干姜汤治疗女性膀胱过度活动症患者28例，发现甘草干姜汤治疗脾胃亏虚型特别是合并肺气不宣的膀胱过度活动症疗效较好。

2. 实验研究　李秋席等通过研究应用甘草干姜汤对变应性鼻炎（AR）大鼠外周血清白介素﹣2、白介素﹣5表达的影响，发现甘草干姜汤可能通过调节白介素﹣2及白介素﹣5水平，从而改善AR大鼠的症状、减轻鼻黏膜炎症损伤。

二十一、葶苈大枣泻肺汤证

（一）原文

肺痈，喘不得卧，葶苈大枣泻肺汤主之。

肺痈胸满胀，一身面目浮肿，鼻塞清涕出，不闻香臭酸辛，咳逆上气，喘鸣迫塞，葶苈大枣泻肺汤主之。

支饮不得息，葶苈大枣泻肺汤主之。

葶苈大枣泻肺汤方

葶苈（熬令黄色，捣丸如弹丸大）　大枣十二枚

（二）方解与临床运用

1. 方解　葶苈大枣泻肺汤有开肺逐痰、泻肺行水之功。主治：肺痈、支饮等邪实气闭证，症见胸满胀，一身面目浮肿，鼻塞清涕出，不闻香臭酸辛，咳逆上气，喘鸣迫塞。方中葶苈子苦辛寒，清邪热、涤痰饮、泻肺启闭、降逆平喘、利水消肿；配大枣安中，固护脾胃。二味相合，以祛痰水为主，兼以护胃安正。临床若兼见胸满胀，喘鸣迫塞，加瓜蒌、厚朴、枳实、杏仁等；若一身面目浮肿，加防己、车前子、木通等。

2. 临证运用　现代运用本方治疗小儿肺炎、渗出性胸膜炎、支气管扩张症、肺脓疡、肺心病心衰、风心病心衰等疾病。

（三）名家解读

1. 张璐　肺痈已成，吐如米粥，浊垢壅遏清气之道，所以喘不得卧，鼻塞不闻香臭。故用葶苈破水泻肺，大枣护脾通津，乃泻肺而不伤脾之法，保全母气以为向后复长肺叶之根本。然肺胃素虚者，葶苈亦难轻试，不可不慎。

2. 吴谦　肺痈喘不得卧及水饮攻肺喘急者，方中独用葶苈之苦，先泻肺中之水气，佐大枣恐苦甚伤胃也。

（四）典型医案

病案一　方某，男，16岁。患上呼吸道感染数月，经中西医诊治静滴服药，可暂好转。2014年元月就诊前1个月，咳喘加重，头痛头昏，鼻塞，无汗，记忆力减退，

常感胸部闷胀。就诊时见咳喘不断，有痰声，但咳痰吐出困难，面色无华，形体较微胖，舌质红，苔白厚，脉弦数。证属风热壅肺，治宜泻肺平喘。方以葶苈大枣泻肺汤加味：葶苈子 30g，大枣 50g，麻黄 9g（打碎），杏仁 20g，黄芩 30g，桑白皮 20g，甘草 10g。连服 3 剂后，咳喘即减，汗出，头痛头晕鼻塞消除。连服 5 剂诸症悉除。

按：喘证是以呼吸困难，甚至张口抬肩，鼻翼扇动，不能平卧为特征的一种病证。严重者可以发生喘脱。作为一个症状，喘证可以出现在多种急慢性疾病过程中。其基本病机特点是肺失宣降，肺气上逆，或肺肾出纳失常。急慢性支气管炎患者，特别是儿童、青少年、老年患者，发病后往往已经中西医诊治并用抗生素及解表药、止咳平喘等方药，患者仍咳喘汗出，身多大热，病程迁延不愈，此乃本方适应症矣。此时非用葶苈子、大枣、黄芩、麻黄重剂不足以清宣，加杏仁、桑白皮以泻肺治咳平喘。甘草调和诸药，全方合用，共奏泻肺平喘之功。

病案二 患者某，男，68 岁。2017 年 6 月 29 日初诊。主诉：胸腔镜切除术后 1 个月余，发现双侧胸腔积液 10 余天。患者因胸腺瘤于 2017 年 5 月 16 日在复旦大学附属华山医院于全麻复合支气管内麻醉下行胸腔镜胸腺切除术，术后病理（胸腺）胸腺瘤，B2 型。术后 6 月 18 日与太仓市第一人民医院行 B 超检查示：双侧胸腔积液（右侧 90mm，左侧 93mm）。自诉 6 月 18 日就诊于上海华山医院急诊，予两次抽吸胸腔积液，具体数量不详。6 月 29 日我院复查 B 超示：双侧胸腔积液（右侧胸腔见液性暗区，最大前后径约 114mm，左侧胸腔见液性暗区，最大前后径约 104mm）。刻下：感胸闷，无咳喘，纳呆，夜寐欠安，精神欠佳，易疲倦，二便尚调，舌淡，苔白，脉沉弦。中医诊断：悬饮。西医诊断：非特异性胸水。治法泻肺利水。方拟葶苈大枣泻肺汤。处方：葶苈子 30g，大枣 60g。7 剂，水煎服，日 1 剂，早晚分服。二诊：2017 年 7 月 6 日，患者胸闷消失，复查 B 超：双侧胸腔积液（右侧胸腔见液性暗区，最大前后径约 95mm，左侧胸腔见液性暗区，最大前后径约 46mm），胸腔积液较前明显减少。再投葶苈大枣泻肺汤 7 剂。三诊：2017 年 7 月 13 日，患者稍感疲乏，无其他不适主诉，复查 B 超：双侧胸腔积液（右侧胸腔见液性暗区，最大前后径约 69mm，左侧胸腔见液性暗区，最大前后径约 45mm），胸腔积液较前逐渐减少。改投六君子汤加葶苈大枣泻肺汤。处方：党参 10g，炒白术 10g，茯苓 10g，法半夏 10g，陈皮 10g，炙甘草 5g，葶苈子 10g，大枣 10g。7 剂，四诊时患者无不适主诉，双侧胸腔积液较前减少，继以前方服用，至六诊，复查 B 超：双侧胸腔未见明显积液。

按：胸腔积液属中医悬饮范畴，胸胁为气机升降之道，饮停胸胁，脉络受阻，气机逆乱，故出现胸闷。非攻逐水饮而难缓其急，而攻下之品往往容易伐正，饮证总属阳微阴盛、本虚标实之候，本病当以攻逐水饮为先，减轻患者胸闷以缓其急，然患者术后体虚，正气虚弱，不耐峻下，故选用葶苈大枣泻肺汤治疗，以葶苈子泄肺为主，大枣补益正气，使攻而不伤其正，病情很快得到好转，后期水饮减少后，考虑攻伐后易耗伤正气，宜扶正益气，予六君子汤合葶苈大枣泻肺汤治疗，且葶苈子用量较前减少。本方配伍，祛邪不伤正，则病愈可望矣。本方配伍，祛邪不伤正，则病愈可望矣。

（五）现代研究

1. 临床研究 曾莉等在应用葶苈大枣泻肺汤加减结合西医常规疗法治疗慢性心衰患者，可显著提高临床疗效，降低患者的 B 型钠尿肽水平，增加其左心室射血分数，值得在临床中推广应用。郝颖等应用研究发现葶苈大枣泻肺汤加减方合用顺铂能够提高治疗恶性胸腔积液的临床疗效，又能提高安全性，减轻毒副作用。段欻等应用葶苈大枣泻肺汤治疗肺挫伤患者，可明显降低肺挫伤患者肿瘤坏死因子 -α、白介素 -6、白介素 -8 等血清炎症因子水平，缩短患者的恢复时间，疗效显著且安全性高。

2. 实验研究 张靖轩等对葶苈大枣泻肺汤对肺癌小鼠水通道蛋白 1 及恶性胸水的影响研究发现葶苈大枣泻肺汤可以抑制肺癌小鼠壁层胸膜水通道蛋白及 mRNA 表达，从而减少恶性胸水。徐建虎等苓桂术甘汤合方对心衰大鼠脑钠肽、血管紧张素 II 的影响研究发现苓桂术甘汤合葶苈大枣泻肺汤能提高慢性心衰大鼠血清 BNP、血管紧张素 II 含量，可能是其治疗充血性心力衰竭的作用机制之一。

二十二、射干麻黄汤证

（一）原文

咳而上气，喉中水鸣声，射干麻黄汤主之。

射干麻黄汤

射干十三枚　麻黄四两　生姜四两　细辛　紫菀　款冬花各三两　五味子半升　大枣七枚　半夏（大者，洗）八枚

（二）方解运用

1. 方解 射干麻黄汤具有温肺化饮、下气祛痰之功，主治寒痰郁肺结喉证。症见咳嗽，气喘，喉间痰鸣似水鸡声，或胸中似水鸣音，或胸膈满闷，或吐痰涎，苔白腻，脉弦紧或沉紧。方中麻黄宣肺温肺、化饮散寒、止咳平喘、开达气机；寒饮结喉，以射干泻肺降逆、利咽散结、祛痰化饮，其为君药。寒饮内盛，以细辛温肺化饮、温宣肺气；肺主宣降，以款冬花宣肺化饮止咳；紫菀泻肺止咳、降逆祛痰、温化寒饮、调畅气机，与款冬花相配，一宣一降，调理肺气；痰饮蕴结，以半夏醒脾燥湿化痰、温肺化饮、利喉涤痰；生姜降逆化饮、畅利胸膈，助半夏降逆化痰，共为臣药。肺气上逆，以五味子收敛肺气，使肺气宣降有序，兼防宣发降泄药伤肺气，为佐药。大枣补益中气、生化气血、滋荣肺气，为佐使药。诸药配伍，以奏温肺化饮、下气祛痰之效。

2. 临证运用 现代运用本方治疗支气管哮喘、急慢性支气管炎、慢性阻塞性肺病、肺源性心脏病等。

（三）名家解读

1. 张璐 上气而作水鸡声，乃是痰碍其气，气触其痰，风寒入肺之一验。故于小

青龙方中，除桂心之热，芍药之收，甘草之缓，而加射干、紫菀、款冬、大枣。专以麻黄、细辛发表，射干、五味下气，款冬、紫菀润燥，半夏、生姜开痰，四法萃于一方，分解其邪，大枣运行脾津以和药性也。

2. 尤在泾 射干、紫菀、款冬降逆气；麻黄、细辛、生姜发邪气；半夏消饮气。而以大枣安中，五味敛肺，恐劫散之药并伤及其正气也。

(四) 典型医案

病案一 闻左外感风寒，袭于肺胃，膏粱浓味，酿成痰浊，血瘀凝滞，壅结肺叶之间，致成肺痈。是以咳嗽气粗，痰秽如脓，胁痛难于转侧，振寒发热，舌苔白浓而腻，脉象浮紧而滑。病来涌急，非猛剂不为功，急仿金匮射干麻黄汤合金匮皂荚丸，一以散发表邪，一以荡涤痰浊。净麻黄（四分），嫩射干（八分），甜葶苈（炒研，八分），光杏仁（三钱），象贝母（三钱），生甘草（五分），苦桔梗（一钱），嫩紫菀（一钱），生苡仁（四钱），冬瓜子（四钱），川郁金（五钱），皂荚末（蜜为丸吞服，五分）。二诊：前投发散肺邪，荡涤痰浊之剂，得汗寒热已解，咳嗽气急亦见轻减，而痰稠腥秽依然，胸闷胁痛，不思饮食，小溲短赤，苔腻，脉滑数，胶黏之痰浊，蕴蓄之瘀湿，结于肺叶之间，一时难以整肃。今宜制小其剂，蠲化痰浊，清肃肺气，毋使过之，伤其正也。净蝉衣（八分），嫩前胡（八分），嫩射干（五分），生甘草（六分），桔梗（一钱），光杏仁（三钱），象贝母（三钱），炙紫菀（一钱），生苡仁（四钱），冬瓜子（四钱），橘红络（各一钱），桃仁泥（包，一钱）。

按：内有痰涎壅阻，外受风寒搏束，肺气失于宣畅，气为痰阻，喉中有声，冬春天气骤寒，每遇此证。射干麻黄汤，一方而兼散寒、开痰、下气、润燥四法，法法相因，圣人立方之法如此，非识验俱到者，难以望其项背。

病案二 患者某，女，55岁。2015年11月16日就诊。主诉：反复咳嗽、咳痰两个月，伴有遗矢、遗尿。患者于两个月前因感冒引起咳嗽，咳痰，色白量多，伴有胸闷，气短，在某医院门诊就诊，查血常规示白细胞 12×10^9/L，中性粒细胞百分比75%，胸部正位片示双肺支气管感染，给予头孢他啶联合左氧氟沙星静脉输液治疗5天，患者仍时有咳嗽，咳少量白痰，出现怕冷，咳嗽时遗尿、遗矢症状，复查血常规，胸部正位片正常。后反复服用化痰止咳、清热解毒药物未缓解。既往有痛经病史30余年，遇寒则加重。目前症见：咳嗽，呈阵发性，以晨起，夜间多发，咳少量白痰，伴有怕冷，时有咳嗽。治则：宣肺散寒，止咳化痰。方以射干麻黄汤加减：蜜麻黄10g，射干10g，细辛3g，款冬花10g，紫菀10g，法半夏10g，五味子15g，生姜15g，大枣10g，干姜30g，吴茱萸5g。三剂，水煎服，分两次饭后口服。2015年11月19日复诊，患者诉咳嗽，咳痰明显减轻，咳嗽时遗尿、遗矢消失，仍有怕冷，舌淡苔白，弦细，效不更方，原方续服5剂而愈。

按：该患者有痛经病史30余年，遇寒则加重，提示胞宫固有寒邪，此次因外感后出现寒饮郁肺，又误服清热解毒药物，病程中出现怕冷，说明内寒进一步加重，寒邪郁肺，肺气不得宣发肃降，则咳嗽咳痰不解；肺气郁结，则肺的通调水道的功能失常，即出现咳嗽时遗尿；肺与大肠相表里，寒饮郁肺，则大肠主二便功能失常，即出现咳嗽时二便异常。故方中重用生姜以祛散水气，加用干姜以温肺化饮，生姜走而不守，干姜守而不走，两者合用，相得益彰，则肺温饮化，加吴茱萸温经散寒，治疗冲任虚寒，经脉得通，水气易散。

（五）现代研究

1. 临床研究　卫慧等对射干麻黄汤治疗哮喘对患者呼吸功能影响的研究表明，射干麻黄汤联合治疗组的用力肺活量、一秒钟用力呼气容积、最大呼气中期流量和呼气流量峰值水平高于常规治疗组，而白介素-8、白介素-17、超敏C反应蛋白和肿瘤坏死因子-α水平低于常规治疗组，提示射干麻黄汤对哮喘有较好的治疗效果，可明显改善患者的肺功能，提高患者的生活质量。刘志繁在对射干麻黄汤加味治疗支气管哮喘冷哮证的临床观察中得出结论，支气管哮喘冷哮证患者采用射干麻黄汤加味治疗临床疗效显著，值得临床推广应用。

2. 实验研究　陈永昶等对急性呼吸衰竭模型大鼠应用射干麻黄汤干预治疗后发现，射干麻黄汤能够改善大鼠呼吸频次及血气水平，减轻大鼠炎症反应及氧化应激损伤，抑制肺组织细胞凋亡。其作用机制与降低白介素-8、白介素-17、乳过氧化物酶、丙二醛水平，降低B淋巴细胞瘤-2基因、半胱氨酸天冬氨酸蛋白酶3表达，并且升高谷胱甘肽过氧化物酶水平及单克隆抗体表达有关。陈豪等对哮喘性肺炎大鼠应用射干麻黄汤干预治疗后，得出结论：射干麻黄汤呈剂量依赖性减轻哮喘肺炎大鼠的肺部病理损伤、炎症反应，增强免疫效应，其作用机制可能与下调肺组织胸腺基质淋巴细胞生成素、Toll样受体-4和细胞核转录因子-κB的表达有关。

二十三、越婢加半夏汤证

（一）原文

咳而上气，此为肺胀，其人喘，目如脱状，脉浮大者，越婢加半夏汤主之。
越婢加半夏汤方
麻黄六两　石膏半斤　生姜三两　大枣十五枚　甘草二两　半夏半升

（二）方解与临床应用

1. 方解　越婢加半夏汤具有宣肺清热、降逆平喘之功效。主治肺胀，症见咳而上气，其人喘，目如脱状，脉浮大者。方中麻黄宣肺平喘、发散风邪；臣以石膏清泄内热，两药合用，辛凉清解、宣肺降气；半夏、生姜散饮降逆；大枣补脾安中制水；甘草调和诸药，且缓麻黄之散，石膏之寒，使攻邪而不伤正。

2. 临证运用　现代运用本方治疗老人及儿童支气管哮喘、急慢性支气管炎、慢性阻塞性肺病等属痰热壅肺者。

（三）名家解读

1. 魏荔彤 本方所治之肺胀，系饮热内蕴，复感风邪所致。风邪外束，肺气不宣，饮热内蕴，肺失通调，故上气喘咳，身形如肿，其目如脱。治当宣肺平喘、清热化痰。方中麻黄宣肺平喘、发散风邪；臣以石膏清泄内热；佐以半夏降逆散结、燥化痰湿；更以生姜之辛散，外配麻黄发越水气，内助半夏降逆化饮；大枣补脾制水，与生姜合用，调和营卫；使以甘草调和诸药，且缓麻黄之散，石膏之寒，使攻邪而不伤正。

2. 吴谦 脾运水谷，主为胃行津液，职卑如婢也。汤名越婢者，取发越脾气，通行津液之义也。今治肺胀，则麻黄散表邪，石膏清内热，甘草、大枣养正缓邪，半夏、生姜散逆下气也。

（四）典型医案

病案一 熊某，女，28岁。素有哮喘病史，遇寒即发，不药自愈。1959年夏，旧恙复作，初起曾注射麻黄碱无效，乃改乞中医治疗。诊得脉象浮数，头痛，发热恶寒，微汗出，口干不渴，舌苔黄燥，喉鸣如锯，声达户外，胸中气逆，难以名状，倚坐床头不得卧者五昼夜。余曰：此外感风寒，内蕴暑热，肺为华盖，首当其冲，内外合邪，引动宿疾，遂一发莫制耳。法当清里解表、涤痰降浊。为疏越婢加半夏汤：麻黄4.5g，石膏9g，甘草3g，生姜3g，大枣4枚，半夏6g，海浮石9g。服1剂，寒热退，喘平，能着枕；再剂恢复正常。

按：此患者素有喘疾，久病易致肺气宣降失调，痰湿蕴结体内，复感外邪而发为本病。治疗上应宣肺清热、降逆平喘，故用越婢加半夏汤，方中麻黄宣肺平喘、发散风邪；石膏清泄内热；半夏降逆散结、燥化痰湿；更加海浮石清化热痰，姜枣补脾胃，甘草调和诸药。诸药合用共奏宣肺降气、清热化痰之功。

病案二 王某，女，52岁。2014年10月7日初诊。患者自述1年前无明显诱因出现咳嗽，喘息，按哮喘治疗后好转，此后病情反复发作，用激素及平喘药可缓解。1周前患者病情复发，咳喘以夜间为甚，故前来就诊。刻症见：咳嗽，喘息，咳少量白黏痰，目胀头痛，口干苦欲饮，舌淡红，苔白，脉弦细。辨证：外邪里饮化热证。方药：越婢加半夏汤合射干麻黄汤化裁。处方：炙麻黄10g，清半夏10g，射干15g，细辛6g，桑白皮15g，五味子12g，炙甘草6g，石膏30g（先煎），生姜10g，大枣4枚。5剂水煎服，日1剂。服药5剂后，该患者咳嗽，喘息大减，继续服上药5剂后喘憋完全缓解，此后1年咳喘未发。

按：《金匮要略·肺痿肺痈咳嗽上气病脉证治》载"咳而上气，此为肺胀，其人喘，目如脱状，脉浮大者，越婢加半夏汤主之"，指出热饮郁肺之肺胀的症状和治法；"咳而上气，喉中水鸡声，射干麻黄汤主之"，则论述了寒饮夹表邪之肺胀的证治。本患者初次就诊即见痰浊内蕴所致咳痰，喘症状，又见口干、口苦、多饮之热象，与越婢加半夏汤方证所述诸症相吻合，遂以越婢加半夏汤合射干麻黄汤加减治之，收效甚佳。

（五）现代研究

1. 临床研究 李焱对慢性阻塞性肺疾病急性加重期痰热郁肺型患者应用越婢加半夏汤进行临床干预治疗观察，40 例患者中显效 23 例，有效 6 例，观察提示越婢加半夏汤治疗慢性阻塞性肺疾病急性加重期，可提高疗效。杨志强对越婢加半夏汤加味方治疗喘息型支气管炎 50 例患者进行临床观察，越婢加半夏汤疗效显著。

2. 实验研究 杨贵方等对过敏性哮喘小鼠运用越婢加半夏汤进行实验研究，越婢加半夏汤对治疗过敏性哮喘小鼠的作用机制与降低小鼠血清中 IgE 含量及肺组织匀浆中 IL-4 浓度有关。李晓晨等研究发现，加味越婢加半夏汤能有效缓解慢性阻塞性肺病大鼠模型肺部炎症，与大鼠体内细胞因子 IL-8 和 TNF-α 水平降低有关。

二十四、厚朴麻黄汤证

（一）原文

咳而脉浮者，厚朴麻黄汤主之。

厚朴麻黄汤

厚朴五两　麻黄四两　石膏如鸡子大　杏仁半升　半夏半升　干姜二两　细辛二两
小麦一升　五味子半升

（二）方解与临床运用

1. 方解 厚朴麻黄汤有宣肺降逆、化饮止咳之功。主治：外感咳喘。症见咳嗽喘逆，胸满烦躁，咽喉不利，痰声辘辘，苔白滑。厚朴麻黄汤方以厚朴泄满下气为君药，臣以麻黄、杏仁宣肺降逆平喘，又佐以细辛、干姜、半夏温化寒饮，石膏清解郁热；更有五味子酸敛肺气，以防麻黄、细辛、干姜过于耗散肺气，小麦养正安中护胃，共同顾护正气。合而用之，具有降逆化饮、宣肺平喘之功，使上逆之势平，寒饮得化，肺气宣降复常，则咳逆上气自愈。

2. 临床应用 现代运用本方可治疗外感咳喘、支气管哮喘、肺气肿、哮病发作期等属寒饮夹热者。

（三）名家解读

1. 尤在泾 厚朴麻黄汤与小青龙加石膏汤大同，则散邪蠲饮之力居多。而厚朴辛温，亦能助表，小麦甘平，则同五味敛安正气者也……仲景之意，盖以咳皆肺邪，而脉浮者气多居表，故驱之使从外出为易。

2. 王子接 厚朴麻黄汤，大、小青龙之变方也。咳而上气作声，脉浮者，是属外邪鼓动下焦之水气上逆，与桂枝、芍药、甘草和营卫无涉。故加厚朴以降胃气上逆，小麦以降心气来乘，麻、杏、石膏仍从肺经泄热存阴，细辛、半夏深入阴分，祛散水寒，干姜、五味摄太阳而监制其逆，一举而泄热下气，散邪固本之功皆备，则肺经清肃之令自行，何患咳逆上气作声有不宁谧者耶？

（四）典型医案

病案一 王某，男，53 岁，于冬季就诊。刻诊：患慢性支气管炎、肺气肿 10 年，曾因咳喘住院 3 次，并以肺心病治疗。就诊时频频咳嗽、痰多而稠、张口抬肩、喘闷不能平卧、烦躁气促，舌质暗，苔白滑润，脉浮大，重按无力。体征：口唇青紫，颈静脉怒张，桶状胸。听诊：心音弱，两肺可闻及干湿啰音。脉证合参，归属中医学肺胀、痰饮等病范畴，属饮邪夹热上迫于肺所致。治以蠲饮清热、止咳平喘、宁心保肺，方取厚朴麻黄汤加味治之。处方：炙麻黄 10g，厚朴 10g，石膏 30g，苦杏仁 10g，姜半夏 10g，干姜 6g，五味子 6g，细辛 5g，小麦 30g，百部 10g，全瓜蒌 15g。5 剂，水煎服。服用 5 剂后，咳喘略平稳，烦躁气促减轻。上方加葶苈子 12g，继服 10 剂，已能平卧，脉略有根，两肺啰音减少。后以上方加倍制成蜜丸，每丸 9g，每日 3 次，每次 1 丸，温开水送服，回家调理。3 个月后随访，病情稳定，咳痰喘明显减轻，未再作其他治疗。

按：余在应用厚朴麻黄汤时，认为有以下几点需要注意，一是咳喘不能平卧；二是痰多黏稠；三是两肺有干湿啰音；四是脉浮而苔滑。结合当代医家所用该方经验，厚朴麻黄汤应用指证可以概括为四个字，即：咳、喘、痰、浮。这里的"浮"包括脉浮无根与颜面虚浮。厚朴麻黄汤证的形成机制是外有风寒表邪，内有水饮，表邪引动水饮，水饮动而心肺之气痹而不扬，故有所述症状。因有表邪，故用麻黄、杏仁辛温解散之；而内有水饮，故用干姜、细辛、五味子开阖肺气、解散水饮；半夏与杏仁相伍，可使肺气肃降，水饮不致上逆，心肺可安；而方内用石膏，一是可助肺气下降，二是以防辛温燥烈之品伤及肺阴。妙用小麦先煮，补心养肺，固其正气。所加葶苈子具有止咳、平喘、肃肺、消炎、强心之综合效果；百部与全瓜蒌，有助于清理肺部的痰液，并通达肺络。全方可使肺气开阖有节，心脏循环有助，痰饮有力排出。有人讲厚朴麻黄汤是小青龙加石膏汤的变方，有人讲是麻杏石甘汤的变方，还有人说是大青龙汤的变方，这三个方都是太阳经病的方子，但不要忘记，内无水饮胁迫肺腑，是不宜用厚朴麻黄汤的，这是个前提。厚朴麻黄汤的应用前提：咳而脉浮，胸闷，喉中有水鸡声，肺部有干湿啰音者，厚朴麻黄汤主之。而该患者就诊时频频咳嗽，痰多而稠，张口抬肩，喘闷不能平卧，烦躁气促，舌质暗，苔白滑润，脉浮大，重按无力，可谓"咳、喘、痰、浮"兼备，故以其化裁为用而取得良好的效果。

病案二 李某，女，5 岁。2009 年 1 月 2 日来诊。诉体育课出汗吹风后咳嗽，已有 10 天，痰多，色白，活动则气喘，纳尚可，平时最喜冷饮及油腻肥甘之物，二便调。病后口服头孢克洛及孟鲁斯特咀嚼片，未见好转。既往有哮喘史，除了夏季，其余时间差不多每月一发，发则需输液、雾化等治疗 1 周以上才能慢慢好转，但仍时有些咳嗽，舌淡红，苔腻微黄，脉浮滑。此为宿痰内伏，外受风邪引动，且有化热之象，治以宣肺化饮、兼清郁热，方以厚朴麻黄汤加减。处方：厚朴 6g，炙麻黄 3g，苦杏仁 9g，石膏 10g，半夏 6g，干姜 3g，细辛 3g，五味子 9g，炒莱菔子 9g。3 剂，日 2 服。二诊：咳嗽已好大半，不喘，两肺呼吸音粗，未及啰音。舌淡红，苔白腻。郁热已清，直用仲景温肺化饮之方，苓甘五味姜辛夏杏汤3剂而愈。

按：本案患儿平素喜食肥甘厚味、冷饮，久之脾失健运，饮食不归正化，酿生水饮痰湿。脾为生痰之源，肺为储痰之器，痰浊上干于肺成为发病"夙根"，治以宣肺化饮，兼清郁热，方以厚朴麻黄汤加减。方中厚朴泄满下气，麻黄、杏仁宣肺降逆平喘，细辛、干姜、半夏温化寒饮，石膏清解郁热，五味子收敛肺气，加莱菔子化食痰，更助厚朴、麻、杏以下气平喘，诸药合用使肺气宣降正常，痰化而喘平。

（五）现代研究

1. 临床研究 吴雅莉等用厚朴麻黄汤加减治疗慢性支气管炎临床疗效显著，厚朴麻黄汤联合西药治疗组可有效改善患者血清炎症因子水平，其总有效率达92.31%。韩萍用厚朴麻黄汤在治疗慢性支气管炎合并肺气肿方面效果显著，临床疗效率达89.47%，能够有效改善患者的肺功能。

2. 实验研究 孟泳对哮喘小鼠应用厚朴麻黄汤干预治疗后，其组织病理学改变降低，厚朴麻黄汤能够降低小鼠血清免疫球蛋白、白介素-4、白介素-13及半胱氨酰白三烯水平，抑制炎症因子产生，从而减轻气道炎症。张川林研究发现厚朴麻黄汤能一定程度上抑制小鼠肺泡巨噬细胞中酪氨酸激酶2基因表达，同时下调其蛋白表达水平，这可能是厚朴麻黄汤抑制过敏性哮喘气道非特异性炎症反应的重要机制。

二十五、奔豚汤证

（一）原文

奔豚气上冲胸，腹痛，往来寒热，奔豚汤主之。

奔豚方

甘草　川芎　当归各二两　半夏四两　黄芩二两　生葛五两　芍药二两　生姜四两　甘李根白皮一升

（二）方解与临床运用

1. 方解 奔豚汤有疏肝清热、降逆止痛之功效。主治由惊恐恼怒，肝气郁结，奔豚气上冲胸。症见气从少腹上冲胸或至咽喉，时作时止，腹痛，往来寒热，心烦易怒，舌红苔黄，脉弦或数。方中大寒之甘李根白皮清肝热、降逆气、止奔豚，配伍苦寒之黄芩，下肝气清郁热；当归、川芎、芍药养血调肝、益肝体以制肝用；葛根、半夏、生姜升清降浊、和胃降逆；甘草益气和中、调和诸药，且与芍药相伍可缓急止痛。诸药合用，肝脾两调，则气冲腹痛、往来寒热等症自愈。若气冲较甚者，加桂枝、枳壳以降气行气；若气郁者，加柴胡、青皮以理气下气；若咳嗽者，加苏子、葶苈子以降逆止咳。

2. 临床应用 现代运用本方可治疗癔症、神经症、冠心病、肝胆疾患及更年期综合症等属肝热气逆者。

（三）名家解读

1. 沈明宗 此因肝胆风邪相引，肾中积风乘脾，故气上冲胸而腹痛。厥阴受风，相应少阳，则往来寒热，是以芎、归、姜、芍疏养厥阴、少阳气血之正，而祛邪外出；以生葛、李根专解表里风热，而清奔豚逆上之邪；黄芩能清风化之热；半夏以和脾胃而化客痰，俾两经邪散，木不临脾而肾失其势，即奔豚自退。

2. 王子接 君以芍药、甘草奠安中气，臣以生姜、半夏开其结气，当归、川芎入血以和心气，黄芩、生姜、甘李根白皮性大寒，以折其冲逆之气，杂以生葛者，寓将欲降之，以先升之之理。

（四）典型案例

案例一 张某，女，46岁，农民。1998年3月28日初诊。主诉于上月某日下午5时许突发呕1次，须臾便止，未多介意。后二三日发生1次，近10天来1天发生两次，发作渐趋频繁，发无定时。经胃镜等检查，排除食道癌、贲门癌、溃疡等病变。但仍极度精神紧张，恐是食道癌，终日愁思恐惧。曾服中药四七汤、橘皮竹茹汤，效果不明显。饮食少进，形渐消瘦，精神萎靡。来诊前于途中车上呕吐1次，多为痰涎，夹有少量食物残渣（自谓素无晕车呕吐现象）。嗳气频作，胁肋隐隐疼痛时有寒热，小便黄赤，舌淡苔黄，脉弦而数。此为肝血亏少，热郁少阳，肝胃气逆之病。拟养血柔肝、泄热解郁、降逆和胃，以奔豚汤增损进之。药用：当归10g，炒白术10g，白芍10g，黄芩10g，柴胡6g，李根白皮15g，法半夏10g，生姜3片，陈皮6g，竹茹10g，郁金10g，川楝子10g，甘草3g。服5剂。半月后因事来镇相告，服完5剂，呕吐、嗳气停止，至今未发。

按：本例呕吐，热郁少阳为其致病之本，肝胃气冲为致病之标。柴胡、黄芩清泄少阳郁热，竹茹清胃热，当归、芍药养血柔肝，半夏、生姜、李根白皮平冲降逆，佐陈皮理气，尤其生姜、半夏为止呕圣药，与柴胡、黄芩合用，标本兼顾，药中肯綮，是以5剂而病愈。

案例二 谢某，女，42岁。2015年11月6日初诊。患者自觉气从少腹向上攻冲，气冲到乳房会有针扎样的刺痛感，每每发作时头晕严重，身上连同脚底有跳动感，奔冲之气自行恢复则一切如常，唯周身酸痛，气之走窜感仍在。每逢生气大怒时，气冲更甚。病已半年，每周发作数次。平素月经量多，易心烦失眠，纳差，二便正常。舌暗苔白，脉弦紧。双手长满老年斑，就诊前吃诸多补血之品，均无效果。中医诊断：奔豚病。此为肝气奔豚，气血瘀滞。治以养血疏肝、平冲降逆。方用奔豚汤化裁。处方：川芎10g，黄芩15g，法半夏15g，葛根20g（先煎），当归10g，白芍15g，山茱萸30g，代赭石30g，香附15g，郁金20g，甘草10g，生姜3片，大枣5枚。7剂。每日1剂，水煎服。2015年11月14日二诊：患者言服药期间未见发作，纳食香，夜寐安。嘱再进7剂以巩固。

按：本例患者为典型的肝郁化热之奔豚证，肝属下焦，肝气上逆，气从少腹向上攻冲，乳房为肝经循行之处，肝血瘀滞则肝气恣横攻冲致乳房刺痛，血瘀而双手布满老年斑。浊气不降，清气则不升，故头晕。徐教授所用郁金为血中气药，香附为气中之血药，两药合用，既可以解气分之郁，又可以除血分之瘀。加之养血疏肝之奔豚汤，故用之有效。

（五）现代研究

1. 临床研究　张磬用奔豚汤临床治疗冠心病心绞痛，有效可靠且不良反应发生率低。

2. 实验研究　宋伍等在慢性束缚应激小鼠焦虑研究中，予以奔豚汤干预治疗后，小鼠焦虑行为得到改善，其可能机制与下调海马区 γ 氨基丁酸运载蛋白 1 抗体和 γ 氨基丁酸运载蛋白 3 抗体蛋白表达，进而调节中枢神经系统氨基酸类神经递质的含量有关。史先芬等在行为绝望小鼠的抗抑郁作用研究中，奔豚汤具有抗抑郁作用。

二十六、桂枝加桂汤证

（一）原文

发汗后，烧针令其汗，针处被寒，核起而赤者，必发奔豚，气从小腹上至心，灸其核上各一壮，与桂枝加桂汤主之。

桂枝加桂汤

桂枝五两　芍药三两　甘草二两（灸）　生姜三两　大枣十二枚

（二）方解与临床运用

1. 方解　桂枝加桂汤有温通心阳、平冲降逆之功效。主治奔豚气病，本方即桂枝汤重用桂枝五两而成。重用桂枝，意在温通心阳，以制肾水，共奏温通心阳、平冲降逆之功。若偏肾阳虚者，加附子；偏气虚者，加玄参、黄芪；心悸不安者，加龙骨、牡蛎；中焦虚寒者，加吴茱萸、小茴香；脾胃蕴热者，加大黄、石膏；胃肠气滞者，加槟榔、香附；伴咳嗽气喘者，加桑白皮、苦杏仁、麻黄；伴腰膝发冷者，加淫羊藿、仙茅。

2. 临床应用　现代运用本方可治疗治疗冠心病、神经症、呃逆、神经衰弱等属阳虚寒逆可出现奔豚气者。

（三）名家解读

1. 方有执　与桂枝汤者，解其欲自解之肌也；加桂者，桂走阴而能伐肾邪，故用之以泄奔豚之气也。然则所加者桂也，非枝也，方出增补，故有成五两云耳。

2. 徐灵胎　重加桂枝，不特御寒，且制肾气。又药味重则能下达，凡奔豚症，此方可增减用之。

（四）典型案例

案例一　李某，男，55 岁。2017 年 3 月 22 日初诊。6 个月前进食不慎后出现烧心、嗳气、咽部堵塞感，就诊于当地医院，查胃镜提示慢性浅表性胃炎，给予口服奥美拉唑肠溶胶囊 2 周，烧心感消失，仍嗳气、咽部不适，口干、口苦，每因受凉及劳累后加重，纳寐尚可，二便调。舌淡苔白微腻，脉沉细。诊为奔豚气，治以温阳降冲。方用桂枝加桂汤加减，药用：桂枝、白芍、茯苓各 15g，干姜、甘草各 6g，连翘 12g。5 剂，每日 1 剂，水煎分 2 次温服。二诊：症状大减，偶有嗳气，仍有口干，前方加减五味子 10g，5 剂，服法如前。三诊：症状消失，心情大悦，继服二诊方 3 剂巩固，随访半年未复发。

按：患者脾胃素虚，病久则子病及母而致心阳不足，心阳不足，下焦阴寒邪气无以温煦，逆而上冲，发为本病。桂枝加桂汤中桂枝取其温心阳、平冲降逆之功，一可长养心阳、补益心阳之亏损；二可温生肝阳、补木以生火；三可健运脾阳，脾旺可消除水气，亦可长养五脏，益于心肝阳气升发；配以芍药柔肝降逆、和胃止呃，合炙甘草辛甘化阳，复心阳而镇摄下焦阴寒浊气。本案主方中桂枝平冲降逆为君，与甘草合用辛甘化阳，白芍以温心气、敛心神，茯苓健脾宁心，患者口干，加五味子养阴生津并制桂枝温燥之弊。

案例二 患者，女，5 岁。2017 年 6 月 4 日初诊。主诉：气从左腹上冲左胸 1 个月。气上冲时伴左腹左胸胀痛、胸闷不适，继往有颈痛史 2 年，现今头项部明显强痛，转头不便，不渴，大便不干，舌紫暗，脉沉细。2 天前症状加重，遂来医院就诊。中医诊断：奔豚（肾虚气逆，太阳经输不利）。治法：温阳散寒，平冲降逆。处方：桂枝加桂汤加减。方药：桂枝 45g，白芍 15g，生姜 15g，大枣 15g，炙甘草 10g，龙骨 20g（先煎），牡蛎 20g（先煎），紫石英 20g（先煎），全蝎 6g，蜈蚣 2 条，砂仁 10g（后下）。3 剂，水煎服。3 周后复诊，患者症状有所改善，左胸胀痛好转。再加原方 3 剂。数周后电话询问，患者气冲症状消失，头项痛大减，症状好转。

按：患者气上冲时伴左腹左胸胀痛、胸闷不适，头项部明显强痛，转头不便，不渴，大便不干，舌紫暗，脉沉细。考虑患者为奔豚证。奔豚证见，从少腹起作痛，自觉有气从少腹上冲心胸，而后冲至咽喉，发病时痛苦。笔者以桂枝加桂汤治疗，具有温阳散寒、平冲降逆的疗效。在临床研究中，桂枝加桂汤治疗奔豚病，平冲降逆，可明显改善患者的临床症状，值得临床推广运用。

（五）现代研究

临床研究 杨慧用桂枝加桂汤联合小陷胸汤治疗血管性头痛，可达到减缓疼痛或止痛效果，总有效率达 95%；王亚用桂枝加桂汤治疗虚寒性腹痛，总有效率达 94%；郭令茹用桂枝加桂汤加减治疗偏头痛，总有效率达 91%；傅红璟等用桂枝加桂汤配合针灸治疗顽固性呃逆，疗效显著。

二十七、茯苓桂枝甘草大枣汤证

（一）原文

发汗后，脐下悸者，欲做奔豚，茯苓桂枝甘草大枣汤主之。

茯苓桂枝甘草大枣汤方

茯苓半斤　甘草二两（炙）　大枣十五枚　桂枝四两

（二）方解与临床运用

1. 方解　茯苓桂枝甘草大枣汤有降肾气之功效。主治伤寒发汗后，症见腹下气满，脐下悸，欲作奔豚，小便不利者。方中重用茯苓为主药，健脾益气、淡渗利水、宁心安神；桂枝通阳化气利水、降逆平冲；大枣、炙甘草培土制水。四味合用，共奏健脾益气、通阳化气利水、降饮止冲。若心阳虚甚者，可重用桂枝；水饮甚者重用茯苓，再加白术、泽泻、猪苓。

2. 临床应用　现代运用本方可治疗治疗神经症、神经性心悸、假性癫痫、慢性胃炎、慢性肾炎等属阳虚饮逆者。

（三）名家解读

1. 成无己　本方用茯苓以伐肾邪，桂枝能泄奔豚，甘草、大枣之甘滋助脾土以平肾水气。煎用甘澜水者，扬之无力，取不助肾气也。

2. 吴谦　此方即苓桂术甘汤去白术加大枣倍茯苓也。彼治心下逆满，气上冲胸，此治脐下悸，欲作奔豚。盖以水停中焦，故用白术，水停下焦，故倍茯苓。脐下悸，是邪上干心也，其病由汗后而起，自不外乎桂枝之法。仍以桂枝、甘草补阳气，生心液；倍加茯苓以君之，专伐肾邪；用大枣以佐之，益培中土；以甘澜水煎，取其不助水邪也。土强自可制水，阳建则能御阴，欲作奔豚之病，自潜消而默化矣。

（四）典型案例

案例一　郭某，男，56岁。患奔豚气证，发作时气从少腹往上冲逆，至心胸则悸烦不安、胸满憋气、呼吸不利、头身汗出。每日发作两三次。切其脉沉弦无力，视其舌质淡而苔水滑，问其小便则称甚少，而又有排尿不尽之感。治以茯苓30g，桂枝12g，大枣12枚，炙甘草6g。嘱患者以大盆贮水，以枸扬之，水面有珠子五六千颗相逐，用以煮药。患者服两剂，小便通畅而"奔豚"不作。转方又用桂枝10g，炙甘草6g。以扶心阳，其病得愈。

按：本案患者除有奔豚的典型症状外，并伴小便甚少，又有排尿不尽之感，是为水气下蓄，下焦气化不利。故治以茯苓桂枝甘草大枣汤温通心阳、化气利水，以防冲逆之再作，药证相应，是有速效。由此可见，苓桂甘枣汤不仅可治奔豚欲作者，亦可疗奔豚发作者，关键在于心阳不足、下焦水寒之气上逆之主机具备与否。对此案，刘渡舟说："考《伤寒论》治奔豚有两方，而小便不利者，则用本方为宜。"可供临证参考。

病案二　黄某，男，43岁，木工。1981年11月30日初诊。3个月以前因劳动汗出受风后，即感身痛心悸，经服感冒清热冲剂，身痛缓解，但心悸日益加重，气短乏力、多汗，以致不能劳动。经某医院内科诊为冠状动脉供血不全，按冠心病常规服药半月，效果不显。又经中医诊治，服用益气养血补心健脾药20余剂，仍不效。转来试治。观面色㿠白，精神不振。察询病情，发作之前，自觉有一股凉气从少腹上冲至胸，随之心悸不休、坐卧不安，须手按心胸部始舒，喜暖恶寒，口不渴，脉象沉细小数而无力。舌淡红苔薄白而润滑。此脉证与《伤寒论》"发汗过多，其人叉手自冒心，心下悸，欲得按者，桂枝甘草汤主之""发汗后，其人脐下悸者，欲作奔豚，茯苓桂枝甘草大枣汤主之"相符。故诊为心阳不足水气上乘证。拟温通心阳、化气行水法。处方：茯苓24g，桂枝12g，炙甘草6g，大枣15枚。嘱一剂三煎，日三服。服药二剂症大减，继服二剂，病即痊愈。

按：汗为心之液，患者初病因汗出过多而当风，心阳已经受损，加之误治，心阳越虚，空虚无主，故以手按心胸欲求自安。心阳虚，故心悸，心火不能下益于肾，水寒之气不得蒸化，则复有上逆之势，故有凉气从少腹上冲心胸之感，投苓桂枣甘汤，使心阳通，水饮得化，则诸症随之而愈。

（五）现代研究

1. 实验研究 孙维敏等研究苓桂甘枣汤的利尿作用，采用小白鼠利尿实验法，发现100%的苓桂甘枣汤在投药后第3、4、5、6小时均有明显的利尿作用，与速尿组相比发挥利尿作用的时间较晚，但利尿作用持续时间较长，6小时内小白鼠排尿总量与速尿相类似。

二十八、瓜蒌薤白白酒汤证

（一）原文

胸痹之病，喘息咳唾，胸背痛，短气，寸口脉沉而迟，关上小紧数，栝楼薤白白酒汤主之。

栝楼薤白白酒汤方

栝楼实一枚（捣） 薤白半斤 白酒七升

（二）方解与临床运用

1. 方解 瓜蒌薤白白酒汤具有通阳宣痹、宽胸涤痰之功效。主治胸痹症见胸部闷痛，甚至胸痛彻背，喘息咳唾，短气，舌苔白腻，脉沉弦或紧。方中瓜蒌实为主药，宽胸理气、豁痰散结；配伍薤白，通阳散结、行气止痛。白酒，性辛，温散，通行气血，且可载药上行而助药势。三药合用，豁痰结、通胸阳、止痹痛。

2. 临床应用 现代运用本方可治疗冠心病心绞痛、非化脓性肋软骨炎、肋间神经痛、慢性支气管炎等属胸阳不振，痰阻气滞者。

（三）名家解读

1. 周扬俊 寒浊之邪，滞于上焦，则阻其上下往来之气，塞其前后阴阳之位，遂令为喘息，为咳唾，为痛，为短气也。阴寒凝泣，阳气不复自舒，故沉迟见于寸口，理自然也；乃小紧数复显于关上者何耶？邪之所聚，自见小紧，而阴寒所积，正足以遏抑阳气，故反形数。然阳遏则从而通之，瓜蒌实最足开结豁痰，得薤白白酒佐之，既辛散而复下达，则所痹之阳自通矣。

2. 尤在泾 胸中，阳也，而反痹，则阳不用矣。阳不用，则气之上下不相顾接，前后不能贯通，而喘息、咳唾、胸痹痛、短气等证见矣。更审其脉，寸口亦阳也，而沉迟，则等于微矣。关上小紧，亦阴弦之意，而反数者，阳气失位，阴反得而主之。《易》所谓阴凝于阳，《书》所谓牝鸡司晨也。是当以通胸中之阳为主。薤白、白酒、以辛开痹，温以行阳。瓜蒌实者，以阳痹之处，必有痰浊阻其间耳。

（四）典型案例

案例一 陈某，男，62岁。2010年10月6日初诊。慢性支气管炎2周，1周来发热微恶寒，咳痰气喘，经治疗，发热恶寒等表证已除，现症见咳喘，胸中窒闷，胸痛，心悸，气短，舌苔白腻，脉沉结代。听诊：两肺底部可闻及细小湿啰音。血常规检验：白细胞 11.2×10^9/L，中性粒细胞 9.2×10^9/L，嗜酸性粒细胞 0.8×10^9/L。X线片：两下肺纹理增粗、紊乱且有条索状阴影。辨证为寒痰内结，肺失宣降。宜辛通温阳、开痹散结。方选瓜蒌薤白白酒汤合当归四逆散加减：全瓜蒌20g，薤白30g，白酒50g，桂枝15g，细辛10g，白芍15g，当归15g，甘草10g，葶苈子10g，大枣5枚。5剂后，胸闷、胸痛、咳喘减轻，颇思纳谷，舌质淡红苔白滑，脉沉略迟。去葶苈子，加佛手10g理气和胃，继服5剂。于11月8日胸透两下肺条索状阴影吸收，血常规检验正常。症状基本消失，症状缓解。

按：中医将慢性支气管炎分为本虚和标实两种情况。多数慢性支气管炎既有本虚，又有标实，只是在急性发作期以标实为主，缓解期以本虚为主。瓜蒌薤白白酒汤之应用无论其标实期和本虚期，凡症见胸闷、咳黏痰或兼胸痛者，用之皆有良效。

案例二 黄某，男，36岁。2009年3月14日初诊。患者1个月前受寒后频发胸闷、心悸、心痛、气短。夜间入睡困难。舌质淡，苔白厚腻，脉沉涩。方：瓜蒌10g，薤白10g，茯神20g，酸枣仁10g，远志10g，柏子仁10g，半夏10g，桂枝10，枳实10，丹参20，枳壳10，木香3g，郁金10g，当归10g，川芎10g，白酒5mL。服7剂后，患者症状全部消失。再服14剂，经随访，病情痊愈。

按：本案患者因胸阳不振，阳虚则阴邪上乘，水液不运，聚而成痰，痰为阴邪，易阻气机而结胸中，气结而痰浊阻于心胸，故有胸闷、心痛、气短等症。痰浊结于胸中，致卫气不能入阴则入夜难以睡眠。方选瓜蒌薤白白酒汤加减。方瓜蒌涤痰散结、开胸通痹。薤白通阳散结、化痰散寒。二者同用能散胸中凝滞之阴寒，宣通胸中阳气以宽胸，化上焦结聚之痰浊，乃治胸痹之要药，更借白酒轻扬以行药势；枳实、桂枝下气消痞；半夏化痰降浊，酸枣仁、柏子仁、远志、茯神养心安神；当归和血养血止痛，川芎行气活血，丹参走心经清心活血，为理血之专品；枳壳、木香、郁金宽胸散结。诸药合用共奏通阳宣痹、养心和血之功。

（五）现代研究

1. 临床研究 王洪白等观察瓜蒌薤白白酒汤加减治疗胸痹心痛的疗效，56 例用瓜蒌薤白白酒汤加减治疗，治愈 35 例，好转 18 例，总有效率约 94.64%。

2. 实验研究 卞海等对硬膜下血肿模型大鼠抗凝血实验研究发现瓜蒌薤白白酒汤能减小血肿面积，从而起到脑保护作用，并且能降低血液中凝血酶水平，升高纤维蛋白原和凝血酶原水平，发挥抑制凝血系统的功能，从而对硬膜下血肿具有治疗作用。吴雪茹等研究发现加味瓜蒌薤白白酒汤能显著延长小鼠凝血时间，能降低体外纤维蛋白重量，其具有抗凝和溶纤作用。

二十九、瓜蒌薤白半夏汤证

（一）原文

胸痹，不得卧，心痛彻背者，栝楼薤白半夏汤主之。

栝楼薤白半夏汤

栝楼实一枚（捣） 薤白三两 半夏半升 白酒一斗

（二）方解与临床运用

1. 方解 瓜蒌薤白半夏汤有行气解郁、通阳散结、祛痰宽胸的功效。主治痰盛瘀阻胸痹证。症见胸中满痛彻背，背痛彻胸，不能安卧者，短气，或痰多黏而白，舌质紫暗或有暗点，苔白或腻，脉迟。本方由瓜蒌薤白白酒汤加半夏所组成，在通阳开痹的同时，配半夏化饮邪、降痰浊，以平气逆。

2. 临床应用 现代运用本方可治疗冠心病心绞痛、风湿性心脏病、室性心动过速、肋间神经痛、乳腺增生、慢性阻塞性肺病、创伤性气胸、老年咳喘、慢性支气管肺炎、慢性胆囊炎等属痰盛瘀阻胸痹证者。

（三）名家解读

1. 尤在泾 胸痹不得卧。是肺气上而不下也。心痛彻背。是心气塞而不和也。其痹为尤甚矣。所以然者。有痰饮以为之援也。故于胸痹药中。加半夏以逐痰饮。

2. 陆渊雷 此条不云喘息咳唾短气者，省文也。且瓜蒌薤白半夏汤，即是前方加半夏一味，则前条之证，亦为此条所有。故知不得卧者，喘息咳唾短气之甚也。心痛彻背者、胸背痛之甚也。

（四）典型案例

病案一 郑某，男，35 岁。1990 年 10 月 10 日初诊。患者背部怕冷月余。1 个月前乘船受凉，始觉周身怕冷，并未介意，次日周身怕冷减轻，背部怕冷较著，伴有四肢酸痛，胸部憋闷，经西医检查无异常发现。服中药 15 剂无效。现背冷持续不减，夜间胸闷，下午低热（37.4～37.7℃），四肢关节疼痛，不敢出门见风。脉沉滑有力，舌质红苔黄腻。系外感湿邪，湿邪入里化热，湿热阻遏上焦，阳气不能外达所致，给以瓜蒌薤白半夏汤加减：瓜蒌 30g，薤白 9g，半夏 9g，黄连 6g，木香 15g，郁金 9g，红花 6g，甘草 3g。3 剂水煎服。服 1 剂后，背冷大减，服至 6 剂，舌苔尽退，诸症消失而愈。

按：对于背冷一症，仲景认为一是阳虚不能温煦之附子汤证；一为痰饮阻遏阳气之苓桂术甘汤证。由此可见背冷的病机是阳虚或阳阻。背为阳，阳虚或阳阻，都可导致背失温煦而背冷。本证为湿热阻遏胸阳不能达背所致，故以瓜蒌薤白半夏汤加黄连以宣通胸阳、清化湿热而愈。

病案二 程某，女，56 岁，退休干部。因从要职退下，顿感失落，郁郁不乐，恶食，足不出户，原本肥胖之躯更甚，今以胃痛自服药无效而就诊，现面色虚浮，唇舌青紫而汗出，神情痛苦，以手捂胸，谓之憋闷疼痛，虽已 3 月阳春，但患者仍以冬装裹身、羊毛围巾缠颈。诊得心率 62 次/分，心律不齐。心电图提示：缺血性 S－T 改变，舌胖大有齿痕，苔白腻，脉滑涩结代。西医诊断：冠心病心绞痛。中医辨证：胸痹。气郁水湿内停则为痰，痰湿内阻阳气不能布达，心脉阻滞不通则痛发。急当涤痰除湿。全瓜蒌 60g，薤白 6g，清半夏 30g，煎汁 150mL，加白酒 30mL 频服。痛即渐缓，连用 3 剂，病瘥。后又守方减量加炙甘草 30g，连服 10 天，病告霍然。复查心电图：大致正常，又以心理疏导。半年后随访未见其，家属告知舞剑去矣。

按：此例患者主要表现为痰浊内阻。肥胖，面色虚浮，舌胖大有齿痕，苔白腻，脉滑涩。证属痰浊内阻，导致胸阳不展，胸阳郁而不展则会憋闷疼痛，阳气不达四肢则畏寒而蜷卧，故应以涤痰除湿为第一要务，痰祛湿除则胸阳自展而胸痛自瘥。

（五）现代研究

1. 临床研究 马军临床应用瓜蒌薤白半夏汤加减治疗痰浊内阻型冠心病 69 例患者，显效 40 例，有效 16 例，瓜蒌薤白半夏汤组患者胸闷、心悸、气促、头晕乏力好转时间短于对照组。李晓艳临床应用瓜蒌薤白半夏汤加味治疗 47 例冠心病合并高血压患者后，其甘油三酯、总胆固醇、高密度脂蛋白、低密度脂蛋白等血脂指标水平均优于对照组。

2. 实验研究 石月萍等研究发现瓜蒌薤白半夏汤预处理对心肌缺血再灌注损伤具有保护作用，通过激活磷脂酰肌醇 3 激酶/蛋白激酶 B 信号通路，与调节凋亡相关基因 B 淋巴细胞瘤－2、单克隆抗体蛋白的表达有关。杨丽等研究发现瓜蒌薤白半夏汤能通过上调血管内皮生长因子蛋白和基因的表达、升高微血管密度，促进大鼠心肌缺血再灌损伤后心肌组织的血管新生，形成冠脉侧支，改善血液循环，减轻再灌注损伤。

三十、薏苡附子散证

（一）原文

胸痹缓急者，薏苡附子散主之。

薏苡附子散方

薏苡仁十五两 大附子十枚 (炮)

(二) 方解与临床运用

1. 方解 薏苡附子散有温阳化湿、缓急止痛之功。主治：胸痹，喘息咳唾，胸背彻痛，短气，形寒，四末厥冷，筋脉拘急，舌质淡，苔白滑，脉沉或沉紧。寒湿痹证，腰膝疼痛，肢重屈伸不利。方中薏苡仁缓解经脉拘急、除湿、缓急止痛作用；炮附子温阳散寒止痛；临床上治疗胸痹心痛证可酌加川芎、红花、苏木等活血止痛之品；若见面色苍白，四肢厥冷，脉沉迟或沉紧等症，属阳虚寒凝者，可加桂枝、干姜以助药力，必要时可合用四逆汤之类回阳救逆；若见胁痛太息，烦躁易怒，则加柴胡、白芍；若气短乏力，纳呆便溏加茯苓、白术；若见头晕心悸，失眠烦热则加生地黄、麦冬，酌减附子。

2. 临床运用 现代本方常用于冠心病、心绞痛、肋间神经痛、胸部神经痛、坐骨神经痛、肋软骨炎、急慢性胃炎等而见本方证者。

(三) 名家解读

1. 徐忠可 缓急是肢节之筋，有缓有急，乃胸痹之邪淫及于筋也。肝主筋、乙癸同源，明是龙雷之火不足，故得以痹胸之气，移而痹筋。以舒筋之薏苡，合附子以温起下元，则阳回而痹自去，用散者，欲其渐解之也。

2. 何任 这种胸痹主证是疼痛发作时，或缓或急，或去或来，有时急痛，有时暂止。可见这是由于寒邪客犯上焦所致。寒邪有聚有散，故疼痛发作也或缓或急。由于上焦阳气闭，寒湿之邪并犯上焦造成疼痛的发作，宜用去寒湿、通阳气、舒筋脉的方法进治。薏苡附子散，以薏苡祛湿舒筋脉，附子除寒湿、温通阳气，使阳气布而不闭，寒湿去而不留，胸痹缓急，自能见愈。

(四) 典型医案

病案一 曹某，男，50岁，工人。患肋间神经痛10余年，1975年1月4日晚，患者因连日劳累，觉胸部胀痛加重，至次日早晨痛无休止，此后20余日，胸部胀痛持续不止。严重时，常令其子女坐压胸部，以致寝食俱废，形体衰疲。伴有呕恶感，口唾清涎，畏寒肢冷等症。经西医检查，超声波提示肝大，X线片示陈旧性胸膜炎，钡餐显示胃小弯有一龛影，余无阳性发现。曾用西药解热镇痛剂、血管扩张剂、制酸、解痉、保肝、利胆及中药活血化瘀祛痰法，均无效。疼痛严重时，用杜冷丁能控制三四小时。1975年1月28日初诊：形证如上，闻及胃部有振水音，脉细弦，舌淡苔白润多水。属寒湿胸痹，宜温阳利湿。先予薏苡附子散：附子15g，薏苡仁30g。2剂。1月30日复诊：诉服药当晚痛减，可安卧三四小时。两服后，胸痛又减，饮食转佳。即于前方合理中及瓜蒌半夏汤，3剂。2月2日三诊：疼痛大减，仅遗胸中隐隐不舒，体力有增，饮食渐趋正常。改拟附子理中合小建中汤3剂，胸痛止。又续服10余剂，钡餐透视龛影消失，胸痛未再复发。

按：此案患者胸痛之甚，伴寝食俱废、呕恶、口唾清涎、畏寒肢冷，一派阳虚寒湿内盛之候，故先以大剂量薏苡附子散温阳散寒止痛；待痛减病缓，再合理中及瓜蒌半夏汤，予标本兼顾、扶正祛邪并施；待病几痊愈，以附子理中合小建中汤温中阳而收功。本案初诊着重祛邪，复诊祛邪扶正兼顾，三诊着重扶正，可谓条理方明，进退有序，故获佳效。

病案二 倪某，男，53 岁，农民。1978 年 5 月 21 日初诊。患者背痛剧烈，胸亦痛，时缓时急，已近 1 周。兼胃脘不适，时时欲呕，口吐唾沫，脉沉紧，苔略腻。治拟仲景薏苡附子散合茱萸汤加减。处方：薏苡仁 15g，附片 6g，吴茱萸 4.5g，党参 9g，干姜 3g，大枣 15g，香附 9g，高良姜 4.5g，沉香 1.8g（后入），厚朴 6g，陈皮 6g。4 剂。5 月 27 日复诊：干呕吐涎沫已止，背痛彻胸较前减轻，但仍时而缓解，时而急迫，脉沉，苔略腻。药已中病，遂再进前法。处方：薏苡仁 15g，附片 6g，吴茱萸 4.5g，党参 9g，干姜 3g，大枣 15g，厚朴 4.5g，陈皮 6g。4 剂。本方后，胸痹即愈。

按：此案患者背痛彻胸，时缓时急，脉沉紧，苔略腻，此为寒湿胸痹，故方主薏苡附子散，同时患者又有胃脘不适，时时欲呕，吐涎沫之证，故合茱萸汤，并加香附、高良姜、沉香、厚朴、陈皮行气散寒除湿。药后诸症悉减，仍守前方去香附、高良姜、沉香，调治而安。

（五）现代研究

1. 临床研究 王庆昌应用薏苡附子散治疗胸痹患者 62 例，药用薏苡仁 50g，附子 20g（先煎），胸背刺痛者加川芎、丹参；胁痛太息，烦躁易怒者加柴胡、白芍；胸脘满闷，呕恶多痰加苍术、半夏；气短乏力，纳呆便溏加茯苓、白术；头晕心悸，失眠烦热加地黄、麦冬，附子酌减；畏寒肢冷，加桂枝、茯苓，附子酌增。总有效率为 92%。宗学等用薏苡附子散治疗哮喘发作期（寒哮）60 例，发现薏苡附子散有温阳益肾、助阳固表祛邪之效，可改善支气管哮喘急性发作期的临床症状，可显著缩短病程，提高临床疗效，降低复发率。程广里在临床上善用薏苡附子散，其报道三例病案，运用薏苡附子散合芍药甘草汤加味分别治疗三叉神经痛、神经血管性头痛、坐骨神经痛，均获得较好的疗效。其一项临床研究治疗坐骨神经痛 23 例，药用原方加用党参、当归、鸡血藤、秦艽、海风藤、川牛膝等，结果显示痊愈者 15 例，显效 7 例，无效 1 例。另一项研究运用薏苡附子散合芍药甘草汤加味治疗肩周炎患者 50 例，佐以祛风湿、除痹痛之品，结果：痊愈 40 例，有效 10 例，总有效率为 100%。吴腾师运用薏苡附子散治疗 10 例脚气病患者，均有不同程度的下肢浮肿、气短、胸闷、手足发麻等主要症状，并排除心、肺、肾、肝诸脏实质性器官病变，治疗后疗效满意。刘亚娴报道 2 例薏苡附子散治疗心肌炎危重证病案，均为西医治疗乏效者，以薏苡附子散加味治之，在短期内均收到确切的"缓急"之效。

2. 实验研究 薏附冲剂对心肌缺血的保护作用：薏附冲剂由《金匮要略》薏苡附子散加赤芍、丹参而成，具有温阳扶正、活血化瘀功效，主治胸痹寒凝血瘀者。实验研究发现，薏附冲剂消化道给药能对抗垂体后叶素所致大鼠冠状动脉痉挛；抑制异丙肾上腺素所致的异常心电图的出现，抑制异丙肾上腺素所致大鼠心肌梗死大鼠血清谷草转氨酶、磷酸肌酸激酶、乳酸脱氢酶的升高；显著增加小鼠心肌营养血流量。表明薏附冲剂对实验性心肌缺血性损害具有保护作用，其作用机制与缓解冠状动脉痉挛、增加心肌营养血流量、调节和维持心肌在缺血状态下氧代谢及能量的供需平衡有关。

三十一、枳实薤白桂枝汤证

（一）原文

胸痹心中痞，留气结在胸，胸满，胁下逆抢心，枳实薤白桂枝汤主之；人参汤亦主之。

枳实薤白桂枝汤方

枳实四枚　厚朴四两　薤白半斤　桂枝一两　栝楼实一枚（捣）

（二）方解与临床运用

1. 方解　枳实薤白桂枝汤有宽胸散结、通阳豁痰之功。主治：胸痹偏实之证，胸阳不振，痰浊上乘，兼夹气滞，胃气失和，痞塞之感，气结在胸，胁下气逆冲胸。方中枳实散积消痞，厚朴行气除满，薤白、桂枝通阳行痹，瓜蒌化痰散结。临床若兼苔腻、脉滑者，加半夏；若见胁下不舒、情绪不稳、易于激动等肝郁表现，加柴胡、白芍、香附；若见刺痛、发绀、脉涩，加桃仁、红花、赤芍、三七。

2. 临床运用　现代本方常用于治疗心血管疾病，如冠心病心绞痛、急性心肌梗死、窦性心动过缓、室性期前收缩、心律不齐等；也用于治疗慢性支气管炎、肺气肿；亦用于治疗胆道蛔虫病、慢性胆囊炎、慢性胃炎等。

（三）名家解读

1. 徐忠可　胸痹而加以心中痞、胸满，似痞与结胸之象，乃上焦阳微而客气动膈也。注云：留气结在胸，即客气也，更胁下逆抢心，是不独上焦虚，而中焦亦虚，阴邪得以据之，为逆为抢。故于薤白、瓜蒌，又加枳、朴以开其结，桂枝行阳以疏其肝。人参汤亦主之者，病由中虚，去其太甚，即可补正以化邪也。胸痹之虚，本阳气微，非荣气虚也，阳无取乎补，宣而通之，即阳气畅，畅即阳盛矣。故薤白分以行阳为主，不取补，其此曰人参汤亦主之，因胁下逆，由中气虚，故兼补中耳。

2. 唐容川　用药之法，全凭乎证，添一证则添一药，易一证则易一药，观仲景此节用药，便知义例严密，不得含糊也……故但解胸痛，则用瓜蒌薤白白酒；下节添出不得卧，是添出水饮上冲也，则添用半夏一味以降水饮；再下一节又添出胸痞满，则加枳实以泄胸中之气，胁下之气亦逆抢心，则加厚朴以泄胁下之气。仲景凡胸满，均加枳实；凡腹满，均加厚朴。此条有胸满。胁下逆抢心证，故加此二味，与上二方又不同矣。其人参汤又与此方一攻一补，为塞因塞用之变法……细心考求，则仲景用药之通例，乃可识矣。

（四）典型医案

病案一 田某，男，58 岁。1959 年 4 月 19 日初诊。自 1956 年初发现于劳累及精神紧张时则心前区疼痛，初时 1 个月左右发作一次，继之增剧，近 2 ~ 3 周来每 2 ~ 3 小时发作一次。每次疼痛发作向背部及双上肢放射，伴有气短，因痛甚而身出大汗如豆。初时服用硝酸甘油好转，最近用之不效。睡眠欠佳梦多，往往因心前区疼痛而更影响睡眠，口干不多饮水，二便及饮食尚好。体形肥胖，面赤，舌稍红无苔，脉沉弦细尺弱。方用枳实薤白桂枝汤加味：全瓜蒌 30g，薤白 10g，半夏 12g，桂枝 6g，当归尾 6g，地黄 3.5g，枳实 6g，厚朴 10g，白芍 12g，朱茯神 12g，陈皮 10g，生姜 6g。每日煎服 1 剂。服 3 剂后心前区疼痛大为减轻，晚间已无大发作。继服 12 剂后，心前区疼痛消失。

按： 患者病属胸痹心痛，其病为胸阳不足痰扰为患。因形体肥胖，胖人多痰湿，胸痛发作时向背部及双上肢放射，同时气短，为阴邪上逆，此处阴邪指痰湿之邪，口干不多饮为痰湿停聚中焦，津不能上承所致；面赤，眠差，舌稍红无苔为阴虚肝阳上亢之证。故辨证属寒饮痹塞胸中，兼阴虚肝阳上亢。治以宣阳通痹为主，佐以柔肝息风、和胃安神。

病案二 王某，男，62 岁。患冠心病 5 年。经某医院心电图检查诊断为冠心病心绞痛，左前分支传导阻滞，心肌供血不足。现症见：胸闷、心悸，心痛，痰多气短，纳呆食少，形寒肢冷，酸痛，畏寒重，虽近火盖被亦无减轻，苔薄白，舌胖，脉弦滑。辨证属心肾阳衰，寒痰停滞，心脉瘀阻，痹阻经络。治拟温肾强阳、蠲除寒痰、宣畅心脉、通痹活络。以枳实薤白桂枝汤加附子合二陈汤加减。附子 9g，桂枝 6g，厚朴 9g，枳实 9g，瓜蒌实 15g，薤白 9g，半夏 9g，陈皮 6g，茯苓 9g，丹参 30g，桑枝 30g，甘草 6g。14 剂。药后，胸闷、心悸、心痛及痰饮均减少，肢冷畏寒略减。守上方加干姜 5g，党参、黄芪各 12g，续服两个月。复查心电图未见异常，已正式上班。

按：《证治汇补·惊悸怔忡》中 "有停饮水气乘心者，则胸中辘辘有声，虚气流动；水既上乘，心火恶之，故筑筑跳动，使人有怏怏之状，其脉偏弦"。本案用附、桂温肾强阳以治心肾阳衰，合二陈汤及枳实薤白桂枝汤，温化痰饮、宣畅心脉，则离照当空、阴霾自散，加桑枝通痹活络。后加干姜，与附子、甘草相配为四逆汤，回阳救逆，再与参、芪之益气药同用，温阳益气，终获良效。

（五）现代研究

1. 临床研究

（1）**冠心病** 谈晓东等应用枳实薤白桂枝汤治疗痰浊型冠心病患者 102 例，发现枳实薤白桂枝汤有助于改善临床症状，降低硝酸甘油用量，对于降低血脂水平、改善血管内皮功能有积极意义。闫红等运用枳实薤白桂枝汤合理中汤加减辅助治疗稳定型心绞痛阴寒凝滞证患者，通过将 138 例患者随机分组对照，两组患者均在常规西医治疗基础上，观察组采用枳实薤白桂枝汤合理中汤加减，结果显示治疗后观察组心绞痛发作次数、硝酸甘油用量、心绞痛发作持续时间，以及超敏 C 反应蛋白、血清磷脂酶 A2、肿瘤坏死因子-α、同型半胱氨酸、D-二聚体、白细胞介素-6、一氧化氮、内皮素-1均低于对照组。孙玉涛、朱德建、刘宇也通过对枳实薤白桂枝汤治疗冠心病的临床研究观察到了类似作用。邹宏等使用 Meta 分析纳入 9 篇文献共计 788 例冠心病患者，结果表明枳实薤白桂枝汤加减能减少冠心病患者心绞痛次数，改善心电图和血脂指标。

（2）心律失常　王金锁运用枳实薤白桂枝汤治疗窦性心动过缓患者 45 例，结果显示总有效率达 95.5%，证明枳实薤白桂枝汤加减方可以增加心脏窦房结的兴奋性，对治疗窦性心动过缓有较好的疗效。杜萍格运用枳实薤白桂枝汤加减治疗室性期前收缩 24 例，结果显示近期治愈 15 例，显效 6 例，有效 2 例，无效 1 例，收到满意疗效。

（3）慢性支气管炎　奚肇庆等用枳实薤白桂枝汤、人参汤治疗慢性支气管炎迁延期 30 例，结果表明其可以有效控制咳嗽、咳痰、哮鸣音，有改善小气道通气障碍、减少感冒发作次数、降低过氧化脂质、提高超氧化物歧化酶和免疫球蛋白等作用。

（4）外伤胸痛　张永红以枳实薤白桂枝汤加味治疗外伤后遗胸痛 37 例，佐以理气散结、活血化瘀之品，结果显示痊愈 19 例，显效 12 例，无效 4 例，总有效率为 89%。

2. 实验研究

（1）动物实验　张恒通过枳实薤白桂枝汤对心肌缺血再灌注钙超载的研究，将大鼠随机分假手术组，模型组，枳实薤白桂枝汤高、中、低剂量组。结果显示枳实薤白桂枝汤组心电图及心肌酶改变明显减轻、细胞超微结构改变及闰盘重构程度也明显减轻，缝隙连接蛋白 43、蛋白激酶 C、磷酸化缝隙连接蛋白 43 的表达增加，钠钙交换体 1 的表达降低。证实了其在发生心肌缺血再灌注损伤时能有效保护细胞缝隙连接，减少钠钙交换器 NCX1 的表达，进而干预心肌细胞钙超载的过程，产生心肌保护作用。刘春晓观察加减枳实薤白桂枝汤对大鼠心肌缺血再灌注损伤细胞凋亡及半胱氨酸的天冬氨酸蛋白水解酶相关蛋白的影响，对 70 只大鼠进行随机分组实验，结果显示枳实薤白桂枝汤可有效的降低大鼠心肌梗死面积及心肌细胞凋亡率，减少血清中心肌肌钙蛋白 I 和乳酸脱氢酶含量，抑制细胞色素 C 和半胱氨酸的天冬氨酸蛋白水解酶-3、9 的表达，认为其抗凋亡作用的机制可能与抑制线粒体细胞色素 C 释放进而激活半胱氨酸的天冬氨酸蛋白水解酶相关蛋白有关。王灵哲观察枳实薤白桂枝汤对家兔离体灌流心脏急性心肌缺血的影响，将家兔分为正常组，模型组，枳实薤白桂枝汤高、中、低剂量组。结果显示枳实薤白桂枝汤中、低剂量组可使急性心肌缺血家兔心电图 P-R 间期缩短，S-T 段下降，T 波降低，证实枳实薤白桂枝汤对心肌的保护作用并可恢复心脏泵血功能。谢芳萍通过枳实薤白桂枝汤对内皮素-1 诱发家兔冠脉痉挛干预及机制的研究，表明枳实薤白桂枝汤能明显提高血清前列环素水平，降低血清血栓烷素水平，提高血清总抗氧化能力等。

（2）细胞实验　王程用 H_2O_2 损伤乳鼠心肌细胞，并用二乙酸荧光素标记活细胞，建立心肌细胞损伤模型用于心肌细胞保护物质的筛选；以抗坏血酸为阳性对照，对枳实薤白桂枝汤的 43 个组分进行快速筛选，发现了 7 个心肌细胞保护作用较明显的组分；采用液相色谱-质谱联用法对 C18、D14、D15、D16 和 E09 进行定性分析，推测出 11 个化学成分；对其中 6 个成分进行快速筛选，发现橙皮苷、新橙皮苷和圣草酚具有心肌细胞保护作用，而圣草酚的活性最强，且呈良好的量效关系。

三十二、茯苓杏仁甘草汤证

（一）原文

胸痹，胸中气塞，短气，茯苓杏仁甘草汤主之；橘枳姜汤亦主之。

茯苓杏仁甘草汤方

茯苓三两　杏仁五十个　甘草一两

（二）方解与临床运用

1. 方解　茯苓杏仁甘草汤有宣肺化饮、利气降逆、通阳宣痹之功。主治：胸痹较轻，证属饮邪偏盛者，临床无胸痛见症，或胸痛症状极轻，而以胸中气塞或短气症状较显著，兼见咳逆、吐涎沫、小便不利等。方中茯苓作用于中焦，可健脾化痰逐中焦之水、平上冲之气；杏仁作用于上焦，逐胸中之水、降肺之逆气，又可开胸散结；甘草缓中健脾，使水饮去而肺气利。诸药合用，共奏宣肺化饮。

兼胸闷痛者，加瓜蒌皮、半夏；兼头晕，小便不利者，加泽泻、猪苓；兼吐涎沫，胃脘冷痛，加干姜、吴茱萸；兼胃脘痞满，加枳实。

2. 临床运用　现代运用本方可治疗心力衰竭、冠心病、扩张型心肌病、心律失常、慢性阻塞性肺疾病、肺气肿、慢性支气管炎、肺部感染、食道癌、食道炎、肾病综合征、皮肤瘙痒症、三叉神经痛、嗅觉障碍、下肢水肿等属饮阻气滞、胸中气塞者。

（三）名家解读

1. 周扬俊　胸痹既有虚实，又有轻重，故痹之重者，必彻背彻心者也，轻者不然，然而何以言痹？以其气塞而不舒，短而弗畅也。然一属手太阴肺，肺有饮则气每壅而不利，故以茯苓逐水，杏仁散结，用之当矣。又何取于甘草？盖以短气则中土不足也，土为金之母也……此同一实证中，而又有脏腑之别也。

2. 曹颖甫　胸中气塞，其源有二：一由水停伤气，一由湿痰阻气。水停伤气，以利水为主，而用茯苓为君，佐杏仁以开肺，甘草以和中，而气自顺……证固寻常，方亦平近，初无深意者也。

（四）典型医案

病案一　患者，女，49 岁。2018 年 11 月 12 日初诊。主诉：气短、喜长出气、胸骨中段刺痛 1 年余。现病史：患者 2017 年 4 月因冠心病在中国人民解放军总医院行支架植入治疗，植入支架 2 个。术后自 2017 年 7 月起，出现气短、喜长出气的症状，每天均发作；并有明显的胸骨中段刺痛，每在情绪紧张或劳累后发作，难以进行做饭等日常活动，胸骨中段刺痛不牵掣肩背。患者甚苦于此，遂至本科室就诊。刻下症见：气短，喜长出气，胸骨中段刺痛，偶有头晕，无视物昏花，畏寒，大便 1 日 1 次，成形，夜尿 3 次。查体：舌暗红，苔白腻，舌有液线，脉沉滑。中医诊断：胸痹，寒饮内停，瘀血阻络证。治则：温化寒饮，活血止痛。治疗：方用茯苓杏仁甘草汤合瓜蒌薤白白酒汤合延胡索散。茯苓42g，杏仁14g，甘草14g，瓜蒌25g，薤白45g，延胡索18g，白酒20mL。日1剂，分早晚饭后服用，共服用21剂。2018年12月10日该患者因其他原因复来就诊时，自诉服药后近2周来，气短，喜长出气未见发作，胸骨中段的刺痛亦愈，现全身有力，走路不似先前缓慢。

按：本患者在冠心病支架植入术后出现的一系列临床症状，心脏支架手术的确有着使病变血管再通、改善心脏供血等救急之功，然术后遗留症往往难以解决，此时中医的优势便凸显出来，特别是方证辨证及抓主证的方法，可以使医者着眼于患者的痛苦，找到症结之所在，选择合适的方剂。该患者心脏支架术后症见气短，喜长出气，苔白腻，脉沉滑的方证直指茯苓杏仁甘草汤，是由于胸中阳气不振，无法正常输布津液，聚而化为水饮所致。《金匮要略·胸痹心痛短气病脉证治》中"胸痹之病，喘息咳唾，胸背痛，短气，寸口脉沉而迟，关上小紧数，瓜蒌薤白白酒汤主之"。《世医得效方》中记载延胡索散"治卒心痛，或经年不愈者"。何庆勇主任医师认为瓜蒌薤白白酒汤的方证为：胸背痛，胸闷，气短，或喘息，咳嗽，咳痰，怕冷，舌淡，脉沉细或沉紧。延胡索散的方证为：心痛，尤以刺痛为主。该患者寒饮内停，瘀血阻络，故而出现胸骨中段刺痛的症状，符合瓜蒌薤白白酒汤和延胡索散的方证，两方相合通阳散寒、活血化瘀。综上，三方同用，患者冠心病支架植入术后的遗留症状得以改善。

病案二 患者，男，74岁。1994年11月8日初诊。患者原有高血压、糖尿病病史。因双下肢浮肿3个月，来我院就诊。主诉双下肢浮肿，午后为甚，伴胸闷，气短，阵发性心慌，精神差，大小便尚可。西医检查后诊断为糖尿病性肾病、冠心病、心功能不全。经给予扩血管、利尿、降糖药物治疗，血压正常，血糖值正常，但临床症状无明显好转。中医检查：舌质淡红，苔白微腻，脉短，尺部脉弱。辨证考虑脾肾虚弱，水湿停滞，心脉受阻。治拟健脾利水、行气解瘀。处方：茯苓、益母草、丹参各30g，猪苓、薏苡仁、大腹皮各20g，杏仁、车前子、山药各12g，甘草、白术、桂枝、陈皮各10g。服5剂后，双下肢浮肿即消，胸闷、气短、心慌等症也明显好转，精神良好。后以上方加减治疗两个月余，病情稳定，情况良好。随访1年，水肿等症未见复发。

按：胸痹证应有胸痛之症，而本条则强调"胸闷，短气"，乃因饮阻气机，胸中气滞，其痛甚轻，或者不痛，故用茯苓杏仁甘草汤宣肺化饮、疏通气机。茯苓健脾利水，杏仁宣肺利气，甘草化痰饮、益心气。方后又云橘枳姜汤亦主之，提示本方证临症治疗要随机应变。本案系脾肾两虚，痰饮内停，故下肢浮肿，而兼胸闷，气短，心慌。病理机制为痰饮阻滞，气机不畅。所以在治疗中运用了茯苓杏仁甘草汤以宣肺化饮、疏通气机。仲景运用本方治疗胸痹轻症，临床凡见病涉心肺，内有痰饮，而见胸闷、短气，或心慌、浮肿等症者，均用茯苓杏仁甘草汤加味治疗，并常取得满意疗效。此类患者临床症状常有心功能不全的表现，而本方对心功能的改善作用值得临床进一步探讨。

（五）现代研究

1. 临床研究　余希文运用茯苓杏仁甘草汤加味配合西药治疗扩张型心肌病58例，发现其在改善心功能、中医证候、心脏左心室射血分数值等方面有明显优势，能显著改善患者的临床疗效。刘杰应用茯苓杏仁甘草汤加味治疗慢性阻塞性肺疾病发作期80例，疗效显著。未萌萌等运用柴胡加龙骨牡蛎汤加茯苓杏仁甘草汤合橘枳姜汤治疗肝郁脾虚型心脏神经症，发现其能明显降低患者的中医症状总积分，改善临床症状，同时降低汉密尔顿焦虑量表、汉密尔顿抑郁量表总积分，改善患者的焦虑、抑郁状态；还能降低心率，控制心率，也可以改善心电图（ST－T段）的情况。

2. 实验研究　陈新宇等研究茯苓杏仁甘草汤对大鼠急性心肌缺血的抗氧化保护作用，发现其能不同程度降乳酸脱氢酶、肌酸激酶同工酶、丙二醛的含量，提高超氧化物歧化酶和谷胱甘肽过氧化物酶的活性，从而起到明显的保护作用。

三十三、橘枳姜汤证

（一）原文

胸痹，胸中气塞，短气，茯苓杏仁甘草汤主之；橘枳姜汤亦主之。

橘枳姜汤方

橘皮一斤　枳实三两　生姜半斤

（二）方解与临床运用

1. 方解　橘枳姜汤有行气化饮、和胃降逆之功。主治：胸痹病证属气滞偏盛者，见症以气塞短气为主，兼见心下痞满、胸中郁结胀满、呕吐气逆等症。橘枳姜汤以橘皮理气化痰燥湿，为芳香健胃药；生姜温通散寒、蠲饮止呕，为辛温健胃药，二药合用，能使胃气健运、痰湿消除，又用枳实除痰瘀、开胸结、消胀满，以打通肺胃交通之路，正本清源，其证自愈。兼呃逆，加半夏、旋覆花；兼水饮重者，加茯苓、泽泻；兼气滞重者，加木香、砂仁。

2. 临床运用　现代运用本方可治疗冠心病、扩张型心肌病、慢性阻塞性肺疾病、肺气肿、慢性支气管炎、肺部感染、梅核气等证属饮阻气滞者。

（三）名家解读

1. 徐忠可　胸痹而尤觉气塞短气，是较喘息更有闭塞不通之象，气有余之甚也，知下之壅滞多矣……橘、枳以利中、上焦气而加生姜以宣之，胸痹本属虚，而治之若此，气塞之甚，故先治标，后治本也。

2. 尤在泾　此亦气闭、气逆之证，视前条为稍缓矣。二方皆下气散结之剂，而有甘淡苦辛之异，亦在酌其强弱而用之。

（四）典型医案

病案一 何某，男，34 岁。主诉：咳嗽已 5 年，经中西医久治未愈。西医拟诊为支气管炎，屡用复方甘草合剂、青霉素等药，中医诊为久嗽，常用半夏露、麦金杏仁糖浆等，皆不效。细询咳虽久而并不剧，痰亦不多；其主要症状为入夜胸中似有气上冲至咽喉，呼呼作声，短气，胃脘胸胁及背部均隐隐作痛，畏寒，纳减，脉迟而细，苔薄白。颇似《金匮》"胸痹，胸中气塞，短气"证，乃以橘枳姜汤加味治之。处方：陈皮 12g，枳实 9g，生姜 15g，姜半夏 12g，茯苓 12g。二诊：服药 3 剂后，诸症消退，胁背部痛亦止；唯胃脘尚有隐痛，再拟原方出入。处方：陈皮 12g，枳实 9g，生姜 12g，桂枝 6g，薤白 9g，全瓜蒌 12g。三诊：5 年宿疾，基本痊愈，痛亦缓解，再拟上方去薤、姜、桂，加半夏、茯苓、甘草以善其后。

按：虽然久嗽 5 年，但主证不在咳嗽，而在胸中气塞短气，以及胃脘胸胁背部之隐痛，乃胸痹轻证。故初诊用橘枳姜汤合小半夏加茯苓汤，重在下气和胃、祛痰化饮。二诊诸症消退，唯胃部仍有隐痛，又以橘枳姜汤合枳实薤白桂枝汤下气祛痰、通阳开痹。三诊病已基本痊愈，仍投初诊处方，从痰气着眼，肺胃并治。橘枳姜汤有辛温通达之力，并有下气之功；加茯苓、半夏、桂枝、薤白、全瓜蒌、甘草等以化痰、逐饮、温胃之品。须注意者，橘皮必须重用，是用方之意也。

病案二 黎先生，男性，53 岁，2014 年 5 月 17 日初诊。自述 20 余年来反复发作性短气不足以息，胸闷异常，神疲乏力，必须躺下休息一天方可平复。初时两个月发一次，而后发作频繁，至今年 5 天发作一次。曾行心电图、动态心电图、心脏彩超等检查，均未见有何异常。服炙甘草汤、生脉散等不见效，大剂量的四逆汤初服胸中有气行感，再服则脸红身热，继而又服瓜蒌薤白半夏汤，均无效。据症诊为短气病。证属肺气闭郁，微饮内停，以上中二焦同治为法，方用茯苓杏仁甘草汤合橘枳姜汤：茯苓 30g，杏仁 12g，炙甘草 6g，橘红 15g，枳实 15g，生姜 15g。5 剂，水冲服，日一剂。二诊来诉仍有发作一次，但症状减轻，不必躺下休息，约 2 小时后稍缓解，原方加旋覆花 12g，茜草 12g，苏木 12g，血竭 6g。三诊来时加水蛭 9g。六诊诉已八日未发。再连续服药月余，至今未见复发。

按："短气"，常常是一些疾病的兼见症状，散在多种疾病中，在《内经》中就出现多次，如《素问·风论》云："肺风之状……时咳短气。"《灵枢·杂病》曰："心痛，但短气不足以息，刺手太阴。"张仲景在《金匮要略·胸痹心痛短气病脉证并治》中把短气作为一个独立的疾病。但是，部分中医专著只把"短气"当做胸痹、心痛的兼见症状，放在胸痹轻症中稍加论述，大大影响了对"短气"的认识与研究，也影响了"短气"与西医学对应关系的研究。"短气"的病机是肺气不宣，微饮停留，且二者互为因果，因发汗不彻，肺气不宣，津液敷布不畅，或饮水偏多，停聚成饮，影响气机调畅。"短气"的病位主要在胸中。《金匮要略·痰饮咳嗽病脉证并治》中论述"胸中有留饮，其人短气而渴""肺饮不弦，但苦喘短气"。"短气"的特点是亚健康状态，是轻微的病证。看似平常人，不影响生活工作和学习，但经常自觉呼吸短促，气不够用，总觉房间憋闷，喜欢开窗透风。从虚实来分，多是实证，即《金匮要略·胸痹心痛短气病脉证并治》所说："平人无寒热，短气不足以息者，实也。"短气病的患者叙述病情往往比较复杂，而且求医之路坎坷，医者每易无所适从，若能熟读仲景书，方可执简驭繁，举重若轻。

（五）现代研究

1. 临床研究　张阳等运用橘枳姜汤治疗冠心病不稳定型心绞痛（气滞痰凝证），发现其能够改善患者胸闷、气短、痰多、乏力、肢体困重、胃脘憋闷、善叹息等症状；同时联合常规西药，无明显不良反应。

2. 实验研究　陈新宇等研究茯苓杏仁甘草汤合橘枳姜汤对急性心肌缺血大鼠心肌细胞凋亡的影响，发现茯苓杏仁甘草汤合橘枳姜汤能通过上调细胞凋亡相关基因蛋白和下调细胞凋亡相关基因蛋白的表达，降低细胞凋亡率，达到抑制心肌细胞凋亡的目，从而起到抗心肌缺血的作用。

三十四、桂枝生姜枳实汤证

（一）原文

心中痞，诸逆，心悬痛，桂枝生姜枳实汤主之。

桂枝生姜枳实汤方

桂枝　生姜各三两　枳实五枚

（二）方解与临床运用

1. 方解　桂枝生姜枳实汤有行气消痞、温中化饮之功。主治：胸闷短气，心中痞满，呕逆嗳气，畏寒喜热，苔白薄，舌质淡，脉沉弦。寒水停留于胃，向上冲逆，故心下痞，呕逆，如悬物动摇而痛，水饮非温不化，有曰"病痰饮者，当以温药和之"。所以方中桂枝温化通阳为主，通阳降逆气；痞塞，以行气破滞通药和之，故用枳实消痞下气为辅；而生姜既能和胃止呕，又能温散水气，配合枳实驱逐胃肠中一切不良气体，三药合用共奏通阳化饮、降逆理气之功，则诸逆降、悬痛止。若心痛甚者，加香附、木香、细辛以理气止痛；若呕者，加半夏、竹茹降逆止呕；若阴寒甚者，加制附子、花椒以温阳祛寒；痰浊较甚者，胸闷脘胀，加石菖蒲、厚朴化浊开窍；咳嗽痰多者，可加杏仁、陈皮、茯苓以化痰止咳。

2. 临床运用　现代运用本方可治疗用于慢性胃炎、胃下垂、水饮停留者；或用于胸痹心痛，痰饮所致，心胃阳气不足之冠心病、心绞痛、风湿性心脏病、胸膜炎而见上述症状者。

（三）名家解读

1. 吴谦　心中痞，即上条心中痞气也。诸逆，诸气上逆也。上条见胸痹之逆，不过撞心而不痛；此条之逆，则心悬而空痛，如空中悬物动摇而痛也。用桂枝生姜枳实汤，通阳气破逆气，痛止痞开矣。

2. 徐忠可 此已下，不言胸痹，是不必有胸痹的证矣。但心中痞，是阴邪凝结之象也，非因初时气逆不至此，然至心痛如悬，是前因逆而邪痞心中，后乃邪结心中而下反如空矣，故以桂枝去邪，生姜枳实宣散而下其气。

（四）典型医案

病案一 吴某，男，45岁。近年来自觉胸中郁闷，常欲叹息，胃中嘈杂，时有涎唾。最近病情加重，有胸前压痛感，心悬如摆，短气不足以息。闻声则惊，稍动则悸，心烦失眠，精神困倦，食纳尚可，口干不欲饮，小便频而短。察其体质肥胖，素贪甘脂。诊脉弦而数，舌胖苔白。方用桂枝生姜枳实汤加味。初诊处方：桂枝5g，生姜5g，枳实6g，法半夏9g，竹茹10g，茯苓10g，陈皮6g，全瓜蒌9g，薤白6g，炙甘草5g。5剂。服用5剂后复诊：数象转缓，苔呈薄腻，胸满略舒，心痛已止，但惊悸仍影响睡眠。复诊处方：云茯苓10g，白术9g，桂枝5g，法半夏6g，陈皮6g，枳实6g，全瓜蒌9g，薤白6g，炙甘草5g，石菖蒲3g。本方服至20余剂，诸症若失。

按：此属脾失健运，痰饮上凌，致心阳被遏，肺气郁滞而病胸痹。《金匮要略》云："胸痹之病，喘息咳唾，胸背痛，短气，寸口脉沉而迟，关上小紧数，栝楼薤白白酒汤主之。"虽然寸迟关数两脉不可同见，但心悬痛，脉律不整，乍数乍迟，是所常见。本案脉弦数，弦为痰饮上盛，数乃心阳不振。脾气虚而不能散精，反化成痰。逆于肺则唾浊，聚于心则惊悸。治法当祛逐痰饮为主，兼运脾胃，治以辛散，佐以苦温，化饮运脾，以护心阳。

病案二 高某，50岁。素多郁怒，阳气窒痹，浊饮凝结，汤饮下咽，吐出酸水，胃脘痛痹，已经三载，渐延噎膈。先与通阳彻饮，俾阳气得宣，庶可向安。初予以枳实9g，桂枝6g，半夏9g，茯苓15g，干姜9g。复诊时见脉右弦，不饥，纳谷不运，吞酸，浊饮尚阻，阳仍不宣。再予方：桂枝6g，高良姜3g，半夏9g，茯苓15g，延胡索15g，淡干姜3g。

按：胃脘疼痛，汤饮下咽，吐出酸水，此寒饮为患。久延不意，有渐致噎膈之虑。叶氏投以桂枝生姜枳实汤合小半夏加茯苓汤祛寒散饮，以降逆气。以干姜易生姜者，寒饮较重故也。复诊浊饮尚阴，阳气不宣，仍以前方加减，通阳蠲饮。由此可见叶氏对仲景学说确实研究有素，学有根柢。

（五）现代研究

方宏图用桂枝生姜枳实汤合人参汤治疗慢性浅表性胃炎62例，发现其对寒饮停胃型胃脘痛患者有较好疗效，结果示显效（服药2~3个疗程，症状消失）39例，占62.9%；有效（服药3个疗程，症状基本消失，不影响正常的工作和生活）15例，占24.2%；无效（服药3个疗程，症状无明显减轻，不能正常的工作和生活）8例，占12.9%。总有效率87.1%。

三十五、厚朴七物汤证

（一）原文

病腹满，发热十日，脉浮而数，饮食如故，厚朴七物汤主之。

厚朴七物汤方

厚朴半斤　甘草　大黄各三两　大枣十枚　枳实五枚　桂枝二两　生姜五两

（二）方解与临床运用

1. 方解　厚朴七物汤有行气除满、泄热去积、解表散邪之功。主治：腹满发热，上逆而呕或便秘，脉常浮而数者。腹满脉数便秘，为里实热证。发热脉浮为表证未解，所以是表里两病。方中重用厚朴、枳实消痞泄满，佐大黄通便导滞，与小承气汤以大黄为主，轻用枳、朴者有别，故方以"厚朴七物汤"为名，佐以桂枝、生姜、甘草、大枣解表散寒、调和营卫。若下利去大黄；见上逆而呕者可加半夏；表寒重者，加重生姜用量。

2. 临床运用　现代运用本方可治疗表里同病的胃肠型感冒、急性肠炎、痢疾初起、肠梗阻等疾病。

（三）名家解读

1. 徐忠可　此有表复有里，但里夹燥邪，故小承气为主，而合桂甘姜枣以和其表。盖腹之满，初虽因微寒，乃胃素强故表寒不入，而饮食如故，但腹满发热，且脉浮数，相持十日，此表里两病，故两解之耳。若寒多加生姜至半斤，谓表寒多也；若呕，则停饮上逆矣，故加半夏；若下利，则表里气本虚寒，去大黄。

2. 尤在泾　腹满，里有实也；发热脉浮数，表有邪也。而饮食如故，则当乘其胃气未病而攻之。枳、朴、大黄所以攻里，桂枝、生姜所以攻表，甘草、大枣则以其内外并攻，故以之安脏气，抑以和药气也。

（四）典型医案

病案一　关某，男，3个月。患者其父代诉：日前原因不明的阵发性哭闹，当时腹胀，可能有腹痛，3日不大便，吐奶不止，以后吐出黄色如大便样物，此间未曾进食，症状日益加剧。曾经两个医院诊治，检查腹部可见肠影，腹壁紧张而拒按，经X线腹部透视，发现有液平面六七个，并充满气体，确诊为完全性肠梗阻，经灌肠下胃管等对症治疗，不见好转，终于决定手术治疗。患者家属考虑到小儿只3个月，不同意手术，而来中医处诊治，1974年4月5日来诊，患儿面色苍白，精神萎靡，时出冷汗，腹胀拒按，大便不通，脉微，舌苔灰白，系脾阳不运，积滞内停等所致。治以行气泄满、温中散寒，厚朴七物汤治之。厚朴10g，桂枝7.5g，甘草10g，枳实10g，大黄2.5g，生姜5g。按上方服1次即效。服药后约1小时内，排出脓块样大便，以后 2 小时内，共排出 3 次稀便，随着腹胀消失，腹痛减轻。经 10 余日，逐渐好转，与健康婴儿无异。

按：患儿腹胀便秘，呕吐不止，经西医诊断为完全性肠梗阻，以其兼见面色苍白、精神萎靡、汗出脉微、舌苔灰白等症，断为脾阳不运，积滞内停，投厚朴七物汤减味行气泄满，温中散寒，一剂而效。本案证候，无表邪现象，似与《金匮要略》条文不符，运用本方之妙，就在于剂量及药物的增损上。方中虽用大黄，但用量极少，配合较大量的朴、枳、桂、姜、草，即为温下之剂。去大枣者，以其呕吐不止，腹满而痛，不欲甘腻壅滞也。

病案二 潘某，男，43 岁。先因劳动汗出受凉，又以晚餐过饱伤食，致发热恶寒，头疼身痛，脘闷恶心。单位卫生科给以藿香正气丸 3 包，不应，又给保和丸 3 包，亦无效；仍发热头痛，汗出恶风，腹满而痛，大便 3 日未解。舌苔黄腻，脉浮而滑，此表邪未尽，里实已成，治以表里双解为法。用厚朴七物汤：厚朴 10g，枳实 6g，大黄 10g，桂枝 10g，甘草 3g，生姜 3g，大枣 3 枚，白芍 10g。嘱服 2 剂。得畅下后即止后服，糜粥自养，上症悉除。

按：劳汗当出，复因过饱伤食，见有发热头痛、汗出恶风等表证，又有腹满而痛，大便不解等里证，故投厚朴七物汤表里双解。原方加白芍，且白芍与桂枝等量，即寓桂枝汤，以解肌表之邪。

（五）现代研究

1. 临床研究

（1）消化系统疾病 李孔就等用厚朴七物汤治疗功能性消化不良 62 例，治疗组显效 51 例，好转率 8 例，无效 3 例。王学勤用厚朴七物汤加减治疗胃反流性食管炎 60 例，治愈 17 例，显效 21 例，有效 15 例，无效 7 例，总有效率 88.3%。刘亚辉用厚朴七物汤联合肠内营养支持治疗急性胰腺炎 36 例，治愈 22 例，显效 9 例，有效 3 例，无效 2 例，总有效率 94.4%，明显优于对照组 75.0% 的治愈率。李广林以厚朴七物汤加味治疗 62 例以腹痛、腹胀、呕吐、停止排气排便为主要症状的腹部术后早期炎症性肠梗阻，治愈 51 例，显效 8 例，有效 3 例，总有效率 96.88%。

（2）呼吸系统疾病 魏鹏草等用厚朴七物汤加减治疗证属风寒闭肺、阳明内实的哮证（西医诊断支气管哮喘），辨证时考虑肺与大肠相表里，胃气上逆则肺气不得肃降；肺气不宣，遇冷加重宜辛温解表，故以厚朴七物汤治之，意在调畅气机。此案为控制急性支气管哮喘提供了新的思路。

（3）泌尿系统疾病 陈义正以五子衍宗丸合厚朴七物汤加味，治疗肾气虚衰、肺气不足、膀胱气化失常所致的老年性癃闭（西医诊断急性前列腺肥大），方内五子衍宗丸添精补髓益肾，沙参补气，厚朴七物清下热结、调和营卫、交通内外。患者服药第 2 天后即解大便，继进 2 剂病即痊愈，再未复发。

2. 实验研究
王昌儒采用药理学方法，结合中药方剂的配伍理论对厚朴七物汤及其母方厚朴三物汤与桂枝去芍药汤进行实验研究，通过研究发现厚朴七物汤对小鼠肠推进、胃排空作用及对大鼠胃分泌的影响，得出桂枝去芍药汤加强了厚朴三物汤的肠推进作用而减轻其对肠胃黏膜的损害，且"先合后煎"的效果要明显优于"先煎后合"。

三十六、附子粳米汤证

（一）原文

腹中寒气，雷鸣切痛，胸胁逆满，呕吐，附子粳米汤主之。

附子粳米汤方

附子一枚（炮）　半夏半升　甘草一两　大枣十枚　粳米半斤

（二）方解与临床运用

1. 方解　附子粳米汤有散寒降逆、温中止痛之功。主治：中焦虚寒并水饮内停之腹满，症见腹中冷痛、呕吐、肠鸣辘辘、苔白滑、脉沉迟。其中，附子大辛大热，通三焦之阳，温中散寒以止腹痛，半夏化湿降逆以止呕吐，粳米、甘草、大枣扶益脾胃以缓急，两者相合，既能温中散寒、止痛缓急，又能防止附子辛热太过。临床若寒盛痛甚者加干姜、肉桂等；若呕甚者加吴茱萸、竹茹、丁香、砂仁；兼见食滞者加神曲、鸡内金；若土虚木乘，加白芍、木瓜；若腹痛延及心胸部，宜与建中汤合用；若下利甚者，与理中汤合用。

2. 临床运用　附子粳米汤常用于中焦虚寒停饮的胃痉挛、消化性溃疡、急慢性肠炎、溃疡性结肠炎、产后腹痛、妊娠呕吐、经行腹痛等疾病。

（三）名家解读

1. 徐忠可　此方妙在粳米，鸣而且痛，腹中有寒气也。乃满不在腹而在胸胁，是邪高痛下，寒实从下上，所谓肾虚则寒动于中也，故兼呕逆而不发热。以附子温肾散寒，半夏去呕逆，只用粳米，合甘、枣调胃，建立中气不用术，恐壅气也。

2. 尤在泾　下焦浊阴之气，不特肆于阴部，而且逆于阳位，中土虚而堤防撤矣，故以附子辅阳驱阴，半夏降逆止呕，而尤赖粳米、甘、枣培令土厚，而使敛阴气也。

（四）典型医案

病案一　王某，女，45岁。1981年10月27日初诊。两天前凌晨5时，突然脐腹鸣响疼痛，痛势剧烈，全身畏寒特甚，须紧束其裤带，加以重被，疼痛畏寒稍减，持续1小时许，天明则疼痛畏寒全无，白天一如常人。患者初不介意，但于翌日凌晨一时疼痛又作，症状和疼痛时间同前，白天亦无不适，诊其脉沉细无力，视舌质淡，苔薄白，饮食二便正常。辨证为阳气式微，阴寒内盛，即书以附子粳米汤全方加细辛。处方：附子30g（先煎2小时），法半夏15g，大枣20g，炙甘草10g，细辛5g，粳米50g。当天服药3次，凌晨腹鸣疼痛，畏寒大减。次日仍进原方1剂日3服，患者诸症全瘥，两年后随访未见复。

按：分析患者脐腹鸣响疼痛，痛势剧烈，即《金匮要略·腹满寒疝宿食病脉证治》中肠鸣如雷，腹满，腹痛如切，伴全身畏寒特甚，脉沉细无力，舌质淡，苔薄白，辨其病机是由于"腹中寒气"，即肠胃虚寒，阳气式微，阴寒内盛所致。故治以附子粳米汤全方加细辛获效。

病案二 彭君德初夜半来谓：家母晚餐后腹内痛，呕吐不止。煎服姜艾汤，呕痛未少减，且加剧焉，请处方治。吾思年老腹痛而呕，多属虚寒所致，处以砂半理中汤。黎明彭君仓卒入，谓服药后腹痛呕吐如故，四肢且厥，势甚危迫，恳速往，同去其家，见伊母呻吟床第，辗转不宁，呕吐时作，痰涎遍地，唇白面惨，四肢微厥，神疲懒言，舌质白胖，按脉沉而紧。彭君谓：腹中雷鸣剧痛，胸膈逆满，呕吐不止尿清长。凭证而论，则为腹中寒气奔迫，上攻胸胁，胃中停水，逆而作呕，阴盛阳衰之候。以附子粳米汤加干姜、茯苓治之。服两帖痛呕均减，再二帖痊愈。改给姜附六君子汤从事温补脾胃，调养十余日，即速复如初。

按：《金匮要略·腹满寒疝宿食病脉证治》叙列证治："腹中寒气，雷鸣切痛，胸胁逆满，呕吐，附子粳米汤主之。"彭母之病恰切附子粳米汤，可以无疑矣。但尚恐该汤力过薄弱，再加干姜，茯苓之温中利水以宏其用。辨证详，用药精，值得效法。

（五）现代研究

1. 临床研究 徐富业用附子粳米汤加炮姜、五味子治疗数10例顽固性久泄，均获佳效。夏先福用附子粳米汤加减治疗产后腹痛、妊娠呕吐、习惯性流产、经行腹痛、少女带下等妇科诸疾辨证属脾肾虚寒，阳气式微，阴寒内结者，每获良效。谢世平在《金匮方应用及研究》中记载运用附子粳米汤合四磨饮子治疗肠功能紊乱、腹胀、腹痛、肠鸣等症，疗效较好。向菊花对运用附子粳米汤加减联合盐酸曲马多缓释片治疗阳虚痰凝型中度癌性疼痛的72例患者进行临床疗效观察，得出结论附子粳米汤加减联合盐酸曲马多缓释片治疗证属阳虚痰凝的中度癌性疼痛疗效确切。

2. 实验研究 附子粳米汤的水煎液，对家兔的离体肠有明显的兴奋作用。王俊霞等研究附子粳米汤对脾阳虚大鼠疼痛模型血浆降钙素基因相关肽和血管紧张素 II 的影响，发现附子粳米汤具有明显改善脾阳虚大鼠的疼痛症状，可调节血浆 CGRP 和 Ang II 水平。陈继婷等对附子粳米汤对脾阳虚大鼠白介素 -1β、肿瘤坏死因子 -α 影响进行实验研究，证实附子粳米汤能明显降低其血清中白介素 -1β、肿瘤坏死因子 -α 的含量，并存在量效关系。张芸探索附子粳米汤对脾阳虚模型大鼠血清中白介素 -1β、肿瘤坏死因子 -α 有直接调节作用。现代研究证明本方中附子含有的乌头碱其分解产物，故具有一定的镇痛作用；半夏能抑制中枢神经系统，具有一定程度的镇痛、镇静催眠作用，对急性黏膜损伤有保护和促进修复作用；从甘草皮质部提得的异黄酮类部分有明显的镇痛作用，其内含的甘草甜素能非特异性地增强巨噬细胞的吞噬活性，有较强的补体抑制作用。

三十七、大建中汤证

（一）原文

心胸中大寒痛，呕不能饮食，腹中寒，上冲皮起，出见有头足，上下痛而不可触近，大建中汤主之。

大建中汤方

蜀椒二合（去汗）　干姜四两　人参二两　胶饴一升

（二）方解与临床运用

1. 方解　大建中汤有大建中气、温中散寒之功。主治：脾胃阳虚，阴寒内甚，症见腹部痛势剧烈，部位广泛不固定，腹满时减，伴冷痛感或遇冷加重，得温则减，甚至腹壁皮肤突起，腹内似有头足状块状物上下攻冲作痛，此起彼伏，兼手足逆冷，呕吐不能饮食，苔薄白，脉沉伏者。其中，干姜重用散寒，鼓舞中焦胃气；人参、饴糖缓中补虚，建立中焦脾气；蜀椒助命门火、温通三焦、散寒逐湿，治腹中冷痛，诸药相协、大建中气，温阳助运，则阴寒自散，诸症悉除。临床如见蛔虫、疝气之腹痛、呕吐，属肝胃虚寒加白芍、肉桂、使君子；若腹痛胀满加厚朴、砂仁；寒甚或头痛目眩加吴茱萸；恶寒加附子；呕吐加姜半夏、生姜；脾虚加白术、山药、茯苓；血虚加当归；口干加白芍、天花粉；手足麻痹加桂枝、桑枝、桑寄生；对寒兼瘀滞者合理气之剂，如良附丸等；治蛔虫性肠梗阻，或蛔虫引起之腹痛者，可合用乌梅丸等。

2. 临床运用　大建中汤常用于虚寒性吐利及慢性胃炎、胃肠痉挛、消化性溃疡、内脏下垂、尿路结石、痛经等病证。此外，本方用于疝或蛔虫引起的寒性腹痛，或因寒结而大便不通者，也有一定效果。

（三）名家解读

1. 徐忠可　此以下，皆治寒痛之法也。谓心胸中本阳气治事，今有大寒与正气相阻则痛，正气欲降，而阴寒上逆则呕。胃阳为寒所痹，则不能饮食，便腹中亦寒气浮于皮肤，而现假热之色，乃上下俱痛，而手不可近，此寒气夹虚满于上下内外，然而过不在肾故以干姜、人参，合饴糖以建立中气，而以椒性下达者，并温起下焦之阳，为温中主方。

2. 尤在泾　心腹寒痛，不能食者，阴寒气盛，而中土无权也；上冲皮起，出见有头足，上下痛而不可触近者，阴凝成象，腹中虫物乘之而动也。是宜大建中脏之阳，以胜上逆之阴故以蜀椒、干姜温胃下虫，人参，饴糖安中益气也。

（四）典型医案

病案一　姚某，男，80岁。2008年12月29日初诊。患者两个月前发现结肠肿物，行腹腔镜下右半结肠切除、回肠－结肠侧吻合术，病理示：结肠腺癌。术后1个月出现腹痛，部位不固定，呈走窜性，伴胸部刺痛，后背痛，疼痛经常下午出现，夜间明显加重，每晚需服用止痛药，仍疼痛不能入睡，清晨疼痛减轻。伴有纳差、呃逆、肠鸣，大便成形，每日1次，手足凉，怕冷，查体右上腹压痛，无反跳痛和肌紧张，舌质紫暗，苔黄厚，有剥脱，脉沉弦细。既往高血压、糖尿病病史。处方：花椒15g，干姜12g，党参10g，百合30g，炙甘草15g，全瓜蒌30g，薤白30g，丹参30g，当归15g，乳香4g，没药4g，北沙参15g，半夏15g。水煎服，每日1剂，7剂。上方服3剂后疼痛减半，已不必服止痛药，只需热敷，夜间可睡片刻，仍纳差，肠鸣，手足冷，舌质紫暗，苔黄厚，有剥脱，脉沉弦滑。又以上方巩固7剂，患者腹痛已明显减轻。胸痛、背痛减半，夜间基本不用止痛剂，大便干，口干，手足稍温，舌质暗红，苔黄腻、花剥，右脉弦滑，左脉沉细弦。处方：花椒15g，干姜15g，丹参30g，当归20g，乳香6g，没药6g，炙甘草15g，党参15g，大枣15g，地黄15g，全瓜蒌60g，薤白30g。7剂，水煎服，每日1剂。后患者出现饮水呛咳，语言不利。头颅CT疑为脑梗死，收入院治疗，随访腹痛无复发。

按：该患者表现为胸腹疼痛，部位不固定，下午、夜间疼痛加重，清晨减轻，手足凉，怕冷，脉沉细弦。为中焦阳衰，阴寒内盛所致。夜间人体阳气内伏，使虚阳更虚，阴寒更盛，故夜间疼痛加剧。纳差、呃逆，说明脾胃受伤、胃气上逆。故用花椒、干姜温中散寒、降逆止呕；党参、大枣、甘草温补中气；全瓜蒌、薤白宣通胸阳、豁痰散结；寒凝气滞血瘀，故见胸部刺痛、舌质紫暗等瘀血之象，加活血效灵丹以祛瘀止痛。

病案二 聂某，女，14岁。体质娇嫩，最喜杂食。初患腹痛，其父以为蛔虫，自购磷酸哌嗪宝塔糖两粒，服后，病情恶化，遂抬来就诊。证见腹中绞痛，时轻时重，痛剧时腹内肠鸣，时见突起如头足攻动，剧烈呕吐，时吐蛔虫，大便不通，矢气全无，腹部膨满，不耐触按，外无表证，内无热象，脉搏沉细而迟，舌苔淡白，中有花点，口唇淡白，面色淡黄，饮啖俱废，病势甚急，经西医诊断为蛔虫阻塞，嘱转县医院手术治疗，因经济无力，不肯转院，乃请中医治疗。此证可能属蛔虫阻塞，原因服磷酸哌嗪宝塔糖剂量不足，反致蛔虫骚扰，互相纽结于肠道，故大便矢气完全不通，然必中气虚寒，升降无力，致寒气乘隙攻冲，故致肠鸣如有头足而发绞痛。《灵枢·五邪》云"阳气不足，阴气有余，则寒中肠鸣腹痛。"法当温中散寒、大建中气，俾中阳一旺，寒气自消，则升降旋转之机俱振，病自除矣。以大建中汤去饴糖加灶心土投之。处方：花椒6g，干姜4.5g，党参15g，灶心土30g，煎服。服药后4小时许，肠鸣切痛又剧，旋即泻下蛔虫百数十条，腹痛顿减。翌日复诊，腹满痛呕吐肠鸣等症全部消失，改以六君子汤调理下愈。

按语：本方花椒散寒，干姜温中，人参大补中气，灶心土和胃降逆。且花椒一味，又具安蛔之功，使蛔虫安伏不动，随中气旋转而下，故用于此等虚寒而兼蛔虫病例，最为适宜。其不用饴糖者，殆以蛔虫得甘而动，免致窜扰内脏而难出。

（五）现代研究

1. 临床研究 柽坤用大建中汤治疗单纯性肠梗阻初期安全有效且无不良反应。郭晓东运用大建中汤治疗蛔厥证疗效显著。施波用大建中汤加减治疗多发性大动脉炎，疗效显著。石川雅彦等报道5例动脉疾病引起肠缺血致使肠管运动功能低下而发病的难治性便秘患者，经其他药物治疗无效时开始给予大建中汤（10g/d）治疗，5例服药后便秘均有所减轻，服药20～59天（平均38.8天）后排便次数正常而停药，治疗过程中未出现副作用。李芳用大建中汤治疗64例小儿功能性便秘，疗效显著，复发率少于乳果糖组。董品军等用大建中汤去饴糖加厚朴、白芍、黄芪等共十二味组成协定处方，辨证加减，治疗慢性浅表性胃炎80例，治愈58例，好转20例，无效2例。冲甚生报道37例骨科患者出现腹部胀满，腹诊时可见腹部膨隆胀，其均予以大建中汤提取剂7.5～15g/d，平均给药4.7周，取得了一定的疗效，表明给予骨科长期卧床患者大建中汤，对腹部胀满等症状有效。

2. 实验研究　武静研究大建中汤对脾阳虚疼痛大鼠脑组织环氧合酶－2mRNA及蛋白和钙调蛋白依赖的蛋白激酶Ⅱ mRNA的影响，发现大建中汤可通过抑制脾阳虚疼痛大鼠脑组织中环氧化酶－2mRNA及蛋白表达，提高钙调蛋白激酶Ⅱ mRNA表达来达到治疗疼痛的目的。陈学习等研究发现大建中汤通过扩张脾阳虚模型大鼠肠系膜微血管，增加毛细血管对胃肠组织的灌注，从而改善大鼠肠系膜微循环功能，且存在明显量效关系；并发现，大建中汤可通过降低血浆中血栓素B2含量，使其收缩血管和促进血小板聚集作用减弱；升高血浆6－酮前列腺素F1α调节含量，使舒张血管和抑制血小板聚集功能加强，从而改善胃肠系统微循环灌注。陈继婷等研究表明大建中汤能显著降低脾阳虚大鼠血中一氧化氮含量，升高脾阳虚大鼠血中β－内啡肽含量起到镇痛作用。蒋鹤飞等研究进一步表明脾阳虚证能导致下丘脑组织中与细胞凋亡相关的基因表达异常，大建中汤能显著改善这种表达异常现象，其可通过上调细胞凋亡抑制基因蛋白的表达，下调细胞凋亡促进基因蛋白的表达，发挥抗凋亡的作用，提示大建中汤的作用机制可能是多方面的。王俊霞研究大建中汤对脾阳虚胃癌大鼠模型环氧化酶－2和核转录因子－κB的影响，得出结论大建中汤可调节胃组织环氧化酶－2、核转录因子－κB蛋白表达水平，从而改善脾阳虚胃癌大鼠的症状。

三十八、大黄附子汤证

（一）原文

胁下偏痛，发热，其脉紧弦，此寒也，以温药下之，宜大黄附子汤。

大黄附子汤方

大黄三两　附子三枚（炮）　细辛二两

（二）方解与临床运用

1. 方解　大黄附子汤有温里散寒、通便止痛之功。主治：寒积实证，症见腹痛便秘，或胁下偏痛，发热，手足不温，舌苔白腻，脉弦紧者。大黄附子汤温散寒凝而开闭结、通下大便以除积滞。方中附子用量较大，大辛大热，温里通阳、破阴散寒、辛开闭结；大黄苦寒沉降，通便泻结、荡涤积滞。大黄苦寒借附子之辛热，其寒性去而泻下之用存，所谓"去性存用"；且辛苦开降，又得相反相成之用，合为君药。更用细辛辛散温通，既助附子温散脏腑冷积而止痛，又制大黄之寒凉，兼宣通阳气而除郁热，为佐使。三药合用，共奏温下寒积之功，使阳复寒散，积下便通，诸症得解。临床若兼见气滞腹胀者加木香、厚朴；体虚或积滞不甚者可用熟大黄；体虚气血较弱者加党参、当归。

2. 临床运用 现代运用本方可治疗阑尾炎、肠梗阻、痢疾、胆囊炎、胆道蛔虫症、尿毒症、牙痛等证属寒实内结者。

（三）名家解读

1. 徐忠可 此较前条同是寒，但偏痛为实邪，况脉紧弦，虽发热，其内则寒，正《内经》所谓感于寒者，皆为热病也，但内寒多，故以温药下之。附子、细辛与大黄合用，并行而不悖，此即《伤寒论》大黄附子泻心汤之法也。

2. 尤在泾 胁下偏痛而脉紧弦，阴寒成聚，偏着一处，虽有发热，亦是阳气被郁所致。是以非温不能已其寒，非下不能去其结，故曰宜以温药下之。程氏曰："大黄苦寒，走而不守，得附子、细辛之大热，则寒性散而走泄之性存是也。"

（四）典型医案

病案一 李某，男，68 岁。3 年来因阑尾炎术后肠粘连致肠梗阻，曾反复手术 3 次。近半月腹胀疼痛拒按，大便不下，反复灌肠无效，患者拒绝再次手术，改服中药治疗。诊见表情抑郁，腹胀如鼓，肠型可见，十余日大便未解，四肢欠温，舌质暗淡，苔白厚，脉弦而沉。腹部 X 光透视诊为粘连性肠梗阻。中医辨证属阳虚脏寒，腑气不通。治宜温阳散寒通腑，方用大黄附子汤：大黄 20g（后下），附子 10g（久煎），细辛 6g。水煎，日服 1 剂。药后 2 小时矢气频作，腹胀好转。2 剂后，便下数枚燥屎，腹胀疼痛若失，梗阻解除。

按：患者年老体虚，加之多次手术，中阳之气竭乏，寒邪壅结在里，气机升降失常，故见腹胀疼痛便闭诸症。大黄通腑泻实，附子、细辛温阳散寒，诸药合用，切中病机，故使顽疾得除。

病案二 郑某，女，20 岁。2003 年 1 月 14 日初诊。主因右下肢抽搐疼痛 7 天。患者 7 天前无明显诱因出现右下肢抽搐疼痛，腰部疼痛，右侧为甚，行走困难，患者同时自觉腹胀，食冷食后加重，大便 2 日 1 行，欲解不能。舌暗，苔白，舌有齿痕，脉沉。腰椎 X 线片示：L_1 钙化，腰椎体及附件间隙均未见异常。西医诊断：右下肢疼痛抽搐原因待查。中医诊断：痹证，辨证为寒实积滞。治法：散寒破结兼以补肾强筋骨。方以大黄附子汤加减。处方：大黄 12g，附子 6g，细辛 3g，续断 15g，狗脊 15g，川牛膝 15g，怀牛膝 15g，赤芍 25g，白芍 25g，炙甘草 6g，桑寄生 15g，杜仲 12g。3 剂，水煎服，1剂/天。2003 年 1 月 17 日二诊。患者诉右下肢已无抽搐疼痛，大便通。随访至今未复发。

按:《成方便读》中记载:"胁下偏痛,发热,其脉弦紧,此阴寒成聚,偏着一处,虽有发热,亦是阳气被郁所致。是以非温不能散其寒,非下不能去其积,故以附子、细辛之辛热善走者搜散之,而后大黄得以行其积也。"附子大燥回阳、补命门火、逐风寒湿,其性浮而不沉,其用走而不守,通行十二经,无所不至,温散十二经寒邪凝滞,而舒十二经之挛急,虽无解痉之效,却有缓急之功。大黄破癥瘕积聚、荡涤肠胃、通利水谷道,为攻积泻下之首选,但因药性寒凉,与病性难符。仲景以附子、大黄配合为用,意在以附子大辛大热之性制约大黄寒凉之性,存大黄泻下攻积之气,正所谓"制性存用"之法。细辛辛温而散,辛通气机而振奋阳气,又可助附子温阳散寒、透邪达表。患者不明原因发作右下肢抽掣疼痛,同时大便欲解不能,腑气不通,积滞内停,综合舌脉,为实寒证。此证与大黄附子汤证病机一致,病位在肢体和腰部,为偏侧疼痛,故试应用大黄附子汤,用后效果颇佳。再次证实大黄附子汤对治疗寒实之偏侧疼痛有确切疗效。患者服用 3 剂药后,症状好转,遂停药,嘱其保暖,适度锻炼。

(五) 现代研究

1. 临床研究　靳艳钗用大黄附子汤加味配合针刺双侧足三里治疗肠梗阻 21 例。基本方:大黄、附子、细辛、莱菔子、大腹皮。加减:若热盛者加败酱草、黄芩、栀子;虫积者加槟榔、乌梅、花椒、川楝子;血瘀明显者加丹参、延胡索、鸡血藤;呕吐频繁者加代赭石、竹茹,必要时胃管灌入;腹胀明显者可用上药煎汤,保留灌肠,21 例患者全部治愈,其中半年后复发 3 例,再经复诊治疗全部治愈,随访 1 年以上未再复发,无 1 例死亡。

2. 实验研究　杨百弗的实验研究表明,大黄附子汤的水煎液对家兔离体肠管呈现明显的兴奋作用,其兴奋作用不被阿托品所阻断。梁晓夏发现,大黄附子汤药效学及临床应用文献研究表明,该方具有增强肠蠕动及排便的作用,可用于治疗多类型的顽固性便秘、急性阑尾炎等发热性炎症疾病、急性胰腺炎;该方能降低慢性肾功能衰竭患者血尿素氮和肌酐水平,延缓慢性肾功能衰竭的进展,可用于糖尿病肾病、肾功能衰竭及尿毒症等多种肾病的治疗;该方有明显的拮抗脑垂体后叶素引起的心肌缺血和心率减慢的作用,提示该方临床可用于预防和治疗缺血性心脏病和缓慢型心律失常的治疗。

三十九、当归生姜羊肉汤证

(一) 原文

寒疝腹中痛,及胁痛里急者,当归生姜羊肉汤主之。

当归生姜羊肉汤方
当归三两　生姜五两　羊肉一斤

(二) 方解与临床运用

1. 方解　当归生姜羊肉汤有温中补血、祛寒止痛之功。主治:血虚有寒之腹痛;

或寒疝腹中痛，或胁痛里急，或妇人产后腹痛，喜温喜按，面色㿠白，四肢不温，舌淡脉细者。其中，当归为主养血和血，配伍生姜温中散寒，重用羊肉血肉有情之品以温补气血。若寒多者，加生姜成一斤；痛多而呕者，加陈皮、白术。

2. 临床运用 现代运用本方可治疗产后虚寒腹痛，腰痛，带下，泄泻者；治疗十二指肠球部溃疡、低血压性眩晕等属于阳虚血不足者。

（三）名家解读

1. 徐忠可 寒疝至腹痛胁亦痛，是腹胁皆寒气作主，无复界限，更加里急，是内之荣血不足，致阴气不能相荣，而敛急不舒。疝从山义，取根深重着而难拔，故《内经》有七疝，但彼乃在脉为病，此则寒结腹中，故曰寒疝，非病专下焦者比也，故连腹胁言之。故以当归、羊肉兼补兼温，而以生姜宣散其寒，然不用参而用羊肉，所谓形不足者，补之以味也。

2. 尤在泾 此治寒多而血虚者之法。血虚则脉不荣。寒多则脉细急。故腹胁痛而里急也；当归、生姜温血散寒，羊肉补虚益血也。

（四）典型医案

病案一 李某，男，35岁。1988年2月12日初诊。主诉：胃脘疼痛4年。4年来胃脘痛间歇发作，遇寒或空腹加重，得温、得食则减，痛甚时口吐清涎，自觉胃脘部发凉如有团冷气结聚不散，舌质胖嫩，边有齿痕，脉细弱。曾在医院检查确诊为十二指肠球部溃疡。久服西药及中药理中、建中之剂，进药则缓，停药则发，终未得除。予以当归生姜羊肉汤：当归10g，生姜60g，羊肉60g。每日1剂，水煎服。1剂进，患者自觉腹中温暖舒适，为脾胃得温，中阳得舒之象。服至10剂，胃部冷感基本消除。后改方中生姜为30g，又续服40余剂，诸症得平，停药至今，未见复发。

按：患者主要表现为胃脘疼痛，遇寒或空腹为甚，得温得食则减，兼见口吐清涎，自觉胃脘发凉，舌质胖嫩，边有齿痕，脉细弱，当辨为血虚里寒之寒疝。治宜养血通经、温阳散寒，方用当归生姜羊肉汤。

病案二 佟某，女，50岁。1984年10月8日初诊。左少腹疼痛伴发吐食已6~7年。过去曾因左腹部急性绞痛住某医院，诊断为急性胰腺炎，经住院后，症状有所缓解。出院后左少腹时有隐痛，平时大便次数较多，3~4次/日，平时怕冷，特别是少腹发凉，月经提前后错不定，现已停经一年。口不干，两脉滑带涩，舌正。中医辨证属血虚寒疝，当归生姜羊肉汤主之。当归12g，生姜9g，羊肉60g。3剂，每日1剂。患者服3剂后，左少腹隐痛明显好转。随访半年腹痛未复发。

按：少腹隐痛，见便溏、怕冷、少腹发凉，有寒也；闭经、脉涩，血虚也。盖少腹属肝，肝藏血，肝血不足，阳虚寒生，脉络失养，而致腹痛隐隐不休，用当归生姜羊肉汤养血散寒，正中病机，获效必然。

（五）现代研究

1. 临床研究 李文着治疗肠易激综合征56例。治疗方法：饮食要求少量（每次八成饱，晚餐进食量宜少）、规律、多饮水；做有规律的散步或和仰卧起坐。另予加味当归生姜羊肉汤：当归 12g，生姜 20g，羊肉 250g，花椒 60g，胡椒 20g，黄芪 60g，甘草 20g，薏苡仁 60g。盐适量加水炖至羊肉熟为度，取汁加水适量，置胡萝卜、白萝卜各 100g，煮熟后空腹食用，每日 2 次，1 个月为 1 疗程，视病情治疗 1~2 个疗程。治疗结果：总有效率 87.5%。

2. 实验研究 杨百茀现代药理研究证实，当归对子宫具有双向作用。其挥发性成分对子宫呈抑制作用，使子宫节律性收缩减少，子宫肌弛缓。非挥发性成分对子宫有兴奋作用，使子宫收缩加强。本品还具有抗炎镇痛作用，还有抗贫血、抗维生素 E 缺乏等作用。生姜亦具有抗炎镇痛作用，对血管运动中枢有兴奋作用。羊肉含蛋白质、脂肪、钙磷、铁核黄素等多种成分，皆为人体所需。不仅可以治病，而且可以强身保健。

四十、旋覆花汤证

（一）原文

肝着，其人常欲蹈其胸上，先未苦时，但欲饮热，旋覆花汤主之。

旋覆花汤方

旋覆花三两　　葱十四茎　　新绛少许

（二）方解与临床运用

1. 方解 旋覆花汤有行气活血、通阳散结之功。主治：肝着。症见胸闷不舒，甚或胀痛，用手按捺捶击稍舒，喜热饮，妇人半产漏下，脉弦大者。方中旋覆花微咸性温，疏郁宽胸，善通肝络而行气散结降逆，助以葱十四茎，芳香宣浊开痹、辛温通阳散结，更以少许新绛行血而散瘀，气行血畅，阳通瘀化则肝着可愈。"顿服之"，图药力集中，以收速效。临床若兼见寒饮呕吐者，可加吴茱萸、生姜汁、半夏、薤白；兼气郁化热而见舌赤，发热，兼胁痛者，可加丹参、丹皮、青皮、金铃子散；兼吐血者，加仙鹤草、阿胶、三七、白及；兼胸痛甚者，加瓜蒌壳、鱼腥草；兼少腹胀痛者，加台乌药、橘络；若瘀滞较为明显，症见胸胁刺痛，病程较久，舌质偏暗，脉涩不利者，加郁金、丹参、当归尾等，有时也可配以少量虫类药如土鳖虫等。

2. 临床运用 现代运用本方可治疗肋间神经痛、肋软骨炎、胸腹壁血栓性静脉炎、冠心病、慢性肝胆疾患、产后瘀血漏下、瘀血性咳嗽、慢性胃炎等属肝经气血瘀滞，着而不行者。

（三）名家解读

1. 尤在泾 旋覆花咸温下气散结，新绛和其血，葱叶通其阳，结散阳通，血气以和而肝着愈，肝愈而肺亦矣。

2. 唐容川 盖肝主血，肝着即是血黏着而不散也。血生于心而归于肝，由胸前之膜膈以下入胞室，今着于胸前膜膈中，故欲人踏其胸以通之也。故用葱白，以通胸中之气，如胸痹而用薤白之例。用旋覆以降胸中之气，如胸满噫气而用旋覆之例也。唯新绛乃茜草所染，用以破血，正是治肝经血着之要药，通窍活血汤，恰合此意，故用之有效。

（四）典型医案

病案一 陈某，男，64岁。2013年6月5日初诊。患者2012年11月因情绪激动出现心前区紧缩样疼痛，在本院查冠脉造影示左冠状动脉前降支近段狭窄约80%，服用血塞通、通心络治疗，效果不明显。20天前，患者因劳累后出现心前区疼痛加重，口服速效救心丸后缓解不明显。刻诊：每于活动后（如快走30分钟）或情绪激动后发作心前区紧缩样疼痛，喜用手捶打心前区方舒服，伴胸闷，每次发作持续3~5分钟，能自行缓解，偶有心悸，自汗，急躁易怒，下肢发沉，纳可，眠差，多梦，大便偏干，小便调，舌体胖大，舌质暗红，苔黄腻，舌下络脉紫暗，脉弦细。西医诊断：冠状动脉粥样硬化性心脏病，不稳定型心绞痛，心功能2级；中医诊断：心痛，证属肝络凝瘀，阳虚痹阻。治以疏肝活血通络、通阳宣痹。方用旋覆花汤合瓜蒌薤白半夏汤加减：旋覆花10g，茜草10g，薤白6g，当归10g，桃仁10g，柏子仁10g，泽兰10g，郁金10g，桂枝6g，白芍10g，瓜蒌10g，清半夏10g。每日1剂，水煎，分早晚2次服。用2剂后，患者诉活动后或情绪激动后无心前区疼痛，诸症消失。

按：旋覆花汤方中的葱，笔者临证喜用薤白代替，新绛因药房无备，故用茜草10~15g代替。关于旋覆花汤，清代吴鞠通说："古人金用新绛旋覆花汤，横走络者也；后人多用逍遥散，竖走经者也，故多不见效，况久病必治络乎？"因"肝主血，络亦主血，同类相从，顺其势而利导之，莫如宣络"。故吴鞠通认为，旋覆花汤是治疗肝郁胁痛、脉络瘀阻之良方。叶天士称旋覆花汤为辛润通络法，并用旋覆花汤治疗肝络凝瘀一证，加当归、桃仁、柏子仁。医者在本案中应用了叶氏的经验。本案患者心前区呈紧缩样疼痛，喜用手捶打心前区方舒服，急躁易怒，舌下络脉紫暗，脉弦细，乃肝络凝瘀之象。故以叶氏旋覆花汤疏肝行气、活血通络止痛，另合瓜蒌薤白半夏汤以通阳散结宣痹。

病案二 王某，女，26岁。1999年11月12日初诊。咳嗽1个月，每天凌晨3~5时发作。曾服清气化痰中药、急支糖浆及罗红霉素治疗不效，痰少质黏，气急，胸闷，便秘，常欲人捶其后背稍缓解，舌暗红，苔薄腻，脉细。诊为咳嗽，证属气虚痰阻，余邪入络。治宜益气化痰、和血止咳。处方：旋覆花、葱茎各5g，当归、茜草各15g，海浮石10g，炙紫菀30g，黄芪20g。水煎服，每天1剂。服3剂，自感胸中舒畅，气急，胸闷好转，仍咳嗽无痰，予上方加百部15g，连服9剂，症状消失。1年后随访未复发。

按：咳嗽多从气分论治。本例咳嗽迁延不愈，余邪久恋，久病入络伤血，血不和则气逆而咳，故单用清气化痰法不效。《名医别录》曰："旋覆花消上胸痰结，唾如胶漆……利大肠，通血脉。"可见旋覆花兼有涤痰、和血、通腑之功，乃以此方治之。又患者每于凌晨3~5时发作，此时为肺经气血流注，正邪相争则咳，肺气已见虚象，故佐以补肺益气而取效。

（五）现代研究

1. 临床研究 于国强应用旋覆花汤化裁治疗肺纤维化痰瘀痹阻证患者 42 例，发现对于胸闷、咳喘、气短等临床症状的改善有效率为 88.1%，连续治疗后，有利于肺功能的提高。陈爱国用旋覆花汤治疗胆囊术后综合症 42 例，治愈 21 例，显效 13 例，总有效率为 80.95%。

2. 实验研究 李红等研究旋覆花汤对 40% CCl_4 花生油皮下注射 5 周致小鼠肝纤维化的防治作用，发现旋覆花汤能减轻 CCl_4 引起的肝坏死，降低谷丙转氨酶和透明质酸，从而对肝纤维化有防治作用。宋雪萍等研究发现旋覆花汤加味（肺纤通方）可能通过减少 I、III 型胶原的表达、提高干扰素 $-\gamma$ 水平、降低白介素 -4 水平，以及改善 Th1/Th2 细胞因子的失衡等多方面作用以达到抗肺纤维化目的。

四十一、甘姜苓术汤证

（一）原文

肾着之病，其人身体重，腰中冷，如坐水中，形如水状，反不渴，小便自利，饮食如故，病属下焦，身劳汗出，衣里冷湿，久久得之，腰以下冷痛，腹重如带五千钱，甘姜苓术汤主之。

甘草干姜茯苓白术汤方

甘草　白术各二两　干姜　茯苓各四两

（二）方解与临床运用

1. 方解 甘姜苓术汤有健脾利水、温中散湿之功。主治：寒湿痹着腰部之肾着证。症见身重，腹重，腰及腰以下冷痛，如坐水中，口不渴，小便自利，饮食如故，舌苔白腻，脉象沉细。方中以干姜为君，取其辛热之性，温中祛寒；茯苓为臣，淡渗利湿，干姜、茯苓相配，热以胜寒，淡以渗湿，寒去湿除，则病本得除；佐以白术健脾燥湿，白术与干姜，相使配伍，温阳散寒、健脾燥湿，茯苓配白术健脾化湿；使以甘草调和诸药而和脾胃。临床若兼见肾阳虚寒，可酌用肉桂、附子；兼腰酸者，加杜仲、怀牛膝、续断等。

2. 临床运用 现代运用本方可治疗胃炎、性功能减退、坐骨神经痛、风湿性关节炎、腰肌劳损、腰椎间盘突出症、慢性盆腔炎、慢性附件炎、输卵管不通等属寒湿痹阻者。

（三）名家解读

1. 曹颖甫 师主以甘草干姜茯苓白术汤者，作用只在温脾祛湿，盖以腹为足太阴部分，腹部之寒湿去，不待生附走水，而腰部当温也。

2. 吴谦 以甘姜苓术汤补土以制水，散寒以渗湿也。

（四）典型医案

病案一 张某，男，45 岁，干部。1965 年 1 月 8 日初诊。觉腰凉腿冷，身体沉重，当时未加介意。返沈以后，又不慎着凉，腰部酸痛，似难忍受，躬身及转侧大为不利。腹部坠胀，胃痛隐隐，尿频，便溏，舌淡苔白，脉沉细。此为脾肾阳虚，寒湿相搏之证，治以温脾肾、祛寒湿。干姜 10g，茯苓 15g，白术 10g，甘草 5g，狗脊 20g，川续断 15g。6 剂水煎服。1 月 18 日二诊：腰腿寒凉如初，余症均见好转，以原方加熟附子 15g，温化寒湿，续服六剂。1 月 28 日三诊：诸症大减，原方再进 3 剂。2 月 2 日四诊：腰痛、胃痛及腹胀皆止，二便正常，尚觉腰酸，活动不灵，仍以原方出入：干姜 5g，茯苓 15g，白术 10g，甘草 5g，狗脊 20g，续断 15g，桑寄生 20g，独活 7.5g。6 剂水煎服。上药进后，函告痊愈。

按：《金匮要略》云肾着之病，其人身体重，腰中冷，如坐水中，形如水状，反不渴，小便自利，饮食如故，病属下焦，身劳汗出，衣里冷湿，久久得之，腰以下冷痛，腹重如带五千钱，甘姜苓术汤主之。本案论治，实师此意，为加补肾强腰之品，实为扶正祛邪。

病案二 杜某，男，40 岁，温江县委干部。一周前参加劳动，反复出汗，后又淋暴雨，衣服浸湿未换，继续劳动。午后休息，觉腰部重滞，辗转困难。无恶寒发热，饮食二便正常。前医认为是脾虚风湿所致，用五味异功散加羌活、秦艽之类，服 3 剂其病若故。于 1976 年 8 月 16 日邀余诊治。证如上述，舌质淡，苔薄津润，脉沉细而缓。此为寒湿凝滞于腰，督脉阳气痹塞之肾着证。拟用温土胜湿、通阳宣痹之甘姜苓术汤加味主治：干姜 12g，白术 12g，茯苓 15g，独活 12g，桂枝 10g，甘草 3g。嘱服 2 ~ 4 剂。于 9 月 2 日随访：患者上方服 2 剂后，症大减，腰重明显减轻，能下床行走，坐立仍觉困难，又服两剂而痊愈。

按：本例体质属阳虚，病因系劳动出汗，汗湿其衣未换，寒湿之邪附着于腰部肌肉，督脉之阳气阻滞所致。病程稍久，感邪较重，寒湿更甚，若只加独活则力弱，再加桂枝与独活同伍，温通督脉之阳更强，所以 4 剂方收效。独活不仅有祛风除湿之效，更重要的是温通督脉之阳，故本方加独活而效更佳。

（五）现代研究

1. 临床研究 叶兵云应用甘姜苓术汤加减配合温针灸治疗寒湿腰痛，总有效率为 95.0%，高于单独应用甘姜苓术汤的 77.5%，说明临床治疗寒湿腰痛应用甘姜苓术汤配合温针灸疗效显著，且能有效缓解患者腰痛症状。张莉莉用甘姜苓术汤加味治疗寒湿凝滞型慢性盆腔炎 30 例，经 1 ~ 2 个月治疗后痊愈 24 例，好转 4 例，有效率 93%，疗效显著。

2. 实验研究 有学者研究甘姜苓术汤对非酒精性脂肪肝大鼠模型的影响，并探讨其可能的潜在机制，发现甘姜苓术汤能显著改善肝脏脂肪变性和炎症反应，降低肝脏指数和肝甘油三酯含量，降低血清谷丙转氨酶和谷草转氨酶水平。解利艳等采用 HPLC

法、TLC 法对甘姜苓术汤颗粒中甘草酸含量和所含甘草、白术、干姜进行了含量测定和色谱鉴别，制定了稳定可控的质量标准，为研制出治疗寒湿型腰痛安全可靠、疗效确切的中药新药奠定了坚实的基础。

四十二、苓桂术甘汤证

（一）原文

心下有痰饮，胸胁支满，目眩，苓桂术甘汤主之。
夫短气，有微饮，当从小便去之，苓桂术甘汤主之。

苓桂术甘汤方
茯苓四两　桂枝三两　白术三两　甘草二两

（二）方解与临床运用

1. 方解　苓桂术甘汤有温阳化饮、健脾利湿之功。主治：中阳不足之痰饮。症见胸胁支满，目眩心悸，短气而咳，舌苔白滑，脉弦滑或弦紧者。方中重用茯苓配桂枝，茯苓健脾渗湿利水，为君药；桂枝合茯苓温阳化气，通阳以消饮、下气以降冲逆、补心以制水，以痰水得温则行，故为臣药；白术协助茯苓健脾燥湿以利水，为佐药；炙甘草配茯苓、白术健脾益气、培土制水，配合桂枝辛甘化阳，扶心阳以降冲，助其发散。临床若兼见呕吐痰涎甚者加陈皮、半夏；兼见小便不利者加猪苓、泽泻；阳虚甚者加干姜、附子；兼见胸脘胀满者加木香、砂仁等。

2. 临床运用　现代运用本方可治疗慢性支气管炎、支气管哮喘、心源性水肿、慢性肾小球肾炎水肿、梅尼埃病、高血压、颈性眩晕、心包积液、神经症、慢性肠炎等属脾阳不足、痰饮内停者。

（三）名家解读

1. 赵以德　心胞络脉循胁出胸下，《灵枢》曰：胞络，是动则胸胁支满。此痰饮积其处而为病也。目者，心之使。心有痰水，精不上注于目，故眩。《本草》：茯苓能治痰水，伐肾邪。痰，水类也，治水必自小便出之。然其水淡渗，手太阴引入膀胱，故用为君；桂枝乃手少阴经药，能调阳气，开经络，况痰水得温则行，用之为臣；白术除风眩，燥痰水，除胀满，以佐茯苓；然中满者勿食甘，用甘草何也？盖桂枝之辛，得甘则佐其发散，和其热而使不僭也；复益土以制水。甘草有茯苓则不支满而反渗泄。《本草》曰：甘草能下气，除烦满是也。

2. 高学山　此言诸饮，除溢饮之外。俱以苓桂术甘汤为主方。盖痰饮是其总名，心下及胸支满，为支饮之症；胁下支满，为悬饮之症。目眩者，饮高而水载木气以浮也。以淡渗去饮之茯苓为君，佐辛甘之桂枝以行阳，甘温之白术以培土，然后用甘浮平缓之甘草为使。所以高托诸药，而令其徐徐下渗之意。此苓桂术甘汤为诸饮之要剂也。

（四）典型医案

病案一 陆某，男，42岁。形体肥胖，因冠心病、心肌梗塞而住院，抢救治疗两个月余，未见功效。现症：心胸疼痛、心悸气短，多在夜晚发作。每当发作之时，自觉有气上冲咽喉，顿感气息窒塞，有时憋气而周身出冷汗，有死亡来临之感。颈旁之血脉又随气上冲，心悸而胀痛不休。视其舌水滑欲滴，切其脉沉弦，偶见结象。刘渡舟辨为水气凌心，心阳受阻，血脉不利之心水病。处方：茯苓30g，桂枝12g，白术10g，炙甘草10g。此方服三剂，气冲得平，心神得安，心悸、胸痛及颈脉胀痛诸症明显减轻。但脉仍带结，犹显露出畏寒肢冷等阳虚见症。乃于上方加附片9g，肉桂6g。以复心肾阳气。服3剂手足转温而不恶寒，然心悸气短犹未全瘳。再于上方中加党参、五味子各10g，以补心肺脉络之气。连服六剂，诸症皆瘳。

按：本方《伤寒论》用治心下逆满，气上冲胸，起则头眩，脉沉紧。《金匮要略》用治心下有痰饮、胸胁支满、目眩等水气凌心射肺的病证。苓桂术甘汤有两大作用：一是温阳下气而治心悸、胸满；二是利小便以消水饮，而治痰饮咳逆。方中茯苓作用有四：一是甘淡利水；二是养心安神；三是助肺之治节之令；四是补脾厚土，为本方之主药。桂枝作用有三：一是温复心阳；二是下气降冲；三是通阳消饮，亦为本方之主药。桂枝与茯苓相配，则温阳之中以制水饮，利水之中以复心阳。二者相得益彰，缺一不可。白术补脾，助茯苓以制水；炙甘草温中助桂枝以扶心阳。药仅四味，配伍精当，大有千军万马之声势，临床疗效惊人。

病案二 张某，女，17岁。痰饮宿恙，业已7年，举发无定，刻因气候骤变，宿疾又发，证见咳嗽气喘，吐痰清稀，夹以泡沫，伴有心跳动悸，四肢倦怠无力，饮食无味，睡眠二便尚可。脉来沉弦，舌苔水滑。脾主四肢，职司运化。脾阳不足，则健运无权，水湿凝聚，化为痰饮，上激娇脏则咳嗽气喘，水气凌心则心跳动悸，运化失司则纳呆肢怠。《金匮要略·痰饮咳嗽病脉证并治》云"病痰饮者，当以温药和之"，理宜苓桂术甘汤加味。处茯苓10g，桂枝10g，麸炒白术10g，炙甘草6g，陈皮10g，半夏10g，干姜2g，五味子6g，细辛1.5g。

按：刘弼臣认为，痰与饮，本同而标异。清稀者为饮，稠厚者为痰。体内阴气凝聚则痰可化饮，阳气煎熬饮亦可成痰，故痰与饮可以转化，临床时应辨证施治。此案吐痰质稀有泡，加以饮食无味，四肢无力，脉沉而弦，虽有咳嗽，实为水饮射肺所致。故宗仲景治饮不治咳之例，投以温化饮邪之品。药后吐出大量痰涎，咳喘减轻，病去大半，连进6剂而愈。

（五）现代研究

1. 临床研究 杨潮应用苓桂术甘汤联合西医治疗对56例慢性心力衰竭患者炎症因子、T淋巴细胞亚群及心功能的影响，发现观察组中医症状、心功能有效率明显高于西医常规治疗组，应用苓桂术甘汤联合西医治疗可提高临床疗效，改善患者心功能，且可能与抑制患者炎症反应、提高细胞免疫功能等因素有关。杨丽丽等观察常规治疗44例

（对照组）、常规基础上加用苓桂术甘汤 52 例（实验组）治疗低氧性肺动脉高压，治疗后患者血清 N 端脑钠肽前体低于对照组、心功能指标高于对照组、中医证候疗效优于对照组，说明苓桂术甘汤治疗低氧性肺动脉高压临床疗效确切，且可缓解患者低氧状态，利于预后。袁端红用苓桂术甘汤加减治疗盆腔积液 35 例，痊愈 21 例，显效 12 例，总有效率 94.3%。陈彦临床研究苓桂术甘汤治疗慢性心力衰竭机制，发现苓桂术甘汤可对神经内分泌系统激活起到抑制调节作用、阻碍心肌重构，对慢性心衰具有一定治疗作用。

2. 实验研究 张琦等研究苓桂术甘加味汤对实验性高脂血症大鼠脂代谢及血液流变学的影响。发现苓桂术甘加味汤能明显抑制总胆固醇、甘油三酯、低密度脂蛋白胆固醇、载脂蛋白 B_{100} 的增高，并明显升高高密度脂蛋白胆固醇、血清载脂蛋白 A1 的含量和血清载脂蛋白 A2/血清载脂蛋白 B_{100} 比值，同时还能有效改善血液流变学多项指标。廖习清等研究发现加味苓桂术甘汤能改善充血性心力衰竭兔心功能及心脏的内分泌功能。

四十三、五苓散证

（一）原文

假令瘦人脐下有悸，吐涎沫而癫眩，此水也，五苓散主之。

五苓散方
泽泻一两一分 猪苓三分（去皮） 茯苓三分 白术三分 桂枝二分（去皮）

（二）方解与临床运用

1. 方解 五苓散有化气行水、解肌散邪之功。主治：膀胱气化不利之蓄水证，症见小便不利、口渴，或伴随水肿、恶寒、发热等症。亦可用于水湿内停之黄疸、下焦水逆之脐下悸动、吐涎沫、头目眩晕者。方中重用泽泻为君，以其甘淡，直达肾与膀胱，利水渗湿；臣以茯苓、猪苓之淡渗，增强其利水渗湿之力，使水饮从小便而去；佐以白术，和茯苓健脾以运化水湿，《素问·灵兰秘典论》谓"膀胱者，州都之官，津液藏焉，气化则能出矣"，膀胱的气化有赖于阳气的蒸腾，故方中又佐以桂枝温阳化气以助利水，解肌发汗以散邪，且具平冲降逆之功，使水饮表里分消。临床若兼见颈项痛者加葛根；兼小便疼痛者加连翘、瞿麦；兼汗多乏力者加黄芪；大便稀溏者加木香、葛根等。

2. 临床运用 现代运用本方可治疗水肿、脑积水、梅尼埃病、过敏性鼻炎、急性吐泻、多尿症、妊娠呕吐、多汗症等属脾虚转输不利、膀胱气化失常者。

（三）名家解读

1. 尤在泾 瘦人不应有水，而脐下悸，则水动于下矣。吐涎沫则水逆于中矣，甚而颠眩，则水且犯于上矣。形体虽瘦，而病实为水，乃病机之变也。颠眩即头眩。苓、术、猪、泽，甘淡渗泄，使肠间之水从小便出；用桂者，下焦水气非阳不化也。曰多服暖水汗出者，盖欲使表里分消其水，非夹有表邪而欲两解之谓。

2. 王子接 苓，臣药也，二苓相辅，则五者之中，可为君药矣，故曰五苓。猪苓、泽泻相须，借泽泻之咸以润下。茯苓、白术相须，借白术之燥以升清。脾精升则湿热散而小便利……然欲小便利者，又难越膀胱一腑，故以肉桂热因热用，内通阳道，使太阳里水引而竭之。

（四）典型医案

病案一 吴某，女，13 岁，学生。患孩尿床多年，每晚必尿 1~2 次，且量多。用各种方法唤其起床小解，从下午即控制饮水，依然无效。查体：小儿发育良好，体形偏胖，智力发育正常，偏于内向，少言寡语。除有尿床疾苦，其他体征无据可查。小便常规正常，尿相对密度（比重）正常。脉缓而有力，舌苔薄白而润。拟以五苓散加味：白术 10g，桂枝、泽泻、猪苓各 6g，茯苓 12g，远志 10g。水煎每日 1 剂分 2 次服。嘱服 3 剂，以观动静。服 1 剂后，当晚小孩自行起床解尿，未尿床，次日小孩表情欢快，精神振作。服完 3 剂，小便不自遗。半年后，又出现遗尿几次，自觉疲乏，肢体笨重，脉缓有力，舌苔白润。小便常规正常。仍守原方加菖蒲 6g，嘱服 5 剂，遗尿自止，病告痊愈，随访 3 年未再复发。

按：五苓散的"化气利水"的作用可以说是"对因治疗"的双向调节的结果。本案例初诊时在原方中远志一味，取其与桂枝相伍，温通心阳，一则宁心开窍，一则化气利水。二诊时原方加菖蒲旨在与桂枝相配，取得相得益彰的效果。

病案二 金某，女，52 岁。1992 年 1 月 15 日初诊。主诉下肢水肿，按之凹陷不起，时轻时重，小便不利，色如浓茶，排尿时见足跟麻木，口渴，胸闷，气上冲咽，腰酸，困倦无力，时发头晕。舌体胖大，苔白，脉弦无力。刘渡舟辨为气虚受湿，膀胱气化不利，水湿内蓄之证。治应补气通阳、化湿利水。拟春泽汤：茯苓 30g，猪苓 20g，白术 10g，泽泻 20g，桂枝 12g，党参 12g。服 3 剂，小便畅利，下肢之水肿随之消退，口渴与上冲之症皆愈。转方党参加至 15g，又服 5 剂，肿消溲利，诸症若失。

按：气化不及，水蓄于州都，则上不能润而口渴，下不能通而小便不利。水气内蓄，代谢不利，导致下肢水肿。春泽汤转载于《医方集解》，为气虚伤湿，渴而小便不利设。方用五苓散洁净府以通足太阳之气，渗利水湿从小便而出。加党参者，补益脾肺之气，复振气化之机，佐桂枝之温通，则水能化气，输布津液于周身。

（五）现代研究

1. 临床研究 关秀军应用五苓散治疗慢性充血性心力衰竭患者 66 例，发现五苓散能更好减轻临床症状，显著提高临床疗效，患者内皮素、脑钠肽表达显著减少，改善心功能。庞凤临床应用五苓散加减治疗中心性浆液性脉络视网膜病变，通过获取视力水平、黄斑水肿高度、渗出物吸收疗效、复发情况方面结果，发现五苓散加减治疗该病效果理想，不仅改善患者视力水平，且控制黄斑水肿降低远期复发率。王雪利用五苓散加减治疗阳虚水泛型抑郁症 28 例，总有效率达 89.3%。

2. 实验研究　陈茜等研究五苓散对糖尿病视网膜病变大鼠血 – 视网膜屏障的保护作用及其机制，发现五苓散能有效降低糖尿病大鼠血清炎症因子 C 反应蛋白、可溶性细胞黏附分子 –1 水平，降低视网膜组织中 VEGF 的表达，减轻水肿，保护血 – 视网膜屏障。何岚等研究发现五苓散可以减轻阿霉素肾病大鼠蛋白尿，减少大分子蛋白的漏出，对药品不良反应出现的肾病造成的滤过膜结构和功能的损害有一定保护作用。向丽华等研究五苓散对腹泻模型大鼠体重及血清、尿渗透压的影响，发现五苓散灌胃显示止泻作用，但五苓散的利尿作用不利于腹泻模型大鼠体重增长，应用时亦注意补充水液。

四十四、木防己汤证

（一）原文

膈间支饮，其人喘满，心下痞坚，面色黧黑，其脉沉紧，得之数十日，医吐下之不愈，木防己汤主之。

木防己汤方

木防己三两　石膏十二枚（鸡子大）　桂枝二两　人参四两

（二）方解与临床运用

1. 方解　木防己汤有利水降逆、扶正补虚之功。主治：膈间支饮，症见气喘胸满，心下痞坚，面色黧黑，脉沉紧。方中用木防己辛苦寒，擅行膈间水饮；石膏性沉降，清郁热，可镇饮邪之上逆；桂枝辛温，降逆通阳利水，木防己配桂枝温阳化气以行水饮；人参扶正补虚。临床若兼见呼吸困难者加五加皮；兼哮喘者加桑白皮、苏叶等。

2. 临床运用　现代运用本方可治疗肺心病、支气管哮喘、胸腔积液、渗出性胸膜炎、心力衰竭、肺水肿、风湿性内膜炎、动脉硬化症、痛风性关节炎、肾炎等属膈间阳郁热饮者。

（三）名家解读

1. 赵以德　心肺在膈上。肺主气，心主血。今支饮在膈间，气血皆不通利。气为阳，主动；血为阴，主静。气不利，则与水同逆于肺而发喘满；血不利，则与水杂糅，结于心下而为痞坚。肾气上应水饮，肾气之色黑，血凝之色亦黑，故黧黑之色见于面也。脉沉为水多，紧为寒，非别有寒邪，即水气之寒也。医虽以吐下之法治，然药不切于病，故不愈。用木防己者，味辛温，能散留饮结气，又主肺气喘满，所以用为主治；石膏味辛甘微寒，主心下逆气，清肺定喘；人参味甘温，补心肺气不足，皆为防己之佐；桂枝味辛温，通血脉，开结气，且支饮得温则行，又宜导诸药，用之为使。若邪之浅，在气分多而虚者，服之即愈；若邪客之深，在血分多而实者，则愈后必再发。故石膏是阳中之治气者，则去之；加芒硝，味咸，阴分药也，治痰实结，赖之去坚消血癖；

茯苓伐肾邪，治心下坚满，佐芒硝则行水之力益倍。

2. 尤在泾 支饮上为喘满，而下为痞坚，则不特碍其肺，抑且滞其胃矣。面色黧黑者，胃中成聚，营卫不行也。脉浮紧者为外寒，沉紧者为里实。里实可下，而饮气之实，非常法可下；痰饮可吐，而饮之在心下者，非吐可去，宜其得之数十日，医吐下之而不愈也。木防己、桂枝，一苦一辛，并能行水气而散结气，而痞坚之处必有伏阳，吐下之余定无完气，书不尽言而意可会也。故又以石膏治热，人参益虚，于法可谓密矣。其虚者外虽痞坚，而中无结聚，即水去气行而愈；其实者中实有物，气暂行而复聚，故三日复发也。

（四）典型医案

病案一 姚某，男，30 岁。1991 年 11 月 6 日初诊。胸闷心悸怔忡 10 余年，近年来胸闷气急加重，动则尤甚，颧红，虚里跳动明显。西医诊断为风湿性心脏病伴二尖瓣狭窄闭锁不全，主动脉瓣闭锁不全，平时间断服用地高辛、氢氯噻嗪，舌淡红，苔黄，脉数，此为风湿入络，内舍于心以致气阴两亏，心君不宁，治拟木防己汤加减：木防己 12g，石膏 15g（先煎），党参 30g，桂枝 5g，黄芪 30g，麦冬 15g，五味子 5g，炙甘草 10g，生地黄 15g，赤芍 10g，降香 5g。7 剂，水煎服。二诊，胸闷心悸气急等症均见好转，效不更方。原方再进 7 剂。本方加减间断服用两个月，再诊时诉诸症消失，精神渐振，已能正常上班。

按：陆芷青认为风湿性心脏病多为风湿入络，内传于心所致。所谓"脉痹不已，复感于邪，内传于心"，肺朝百脉，心脉痹阻，易致肺络瘀阻而见咯血，津血同源，肺津不布，瘀水积饮，停于心肺，以致胸闷气急。木防己汤原为《金匮要略》治水停心下，上迫于肺所致支饮喘满、心下痞坚等症而设，用此取其散饮泄水，旨在改善肺部郁血以助心气运行，故取木防己、桂枝辛开苦降，行水饮而散结气；石膏辛寒，清郁热而降饮邪，以杜饮邪化热；人参甘温补心气，助心血运行，以利瘀水消散，故对风心伴肺部瘀血者，投之有效。本案口干，舌红、苔黄、脉数乃饮邪化热，心阴已耗，故合复脉汤以助益气养血、滋阴助阳之力。

病案二 周某，女，33 岁。自诉：肋间神经痛已两年余，曾多次经中西医治疗，可没有取得明显治疗效果，近日肋间神经疼痛加剧而前来诊治。刻诊：肋间疼痛，疼痛时有灼热感，胸闷胸胀，心烦急躁，少气乏力，舌质偏红，苔薄黄，脉浮紧。辨证为膈间阳郁热饮证，其治当清热通阳化饮，以木防己汤加味：木防己 9g，石膏 48g，桂枝 6g，红参 12g，川芎 12g，枳实 12g，五灵脂 12g，蒲黄 4g（包煎）。6 剂，1 日 1 剂，水煎两次分服。二诊：肋间疼痛明显减轻，灼热感消失，又以前方 6 剂。之后，累计服用前方 20 余剂，病告痊愈。

按：王付认为通过审证求机，并根据病证表现特点而诊为木防己汤主治病证。以木防己汤清热通阳化饮，加川芎以理血行气，枳实以降气，五灵脂、蒲黄以活血化瘀散结止痛，尤其是方中五灵脂与红参相伍，属于配伍用药中十九畏，在临床中经常以五灵脂与红参配伍，并未出现不良反应，且有明显增强止痛作用。

（五）现代研究

1. 临床研究 王国臣等应用木防己汤加减联合丹红注射液治疗慢性肺源性心脏病急性发作期总有效率为93.85％，发现患者治疗后中医证候积分、心功能分级、肺功能指标、血气分析指标及血液流变学指标均显著优于单用丹红注射液组，木防己汤加减联合丹红注射液可有效缓解慢性肺源性心脏病急性发作临床症状，提高生活质量，改善心肺功能，并有助于降低血液黏稠度。钱晶在常规西医抗心衰治疗基础上应用加减木防己汤治疗阳虚血瘀水停型慢性充血性心力衰竭41例，发现加减木防己汤可通过提高患者射血分数值改善心脏收缩功能，降低BNP水平改善心脏舒张功能，从而改善心功能。王巍通过研究木防己汤加味对慢性心力衰竭患者心功能的影响，发现木防己汤加味联合西药治疗能更好地改善慢性心力衰竭患者的心功能情况，降低血浆中NT-proBNP的表达水平，能提高慢性心力衰竭患者的生活质量。

2. 实验研究 许琳等研究加减木防己汤对缺血性心力衰竭大鼠心室重构的影响及其作用机制。发现加减木防己汤对缺血性心力衰竭具有良好的干预作用，此作用可能与降低炎症因子和体液因子的表达、调控心肌肌浆网 Ca^{2+} – ATP 酶的表达，提高 Ca^{2+} 的摄取、增强心室收缩功能有关。孟明等研究加味木防己汤对佐剂性关节炎大鼠滑膜细胞基质金属蛋白酶生成的影响及其可能的分子机制。发现加味木防己汤不仅能抑制佐剂性关节炎大鼠滑膜细胞生成血清基质金属蛋白酶 – 2 和血清基质金属蛋白酶 – 9，同时也能抵抗肿瘤坏死因子 – α 对佐剂性关节炎大鼠滑膜细胞生成血清基质金属蛋白酶 – 9 的刺激作用，提示加味木防己汤可能具有调控类风湿关节炎发病的作用。

四十五、泽泻汤证

（一）原文

心下有支饮，其人苦冒眩，泽泻汤主之。

泽泻汤方

泽泻五两　白术二两

（二）方解与临床运用

1. 方解 泽泻汤有健脾化饮、降逆止眩之功。主治：支饮冒眩，症见头目眩晕，泛恶作呕，身重，舌淡苔白滑，脉弦者。方中泽泻甘淡寒，重用泽泻利水除饮、泻浊于下；白术甘苦温，健脾制水，培土以断饮邪之源。此二味标本兼顾，可使脾气健旺、饮消逆降。临床若兼见耳部胀闷不适、耳鸣、听力下降者，加茯苓、石菖蒲；气虚者加党参、炙黄芪；阴虚者加地黄、麦冬、石斛；外感风寒者加防风、苍耳子；外感风热者加菊花、桑叶等。

2. 临床运用 现代运用本方可治疗梅尼埃病、突发性耳聋、慢性支气管炎、颈椎病、椎基底动脉供血不足、脑动脉硬化、中耳积液、化脓性中耳炎、脑积水、高血压病、低血压等属脾虚饮泛，蒙蔽清阳者。

（三）名家解读

1. 尤在泾 水饮之邪，上乘清阳之位，则为冒眩。冒者，昏冒而神不清，如有物冒蔽之也；眩者，目眩转而乍见玄黑也。泽泻泻水气，白术补土气以胜水也。

2. 曹颖甫 水在心下，静则为心悸，动则为冒眩。欲遏水邪之上泛，为木防己加茯苓所不能治，仲师因别出泽泻汤，所以抉泛滥之水而厚其堤防也。

（四）典型医案

病案一 朱某，男，50 岁，湖北潜江县人。头目冒眩，终日昏昏沉沉，如在云雾之中。两眼懒睁，双手颤抖，不能握笔写字。迭经中西医治疗，病无起色，颇以为苦。视其舌肥大异常，苔呈白滑而根部略腻，切其脉弦软。属《金匮要略》泽泻汤证：泽泻 24g，白术 12g。服第一煎，未见任何反应。患者对其家属说：此方药仅两味，吾早已虑其无效，今果然矣。孰料第二煎后，覆杯未久，顿觉周身与前胸后背漐漐汗出，以手拭汗而黏，自觉头清目爽，身感轻快之至。又服 3 剂，继出微汗少许，久困之疾从此而愈。

按：阳气者，精则养神，柔则养筋。心下有支饮，清阳被遏，不能上煦于头，则头目冒眩，懒于睁眼；阳气不充于筋脉，则两手发颤。舌体胖大异常，为心脾气虚，水饮浸渍于上，乃是心下有支饮的一个见证。当急渗在上之水势，兼崇中州之土气，以泽泻汤单刀直入，使饮去而阳自达，药专力宏，其效为捷。

病案二 管某，住南阳桥花场。九月一日，咳吐沫，业经多年，时冒眩，冒则呕吐，大便燥，小溲少，咳则胸满，此为支饮，宜泽泻汤：泽泻一两三钱，白术六钱。

按：本案病者管妇年 30 余，其夫在上海大场莳花为业。妇素有痰饮病，自少已然。每届冬令必发，剧时头眩，不能平卧。师于本汤，妇服之一剂，既觉小溲畅行，而咳嗽大平。续服五剂，其冬竟得安度。明年春，天转寒，病又发。师仍与本方，泽泻加至二两，白术加至一两，又加苍术以助之，病愈。至其年冬，又发。宿疾之难除根，有如是者！

（五）现代研究

1. 临床研究 屈涛应用泽泻汤颗粒治疗良性阵发性位置眩晕患者 92 例，发现泽泻汤颗粒能改善心下支饮型良性阵发性位置性眩晕耳石复位后的临床效果，能改善眩晕的前庭功能及残障程度，临床安全性较好，有一定远期疗效。牛朝阳应用泽泻汤加味治疗痰浊中阻型颈性眩晕 54 例，总有效率为 85.18%。患者眩晕、头痛、恶心症状积分及脑血流动力学指标较口服甲磺酸倍他司汀患者改善明显，临床疗效较好且安全。罗明玉用泽泻汤和半夏白术天麻汤治疗痰湿内阻型原发性高血压，总有效率为 94.29%。

2. 实验研究 苑述刚等研究泽泻汤水煎液对腹腔注射醋酸去氨加压素法复制梅尼埃病模型豚鼠膜迷路积水的影响。发现泽泻汤具有显著的减轻膜迷路积水的作用。陈彤等以大鼠腹腔巨噬细胞为研究对象，经 ox-LDL（50mg/L）诱导后建立巨噬细胞源性泡沫细胞模型，观察泽泻汤对泡沫细胞血清基质金属蛋白酶 –9 表达的影响及其与细胞外调节蛋白激酶通路的相关性。研究发现 oxLDL（50mg/L）处理巨噬细胞可以成功建立巨噬细胞源性泡沫细胞模型，细胞外调节蛋白激酶通路受抑制能减少泡沫细胞中血清基质金属蛋白酶 –9 的表达，泽泻汤能抑制巨噬细胞源性泡沫细胞血清基质金属蛋白酶 –9 表达，其作用机制可能与细胞外调节蛋白激酶的磷酸化密切相关。徐小妹等研究泽泻汤抗大鼠高脂血症的作用与肠道微生态变化的相关性，并通过高通量测序技术测定大鼠肠道微生物变化。发现泽泻汤可通过肠道菌群这一靶标，进行脂质代谢的调节，从而发挥抗高脂血症的作用。

四十六、苓甘五味姜辛半夏汤证

（一）原文

咳满即止，而更复渴，冲气复发者，以细辛、干姜为热药也。服之当遂渴，而渴反止者，为支饮也。支饮者，法当冒，冒者必呕，呕者复内半夏以去其水。

桂苓五味甘草去桂加姜辛夏汤方

茯苓四两　甘草　细辛　干姜各二两　五味子　半夏各半升

（二）方解与临床运用

1. 方解　苓甘五味姜辛半夏汤有散寒化饮、降逆止呕之功。主治：体虚寒饮蕴肺，症见咳而胸满，吐稀白痰，头晕呕逆，舌淡苔白滑，脉弦滑者。方中茯苓为君，性味甘淡而平，利水渗湿、补脾宁心以涤其饮。臣以干姜辛热走肺，既能温肺散寒以化饮，又可温运脾阳以化湿；细辛辛温发散，合干姜除凝聚之饮。佐五味之酸收，敛肺气而驾驭细辛，毋使散之太过；纳半夏以降逆而止冲。甘草炙用，温中补虚，使邪去而正不伤。临床若兼见肺气虚者加黄芪、人参；兼饮盛作喘者加厚朴、葶苈子；若阴盛阳衰者加附子、人参等。

2. 临床运用　现代运用本方可治疗慢性支气管炎、肺气肿、哮喘、肺心病心衰等证属体虚寒饮蕴肺而无外感者。

（三）名家解读

1. 尤在泾　冲脉之火，得表药以发之则动；得热药以逼之亦动。而辛热气味，既能劫夺胃中之阴，亦能布散积饮之气。仲景以为渴而冲气动者，自当治其冲气，不渴而冒与呕者，则当治其水饮，故纳半夏以去其水。而所以治渴而冲气动者，惜未之及也。约而言之。冲气为麻黄所发者，治之如桂、苓、五味、甘草，从其气而导之矣；其为姜、辛所发者，则宜甘淡咸寒，益其阴以引之，亦自然之道也。若更用桂枝，必捍格不下，即下亦必复冲，所以然者，伤其阴故也。

2. 曹颖甫　此节"更复渴"三字，为衍文。以"细辛、干姜为热药"句，为假设之词，当属下读，非承上"冲气复发"言之，若承上言，似但指卫气一层，"服之当遂渴"句，转类节外生枝。若原有"更复渴"三字，则下文当遂渴反不渴，俱不可通矣。此节大旨，谓咳满止后，上膈气机已疏，当不复病，然亦有咳满方止，冲气复发者，倘因干姜、细辛为热药而发其冲气，服后当立见燥渴。乃本病燥渴，服干姜、细辛而渴反止，则前此之渴，实为支饮塞在胸，津液不得上承喉舌，而初非真燥。但支饮在胸膈间，中脘阳气被遏，必见郁冒，冒者，胃底胆汁不能容水，冲激而上逆也，故仲师言冒家必呕。盖中阳与支饮相拒，轻则虚阳上浮，甚则卒然呕吐清水，痰涎，可知热药实为对病，故治法特于前方中加生半夏以去水，不更忌细辛、干姜也。

（四）典型医案

病案一 胡某，女，44岁，泊头市人。1996年12月3日初诊。胸背痛沉，心悸，嗳气，咳嗽不寐，头痛，心悸重则不能说话，右手麻，耳鸣。心电图：二联律。脉弦滑，参伍不调，按之减，舌淡暗瘀斑。诊为心阳不振，痰瘀互阻。法宜：温阳，祛痰，化瘀。方宗苓甘五味姜辛半夏汤加减。茯苓15g，细辛4g，当归12g，炙甘草7g，半夏12g，桃仁12g，红花12g，五味子4g，白术10g，桂枝10g，干姜5g，川芎8g。14剂，水煎服。另水蛭胶囊56粒，每服2粒，日2次。12月31日二诊：共服药36剂，症除，心律已整，停药。

按：冠心病属胸痹范畴，胸痹可由痰饮而引发，则推而广之，凡治痰饮、水气诸方，亦可择而用于治疗冠心病。小青龙汤虽为治外寒内饮之方，但冠心病心功能低下时，亦可见"咳逆倚息不得卧"，所以小青龙汤可治冠心病，而由小青龙汤化裁而来的苓甘五味姜辛汤类，亦可因症施用，常可获满意疗效，不必囿于瓜蒌薤白剂之一法。

病案二 宋某，男。素患喘证，遇寒即发，暑天因贪凉露卧，喘咳复作，心忡面浮，脘闷食少，时欲呕逆。医以其喘系受凉而得，与小青龙汤，喘虽稍减，因汗多腠理开，着衣则烦，去衣则凛，受风则喘又大作。欧阳履钦诊之谓此病虽因受凉而得，但无伤寒表证，用姜、辛、五味温肺则可，用麻桂发散，则不免有虚表之嫌。现胸胃间饮邪未除而表已虚，当用苓甘五味姜辛半夏汤，加桂、芍以调和营卫，加黄芪以固表，服五剂，喘平，饮水仍泛逆欲呕，续与外台茯苓饮遂愈。

按：苓甘五味姜辛半夏汤适于胸胃间有留饮而无外感之证。欧老通过四诊合参，知病者饮邪未除而表已虚，遂投本方而愈，可见欧老深知仲景之意。

（五）现代研究

1. 临床研究 刘全胜应用苓甘五味姜辛半夏汤加味治疗婴幼儿哮喘45例，发现苓甘五味姜辛半夏汤加味可有效改善患儿肺功能及患儿喉中及肺部痰鸣，使CC16蛋白水平上升。张中旭应用苓甘五味姜辛半夏汤加味治疗大输液性咳嗽36例，显效32例，总有效率为94.4%。文明用苓甘五味姜辛夏汤加减治疗神经外科重症监护患者多重耐药菌肺部感染，发现苓甘五味姜辛夏汤加减治疗多重耐药菌肺部感染患者新生儿重症监护室监护时间明显缩短。

2. 实验研究 李岩等研究苓甘五味姜辛半夏汤去半夏对寒饮伏肺型哮喘大鼠环腺苷酸、环腺苷酸依赖性蛋白激酶 A 及水通道蛋白 5 含量的影响。发现苓甘五味姜辛汤可调节寒饮伏肺型哮喘大鼠环腺苷酸、环腺苷酸依赖性蛋白激酶 A、水通道蛋白 5 正常分泌，增加气道液体分泌，降低黏蛋白浓度，从而起到治疗哮喘的作用。李荣科等研究发现具有温肺化饮功效的苓甘五味姜辛半夏汤去半夏可以调节寒饮伏肺型哮喘模型大鼠磷酸化环磷腺苷反应元件结合蛋白和黏蛋白 5AC 的正常分泌，增加气道液体的分泌，从而起到治疗哮喘的作用。

四十七、瓜蒌瞿麦丸证

（一）原文

小便不利者，有水气，其人苦渴，栝楼瞿麦丸主之。

栝楼瞿麦丸方

栝楼根二两　茯苓　薯蓣各三两　附子一枚（炮）　瞿麦一两

（二）方解与临床运用

1. 方解 瓜蒌瞿麦丸有润燥生津、温阳利水之功。主治：上燥下寒水停，症见小便不利，口渴饮水不止，眩晕，烦热，失眠，畏寒肢冷，腹冷，下肢浮肿，腰以下冷，少腹不仁，喜按喜温，甚则疼痛，足膝乏力，舌苔黄质红，脉沉无力者。方中天花粉润燥生津而止渴；山药甘淡益脾而制水；茯苓、瞿麦淡渗以利水；附子温肾阳而化气，使肾阳复而气化有权。全方配伍温阳不伤津，润燥不碍阳，淡渗不劫阴，温润利水并行不悖。临床若兼见上喘、中胀、下癃因阳弱气化不利，水停不行所致者，加椒目、沉香、车前子、怀牛膝等。

2. 临床运用 现代运用本方可治疗慢性肾炎、尿毒症、心源性水肿、产后水肿、石淋及前列腺肥大等属上燥下寒水停者。

（三）名家解读

1. 尤在泾 此下焦阳弱气冷，而水气不行之证，故以附子益阳气，茯苓、瞿麦行水气。观方后云"腹中温为知"可以推矣。其人苦渴，则是水寒偏结于下，而燥火独聚于上，故更以薯蓣、栝楼根，除热生津液也。夫上浮之焰，非滋不熄；下积之阴，非暖不消；而寒润辛温，并行不悖，此方为良法矣。欲求变通者，须于此三复焉。

2. 胡希恕 里有水气而致口渴，小便不利，与五苓散证相似。本条瓜蒌瞿麦丸证偏阴，而五苓散证偏阳。方中天花粉、薯蓣为滋补药，健胃生津，瞿麦、茯苓利尿，加入附子治功能沉衰所致之小便不利。据方后注本病当有"腹中不温"一症。

（四）典型医案

病案一 王某，男，30 岁。1989 年 5 月 29 日初诊。患慢性肾小球肾炎 2 年余，尿蛋白（++++），曾用中西药治疗效果不明显，近日病情加重，浮肿，尿少，尿量约400mL/24h，腰酸乏力，下肢冷，口干，时有咽痛，舌红苔白，脉细而无力。曾服强的松及利尿剂未见缓解，脉证合参，乃属肺中燥热、肾阳虚而上热下寒、气化不利所致，治以清肺温肾利湿法，以瓜蒌瞿麦丸化裁。天花粉20g，瞿麦20g，附子15g，山药20g，茯苓15g，泽泻20g，熟地黄20g，黄芪30g，蒲公英30g，甘草15g。水煎服，日1剂。6月14日复诊：共服上方12剂，尿量增至2000mL/24h，浮肿全消，余症明显好转，尿蛋白（++），略有乏力、纳差，舌淡红，脉滑，遂改用健脾益气清利湿热剂调治而愈。

按：观本例患者所服方药皆益气解毒利湿之品，近百剂而无效，且对肾上腺皮质激素不甚敏感，虽屡用利尿剂，但浮肿不消或稍减而复作，综合脉证，属上热下寒，寒热错杂，遂以瓜蒌瞿麦丸改为汤剂施治，用天花粉、蒲公英清上热以使肺气宣降、水道通调，附子温肾阳而助气化，熟地黄益肾温补而不燥，黄芪、山药、甘草补脾气助健运，茯苓、泽泻利水湿。诸药合用，寒温并施，熔清上温下补中于一炉，使肺脾肾功能协调，故能在错综复杂的病机中而取效。

病案二 曹某，女，29岁。2005年8月25日初诊。诉结婚八年未孕，临诊时见患者面容悲愁，自诉月经16岁初潮，周期26~30天，行经5~6天，量多色深紫，有块，经来腰腹胀坠而疼痛，少腹冰凉，口干苦，烦躁坐卧不安，纳差，白带量多，清稀如水，小便频数量少，下肢乏力微肿。其丈夫称行房时阴道内亦感冰冷不舒。经妇科检查未见异常。望其舌质红，苔薄腻，脉细弦。患者久病肝郁不解，郁而化热，积于上焦，而素体肾阳不足，胞宫虚寒。证属下寒（湿）上热。治以温肾暖宫，兼清上焦郁热。方用瓜蒌瞿麦丸加味：天花粉10g，茯苓15g，山药24g，瞿麦15g，附子9g，紫石英30g，蜂房10g。日一剂，水煎服，共服20余剂，白带色量正常，小腹渐温，食纳增，情绪较前稳定，易方用逍遥散合血府逐瘀汤月余，其后受孕，足月顺产1女婴。

按：本病系张致祥名老中医用瓜蒌瞿麦丸治疗不孕症的典型案例。此患者下焦阳衰气冷，水气不行凝结胞宫，故见白带清稀，少腹冰凉，阴户冰冷。久病郁郁寡欢，肝郁化火，水寒偏结于下，不能制上炎之火，热独聚于上，而见口干苦，烦躁坐卧不安。拟方瓜蒌瞿麦丸，滋上浮之火热，暖下积之阴寒，更加紫石英、蜂房，直达胞宫而调冲任。观仲景方后语"小便利，腹中温为知"，其意更彰。

（五）现代研究

1. 临床研究 罗试计应用瓜蒌瞿麦丸加味合氯沙坦治疗糖尿病肾病34例，发现两者联合具有协同促进作用，能降低尿微量白蛋白，调节血脂代谢紊乱，保护肾功能，延缓肾小球硬化。张淑文运用瓜蒌瞿麦丸治疗尿道综合征52例，痊愈36例，有效14例，总有效率为96.15%。

2. 实验研究 彭小静等研究加味瓜蒌瞿麦汤对糖尿病肾病大鼠肾组织造血生长因子、胰岛素样生长因子-1及血管内皮生长因子的影响。发现加味栝楼瞿麦汤能够通过下调大鼠肾组织造血生长因子、胰岛素样生长因子-1及血管内皮生长因子的含量，改善微循环，增加肾脏血氧供应，加快损伤组织的修复和再生。惠晓丹等研究发现瓜蒌瞿麦汤能通过抑制糖尿病肾病大鼠肾组织中 p38 丝裂原活化蛋白激酶炎症信号通路的激活，使损伤的组织得以修复，从而延缓糖尿病肾病的病理进程。

四十八、越婢加术汤证

（一）原文

里水者，一身面目黄肿，其脉沉，小便不利，故令病水。假如小便自利，此亡津液，故令渴也，越婢加术汤主之。

越婢汤加术汤方

麻黄六两　　石膏半斤　　生姜三两　　大枣十五枚　　甘草二两　　白术四两

（二）方解与临床运用

1. 方解　越婢汤加术汤有发汗行水、除湿清热之功。主治：皮水，症见一身面目黄肿，小便不利，舌淡红，苔白黄而润，或薄白而润，脉沉者。方中麻黄为君，走表发汗以泄水气；臣以石膏，取其辛凉重坠之性，一者牵制六两麻黄发越过猛之性势，二者清涤郁热；佐以白术，实脾除湿；再以甘草、生姜、大枣缓中和胃。临床若兼见气虚者加黄芪、党参；若阳虚者加附子、猪苓；脾虚者加茯苓、苍术等。

2. 临床运用　现代运用本方可治疗风湿性关节炎、急性肾小球肾炎、水肿、湿疹等属脾虚湿盛者。

（三）名家解读

1. 尤在泾　里水，水从里积，与风水不同，故其脉不浮而沉。而盛于内者必溢于外，故一身面目悉黄肿也。水病小便当不利，今反自利，则津液消亡，水病已而渴病起矣。越婢加术是治其水，非治其渴也。以其身面悉肿，故取麻黄之发表，以其肿而且黄，知其湿中有热，故取石膏之清热，与白术之除湿。不然，则渴而小便利者，而顾犯不可发汗之戒耶？或云此治小便利，黄肿未去者之法，越婢散肌表之水，白术止渴生津也，亦通。

2. 徐忠可　此言正水而兼色黄为异者，以其别于风水。皮水之在外，故曰里水。然水病多面目鲜泽，此独一身面目黄肿，则久郁为热矣。又水病小便必难，不渴，或郁久而津亡，热壅为渴，小便反自利，热在上焦气分，故以越婢行阳化热，加术以胜其水。

（四）典型医案

病案一　陈某，男，25 岁，缝纫业。上月至邻村探亲，归至中途，猝然大雨如注，衣履尽湿，归即浴身换衣，未介意也。3 日后，发热，恶寒，头疼，身痛，行动沉重。医与发散药，得微汗，表未尽解，即停药。未数日，竟全身浮肿，按处凹陷，久而始复，恶风身疼无汗。前医又与苏杏五皮饮，肿未轻减，改服五苓散，病如故。医邀吾会诊，详询病因及服药经过，认为风水停留肌腠所构成。虽前方有苏、桂之升发，但不敌渗利药之量大，一张一弛，效故不显。然则古人对风水之治法，有开鬼门及腰以上肿宜发汗之阐说，而尤以《金匮要略》风水证治载述为详。有云："寸口脉沉滑者，中有水气，面目肿大，有热，名曰风水。视人之目窠上微拥，如蚕新卧起状，其颈脉动，时时咳，按其手足上，陷而不起者，风水。"又"风水恶风，一身悉肿……续自汗出，无大热，越婢汤主之"。根据上述文献记载，参合本病，实为有力之指归。按陈证先由寒湿而起，皮肤之表未解，郁发水肿。诊脉浮紧，恶风无汗，身沉重，口舌干燥，有湿郁化热现象。既非防己黄芪汤之虚证，亦非麻黄加术汤之表实证，乃一外寒湿而内郁热之越婢加术汤证，宜解表与清里同治，使寒湿与热，均从汗解，其肿自消，所谓因势利导也。方中重用麻黄直解表邪，苍术燥湿，姜皮走表行气，资助麻黄发散之力而大其用，石膏清利内热，并抑制麻黄之辛而合力疏表，大枣、甘草和中扶正、调停其间。温服 1剂，卧，厚覆，汗出如洗，易衣数次，肿消大半。再剂汗仍大，身肿全消，竟此霍然。风水为寒湿郁热肤表之证，然非大量麻黄不能发大汗开闭结，肿之速消以此，经验屡效。若仅寻常外邪，则又以小量微汗为宜，否则漏汗虚阳，是又不可不知者。

按：寒湿外侵，久郁化热，酿成风水重证。用越婢加术汤重用麻黄以因势利导，发散寒湿；以苍术易白术，增强其燥湿之力；以姜皮易生姜，加速其走表行水之功也。是作者深谙医理，活用经方之生平经验，诚为可贵。

病案二 宋某，男性，19 岁。1966 年 3 月 18 日初诊。半个月来发热，服阿司匹林热不退，渐出现眼睑浮肿，经某医院检查尿蛋白（++++），红细胞满视野，嘱住院治疗。因无钱，经人介绍而来门诊治疗。症见：头面及四肢浮肿，头痛发热（体温 38 ~38.5℃），小便少，甚则一日一行，苔白腻，脉沉滑。此属外寒里饮，治以解表利水，予越婢加术汤。麻黄 12g，生姜 10g，大枣 4 枚，炙甘草 6g，石膏 45g，苍术 12g。上药服 2 剂后，浮肿大减，尿量增多，3 剂后肿全消，6 剂后尿蛋白减为（+）。因出现腰痛，合服柴胡桂姜汤，不及 1 个月尿蛋白即转为阴性。休息 1 个月即参加工作。1966 年12 月 6 日复查尿常规全部正常。

按：患者"一身面目浮肿"，有似肾炎面容，且小便不利，正如《金匮要略》谓之"里水"者，用越婢加术汤方治疗，不但水肿消退，而且尿蛋白转为阴性，此经方之妙用也。

（五）现代研究

1. 临床研究 龚年金应用越婢加术汤加减治疗急性加重慢性阻塞性肺疾病 35 例，发现越婢加术汤加减能改善肺功能，降低 C 反应蛋白、白介素 -1β、白介素 -8 水平，并提高动脉血氧分压和血氧饱和度。钱大霖用越婢加术汤治疗热痹 36 例，发热减退或渐平稳者 34 例，肌肉酸胀、关节红肿症状消退 30 例，苔黄、脉数及其他体征好转者 30例。韩性志用越婢加术汤合麻黄连翘赤小豆治疗急性肾小球肾炎 156 例，10 天为一疗程，其痊愈 152 例，显效 3 例，一个疗程蛋白转阴，浮肿消退者 108 例，2 个疗程者 39例，3 个疗程者 8 例，临床疗效乐观。

2. 实验研究 贾评评等研究越婢加术汤对阿霉素肾病模型大鼠肾组织 B7-1 表达的影响。发现越婢加术汤可能通过下调肾组织 B7-1 分子的表达水平,降低蛋白尿,保护肾功能,减轻肾脏病理损害。陈淑欣等观察越婢加术汤对模型大鼠的治疗作用,评价及探索越婢加术汤中白术的提取工艺对大鼠 Heymann 肾炎的影响,发现越婢加术汤有对抗 Heymann 肾炎大鼠的高氮质血症、蛋白尿作用,其中越婢加术汤醇提中剂量组作用显著。刘文艳等通过对小鼠灌胃给药后出现的快速而剧烈的中毒反应的观察,考察越婢加术汤的临床安全性。结果发现越婢加术汤最大给药量相当于临床成人一日剂量的600 倍。越婢加术汤安全性好,毒性低。

四十九、甘草麻黄汤证

(一) 原文

里水,越婢加术汤主之,甘草麻黄汤亦主之。

甘草麻黄汤方

甘草二两　麻黄四两

(二) 方解与临床运用

1. 方解 甘草麻黄汤有健脾散寒、发汗利水之功。主治:皮水表实,症见胸满气喘,一身及面目浮肿,腰以上为甚者,无汗,小便不利,身重,肢体困重,恶寒,舌淡红,苔薄白,脉浮弦者。方用麻黄宣肺发汗利水,甘草健脾和中。临床若兼见腹满者加厚朴、生姜;若食少者加扁豆、薏苡仁等。

2. 临床运用 现代运用本方可治疗急性肾小球肾炎、慢性肾盂肾炎、血管神经性水肿、支气管哮喘等伴有喘息、上半身水肿、呼吸困难等属皮水表实者。

(三) 名家解读

1. 吴谦 皮水表虚有汗者,防己茯苓汤固所宜;若表实无汗有热者,则当用越婢加术汤;无热者,则当用甘草麻黄汤发其汗。

2. 曹颖甫 里水一证,用越婢加术,使水湿与里热,悉从汗解,前文已详言之矣。此节特补出甘草麻黄汤方治,用麻黄汤之半以发表汗为急务,盖专为无里热者设也。

(四) 典型医案

病案一 王某,男,3 岁。1983 年 10 月 27 日初诊。患儿一周前发热、咽疼,经治热退,因汗出过多,其母用凉毛巾揩之,次日下午,患儿脸、睑部出现浮肿,到某院确诊为急性肾炎。用西药四日效微,转本院中医诊治。证见睑如卧蚕,全身浮肿,头面、下肢尤甚。其睾丸肿大如小杯,尿二日来几闭,不欲饮食,呼呼作喘。症属《金匮要略》所云 "气强则为水" "风气相击",治以:麻黄 15g,甘草 15g。水煎,徐徐喂服。患儿家长每十分钟喂一匙,半剂尽,尿道口淋滴尿液,半小时后,第一次排尿

（300mL）。又隔45分钟，第二次排尿（700mL）。此时喘促减，余嘱尽剂，夜间服5~6次。次日清晨，其肿大消，身渍渍汗出，改培土利湿剂善后。

按：本案为风邪伤表，服退热剂汗大出，突遭凉遏，以"启上闸而开下流"法，气行则水去矣。

病案二 方舆輗云：往年，一男子六十余岁，患上证（谓皮水本方证也），余一诊，即投甘草麻黄汤，服之一夜，汗出烦闷而死。后阅《济生方》曰：有人患气促，积久不瘥，遂成水肿，服此而效，但此药发表，老人、虚人，不可轻用。余当弱冠，方药未妥，逮读《济生》。

按：甘草麻黄汤为汗剂，就是用之不妥，一般也不至于汗出烦闷而死。发生此种后果，或患者病情已很危重，或患者为体质特殊，不宜用麻黄。据报道，有个别患者对个别中药过敏，甚至致死，不可不知。

（五）现代研究

1. 临床研究 赵小顺应用自制麻黄甘草口服液并观察其对小儿慢性支气管炎的临床治疗效果，发现该制剂临床应用于治疗小儿慢性支气管炎疗效显著，临床应用安全有效。陈楚为就麻黄先煎情况对吴迁钞本（小字本系统）进行研究，发现吴迁钞本先煎麻黄可增该方发散力，而先煎时间越长则其方剂的发散力越强，且各方剂先煎麻黄与否及其先煎时间长短，与其病机及治法有密切关联，应用甘草麻黄汤治疗皮水初起，当以轻发散解外散邪，故本方麻黄宜先煎一二沸。

2. 实验研究 赵杰等采用麻黄12g，甘草6g，以2：1的比例并依据《金匮要略》中甘草麻黄汤煎煮法制备水煎液进行实验，发现麻黄－甘草高、中、低剂量均能明显抑制二甲苯致小鼠耳肿胀，抑制醋酸致小鼠毛细血管通透性增加，抑制角叉菜胶注射后第3、5、7小时大鼠足肿胀及棉球肉芽肿、增加其排尿量及K^+排泄，说明麻黄－甘草药对具有抗炎、利尿作用，为临床提供理论依据。此外，赵杰等采用小鼠急性毒性实验观察麻黄－甘草药对的毒性反应，研究发现麻黄和甘草表现出毒性拮抗作用，且随着甘草用量的增加，血色指数明显增大，其拮抗作用与甘草有剂量依赖关系。卫平等用超高效液相色谱－串联质谱法探讨甘草与麻黄配伍后对甘草中入血成分甘草酸、甘草次酸和甘草苷药动学的影响。研究发现甘草与麻黄配伍后，降低了甘草酸、甘草次酸和甘草苷的生物利用度，延缓了三者在体内的消除，增大了三者在体内的分布体积。

五十、防己茯苓汤证

（一）原文

皮水为病，四肢肿，水气在皮肤中，四肢聂聂动者，防己茯苓汤主之。

防己茯苓汤方

防己三两　黄芪三两　桂枝三两　茯苓六两　甘草二两

（二）方解与临床运用

1. 方解 防己茯苓汤有通阳化气、表里分消之功。主治：皮水气虚阳遏。方中防己、黄芪相配，益气利水；桂枝、茯苓相合，通阳利水；黄芪、桂枝相协，又有温通表阳、振奋卫气之功。应用防己茯苓汤获效的关键是紧扣肺脾气虚、水湿内停、阳气被遏的病机。四肢浮肿，伴有轻微颤动，小便不利，兼见乏力、饮食不消等，皆为其常见的选方指征，但四肢轻微颤动不是必见之症。若妇人经闭水肿，可加蒲黄、滑石、牛膝、益母草等。

2. 临床运用 现代运用本方可治疗肾小球肾炎、肾病综合征、妊娠子痫、关节炎、营养不良性水肿、心源性水肿等属脾虚失运、水湿潴留者。

（三）名家解读

1. 尤在泾 皮中水气，浸淫四末，而壅遏卫气。气水相逐，则四肢聂聂动也。防己、茯苓善祛水气，桂枝得茯苓，则不发表而反行水，且合黄芪、甘草，助表中之气，以行防己、茯苓之力也。

2. 曹颖甫 肺主皮毛，皮水之为肺病，此固不言可知。按本篇提纲曰其脉亦浮，外证跗肿，按之没指，不恶风，其腹如鼓，不渴，当发其汗，其为越婢加术汤证，无可疑者，然何以有防己茯苓汤证？曰此为渴者言之也。寒水在下，不受阳热之化，则津液不得上承而咽喉乃燥，自非利小便以排水，则渴将不止。防己茯苓汤，此固利小便之方治也。太阳水气，本当作汗外泄。为表寒所遏，则皮毛之气悉化为水，而水气在皮肤中，所以在皮肤中者，由皮毛而渐渍肌肉也。水渍肌肉，则脾阳不达四肢而四肢肿。肿之不已，阳气被郁，因见筋脉跳荡，肌肉寒颤，如风前木叶聂聂动摇。故方中用黄芪以达皮毛，桂枝以解肌肉，使皮毛肌肉疏畅，不至吸下行之水，更加甘草以和脾，合桂枝之温，使脾阳得旁达四肢，但得脾精稍舒，而肢肿当消。所以用黄芪不用麻黄者，此亦痰饮病形肿，以其人遂痹，故不纳之之例也。

（四）典型医案

病案一 男，28岁。病浮肿1年，时轻时重，用过西药，也用过中药健脾、温肾、发汗、利尿法等，效果不明显。当我会诊时，全身浮肿，腹大腰粗，小便短黄，脉象弦滑，舌质嫩红，苔薄白，没有脾肾阳虚的证候。进一步观察，腹大按之不坚，叩之不实，胸膈不闷，能食，食后不作胀，大便每天1次，很少矢气，说明水不在里而在肌表。因此考虑到《金匮要略》上所说的"风水"和"皮水"，这2个证候都是水在肌表，但风水有外感风寒症状，皮水则否。所以不拟采用麻黄加术汤和越婢加术汤发汗，而用防己茯苓汤行气利尿。诚然，皮水也可用发汗法，但久病已经用过发汗，不宜再伤卫气。处方：汉防己、黄芪、茯苓各15g，桂枝6g，炙甘草3g，生姜2片，大枣3枚。用黄芪协助防己，桂枝协助茯苓、甘草、姜、枣调和营卫，一同走表，通阳气以行水，使之仍从小便排出。服2剂后，小便渐增，即以原方加减，约半个月症状完全消失。

按：本案全身浮肿，腹大腰粗，小便短黄，但其腹按之不坚，叩之不实，胸膈不闷，能食不胀，此水不在里，而在肌表。患者并无外感风寒症状，故又决非风水，而是皮水。服用防己茯苓汤通阳行水，小便渐增，其他症状亦随之渐消，实属良方。

病案二 杨某，女，53岁，农民。1955年10月12日初诊。患者近两年来常感四肢肌肉阵发性跳动，心烦不安，失眠多梦。来诊见：形体肥胖，面白睑肿，肢体肌肉瞤动，时作时止，甚则筋惕肉瞤，纳差乏力，小便短少，动则汗出，下肢轻度浮肿，舌质淡，苔薄白，脉沉弦。证属脾虚水泛，饮阻阳布，治宜健脾制水、通阳化气。方用防己茯苓汤加味：防己15g，桂枝10g，茯苓30g，黄芪20g，炙甘草6g，附子、白术各10g。水煎服。服药5剂小便增多，瞤动大减，继服5剂，诸症咸安。改以六君子汤调治逾旬，以防饮邪复聚。

按：此症系脾虚不能制水，水泛四肢，留积不去，阻遏阳气输布，邪正相争而发为肌肉瞤动。正如《金匮发微》所云"水渍肌肉，则脾阳不达四肢而四肢肿，肿之不已，阳气被郁，因见筋脉跳荡"，今拟防己茯苓汤振奋脾阳、化气行水，更加附子、白术温阳健脾，药证合拍，故见效迅捷。

（五）现代研究

1. 临床研究 张家衡等观察防己茯苓汤对预防乳腺癌术后患者皮下积液发病率、引流量、引流天数的影响，发现防己茯苓汤加味有助于预防和减少乳腺癌术后皮下积液，改善预后，促进康复，其机制可能与益气通阳利水、活血祛瘀、清热利湿，以及改善静脉和淋巴液的回流有关。李浩杰等发现防己茯苓汤可以明显改善下肢深静脉血栓后遗症患者临床症状、体征及血液学指标，且配方颗粒与传统煎剂在治疗下肢深静脉血栓后遗症上具有等效性。

2. 实验研究 喻嵘等研究发现防己茯苓汤加减方对TNF-α诱导后肾小球系膜细胞的增殖具有抑制作用，并可影响肾小球系膜细胞纤溶酶原激活物抑制物1的表达，进而调整细胞外基质的合成与降解。苏中昊等观察防己茯苓汤对急性肾损伤大鼠肾组织肾损伤分子-1和中性粒细胞明胶酶相关脂质运载蛋白表达的影响，研究发现防己茯苓汤具有防治急性肾损伤的作用，可能与抑制肾损伤分子-1和中性粒细胞明胶酶相关脂质运载蛋白及其mRNA表达作用有关。

五十一、桂枝去芍药加麻辛附子汤证

（一）原文

气分，心下坚，大如盘，边如旋杯，水饮所作，桂枝去芍药加麻辛附子汤主之。

桂枝去芍药加麻黄细辛附子汤方

桂枝三两　生姜三两　甘草二两　大枣十二枚　麻黄　细辛各二两　附子一枚（炮）

（二）方解与临床运用

1. 方解 桂枝去芍药加麻辛附子汤有温通阳气、散寒化饮之功。主治：气分病阳虚阴凝。方用桂枝去芍药振奋卫阳，去芍药是恐其有碍水湿的温化；麻黄、细辛、附子温里化阳，使阳气振奋，大气运转，则寒饮得以内蠲，表寒得以外散。服后如虫行皮中，为服药后阳气通行，推动阴凝之邪温化，水气已动将通之象。本方温阳散寒之力强，临床上凡内脏功能衰退而见水肿，并与本方证相符者，皆可加减运用。本方基础上加一味知母，称为消水圣愈汤，为治水肿所常用。

2. 临床运用 现代运用本方可治疗肺源性心脏病、肾小球肾炎、肾病综合征、风心病、慢性胆囊炎等属阳虚阴凝证者。

（三）名家解读

1. 高学山 此即上文寸口脉迟而涩，趺阳脉微而迟之症治也。盖寸口之膈气虚寒，趺阳之胃气亦虚寒，则水聚膈下胃上，而正当心之下矣。承上文而言气分之症，心下坚大，其形如盘，旋杯旋盘，即车床刮刀，旋转所成之器，言其边之圆转如旋杯也。此系上中二焦之气，不能分运。故水饮聚于中上两间之所作也。譬之太虚，阴云湿雾，沉滞痞塞之象，不得风以鼓之。雨以泄之，太阳之真火照耀之，则此气猝不可散。故其主桂枝汤者，鼓天地之大气而发之以为风也。加麻黄者，振龙雷之起蛰，而沛为雨泽也；佐辛热之附子、细辛者，风雨之后，云开日朗，所以收水性之余湿也。但其病在气分，其部在心下，独于桂枝汤中，去酸收下行之芍药者，所谓汗之而愈，仍从腰以上之例也。观本条紧承气分，而此及下条，俱曰水饮所作，是与黄汗何涉，而徐氏谓上条为泛论病机，又与本门何涉，惟置之血分以前，允为恰当。有识君子，当不以为妄耶。

2. 徐忠可 黄汗发于上焦气分，故前节因黄汗而推及于气分病者，此即言气分病而大气不转，心下坚大如盘者，其证实心肾交病不止，如黄汗之专在上焦矣。盖心下固属胃口之上，宜责上焦，然肾为胃关，假使肾家之龙火无亏，则客邪焉能凝结胃上而坚且大耶？边如旋杯，乃形容坚结而气不得通，水饮俱从旁辘辘，状如此也。唯真火不足，君火又亏，故上不能降，下不能升。所以药既用桂、甘、姜、枣以和其上，而复用麻黄、附子、细辛少阴的剂，以治其下，庶上下交通而病愈。所谓大气一转，其气乃散也。

（四）典型医案

病案一 丁某，男，43岁。胁痛3年，鼓胀而满3个月，经检查诊为肝硬化腹水，屡用利水诸法不效。就诊时见：腹大如鼓，短气撑急，肠鸣辘辘，肢冷便溏，小便短少，舌质淡，苔薄白，脉沉细。诊为阳虚气滞，血瘀水停。处方：桂枝10g，麻黄6g，生姜10g，甘草6g，大枣6枚，细辛6g，炮附子10g，丹参30g，白术10g，三棱6g。服药30剂，腹水消退，诸症随之而减，后以疏肝健脾之法，做丸善后。

按：鼓胀形成的基本病机：肝、脾、肾三脏功能失调，导致气滞、血瘀、水裹积于腹内而成。早在《内经》就已论述了本病的证候及治疗方药，《素问·腹中论》说："有病心腹满，且食则不能暮食……名为鼓胀……治之以鸡矢醴，一剂知，二剂已。"鼓胀是以心腹大满为主要临床表现，其治疗方法繁多，本案所用方药为张仲景"桂枝去芍药加麻辛附子汤"加味。《金匮要略·水气病脉证并治》篇说"气分，心下坚大如盘，边如旋杯，水饮所作，桂枝去芍药加麻辛附子汤主之"，所谓气分病，巢元方认为是由水饮搏于气，结聚所成。陈修园则潜心临证，颇有所悟道，认为此证略露出其鼓胀机倪，令人寻译其旨于言外。根据刘渡舟治腹水之经验，凡是大便溏薄下利，若脉弦或脉沉，腹满以心下为界的，则用本方，每用必验；腹胀而两胁痞坚的，则用柴胡桂枝干姜汤，其效为捷；腹胀居中而且利益甚的，用理中汤，服至腹中热时，则胀立消；若小腹胀甚，尿少而欲出不能，则用真武汤，附子可制大其服，则尿出胀消。此上、中、下消胀之法为刘老治肝硬化腹水独到之经验，提出供同道参考。

病案二 王某，男，75岁。2002年12月初诊。患慢性肺源性心脏病10年，15天前因受寒出现咳剧烈，胸闷，心慌，呼吸困难，不能平卧，腹胀大，面色灰滞，小便短涩，大便不畅，舌淡紫，苔白滑，脉沉细。查体：半卧位，口唇发绀，呼吸28次/分，两肺呼吸音低，满布干湿啰音，心率96次/分，期前收缩偶及，腹饱满，肝肋下1cm，下肢轻度浮肿。辅助检查：血常规提示WBC13.1×10^9/L，NEUT93%；血气提示$PaO_2$53.5mmHg，$PaCO_2$69.6mmHg，pH7.34；胸片提示慢性支气管炎伴感染，肺气肿；心电图提示频发房早，右心室肥大；心脏B超提示肺动脉高压。经积极改善通气功能、抗感染、强心、利尿、扩血管及中药止咳化痰平喘、活血利水等治疗1周，疗效欠佳，后改用本方治疗。药用桂枝10g，生姜5片，甘草5g，蜜炙麻黄6g，附子15g，细辛5g，川芎10g，郁金30g，益母草30g，葶苈子30g，桑白皮20g。服药7剂后，诸症缓解。再以温阳益气、调补心肾之剂善后。

按：本病属中医学哮证、喘证、痰饮等范畴，病机多属阳气不足，痰、饮、瘀等内停于肺，影响心血运行。急性期治疗，多主张先投化痰降气、止咳平喘之剂。而本案以仲景"病痰饮者，当以温药和之"为理论依据，通过温运大气、通利气机，使气血流通、痰瘀自消而收效。

（五）现代研究

1. 临床研究 臧云彩等用桂枝去芍药加麻辛附子汤加减治疗乳癖患者72例，临床治愈18例占25.0%，显效27例占37.5%，有效24例占33.3%，无效3例占4.2%，有效率为95.8%，研究认为以桂枝去芍药加麻辛附子汤为基础方随证加减治疗乳癖疗效显著。

2. 实验研究 刘志队进行了麻黄细辛附子汤与桂枝去芍药汤合方的理论与实验研究，探察麻黄细辛附子汤、桂枝去芍药汤及其合方桂枝去芍药加麻黄细辛附子汤对心衰家兔血流动力学参数、尿量，以及血液流变性的影响，得出结论，仲景合方桂枝去芍药加麻黄细辛附子汤中，桂枝去芍药汤与麻黄细辛附子汤在增强心肌收缩力、改善心脏泵血功能和血液流变性、增加尿量等主要功效方面存在着类中药七情配伍的相须、相使或相恶关系。

五十二、枳术汤证

（一）原文

心下坚，大如盘，边如旋盘，水饮所作，枳术汤主之。

枳术汤方

枳实七枚　白术二两

（二）方解与临床运用

1. 方解　枳术汤有行气散结、健脾化饮之功。主治：气分病脾虚气滞。方用枳实行气散结消痞，白术健脾运湿化饮，两药配伍，可使痞结之水饮消散而又不再复生。本方加人参、茯苓、陈皮、生姜，即是《金匮要略·痰饮咳嗽病脉证并治》篇中的《外台》茯苓饮，可"消痰食，令能食"，有益气健脾、行气蠲饮之效。后世在枳术汤中加荷叶以升胃气，并改为丸剂，方便使用。

2. 临床运用　现代运用本方可治疗胃石症、胃下垂、胃扩张、慢性胃窦炎、胃溃疡、十二指肠溃疡、胃神经症、胃黏膜脱垂症、慢性结肠炎、过敏性结肠炎、消化不良性腹泻、非溃疡性消化不良等属脾虚气滞、水饮痞结心下者。

（三）名家解读

1. 赵以德　心下，胃上脘也。胃气弱则所饮之水入而不消，痞结而坚，必强其胃乃可消痞。白术健脾强胃，枳实善消心下痞，逐停水，散滞血。

2. 仝小林　枳实为辛苦微寒之品，能除胸胁痰癖，逐停水，破结实，消胀满，心下急痞痛，有"冲墙倒壁"之功。枳实专泄胃实，开导坚结，故主中脘以治血分，疗脐腹间实满，消痰癖，祛停水，逐宿食，破结胸，通便闭，非此不能也。若皮肤作痒，因积血滞于中，不能营养肌表，若饮食不思，因脾郁结不能运化，皆取其辛散苦泻之力也。为血分中之气药，唯此称最。故能消停滞胃脘之宿食、痰结、瘀血、水饮等。白术甘温，长于补气健脾，"补脾胃之药，更无出其右者"，又主治心腹胀痛，破消宿食，开胃，去痰涎，除寒热，止下泄，主面光悦，驻颜去皯，治水肿胀满，止呕逆，腹内冷痛，吐泻不住，及胃气虚冷痢。说明白术既能健脾补虚，又能导滞去积，为治疗脾胃病之要药。两药配伍，健脾益气、消积导滞，虚实兼顾，相得益彰，正如张璐曰"人但知枳实太过，而用白术和之，不知痰饮所积，皆由脾不健运之故，苟非白术豁痰利水，则徒用枳实无益耳"。

（四）典型医案

病案一　白某，男，成年。初起在胁下疼痛，用止痛针后痛已止。但当晚又剧痛，经西医会诊，认为是肾结石，送入中山医学院附属第二医院，用X光透视，未发现肾结石，但因痛势甚剧即留医。每日打针服药止痛，经 10 多天痛已减，出院。当晚其腰胁腹之痛又复发，且痛更甚，即把患者送来广东省中医院。初诊：腰腹及左胁痛，腹胀不舒，在问诊中知病者素有便秘，及痛势初起时，由前面左腹胁先痛，后放射至腰部。根据这情况和腹胀不舒等症，认为是大便郁结肠中（左降结肠处），而致左腹腰胁疼痛。又见患者每在痛减之后有面色青白等体虚之象，且舌无厚苔，故在治疗上不能用苦寒峻下之法，考虑用《金匮要略》中之枳术汤法健脾行气，便邪去而正不伤。处方：枳实 15g，白术 15g。（药渣再煎服）服后，病情好些，大便仍未有，唯药已对症，故继用前方加减治疗多日而愈。

按：患者因便秘导致腰腹胁痛，支胀不舒，本应采用苦寒峻下之法，但又由于患者面色青白，舌无厚苔，气血虚弱，不宜峻下，故投以枳术汤健脾行气，待气行则便通，通则不痛矣。此乃治便秘之变法也。

病案二 谢某，男，48 岁，农民。1990 年 10 月初诊。近年来脘腹胀满，食后为甚，自觉心窝下按之有坚实感，时有肠鸣，大便或坚或稀，苔白，脉细涩。当地医院 X 线钡餐检诊为慢性浅表性胃炎，胃下垂。诊毕，何任辨证为脾胃虚弱，水饮痞结。盖心下胃也，胃气虚弱，升降乏力，运化失司，遂致水饮痞结于心下所致。病与《金匮要略·水气病脉证并治》"心下坚，大如盘，边如旋盘，水饮所作，枳术汤主之"方证相合。治宜行气消痞、健脾化饮。枳术汤主之：枳实 15g，麸炒白术 20g。服药 7 剂，症状减轻。28 剂后，病已十去其九。再予原方加补中益气丸 30g（包煎）。继服半月而收全功。

按：本案病者脘腹胀满，自觉心窝下按之有坚实感，病与枳术汤证相符，遂予原方，而效验如应。可见只要方证相符，仲景方古今皆适。

（五）现代研究

1. 临床研究 任明丽等观察枳术汤口服辅助内镜下扩张术治疗贲门失弛缓症的临床效果，发现可减轻梗阻程度，并有助于降低相关并发症发生率。盛天骄等观察枳术汤加减对老年恶性肿瘤晚期不全肠梗阻患者的疗效，发现治疗组患者腹痛消失、缓解时间、自主排便排气时间均短于对照组，部分应用止痛药的患者止痛药频次呈明显下降趋势，得出结论，枳术汤加减能有效改善老年恶性肿瘤晚期不全肠梗阻患者的临床症状。

2. 实验研究 邹颖等观察枳术汤对脾虚便秘小鼠卡哈尔间质细胞和一氧化氮表达的变化，研究发现枳术汤对脾虚便秘小鼠模型胃肠动力靶向调控机制可能与一氧化氮和间质细胞有关。麻晓慧等观察枳术丸与枳术汤对小鼠胃肠运动的影响及差别，得出结论，枳实、白术配伍确有促进小肠推进的作用，作用强度枳术汤大于枳术丸，并有量效关系。

五十三、茵陈蒿汤证

（一）原文

谷疸之为病，寒热不食，食即头眩，心胸不安，久久发黄，为谷疸，茵陈蒿汤主之。

茵陈蒿汤方

茵陈蒿六两　栀子十四枚　大黄二两

（二）方解与临床运用

1. 方解　茵陈蒿汤有清泄湿热之功。主治：谷疸属湿热俱盛者。方中用茵陈蒿清热利湿为主，辅以栀子清三焦而利水道，大黄泄热通便退黄，三药合用，使瘀热湿浊从二便排泄。茵陈蒿汤是治疗湿热黄疸的主方，临床可随证选用龙胆草、泽泻、茯苓、大青叶、板蓝根、虎杖等加减，或根据病证合用五苓散、栀子柏皮汤、小陷胸汤、黄连解毒汤等方药。

2. 临床运用　现代运用本方可治疗急性黄疸型肝炎、亚急性黄色肝萎缩、重症肝炎及新生儿溶血症、母婴 ABO 血型不合性先兆流产、妊娠合并肝内胆汁淤积症、崩漏、血液透析患者皮肤瘙痒症、原发性肝癌栓塞化疗后发热、复发性口疮等证属湿热俱盛者及预防新生儿高胆红素血症。

（三）名家解读

1. 吴崑　大热之气，寒以取之，故用茵陈；苦入心而寒胜热，故用栀子；推除邪热，必借将军，故用大黄。又曰，茵陈、栀子能导湿热，由小便而出。

2. 柯琴　太阳、阳明俱有发黄症，但头汗而身无汗，则热不外越；小便不利，则热不下泄，故瘀热在里而渴饮水浆。然黄有不同，证在太阳之表，当汗而发之，故用麻黄连翘赤小豆汤，为凉散法。证在太阳阳明之间，当以寒胜之，用栀子柏皮汤，乃清火法。在阳明之里，当泻之于内，故立本方，是逐秽法。茵陈能除热邪留结，佐栀子以通水源，大黄以除胃热，令瘀热从小便而泄，腹满自减，肠胃无伤，乃合引而竭之之义，亦阳明利水之奇法也。

（四）典型医案

病案一　孙某，男，56 岁。1992 年 4 月 21 日初诊。3 年前，洗浴之后汗出为多，吃了两个橘子，突感胸腹之中灼热不堪，从此不能吃面食及鸡鸭鱼肉等荤菜，甚者也不能饮热水，如有触犯，则胸腹之中顿发灼热，令人烦扰为苦，须饮冷水方安，虽数九隆冬，只能饮凉水而不能饮热水，去医院检查，各项指标正常，多方医治无效专从东北来京请刘渡舟诊治。经询问，患者素日口干咽燥，腹胀，小便短黄，大便干，数日一行。视其舌质红绛苔白腻，切其脉弦而滑。据脉证特点，辨为瘅热之病，《金匮要略》则谓"谷疸"，乃脾胃湿热蕴郁，影响肝胆疏通代谢之能为病。治法：清热利湿，以通六腑，疏利肝胆，以助疏泄。处方：柴胡茵陈蒿汤。柴胡 15g，黄芩 10g，茵陈 15g，栀子10g，大黄 4g。服药 7 剂，自觉胃中舒适，大便所下秽浊为多，腹中胀满减半。口渴欲饮冷水，舌红、苔白腻，脉滑数等症未去，此乃湿热交蒸之邪，仍未祛尽，转方用芳香化浊、苦寒清热之法：佩兰 12g，黄芩 10g，黄连 10g，黄柏 10g，栀子 10g。连服 7 剂，口渴饮冷已解，舌脉恢复正常，胃开能食，食后不作胸腹灼热和烦闷，瘅病从此而愈。

按：本案为瘅热病，为脾胃素有湿热，因饮食不节而发。脾湿胃热，湿热交蒸，导致肝胆疏泄不利，进而又影响脾胃的升降纳运，使木土同病，湿热并存。"瘅"通"疸"，说明湿热郁蒸日久，小便不利，可发为黄疸。"谷疸"当用"茵陈蒿汤治疗"，刘渡舟结合本案有"咽干、脉弦，而加柴胡、黄芩，取小柴胡汤之意"清利湿热而又调达气机。其第二方则以黄连解毒汤清热泻火，火去则湿孤；加佩兰以芳香醒脾化湿而除陈腐。

病案二 患者某，男性，24 岁。1973 年 5 月 11 日初诊。1 周前，恶寒发热，伴泛恶，渐见眼白发黄，浑身皮肤瘙痒，就诊时见一身黄染，黄色鲜明，胸胁满闷，时时隐痛，泛恶加剧，口苦，不欲食，见荤腥即恶心，小便量少如浓茶，大便秘结，下肢酸重，舌红苔黄，脉滑数。西医诊断为急性黄疸型肝炎。治法：清利湿热，通腑泄热退黄。方用茵陈蒿汤加味。茵陈 50g，大黄 6g，枳实 15g，厚朴 8g，焦栀子 15g，黄芩 10g，柴胡 10g，白茅根 30g，鸡内金 8g，郁金 12g，竹茹 10g，半夏 10g。5 剂，水煎服。一周后二诊，大便通畅，身黄渐退，泛恶渐平，皮肤作痒亦减轻，原方续进 7 剂，两周后三诊，诸症均除。身目不黄，泛恶已除，饮食有味而量增加，舌红退，黄苔去，脉仍带弦，再予药物调理月余后，即能参加轻便劳动。

（五）现代研究

1. 临床研究 胡艳玲观察蓝光照射配合茵陈蒿汤加减治疗新生儿黄疸的临床疗效，得出结论，蓝光照射配合茵陈蒿汤加减治疗新生儿黄疸疗效确切，不良反应发生率较低。李卫红等观察茵陈蒿汤对妊娠期肝内胆汁淤积症的临床疗效，研究发现茵陈蒿汤治疗妊娠期肝内胆汁淤积症有很好的效果，有助于缓解瘙痒，通过降低甘胆酸，恢复正常肝功能，从而改善妊娠结局。

2. 实验研究 李自辉等基于 16SrRNA 技术与代谢组学研究茵陈蒿汤治疗非酒精性脂肪肝的作用机制，发现茵陈蒿汤通过干预相关肠道菌群与肝脏组织的代谢物及通路对非酒精性脂肪肝起到治疗作用。兰绍阳等观察茵陈蒿汤对肝内胆汁淤积湿热证大鼠肝组织钠－牛磺胆酸盐共转运多肽表达的影响，发现茵陈蒿汤能增加肝内胆汁淤积湿热证大鼠的体质量，有效改善胆汁淤积、肝功能及减轻肝脏病理损害。茵陈蒿汤能提高肝内胆汁淤积湿热证大鼠肝细胞钠－牛磺胆酸盐共转运多肽的表达。

五十四、栀子大黄汤证

（一）原文

酒黄疸，心中懊憹，或热痛，栀子大黄汤主之。

栀子大黄汤方

栀子十四枚 大黄一两 枳实五枚 豉一升

（二）方解与临床运用

1. 方解 栀子大黄汤有清心除烦之功。主治：酒疸热盛。方中栀子、豆豉清心除烦；大黄、枳实除积泄热，本方为清上导中泻下之方。本方之豆豉应为淡豆豉，目前市场上常见的甜豆豉或咸豆豉不宜使用。

2. 临床运用 现代运用本方可治疗热重湿轻之肝胆疾患或心经郁热，如急性黄疸型传染性肝炎及其他黄疸病，也可用于无黄疸型肝炎，本方亦可用于胸膈兼有腑气不通的神经症，亦可治疗痛证、软组织损伤、关节扭伤等。

（三）名家解读

1. 徐忠可 前酒疸正条，尚有不能食，欲吐后各变证，如小便不利，足下热，腹满不一，此独举心中懊恼为酒疸第一的据也。热而至痛，更甚也，药用栀子大黄汤。盖酒热，气血两伤，欲速逐之，故以枳实佐大黄，气下而血分之热解；以豆豉佐栀子清膈而使气分之热散；酒必夹湿，因其阴大伤，故不用燥药以耗其津，亦不用渗药以竭其液。谓热散则湿不能留也，则凡治病之湿热而兼燥者，于此可悟矣。

2. 赵以德 酒热内结，心神昏乱，作懊恼，甚则热痛。栀子、香豉，皆能治心中懊恼；大黄荡涤实热；枳实破结逐停去宿积也。《伤寒论》阳明病无汗，小便不利，心中懊恼者，身必发黄。是知热甚于内者，皆能成是病，非独酒也。

（四）典型医案

病案一 左某，男，39 岁，木匠。1987 年 12 月 11 日初诊。嗜酒成癖，每晚几乎半醉而睡，昨夜酒后烦躁不安，难以入睡，晨起发现身黄如橘子色，欲呕，心中懊恼，莫名难受，急求余诊治，舌质红，苔黄腻，脉弦滑，此乃酒疸也，治用栀子大黄汤加味：栀子、茵陈、赤小豆、枳实各 10g，淡豆豉 6g，大黄 4g（后下）。5 剂，水煎服，日 2 次，嘱戒酒，忌油。药尽黄疸及余症渐减，原方去淡豆豉加六一散 18g（包煎），7 剂，如前煎服，药尽病愈。

按：长期饮酒，酒后发为黄疸，又见心中懊恼，为酒热、酒毒所致，用本方清利也是治本之举，酒疸病，临床从湿热辨证，把握住热偏盛即可。本案中，药证相符，故能药尽病愈。

病案二 万某，64 岁。嗜酒，数斤不醉，适至六月湿暑，又加饮酒过量，遂致黄疸重症。壮热不退，面目遍身色如橘，口渴思饮，大小便不利，日渐加重，卧床不起。脉沉实而数，舌苔黄燥。察致病之由，参以脉症，知为湿热阳黄重症。阳黄症宜清解，隧仿仲景茵陈蒿加大黄栀子汤主之。茵陈 30g，大黄 9g，厚朴 45g，焦栀子 9g，木通 45g。连进 2 剂，二便通，黄渐退，脉象较前柔和。原方减去木通，加茯苓 9g，六一散 12g（包煎），续进 2 剂。至四日黄疸已退过半，但年高气弱，不宜过于攻伐，因照原方减去大黄，加薏苡仁 12g。又连服 4 剂，未十日而黄疸逐渐痊愈矣。

按：本案酒疸，患者热不退，面目遍身色如老橘，口渴思饮，大小便不利符合栀子大黄汤证，亦自消退。治疗以清解为主。后加茯苓、六一散以增强利湿之力，待病去八九，又恐久服苦寒伤脾，将上方药量再减其半，并加健脾之品。此案自始至终用清热利湿法，又注意顾护脾胃之气，故奏佳效。

（五）现代研究

1. 临床研究 王炜观察复方栀子大黄汤治疗急性胰腺炎的临床疗效，得出结论，复方栀子大黄汤能促进毒物排出体外，缓解腹痛腹胀，解决肠道细菌易位，是治疗急性胰腺炎的有效药物。赵昕等观察加味栀子大黄汤治疗冠心病心绞痛热结血瘀证的临床效果，得出结论，加味栀子大黄汤在改善心绞痛症状、心电图疗效、中医证候症状方面有显著疗效。

2. 实验研究 李伦等研究栀子大黄汤对四氯化碳所致小鼠急性肝损伤的保护作用，结果表明栀子大黄汤对四氯化碳致小鼠急性肝损伤有保护作用，其机制可能与抗脂质过氧化和抑制细胞凋亡有关。

五十五、茵陈五苓散证

（一）原文

黄疸病，茵陈五苓散主之。

茵陈五苓散方
茵陈蒿末十分　　五苓散五分

（二）方解与临床运用

1. 方解 茵陈五苓散有利水清热、祛湿退黄之功。主治：湿重于热的黄疸。方中以五苓散化气行水、通利小便，茵陈苦寒清热、利湿退黄。本方治疗湿重于热之黄疸，常加藿香、白豆蔻、佩兰等芳香化浊之品，以宣利气机而化湿浊；若湿热交蒸较甚，可加栀子柏皮汤以增强泄热利湿之功；若兼呕逆者，乃因胃浊上逆，宜酌加半夏、陈皮降逆止呕；若兼食滞不化，而大便尚通者，加枳实、神曲等消食和胃；若腹胀较甚，加大腹皮、香附、木香行气消胀。

2. 临床运用 现代运用本方可治疗代谢综合征、高脂血症、肝炎后高胆红素血症、急性痛风性关节炎、传染性肝炎，以及梗阻性黄疸等属湿热内蕴而湿重于热者。

（三）名家解读

1. 曹颖甫 黄疸从湿得之，此固尽人知之，治湿不利小便非其治，此亦尽人知之。五苓散可利寻常之湿，不能治湿热交阻之黄疸，倍茵陈则湿热俱去矣。先食饮服者，恐药力为食饮所阻故也。

2. 唐宗海 五苓散功专发汗利水，助脾转输，茵陈蒿功专治湿退黄，合五苓散，为解郁利湿之用也。盖黄疸病由湿热瘀郁，熏蒸成黄，非茵陈蒿推陈致新，不足以除热退黄；非五苓散转输利湿，不足以发汗行水。二者之用，取其表里两解，为治黄之良剂也。

（四）典型医案

病案一　患者某，鼻咽癌术后 3 个月，出现胸闷，心悸气短、纳差、腹胀、尿少。黄疸再次入院，胸片报告：胸腔积液。B 超提示肝转移并中等量腹水。脉滑数，舌质红苔黄腻，证属湿热黄疸，治以清热利湿、泻肺除饮。方用：茵陈 30g，猪苓 10g，茯苓 10g，泽泻 10g，白术 6g，桂枝 2g，白茅根 30g，大腹皮 45g，葶苈子 10g，大枣 6 枚。服 3 剂后尿量显著增强，服 10 剂后诸症悉减，胸片示胸腔积液较前明显减少，B 超少量腹水，仅于侧卧位时方可探及。继续服药 30 余剂，略有加减变化，诸症基本消失，好转出院。

按：茵陈五苓散为治疗湿热黄疸，小便不利，偏于湿重之有效方剂，其辨证要点为黄疸、口渴不思饮、小便量少。应用本方关键在于口渴而不思饮，若思饮则当用茵陈蒿汤以重在清热。即便是没有黄疸，但有水肿、尿少等湿邪者，用之亦常可获满意效果。

病案二　姜某，男，26 岁。久居山洼之地，又值春雨连绵，雨渍衣湿，劳而汗出，内外交杂，遂成黄疸。前医用清热利湿退黄之剂，经治月余，毫无功效，几欲不支。察其全身舌黄而暗，面色晦滞如垢。问其二便，大便溏，日行二三次，小便甚少。全身虚浮似肿，神疲短气，无汗而身凉。视舌质淡，苔白而腻，诊脉沉迟。脉证合参，辨为寒湿阴黄之证。治宜温阳化湿退黄。疏方：茵陈 30g，茯苓 15g，泽泻 10g，白术 15g，桂枝 10g，猪苓 10g，附片 10g，干姜 6g。初服日进两剂，3 天后诸症好转。继投 13 服，每日 1 剂，3 周痊愈。化验检查：各项指标均为正常。

按：本案辨证属阴黄范畴，治当健脾利湿、退黄消疸。方以茵陈蒿为主药，本品无论阳黄、阴黄，皆可施用。用五苓散温阳化气以利小便；加附子、干姜以复脾肾之阳气，阳气一复，则寒湿之邪自散。临床上，刘老常用本方治疗慢性病毒性肝炎、黄疸型肝炎、肝硬化之属于寒湿内阻者，服之即效，颇称得心应手。

（五）现代研究

1. 临床研究　徐立等观察加味茵陈五苓散治疗湿热蕴结型非酒精性脂肪性肝病肝功能、血脂和对肠道菌群的影响，得出结论，加味茵陈五苓散能保护非酒精性脂肪性肝病的肝功能，可调节脂代谢，改善肠道菌群紊乱状态，恢复肠道微生态平衡，临床上治疗非酒精性脂肪性肝病有较好的疗效。李道俊等观察免煎剂茵陈五苓散治疗化疗相关性急性肝损伤的有效性和安全性，得出结论，免煎剂茵陈五苓散治疗化疗所致肝功能损伤的疗效可靠，使用方便。

2. 实验研究　吴凝等观察茵陈五苓散对高脂血症大鼠模型血脂的影响，得出结论茵陈五苓散通过调节 p38 丝裂原活化蛋白激酶和丝裂素活化蛋白激酶 p42/44 及其磷酸化水平，从而调控肝细胞膜上低密度脂蛋白受体的表达，治疗高脂血症。蔡小蓉等用代谢组学的方法研究 α－萘异硫氰酸酯致大鼠黄疸型肝损伤的代谢标记物，得出结论，茵陈五苓散对α-萘异硫氰酸酯所致的黄疸型肝损伤有一定的干预作用，其机制可能与调节氧化应激、三羧酸循环和氨基酸代谢途径有关。

五十六、柏叶汤证

（一）原文

吐血不止者，柏叶汤主之。

柏叶汤方

柏叶 干姜各三两 艾三把 马通汁一升

（二）方解与临床运用

1. 方解 柏叶汤有温中止血之功。主治：虚寒吐血。方取柏叶之清降，折其逆上之势而收敛止血；干姜辛热，温阳守中；艾叶苦辛温，温经止血；马通汁即马粪加水过滤取汁而成，其性微温，可引血下行以止血。柏叶汤虽以"柏叶"为名，但并非主治热性吐血，而是主治虚寒吐血，柏叶主要取其清降止血之功，用量不宜太大，干姜、艾叶用量不可太小。马通汁入药合煎是本方的特点，以其能温涩止血，并能引血下行。临床上，为了加强本方的止血效果，也可将柏叶、干姜、艾叶三药炒炭应用。

2. 临床运用 现代运用本方可治疗上消化道出血、胃溃疡、十二指肠溃疡、食管静脉曲张出血、肝硬化、肺结核出血等属中焦虚寒，脾不统血者。

（三）名家解读

1. 徐忠可 此重"不止"二字，是诸寒凉止血药皆不应矣。吐血本由阳虚不能导血归经，然血亡而阴亏，故以柏叶之最养阴者为君，艾叶走经为臣，而以干姜温胃为佐，马通导火使下为使。愚意无马通，童便亦得。按本草载此方，乃是柏叶一把，干姜三片，阿胶一挺，炙合煮，入马通一升，未知孰是，候参。

2. 曹颖甫 吐血无止法，强止之则积为瘀血，而病变不测，尝见四明某患吐血，西医用止血针止之，遂至瘀结大肠，大便不通，后用猪胆汁导下其燥粪，投之水中，化为血色，又有用鲜地黄、地骨皮止之者，其人腹中常痛。故虽吐而不止，断无强止之理，柏叶汤方治，用苦涩微寒清血分之侧柏叶，以除肺脏之热，又恐其血之凝滞也，用温脾之干姜以和之，更用逐寒湿理气血之艾叶以调之，惟马通汁不易制，陈修园谓："无马通汁可用童便代之，引上逆之血而导之下行，则不止血，而血自止矣。"

（四）典型医案

病案一 段某，男，38岁。1960年10月1日初诊。旧有胃溃疡病，并有胃出血史，前20日大便检查隐血阳性，近因过度疲劳，加之公出逢大雨受冷，饮葡萄酒一杯后，突然发生吐血不止，精神萎靡，急送某医院检查为胃出血，经住院治疗2日，大口吐血仍不止，恐导致胃穿孔，决定立即施行手术，迟则将失去手术机会，而患者家属不同意，半夜后请蒲老处一方止血。蒲老曰：吐血已两昼夜，若未穿孔，尚可以服药止之。询其原因由受寒饮酒致血上溢，未可以凉药止血，宜用《金匮要略》侧柏叶汤，温通胃阳、消瘀止血。处方：侧柏叶 9g，炮姜 6g，艾叶 6g。浓煎取汁，兑童便 60mL，频频服之。次晨往诊，吐血渐止，脉沉细涩，舌质淡，无苔，原方再进，加西洋参 12g 益气摄血，三七（研末吞）6g，止血消瘀，频频服之。次日复诊，血止，神安欲寐，知饥思食，并转矢气，脉两寸微，关尺沉弱，舌质淡无苔，此乃气弱血虚之象，但在大失血之后，脉证相符为吉，治宜温运脾阳，并养营血，佐以消瘀。主以理中汤，加当归、白芍补血，佐以三七消瘀。服后微有头晕耳鸣，脉细数，此为虚热上冲所致，于前方内加入地骨皮 6g，藕节 9g，浓煎取汁，仍兑童便 60mL 续服。再诊：诸症悉平，脉亦缓和，纳谷增加，但转矢气而无大便，继宜益气补血、养阴润燥兼消瘀之剂。处方：人参 9g，柏子仁 6g，肉苁蓉 12g，火麻仁 12g（打），当归 6g，藕节 15g，陈皮 3g，山楂 3g，浓煎取汁，阿胶 12g（烊服），童便 60mL。分四次温服。服后宿粪渐下，食眠俱佳，大便检查隐血阴性，嘱其停药，以饮食调养，逐渐恢复健康。

按：本例旧有胃损之症，素不饮酒，骤因受寒而饮酒，寒热相攻，致血上溢，非热极吐血可比，故主以温降之法，采用侧伯叶汤温中摄血，吐血霍然。若误用寒凉，则祸不旋踵。

病案二　徐某，男，60 岁，干部，咳喘 20 余年，反复发作。近半月来由外感诱发咳嗽咯血，经北京某医院诊为支气管扩张咯血，肺结核瘤，肺不张。久服中西药乏效，特邀李老赴京会诊。患者精神萎靡，面色㿠白，形体虚浮，烦躁汗出，尤以头部为甚。语微声怯，少气不足以息。咳嗽痰中带血，有时咯浅红而夹暗淡无泽之血块。量为 100～300mL/d 不等。心悸乏力，二便尚可，舌质淡而胖嫩，苔黑而润，脉虚数。前医用过输血、吸氧、控制感染、止血镇静等西药，中药如十灰散、咳血方等均未效。综观诸症，乃阳虚夹寒不能摄血所致，宜《金匮要略》柏叶汤加减。处方：侧柏叶 20g，炮姜 15g，艾叶 10g，西洋参 25g，水煎频服。童便 100mL，每饮药前先服 5～10mL。李老昼夜观察，药后咳血渐少。翌晨会诊，诸医皆有悦色。服至 6 剂，血已全止。遂用生脉散加阿胶，以西洋参代人参扶掖气阴，以资善后。服药 10 余剂，患者纳增体健，神态奕奕，临床症状消失。

按：吐血患者，一般地说，属血热妄行者居多，法当凉药以止血，但亦有因失血已多，热随血去，阳气亦虚，不能摄血者，法当用温药温经以止血。仲景方如柏叶汤之用干姜、艾，黄土汤之用炮附子，甘草干姜汤之用干姜，皆属此法。至于本例之辨证着眼点，在于患者年高病久，面㿠，语声微而怯，少气，心悸，舌质淡而苔黑润，脉虚数等症状，皆是阳虚夹寒不能摄血之证。脉数，属"膈气虚，脉乃数也"之虚数脉。若不识脉证，误用清热止血之品，虽塞流而血不止。本方以柏叶汤温经止血，童便代马通汁，咸寒降逆消瘀。加西洋参以补气益血而又无人参升发之弊。唯嫌干姜辛热刚燥，故炒黑取其苦温收涩。继以生脉散损益，补肺之气阴而善其后。

（五）现代研究

1. 临床研究　李秀芝等观察柏叶汤加味治疗子宫出血 40 例，采用柏叶汤随证加减，侧柏叶 12g，艾叶 6g，炮姜 3g，水煎服，每日 1 剂，10 日为 1 疗程。得出结论，柏叶汤是一种较好的子宫收缩剂，可达到止血清理宫腔瘀血的作用，对子宫出血有明显效果。

2. 实验研究 刘茜等研究柏叶汤方中凉血止血药对脾胃虚寒出血大鼠血栓素 B_2 和 6 - 酮 - 前列腺素 $F1\alpha$ 的影响，得出结论，柏叶汤能显著提高血清血栓素 B_2，而下调 6 - 酮 - 前列腺素 $F1\alpha$ 的水平，柏叶汤方可能是通过调节血栓素 B_2、6 - 酮 - 前列腺素 $F1\alpha$ 水平促进凝血。

五十七、泻心汤证

（一）原文

心气不足，吐血，衄血，泻心汤主之。
泻心汤方：亦治霍乱。
大黄二两　黄连　黄芩各一两

（二）方解与临床运用

1. 方解 泻心汤有清热泄火而止血之功。主治：热盛吐衄。方中黄连长于泄心火，黄芩泄上焦火，大黄苦寒降泄，三药合用，直折其热，使火降则血亦自止。本方的特点是药味少而作用专一，药仅三味，即大黄、黄连、黄芩，均为苦寒泻火之品。

2. 临床运用 现代运用本方可治疗咯血、吐血、衄血、子宫出血、痔疮出血、眼底出血、鼻出血、肠出血、牙龈出血、脑溢血、结膜炎、扁桃腺脓肿、口臭、牙周炎、牙周脓肿、毛囊炎等属实热火盛者。

（三）名家解读

1. 赵以德 心者，属火，主血。心气不足者，非心火之不足，乃真阴之不足也。真阴不足，则火热甚而心不能养血，血从热溢为吐衄。大黄、黄芩，《本草》治血闭吐衄者用之，而伤寒家以泻心汤之苦寒，泻心下之痞热。是知此证以血由心热而溢，泻其心之热而血自安矣。如麻黄、桂枝治衄，衄为寒邪郁其经脉，化热迫成衄也，故散寒邪，寒邪散则热解，热解则血不被迫而自安矣。此用泻心汤正其义也。若《济众方》用大黄治衄血，更有生地汁，则是治热凉血，亦泻心汤类耳。

2. 曹颖甫 太阳表阳下陷，则心气以下不足而虚，气结成痞，与阳明燥气相合，则大便不行，燥气上迫于心，则心气愈形不足。燥热上冲于脑，则病衄血，大肠燥热夹血海之血上出于口，则病吐血，方用芩、连、大黄引热下泄，则心藏以不受薰灼而自舒矣，尝见同乡韩筠谷治红木作吐血证用此方，一下而吐血立止，盖亦釜底抽薪之旨也。

（四）典型医案

病案一 余某，男，42 岁。患脂溢性脱发，每晨起则见枕席之上落发片片，因之头顶光秃而人亦苍老许多。经人介绍，前来就诊，余问曰：头皮痒否？答：痒甚。问：头皮所出脂液味否？答：以指甲揩而嗅之，似有臭味。切其脉数，视其舌绛。乃命侍诊学生书三黄泻心汤予服。学生执笔不解用方之旨，三黄泻心汤能治脱发耶？余晓之曰：发为"血余"，而主乎心，其人头皮痒甚，是为心火上炎，脂液味臭，乃火之味也，脉数舌绛，非心火独旺而何？心火伤血，则血不荣发，反为焦灼之变，是以毛脆发脱而为病也。今用三黄泻心汤，皆苦寒之药，大能清心凉血，使心血能上荣于发，则发必不脱落。患者服药三剂，大便作泻，小便黄甚，然头皮之痒立止，而发从此不脱。

按：发为血之余而心主于血。心火内盛则血热，血热则不能荣于毛发，发根不固，所以脱落。用三黄泻心汤泻心火而凉血，所以能坚固毛发，这也是不治而治的一种体现。

病案二　李某，男，56 岁，干部。以呕血 4 次，便血 2 次为主诉，于 1983 年 12 月 15 日急诊入院。接受中药治疗前呕血 4 次，量 1400mL；便血 2 次，量约 1500mL。伴头晕心慌，烦躁，上腹满闷不适，口苦，咽干，小便黄，精神委顿，面色憔悴，眼睑苍白。便血初为柏油样溏便，后为暗红色或鲜红色血便，血压 70/30mmHg，大便潜血（ ++++ ），心音低钝，上腹部拒按，舌苔薄黄乏津，质淡红，脉芤数。投泻心汤加味：大黄粉 1g（冲），黄连 12g，黄芩 12g，赭石粉 18g，肉桂粉 1g（冲）。加水 500mL，煎至 200mL，每次 100mL，不拘时频服，间断进藕粉、牛奶。药进 1 剂，输同型鲜血 650mL，未再呕血。5 小时后再度便血 300mL（肠内潴留的离经之血），但一般情况良好。32 小时后大便一次，呈黄色软便，量约 100g。9 天后大便潜血转阴，但舌似镜面，乏津，舌体有裂纹，脉弦细，改服一贯煎。1984 年元月 27 日痊愈出院。

按：上消化道出血的治疗，除食道－胃底静脉破裂出血应用三腔管止血可肯定外，在内科范围内是亟待解决的问题，临证时只要胆大心细，辨证得当，运用经方，投药对的，疗效是确切的。若在 24 小时内出血势猛量大，出现休克，危及生命者，用中药治疗不力，应把握契机，及时转手术治疗，方为稳妥。

（五）现代研究

1. 临床研究　李淑红观察泻心汤合十灰散加减辅以西药治疗胃中积热型消化性溃疡伴出血的临床疗效，治疗组的胃脘胀痛、胃脘灼热、泛酸嗳气、乏力、便血、大便黄赤、小便干结状况改善情况显著优于对照组，得出结论，泻心汤合十灰散加减联合西药能够有效改善胃中积热型消化性溃疡伴出血患者的临床证候，且有效提高临床控制率。

2. 实验研究　于红红等通过体外细胞实验研究泻心汤对巨噬细胞源性泡沫细胞 Toll 样受体 9 信号通路的影响，得出结论，泻心汤含药血清可抑制泡沫细胞 Toll 样受体 9 －髓样分化因子－核转录因子－κBp65 通路及促炎因子白介素－1β、干扰素－γ 的转录和过表达，这可能是泻心汤抗动脉粥样硬化重要作用机制之一。

五十八、黄土汤证

（一）原文

下血，先便后血，此远血也，黄土汤主之。

黄土汤方：亦主吐血衄血。

甘草　干地黄　白术　附子（炮）　阿胶　黄芩各三两　灶中黄土半斤

（二）方解与临床运用

1. 方解　黄土汤有温脾摄血之功。主治：虚寒便血。方中灶心土又名伏龙肝，温中涩肠止血；白术、甘草健脾补中；制附子温阳散寒，虽无止血作用，却有助于中阳恢复而达到止血作用；干地黄、阿胶滋阴养血以止血；黄芩苦寒，作为反佐，防温燥动血。药味相协，共奏温中止血之功。临床出血多者，酌加三七、阿胶、白及、艾叶；气虚甚者，加党参、黄芪；虚寒甚者，加炮姜、肉桂、补骨脂，去黄芩或改用黄芩炭。本方还可加赤石脂，以增强温补涩血之效。

2. 临床运用　现代运用本方可治疗慢性胃肠道出血、功能性子宫出血、先兆流产、血小板减少性紫癜等属中焦虚寒、脾不统血者。

（三）名家解读

1. 陈修园　愚每用此方，以赤石脂一斤，代黄土如神，或以干姜代附子，或加鲜竹茹、侧柏叶各四两。

2. 尤在泾　下血先便后血者，由脾虚气寒，失其统御之权，而血为之不守也。脾去肛门远，故曰远血。黄土温燥入脾，合白术，附子以复健行之气，阿胶、地黄、甘草以益脱竭之血，而又虑辛温之品，转为血病之厉，故又以黄芩之苦寒，防其太过，所谓有制之师也。

（四）典型医案

病案一　王某，男，39岁。1968年6月12日初诊。患胃脘痛，大便下血已9年未愈，经各种检查诊断为结肠炎出血。近症，时有黑便，时有黑紫血，常左腹痛及胃脘隐痛，晚上心烦口干思饮，但饮不多，纳尚可，但食不香，时有头晕，自感四肢发凉，苔白腻，脉沉细。证属饮酒生热，伤络血溢，治以温化寒饮、养血止血，与黄土汤加减：生地黄24g，党参10g，白芍10g，干姜6g，当归10g，川芎6g，艾叶10g，附子6g，炙甘草6g，灶心土60g（煎汤代水）。上药服9剂，腹痛胃脘痛已，便血渐止。

按：方中灶心土为收敛性的止血药，据作者经验，用时可先煮澄清取汁，再煎余药。阿胶配伍地黄，可增强止血之力，白术、甘草调中和胃，黄芩清出血后的烦热，附片使血管功能亢进，恢复收摄之功。

病案二 苗某，女，58 岁。患者大便后流鲜血，或无大便亦流大量鲜血，每次流血量 1~2 茶碗之多，每日 2~3 次，已 20 余日。两少腹隐痛，头昏心慌，气短自汗，脸肿，饮食尚可，素有失眠及关节疼痛，月经已停止 2 年，脉沉数，舌淡无苔。所谓"结阴者，便血一升，再结二升，三结三升"，以阴气内结，不得外行，血无所禀，渗入肠间，今去血过多，治宜温养脾肾，方用《金匮要略》黄土汤加味：熟地黄一两，白术六钱，炙甘草六钱，黑附片三钱，黄芩二钱，阿胶五钱（烊服），侧柏叶（炒）三钱，灶心土二两（用开水泡黄土，澄清取水煎药）。服 2 剂。复诊时，服上方已有好转，昨日大便 3 次，只有 1 次流血，今日又便后流血 1 次，仍有心跳气短，已无头晕及自汗出，饮食尚可，眠佳，舌无苔，脉仍沉数，原方再服 3 剂。三诊便血已很少，心跳气短亦减，舌苔薄微黄，脉如前。此证血虽渐止，但日久伤血，中气亦伤，仍宜益气滋阴补血以资善后。处方：黄芪五钱，当归二钱，地黄四钱，阿胶三钱（烊服），甘草二钱，地榆二钱，侧柏叶二钱，黄芩一钱五分，槐花二钱，地骨皮二钱。5 剂。3 个月后随访，未再便血，心跳气短亦较前为佳。

按：便血有远近之分，近血出血部位距肛门较近，血出之后，未经变化，随即流出，故血色鲜红；远血出血部位距肛门较远，血出之后，在肠停留时间较久，已经变化，故血色如漆。可知苗某所患为近血，故以黄土汤加侧伯叶，增强止血作用。善用经方者常能应手而效。

（五）现代研究

1. 临床研究 陈久红观察黄土汤加味配合西药治疗上消化道出血的疗效，治疗组在常规制酸、保护胃黏膜、止血的基础上加用黄土汤口服，对照组予常规西药治疗。结果显示治疗组可以缩短止血时间，有效率显著高于对照组，黄土汤配合西药治疗上消化道出血有较好的疗效。李小华等观察加味黄土汤联合西药治疗无排卵型功能性子宫出血的临床疗效，治疗组在常规西药基础上加服加味黄土汤，结果显示黄土汤能改善患者的子宫出血情况，能改善性激素水平，控制炎症反应。

2. 实验研究 殷舟等通过观察黄土汤对虚寒型溃疡性结肠炎大鼠巨噬细胞移动抑制因子、Toll 样受体 4 表达的影响得出结论，认为黄土汤可显著降低结肠黏膜损伤指数评分，降低 MIF、TLR4 表达，提高 D-木糖水平，黄土汤对大鼠虚寒型溃疡性结肠炎有良好的治疗作用，其机制可能与抑制 MIF、TLR4 表达，减少炎症反应，促进结肠黏膜修复有关。

五十九、赤小豆当归散证

（一）原文

下血，先血后便，此近血也，赤小豆当归散主之。

赤小豆当归散方
赤小豆三升（浸令芽出，曝干） 当归三两

（二）方解与临床运用

1. 方解 赤小豆当归散有清热利湿、活血止血之功。主治：湿热便血。方中赤小豆渗湿清热，当归活血止血，浆水煎药，增强清热作用。临床使用时可酌加槐花、金银花、紫花地丁；便血日久不止者，可酌加炒椿根白皮、侧柏炭；湿热偏重者，可酌加黄柏、苦参、知母等。

2. 临床运用 现代运用本方可治疗痔疾、肛裂等病，还可内服兼外洗治疗渗出性皮肤病，如传染性湿疹样皮炎、接触性皮炎、生漆过敏、急性湿疹、脓疱疮、暑疖等属湿热内蕴者。

（三）名家解读

1. 尤在泾 下血先血后便者，由大肠伤于湿热，而血渗于下也。大肠与肛门近，故曰近血。赤小豆能行水湿、解热毒，当归引血归经，且举血中陷下之气也。

2. 唐宗海 近血者，即今之脏毒、痔疮，常带脓血者是也。何以知之，观仲景用赤小豆当归散而知之矣。狐惑有脓者，赤小豆当归散主之。赤豆发芽是排其脓，则知先血后便，亦是脏毒有脓，其用赤豆，亦以排脓，即所以行血也。

（四）典型医案

病案一 刘某，男，51 岁。工人。1973 年 8 月 6 日初诊。因饮食不洁，于前月 28 日突下赤白痢，服呋唑酮、土霉素未效，日下 10 余次，赤多白少，里急后重，前日起，痔血如注（素患外痔），肛门灼热，肿痛难忍，口渴，小便色赤，舌深红，苔黄滑，脉滑数。大便常规：红细胞（++++），白细胞（++），脓细胞（++）。证属湿热毒痢，引发痔血。治宜清热祛湿、解毒止血。用赤小豆当归散加味：赤小豆 18g，当归 12g，黄芩 9g，金银花、地榆、槐花、仙鹤草、马齿苋各 15g。服 3 剂，下痢减轻，日 7~8 次，痔血随之减少，里急后重，腹痛，肛热，舌红、苔黄滑，脉滑数。原方加大黄 6g，推荡积滞，继进 3 剂，大便不爽，日行 3~4 次，带少量红白黏液，痔血已止，腹满纳差，舌红，苔黄，脉滑稍数。拟原方去大黄、槐花、仙鹤草，加山楂、枳壳各 12g，化积畅中。继进 6 剂，诸症消失，大便镜检阴性。

按：本案为湿热蕴结，日久化毒，加之饮食不洁，壅塞肠中，气血阻滞，传导失司，肠络受伤，而致下痢赤白，热毒下灼肛门；又加大便时努挣太过，引起痔破出血，用赤小豆当归散加黄芩、马齿苋清肠止痢；金银花清热解毒；地榆、槐花、仙鹤草凉血止血。后以原方增损，使余毒攘除，痢疾获愈。

病案二 毛某，男，50 岁，昌化人。气滞血瘀，肝络失疏，右胁下胀痛，按之更甚，难以转侧，身热口渴，不时索饮，烦躁不宁，近日来胃纳反而转佳，恐脓已成矣。脉象滑数，舌苔薄黄。拟予化瘀排脓。赤小豆 30g（包煎），酒当归尾 9g，赤芍 6g，桃仁 4.5g（杵），酒大黄 4.5g，五灵脂 9g（包煎），半枝莲 12g，蒲公英 15g，金银花 9g，乳香 4.5g，没药 4.5g，另吞小金丹 1 粒。二诊：肝痛已成化脓之候，身热未退，胁部痛势依然，仍难转侧。继宗前法。赤小豆 30g（包煎），酒当归尾 9g，赤芍 6g，桃仁 4.5g（杵），酒大黄 4.5g，蒲公英 15g，蒲黄 9g，金银花 9g，五灵脂 12g（包煎），败酱草 15g，半枝莲 15g，乳香 4.5g，没药 4.5g。另吞小金丹 1 粒。三诊：两进化瘀排脓之剂，便下黑秽甚多，热势顿减，胁部胀疼渐缓，且能转侧安卧。脓去积瘀未净，原法继进。前方去五灵脂，加牡丹皮 4.5g 续服。

按：本案脉症，一派湿热蕴积之象。湿热蕴积，肝中气血郁滞，郁热成痈。其辨证眼目是"近日来胃纳反而转佳"，遂断为"恐脓已成"，正合仲景所谓"若能食者，脓已成也"之意。夫肝胃关系密切，肝热及胃，胃气不清，则不欲饮食；若肝中热毒已化成脓，胃中浊热随并于肝，胃气无扰，则能食矣。于此之时，当以赤小豆当归散加味，以清肝凉血、化瘀排脓，待便下黑秽之物，则脓血尽去，内痈可消。

（五）现代研究

1. 临床研究　李华英等观察赤小豆当归散加减治疗白塞综合征的临床疗效，得出结论，西医配合当归赤小豆散治疗白塞综合征，可提高治疗效果和患者纤溶系统功能，具有应用价值与推广价值。

2. 实验研究　杜振华等观察当归赤小豆汤对乌拉坦诱导的小鼠肺癌的预防作用，乌拉坦建立的小鼠肺癌模型组致瘤率为 100%，当归赤小豆汤组致瘤率为 78%。与模型组相比，当归赤小豆汤组小鼠肺癌瘤数较少且瘤体积较小。苏木精–伊红染色显示：模型组小鼠肺组织出现核畸变，炎症浸润明显；当归赤小豆汤组小鼠肺组织有明显的腺圈，腺圈内部有少量炎症浸润现象。血清肺癌标志物检测癌胚抗原表明，当归赤小豆汤组含量低于模型组，得出结论，当归赤小豆汤对乌拉坦诱导的小鼠肺癌模型具有预防作用。

六十、大半夏汤证

（一）原文

胃反呕吐者，大半夏汤主之。

大半夏汤方

半夏二升（洗完用）　人参三两　白蜜一升

（二）方解与临床运用

1. 方解　大半夏汤有和胃降逆、补虚润燥之功。主治：虚寒胃反。方中重用半夏开结降逆，人参、白蜜补虚润燥。本方临床治疗久病血亏而大便如羊屎者，加当归、火麻仁、郁李仁；郁久化热伤阴，热伤阴络而便血，兼见口干者，加黄芩、麦冬、白及；上腹部隐痛，大便色黑而无热者，为气虚便血之证，加黄芪、白及；胸腹胀满，便秘者，加枳实、厚朴、槟榔；因情志不畅，时发呕吐，嗳气者，加乌药、青皮、陈皮；面色白，畏寒肢冷明显者，加花椒、生姜。

2. 临床运用 现代运用本方可治疗神经性呕吐、胃及十二指肠溃疡、急性胃炎、胃扭转、贲门痉挛等证属中焦虚寒呕吐者。

(三) 名家解读

1. 尤在泾 胃反，呕吐者，胃虚不能消谷，朝食而暮吐也。又胃脉本下行，虚则反逆也，故以半夏降逆，人参、白蜜益虚安中。东垣云：辛药生姜之类治呕吐，但治上焦气壅表实之病。若胃虚谷气不行，胸中闭塞而呕者，唯宜益胃推扬谷气而已，此大半夏汤之旨也。

2. 徐忠可 已前皆论呕，即或兼言吐，不过饮食之后，或吐些少出来耳。若食久即尽出，此乃胃虚不能消谷，因而上逆，故使胃反，反后火逆，呕吐兼夹燥矣。故以半夏降逆下痰涎为主，加人参以养其正，白蜜以润其燥，而且扬水二百四十遍以使速下。《千金》治不受食，《外台》治呕而心下痞硬，要知不受食虚也，痞硬亦虚也。

(四) 典型医案

病案一 张某，男，24岁，武警战士。1991年5月8日初诊。患青光眼半月余，眼痛，视力急剧下降，头痛剧烈，如束铁箍，恶心而呕吐频作，且控制不住，大便偏干。查眼压：左眼37mmHg，右眼32mmHg。舌质红，苔白腻，脉来弦滑。刘渡舟抓住呕吐不止，脉又弦滑，辨为痰浊之邪上犯清阳，天气冒明之证。治当健脾和胃、化痰降浊。急疏《金匮要略》大半夏汤：半夏20g，生姜30g，党参12g，蜂蜜50g。于蜂蜜中加两大碗水，以杓扬之约10余分钟后煮药，温服。二诊：服药后，一周内仅呕吐一次，查眼压：左眼28mmHg，右眼26mmHg。两目充血，低头时眼胀，大便正常。舌苔白略腻，脉弦。药已奏效，守方续进7剂，患者头痛、眼胀、呕吐诸症悉除。杳眼压：左眼21mmHg，右眼18mmHg，已属正常。

按：本案为脾胃虚弱，痰浊上犯所致，其辨证的眼目在于青肓伴有呕吐频作，苔白腻，脉弦滑。值得注意的是，本案脾胃虚弱不但是脾胃气虚，且有脾胃阴虚之象，案中所见舌红、大便偏干等症，皆为土燥不润之候。脾胃气阴不足，运化水谷力衰，酿生痰浊：夹肝气而上犯清窍，目因邪壅而压力增高，导致头痛目痛，视力下降。胃虚而燥，其气不濡而上逆，呕吐乃作。故欲增加视力而去头痛、目痛、止呕吐，必降眼压，平胃气；欲降眼压，平胃气，必化痰浊；欲化痰浊，又必须补脾之气阴，刘渡舟用《金匮要略》"大半夏汤"加生姜，颇能切中病机。方以半夏降痰浊、止呕吐、和胃气；以党参、蜂蜜补脾之气阴。且将蜜以杓扬之数百遍，取其轻灵清柔之性，则润脾阴而不腻。此外，蜂蜜亦可制约半夏之燥，缓解半夏之毒，使其温降之中不伤脾胃，可谓一举而数得。加生姜者，既能助半夏降浊和胃止呕，又能助党参补益脾气。本方通中有补，温中能润，以和降为其特性，故可治疗"土虚浊犯"之清窍病疾。若夹肝气上逆者，酌加代赭石以镇纳之。

病案二 范某，男，38岁。1974年9月5日初诊。4年来食后即吐，无恶心，吐物为食物及黏液，经北京、西安、上海、太原等多个医院检查未发现器质性病变，并反复住院治疗，呕吐不见改善，其间并服中药数剂亦未见效。大便干二日一行，舌苔白，脉弦滑，重按无力。脾虚不运，郁生涎饮，聚结不散。半夏四钱，人参三钱，生姜三钱，蜂蜜一两。9 月 20 日服药两剂后呕吐停止，服 4 剂以后痊愈。

按：本案病者长期食后即吐，并有大便干，与大半夏汤证相符，服 4 剂而顽疾竟愈，可见经方魅力之所在。

（五）现代研究

1. 临床研究 冯海英等观察大半夏汤对化疗呕吐的临床疗效，所有患者进行常规化疗及其他对症治疗，患者出现恶心呕吐的临床症状后给予大半夏汤治疗，研究发现大半夏汤对于化疗呕吐具有明显效果，即能够止呕，又能够补益患者的元气，对于患者恶心、呕吐的症状有明显的缓解作用。

2. 试验研究 王燕燕等分析大半夏汤对呕吐家兔胃卡哈尔间质细胞水平的影响，连续给药 7 天后，记录 6 组家兔 24 小时内的呕吐物量、呕吐次数等情况；检测各组呕吐家兔胃排空率及血浆 P 物质含量；采用酶联免疫吸附测定法，分别检测 6 组家兔胃 P 物质间质细胞水平，得出结论大半夏汤对化疗所致呕吐有较好疗效，能提高化疗呕吐家兔胃间质细胞含量，大半夏汤的止呕机制可能与其能提升卡哈尔间质细胞水平有关。

六十一、茱萸汤证

（一）原文

呕而胸满者，茱萸汤主之。
干呕，吐涎沫，头痛者，茱萸汤主之。
茱萸汤方
吴茱萸一升　人参三两　生姜六两　大枣十二枚

（二）方解与临床运用

1. 方解 茱萸汤有散寒降逆、温中补虚之功。主治：肝胃虚寒、寒饮上逆的呕吐。方中吴茱萸、生姜温胃散寒、降逆止呕；人参、大枣补中益气。临床若阳虚恶寒甚者，加附子、肉桂；血虚加当归；呕吐甚者，加半夏、丁香；腹胀加白豆蔻；泛酸加瓦楞子、牡蛎；胃寒痛甚，加高良姜、香附；气虚者，重用党参、黄芪；头晕头痛较甚者，加钩藤、半夏、川芎。

2. 临床运用 现代运用本方可治疗神经性呕吐、妊娠恶阻、食管癌、急性胃炎、贲门痉挛、幽门痉挛、瘢痕性幽门梗阻、更年期顽固性呕吐、高血压脑病、颅内压增高性头痛、结核性脑膜炎、血管神经性头痛、习惯性头痛、顽固性头痛、高血压病、梅尼埃病、慢性胃炎、消化性溃疡、慢性胆囊炎、癫痫等出现肝胃虚寒、浊阴上逆之呕吐者。

（三）名家解读

1. 赵以德 《伤寒论》以是方治食谷欲呕阳明证，以中焦反寒也。吴茱萸能治内寒降逆；人参补益阳气，大枣缓脾；生姜发越胃气，且散逆止呕。逆气降，胃之阳行，则腹痛消矣。此脾脏阴盛逆胃，与夫肝肾下焦之寒上逆于中焦而致者，即用是方治之。若不于中焦，其脏久寒者，则以本脏药佐之。如厥阴手足厥冷，脉细欲绝，内有久寒者，于当归四逆汤加吴茱萸、生姜是也。

2. 曹颖甫 胃浊不降，脾阳不升，则气机否塞。呕而胸满者，脾虚生湿，中气寒而胃浊上泛也，盖脾脏吸收小肠津液上出胸中，胸中阳气充足，则清者散为汗液，膏者上达心肺二脏，化而为血。胸中阳气不足，则津液停蓄，悉化为湿。胸中为宗气所居，气为湿阻，至不得噫嗳，则胀满欲死，此其所以呕而胸满也。吴茱萸汤，吴茱萸以降逆散寒，人参、姜、枣以和胃扶脾，但使膈间阳气渐舒，咽中时得噫嗳，或呵欠，或吐出痰涎，则胸满去而呕逆亦止，盖仲师虽言"呕而胸满"，其实由胸满而呕也。

（四）典型医案

病案一 周某，38 岁。体质素弱，曾患血崩，平日常至余处治疗。此次腹部不舒，就近请某医诊治，服药后腹泻，病即陡变，晕厥瞑若已死，如是者半日许，其家已备后事，因族人以其身尚微温，拒入殓，且争执不休，周不获已，托其邻居来我处婉商，请往视以解纠纷，当偕往。病人目瞑齿露，死气沉沉，但以手触体，身冷未僵，扪其胸膈，心下微温，恍惚有跳动意，按其寸口，在若有若无间，此为心体未全静止，脉息未全厥绝之症。族人苦求处方，姑拟参附汤：人参一钱，附子一钱，煎浓汁，以小匙微微灌之，而嘱就榻上加被。越二时许，复来邀诊，见其眼半睁，扪其体微温，按其心部，跳跃较明晰，诊其寸口，脉虽极弱极微，亦较先时明晰。予曰：真怪事，此病可救乎？及予扶其手自肩部向上诊察时，见其欲以手扪头而不能，因问："病人未昏厥时曾云头痛否？"家人曰："痛甚。"因思仲景头痛欲绝者，吴茱萸汤主之。又思前曾患血崩，此次又腹泻，气血不能上达颠顶，宜温宣冲动，因拟吴茱萸汤一方：吴茱萸三钱，人参一钱五分，生姜三钱，大枣四枚。越日复诊，神识渐清，于前方减吴茱萸之半，加人参至三钱。一周后病大减，用内补当归建中汤、炙甘草汤等收功。

按：厥阴乃阴尽阳生之地。此例前患血崩，继病腹泻，以致阳随液脱，根本动摇，头失温养则痛剧，生阳欲绝则昏厥。患者病情垂危，幸遇起死回生之良医，先予参附汤回阳救逆，待病有转机后，及时投以吴茱萸温扶生阳，一剂神志渐清，转用扶助正气方法以收功。

病案二 李某，50 岁。患者经常头痛，历时已两年多，痛时眩晕或呈空虚状，甚至呕吐，须卧床休息，经服中西药均未取效。就诊时，自述头痛欲按，痛则以头顶为甚，有时呕吐，食纳减少，精神不振，二便正常，略恶寒，脉象细弱，舌苔滑润。辨证为肝寒上犯，拟用温肝散寒法，处以吴茱萸汤加味：吴茱萸 9g，党参 15g，法半夏 9g，黄芪 15g，生姜 3 片，大枣 3 枚。先服药 3 剂。药后头痛大减，精神好转，食纳增加，舌脉同前。原方再服 4 剂后，头痛如失，改用六君子汤加黄芪、当归，以善后调理。

按：头痛原因颇多，有外感内伤之别。从本例来看，陈瑞春认为，患者头痛、恶寒、呕吐等症是由于阳气不振，浊阴引动肝气上逆所致。与《伤寒论》"干呕，吐涎沫，头痛者，茱萸汤主之"的病机一致，又因其久痛多虚，治以吴茱萸汤温中补虚，降逆化痰，药证相合，故获良效。痛止后继用六君子汤补益中气，调理脾胃而愈。

（五）现代研究

1. 临床研究 刘红燕等观察吴茱萸汤治疗偏头痛中医证属厥阴肝寒者的临床疗效，发现吴茱萸汤对偏头痛证属厥阴肝寒者疗效显著。魏岳斌等观察加味吴茱萸汤对脾胃虚寒型幽门螺杆菌相关性慢性胃炎的疗效，结果表明，治疗组总有效率为93.3%，对照组为70.0%；治疗组幽门螺杆菌根除率为96.7%，对照组为70.0%，得出结论，加味吴茱萸汤联合西药对脾胃虚寒型幽门螺杆菌相关性慢性胃炎较单用西药临床疗效更好。

2. 实验研究 吴燕川等建立利血平化低5-羟色胺伴局部脑血管痉挛型小鼠偏头痛模型，观察到复方吴茱萸汤能升高模型鼠脑组织内5-羟色胺、多巴胺，血清内一氧化氮含量，降低脑组织内一氧化氮含量，对相关指标均有改善作用。刘珍洪等的研究发现，吴茱萸汤对结肠黏膜具有不同程度的保护作用，小鼠疼痛行为频次和疼痛行为出现时间呈现不同程度降低和延迟，吴茱萸汤干预后小鼠结肠中的瞬时受体A1、瞬时受体V1表达均显著下调，研究得出结论，热敏通道瞬时受体A1、瞬时受体V1是吴茱萸汤发挥止痛作用，尤其是缓解芥子油内脏痛的关键靶点。

六十二、大黄甘草汤证

（一）原文

食已即吐者，大黄甘草汤主之。

大黄甘草汤方

大黄四两　甘草一两

（二）方解与临床运用

1. 方解 大黄甘草汤有荡热和胃之功。主治：胃肠实热呕吐。方中大黄荡涤肠胃实热、推陈出新；甘草缓急和胃、安中益气，使攻下而不伤胃。二药合用，泄热去实，使实热去、大便通、胃气和，则呕吐自止。临床上呕甚者加竹茹、瓦楞子、芦根等；热甚者加栀子、黄连、黄芩等；大便秘结者加芒硝；吐出物酸苦者，宜合用左金丸。

2. 临床运用 现代运用本方可治疗贲门痉挛、妊娠恶阻、急慢性胃炎、幽门水肿、急性食管炎、神经性呕吐、先天性贲门扩张症、急性胆囊炎、习惯性便秘等属胃肠实热之呕吐者。

（三）名家解读

1. 赵以德 胃气生热，其阳则绝，盖胃强则与脾阴相绝，绝则无转运之机，故食入即吐也。用大黄泻大热，甘草和中耳。

2. 高学山 此胃热上熏之吐，为吐家之变症变治，而非胃反也。火性炎上而躁急，胃中火盛，上冲胃脘者势也，以食压而实之，则火势受屈而进出，故食已即吐也。以苦寒泻火之大黄为君，而佐以守中之甘草，不特浮大黄下趋之性，使从胃脘而下，且治急冲者，唯宜以缓降胜之也。

（四）典型医案

病案一 白某，女，65岁，1979年6月2日初诊。1个月前，因家庭纠纷，大怒而病，出现呕吐，食入即吐，有时汤水难下，经X线食管钡餐检查报告：钡剂在贲门部通过困难，食管下端有约2cm长的、对称的、黏膜纹正常的漏斗形狭窄。印象：贲门痉挛。经口服西药对症治疗无效，且越发越严重，直至卧床不起，靠输液维持，曾服旋覆代赭汤、橘皮竹茹汤等，罔效，甚至有时药入即吐。刻诊：形体消瘦，精神萎靡，食入即吐，腹软，口中乏味，苔厚略腻，脉缓。此乃胃失和降、气逆作呕，前医投大方而未能及，故拟仲景大黄甘草汤治之。处方：大黄12g，甘草6g。水煎分两次服。药进1剂，食入而不吐，继进2剂而告痊愈。

按：《金匮要略》云："食已即吐者，大黄甘草汤主之。"历代注家大都认为该条文是指的大便秘结所致的呕吐，然而该患者热象并不明显，却得治愈。其机制诚如《别录》云大黄"平胃下气，破痰实"，甘草"温中下气"。二药相须为用，则有安和胃气、降逆止呕之功。又因药少力专，便于入胃吸收，故食已即吐者，得大黄甘草汤自愈。

病案二 束某，女，26岁。1983年5月26日初诊。停经52天，查为有孕，头痛恶心泛泛，食入即吐，尚伴尿痛，以往有热淋病史，先予泄肝和胃、清热利湿之剂，尿痛、尿频好转，但呕吐不已，渐至米难进，察苔薄黄而偏干，脉弦滑。仲师云："食已即吐者，大黄甘草汤主之。"陈林认为食已即吐，是胃热上逆而不能容食，与反胃寒呕水饮不同。此案系胎气夹热上循，但恐药过病所，有伤胎元，故取其味而变其制。处方：大黄2g，甘草5g。分两次泡茶频饮。6月1日复诊，自述当天下午用保温杯将药泡后，约半小时喝一大口，三四次后，口干明显缓解。晚上进少量稀饭未见呕吐。次晨又泡服上药，中午吐止，已能正常进食。后又见胃内嘈杂恶心，仍用上法一次即已。

按：笔者在临床中喜以大黄、甘草二味，用治妊娠及其他疾病引起的严重呕吐，证属胃火者甚验。属寒者，合生姜；夹湿者，加藿香或砂仁；中虚者配大枣。药不过三四味，总量不到10g，常能应手取效。大黄有攻下破瘀之力，常为孕妇所忌，然笔者用量颇轻（一般1~2g），又是泡服，意在降胞中之火，务使胎火降而不上冲，头眩、恶心、呕吐诸症自可平息。

（五）现代研究

1. 临床研究 王悦观察大黄甘草汤联合针刺治疗糖尿病胃轻瘫患者的临床疗效，治疗组的血清胃泌素、胃动素水平、胃排空率显著高于对照组，生长抑素水平、临床症状积分显著低于对照组；治疗后，观察组治愈率显著高于对照组，得出结论，大黄甘草汤联合针刺治疗糖尿病胃轻瘫的效果显著优于单纯枸橼酸莫沙必利片治疗的效果。

2. 实验研究 唐丙喜等观察大黄甘草汤对急性坏死性胰腺炎大鼠并发肺损伤的治

疗效果，研究结果表明大黄甘草汤可快速改善急性坏死性胰腺炎并发的肺损伤，其机制可能与抑制 Toll 样受体 -4 的表达、降低白介素 -6 和白介素 -α、升高白介素 -10 水平有关。

六十三、小半夏汤证

（一）原文

诸呕吐，谷不得下者，小半夏汤主之。

小半夏汤方

半夏一升　生姜半斤

（二）方解与临床运用

1. 方解　小半夏汤有发散饮邪、和胃降逆之功。主治：寒饮呕吐。方中半夏开饮结而降逆气，生姜散寒和胃以止呕吐。因本方具有较强的和胃、降逆之功，经过适当的配伍变化，可以治疗各种呕吐，所以后世医家称此为止呕祖方。

2. 临床运用　现代运用本方可治疗胃神经症、梅尼埃病、神经性呕吐、不完全性幽门梗阻、胃肠炎、食物中毒、妊娠恶阻等属寒饮之呕吐者。

（三）名家解读

1. 徐忠可　呕固属火，然使胃中无痰，则食可稍进，至谷不得下，非痰凝之而何，痰必由于气逆，故以半夏、生姜降逆开痰。

2. 姜春华　方中半夏燥湿化痰、和胃降逆，为本方主药；生姜温胃涤饮、降逆止呕，佐半夏既能增强其祛痰降逆之力又可制约其燥烈的毒性。小半夏汤为止呕之祖方，前贤称其为"呕家之圣药"。本方通治妊娠呕吐呃逆，辨证为寒性蓄水而不渴为最宜。又若在背七、八椎处有手掌大冷者是水饮证。

（四）典型医案

病案一　患者某，男，76 岁。2006 年 4 月 14 日初诊。以反复胸闷、气急。两天入院。入院时症见胸闷，气急，端坐呼吸，咳嗽，咳白色泡沫状痰，尿少，恶心，口不渴，不思进食，进食则吐，尿少，血压 120mmHg，呼吸 28 次/分，大汗淋漓，口唇发绀，呼吸气促，张口抬肩，两肺满布大量湿啰音，心率 110 次/分。可闻及期前收缩 18 次/分。心电图示室性期前收缩。心肌钙蛋白 110.08ng/mL，脑钠素 933pg/mL。诊断：急性广泛前壁心肌梗死，急性肺水肿。给予吸氧，静脉注射吗啡、硝酸甘油、呋塞米、胺碘酮等药物，20 分钟后，患者胸闷缓解，呼吸平稳，但仍不能进食，食则呕吐，肌内注射甲氧氯普胺（胃复安）针未见疗效，因此，试用古方小半夏汤。半夏 10g，生姜 10g。煎汁 30mL，超声雾化吸入，雾吸的过程中和雾吸之后半小时内吐痰近 10mL，继而口服盐酸贝那普利、阿司匹林、氟伐他汀，仍觉恶心，但未呕吐。接下来 3 天，再次超声雾化吸入小半夏汤，每日 2 次，症状持续好转。无呕吐发作。

按：急性心肌梗死所致的呕吐并不鲜见，如兼有口不渴，中医辨证当属"支饮"的范畴，故用小半夏汤治疗本病最宜。半夏性之辛燥，辛可散结，燥可胜湿化饮，且半夏亦可和胃降逆，为治水饮内停、胃失和降之要药。生姜性之辛温，能助半夏燥湿化饮、降逆止呕，且生姜有解毒之功，能制半夏之悍，解半夏之毒，故生姜既为臣药又为佐药，两药合用重在降逆止呕。

病案二 王某，女，53 岁，退休工人。1963 年 5 月 10 日初诊。眩晕 3 天，呕吐频繁，呕吐物俱是清水涎沫，量多盈盆，合目卧床，稍转动便感觉天旋地转。自述每年要发数次，每次发作长达月余，痛苦不堪，西医诊断为内耳眩晕症。刻诊见形体肥胖，苔薄白而腻，脉沉软滑。此水饮停胃，浊邪僭上，清空不清。法当和胃化饮，饮化浊降则诸症自除。处方：半夏 12g，生姜 10g。二剂。5 月 13 日复诊：眩晕、呕吐均止。原方加茯苓 12g。续服二剂。并予丸方（二陈汤加白术，姜汁泛丸）常服，以求巩固。追访两年，未发作。

按：前人云"无痰不作眩"。此"痰"字，实为痰饮、水湿、胃浊的总称。本病临证，须辨明呕吐物的性味，如呕吐酸苦者，多为肝阳胆火冲激胃浊，口中甜腻，胸闷欲吐，胃纳不馨者，为湿浊阻气，与水饮停聚有别。本例根据频吐清水涎沫的特征，同时结合形体肥胖，脉沉滑，断为水饮停胃，治以化饮和胃，本《内经》"甚者独行"之旨，径取《金匮》小半夏汤原方，使饮化呕止晕平，可谓求本之治。

（五）现代研究

1. 临床研究 郎睿等的研究发现，小半夏汤对顺铂所致的胃排空延缓和小肠推进亢进具有显著改善作用，其对胃肠动力的调节作用可能是其防治化疗性恶心呕吐的作用机制之一。李琼等的研究结果表明，足三里穴位注射联合小半夏汤治疗能够有效缓解上消化道重建手术后化疗引发的呕吐症状，可以明显提高患者生存质量，具有较高的临床价值。

2. 实验研究 杜静等观察小半夏汤对化疗致胃肠道黏膜炎模型大鼠胃、回肠组织形态学的改变及其对抗氧化应激标志物的影响，得出结论，小半夏汤可以改善大鼠化疗致胃肠道黏膜损伤，可能与其抗氧化应激作用有关。刘婉青等研究发现，小半夏汤可降低正常大鼠离体肠管的收缩张力和振幅，对大鼠离体回肠的自主运动具有抑制作用，同时小半夏汤高、中、低剂量均对乙酰胆碱、二水合氯化钡引起的回肠张力升高、振幅变大有拮抗作用，使其张力和振幅降低，研究得出结论，小半夏汤对肠管运动具有抑制作用。

六十四、橘皮竹茹汤证

（一）原文

哕逆者，橘皮竹茹汤主之。

橘皮竹茹汤方

橘皮二升　竹茹二升　大枣三十枚　生姜半斤　甘草五两　人参一两

（二）方解与临床运用

1. 方解　橘皮竹茹汤有补虚清热、和胃降逆之功。主治：胃虚有热呃逆。方中橘皮理气健胃、和中止呕；生姜降逆开胃；竹茹清热安中、止呕逆；人参、甘草、大枣补虚和中。六味相合，虚热得除，胃气和降，则哕逆自愈。临床上呃逆不止者，加枳实、柿蒂等；胃热较重者，加黄连、栀子；兼痰热者，加竹沥、天竺黄、鱼腥草；兼瘀血者，加桃仁；因呕吐胃阴不足，口渴，舌红苔少，脉细数者，加麦冬、石斛、芦根、北沙参以滋养胃阴、降逆止咳。

2. 临床运用　现代运用本方可治疗急慢性胃炎、膈肌痉挛、胃神经症、反流性胃炎、食管裂孔疝、妊娠呕吐等病属胃虚有热者。

（三）名家解读

1. 庆云阁　口中哕味吐难禁，宜用生姜橘与参，大枣竹茹甘草入，半攻半补义弥深。

2. 吴谦　哕即干呕也。因其有哕哕之声，而无他物，故不曰干呕，而曰哕逆，属气上逆为病也。上逆之气，得出上窍，皆能作声，故肺虚气上逆，则作咳，气从喉出而有咳逆之声，若为邪所阻，则为喘满，故无声也。胃虚气上逆，则作哕，气从咽出而有哕逆之声。若与物凝结，则为痞痛，故无声也，是知气病也明矣。然邪气所凑，正气必虚，故用橘皮、竹茹、生姜以清邪气，人参、甘草、大枣以补正气。则上逆之气自可顺矣。

（四）典型医案

病案一　患者某，男，52岁。发热八九日不退，热势夜甚，咳嗽痰黏，口干欲热饮，胸闷，纳少，小溲热赤，昨起呃逆频作，苔薄腻，脉虚滑而数。湿痰夹热交阻，肺胃不和，宜清解达邪、清肺和胃而化湿痰，用二陈汤合橘皮竹茹汤加减，服三剂。复诊：热退咳平，呃逆未止，胸闷，胃脘痛，泛恶吞酸，口干，溲黄，舌红，苔薄黄，脉濡。湿热未清，肝胃不和，胃阴已伤，用左金丸、橘皮竹茹汤加减，参用养阴之品，服三剂。三诊：食欲增强，大便正常，小溲清长，胸闷，渴欲热饮，吐痰、呃逆未平，自觉有气自下腹上冲而作呃，呃声低怯而频。苔薄腻，脉濡迟。诊为湿痰未清，胃失和降，肾阳已虚，不能纳气。用熟地黄四钱、半夏三钱、豆蔻七分、柿蒂七个、丁香七分、橘红一钱、沉香二钱、炙甘草一钱、炮姜五分、肉桂三分、五味子三钱。次日呃止。

按：上例的三诊方之意是纳肾气、和胃气、开痰湿，用药在于熟地黄、沉香、肉桂、五味子、豆蔻、半夏之得力。

病案二　袁某，女，24岁。1971年4月14日初诊。诉急行汗出较多，饮冷水，即呃逆连声，平素胃弱而饮食不多，宜养胃降逆。陈皮9g，竹茹12g，党参12g，炙甘草

6g，生姜 2 片，大枣 5 枚，柿蒂 6g，丁香 4.5g。本方仅服 1 剂，呃即止。

按：本案患者素体胃弱，复由饮冷，寒邪客逆中焦，胃气上逆，而致呃逆。经投橘皮竹茹汤加丁香、柿蒂，具有温胃散寒、降气止呃之效，故 1 剂即愈。

（五）现代研究

1. 临床研究 曹一波等观察橘皮竹茹汤联合托烷司琼治疗大肠癌术后化疗相关性呕吐患者的临床疗效，结果表明血清 5 - 羟色胺受体与大肠癌术后化疗相关性呕吐严重程度有一定相关性，橘皮竹茹汤联合托烷司琼对大肠癌术后化疗相关性呕吐临床疗效良好，可降低呕吐分级，改善中医主症积分。何玉兰的研究发现，糖尿病胃轻瘫的患者，采用甲钴胺穴位注射结合橘皮竹茹汤辨证加减治疗效果确切，且安全性较高，具有较高应用价值。

2. 实验研究 姚春等观察橘皮竹茹汤对胆汁反流胃炎大鼠模型的防治作用，研究发现橘皮竹茹汤高、低剂量组及西药组血清胃泌素、胃黏膜前列腺素 E_2 含量明显升高，且橘皮竹茹汤高剂量组相关测定结果具有明显优势，得出结论，橘皮竹茹汤对模型大鼠胃黏膜有显著保护作用，其作用机制与升高血清胃泌素、胃黏膜前列腺素 E_2 相关。

六十五、桃花汤证

（一）原文

下利便脓血者，桃花汤主之。

桃花汤方

赤石脂一斤（一半剉、一半筛末） 干姜一两 粳米一升

（二）方解与临床运用

1. 方解 桃花汤有温中涩肠固脱之功。主治：脏气虚寒、气血下陷的下利。方中赤石脂为君，其色似桃花，又名桃花石，性温味甘涩而质重，功能涩肠固脱；干姜温中散寒；粳米补虚安中。方后强调"内赤石脂末"冲服，是为增强涩肠固脱的功效。临床上脾肾俱虚，阴寒内盛者，加附子、肉桂以温脾暖肾；腹痛者，加白芍、桂枝以缓急止痛；久泻滑脱者，加党参、肉豆蔻以益气固脱；下利兼热象者，可酌加黄芩、黄连、白头翁等。

2. 临床运用 现代运用本方可治疗慢性阿米巴痢疾、慢性细菌性痢疾、慢性结肠炎、胃及十二指肠球部溃疡合并出血、功能性子宫出血等疾病属于脾阳虚衰、固摄无权者。

（三）名家解读

1. 周扬俊 此少阴证，少阴肾水也，肾寒则水盛，与血相搏，渗入肠间，积久化腐，遂成便脓，成注。下焦不约而里寒，用赤石脂寸匕，日三服，一服愈，即止，涩以

固肠胃虚脱，干姜散寒，粳米补胃，然赤石脂在血理血，在水理水。在脱则固，在涩则行，所以知其行涩也，《本草》用治难产，胎衣不下，干姜非唯散寒，且能益血止血，欲诸药入肠胃，必粳米引之也，虽然，有不可固者，如云便脓血者可利，利非行气血乎，然气血欲行者不可涩，涩者不可行，两者实相反。仲景两出之，后人不可不审也，若成注阳明下利便脓血者，协热也，岂阴经病尽属脏寒，而不有其邪热蓄之者乎，病邪相乘，不可一言穷矣，仲景不过互相举例，以俟后人之消息处治耳。

2. 陈修园 下利便脓血者，由寒郁转为湿热，因而动血也，以桃花汤主之，此为利伤中气，及于血分，即《内经》阴络伤则便血之旨也，桃花汤姜米以安中益气。赤石脂入血分而利湿热，后人以过涩疑之，是未读本草经之过也。

(四) 典型医案

病案一 示吉医案：毛方来忽患真寒证。腹痛自汗，四肢厥冷，诸医束手，予用回阳救急而愈。吴石虹曰：症虽暂愈，后必下脓血，则危矣。数日后，果下利如鱼脑，全无臭气，投参、附不应。忽思三物桃花汤，仲景法也，为丸与之，三四服愈。赤石脂30g，干姜3g，粳米30g。

按：本案为虚寒下利便脓血证。患者下利脓血如鱼脑，全无臭气，其为少阴虚寒滑脱下利甚明。投参、附无效，换投桃花汤为丸，三四服即愈者，因石脂留涩于肠胃，止利之力倍强也。少阴里寒便脓血，色暗而不鲜，乃肾受寒湿之邪，水谷之津液为其凝聚，酝酿于肠胃之中而为脓血，其人脉必微细，神气静而腹喜温，欲得手按之，而腹痛乃止。阳症内热，则溢出鲜血，阴症内寒，则下紫黑如猪肝，此其辨也。方用赤石脂性味甘温重涩，入下焦血分而固脱；干姜辛温，暖下焦气分而补虚；粳米甘平，佐石脂干姜而润肠胃，为崇土清脓之温剂。

病案二 程某，男，56岁。患肠伤寒住院治疗40余日，基本已愈。唯大便泻下脓血，血多而脓少，日行三四次，腹中时痛，屡治不效。其人面色素来不泽，手脚发凉，体疲食减，六脉弦缓，舌淡而胖大。此证为脾肾阳虚，寒伤血络，下焦失约，属少阴下利便脓血无疑，且因久利之后，不但大肠滑脱，而气血虚衰亦在所难免。治当温涩固脱保元。赤石脂30g（一半煎汤、一半研末冲服），炮姜9g，粳米9g，人参9g，黄芪9g。服3剂而血止，再服3剂大便不泻而体力转佳。转方用归脾汤加减，巩固疗效而收功。

按：本案特征：①大便稀溏，脓血杂下。②腹痛阵发，手足发凉。③舌胖脉弦。符合桃花汤证特点，投之果效。

(五) 现代研究

1. 临床研究 孔鹏飞等观察桃花汤合补中益气汤加减治疗克罗恩病活动期（脾胃虚寒证）的疗效及对Th1和Th17细胞因子的影响，结果表明在常规西医治疗的基础上，内服桃花汤合补中益气汤加减治疗克罗恩病活动期脾胃虚寒证患者，可控制疾病的活动度，减轻病情程度和炎症反应，提高缓解率和生活质量，临床疗效优于单纯的西医治疗。

2. 实验研究 王雪霏观察桃花汤合康复新液灌胃治疗溃疡性结肠炎大鼠的疗效，造模成功后，对照组、实验组分别予以持续 2 周的药物干预。药物干预后，实验组水通道蛋白 3、水通道蛋白 4 蛋白表达均分别明显高于对照组，实验组白介素 -6 含量低于对照组，得出结论，桃花汤合康复新液治疗溃疡性结肠炎有较好的疗效，且较单独应用康复新液疗效更佳。

六十六、白头翁汤证

（一）原文

热利下重者，白头翁汤主之。

白头翁汤方

白头翁二两　黄连　黄柏　秦皮各三两

（二）方解与临床运用

1. 方解 白头翁汤有清热燥湿、凉血止利之功。主治：大肠湿热、气机阻滞的下利。方中白头翁味苦性寒，擅清肠热而解毒，并能疏达厥阴肝木之气；辅以苦寒的秦皮，清肝胆与大肠湿热；黄连、黄柏清热燥湿，坚阴厚肠以止利。诸药配伍，具有清热燥湿、凉血解毒以止痢的功效。临床上如热利伤及营血，症见壮热口渴、烦躁、舌质红绛者，可加金银花、地黄、牡丹皮、赤芍等以清热解毒、清营凉血；血虚者可加阿胶以养血；腹痛可加木香、延胡索等以理气止痛。

2. 临床运用 现代运用本方可治疗细菌性痢疾、阿米巴痢疾等疾病证属热毒较盛者。

（三）名家解读

1. 陈修园 热利下重者，热邪下入于大肠，火性急速，邪热甚，则气滞壅闭。其恶浊之物，急欲出而未得遽出故也，以白头翁汤主之，此为热利之后重，出其方治也，辨证全在后重，而里急亦在其中。

2. 徐忠可 热利下重，此热伤胃重阴气，故陷下而重也。陷下则伤肾，故用四味之苦寒者以坚之，然白头翁清阳明血热，黄连清心脾，秦皮和肝，黄柏安肾，则有交相致之功矣。既下重，而不用一味调气升气之药，病已侵血分，不专在气耳。按《伤寒论》此方，亦主下利欲饮水者，解云有热故也。谓饮水而渴不同，渴但津干，欲饮水则是阴分为火热所烁，故亦须苦寒清下者以涤之，与辛凉以解上焦之渴不同耳。

（四）典型医案

病案一 治一人。年高七十八，而体气壮实，热利下重，而脉大，苔黄，夜不安寝，宜白头翁汤为主，合小承气汤治之。白头翁 9g，秦皮 9g，黄连 1.5g，黄柏 9g，大黄 9g，枳实 3g，桃仁 9g，芒硝 6g。

按：本案为厥阴热痢。患者脉症俱实，年虽高而体壮，不但用本方，更伍小承气汤以下之，方与证合，其效可必。白头翁苦寒，止痢解毒；黄连苦寒，清湿热、厚肠胃；黄柏苦寒，泻下焦之火；秦皮味苦寒，性涩，止痢清热。三阴俱有下利症，自利不渴者属太阴。自利而渴者属少阴。唯厥阴下利，属于寒者，厥而不渴，属于热者，消渴，下利，下重，便脓血。此案患者热痢下重，乃火郁湿蒸，胆气不升，火邪下陷，故下重。白头翁清理血分湿热，佐秦皮以平肝升阳，协之连柏，清火除湿而止痢，为治热痢之清剂。更伍承气以导滞泻邪，桃仁之苦平以活血润肠，是釜底抽薪法也，用治热痢，疗效卓著。

病案二 曾治一中年妇人，于孟春感冒风寒，四五日间，延为诊治。其左脉弦而有力，右脉洪而有力，舌苔白而微黄，心中热而且渴，下利脓血相杂，里急后重，一昼夜二十余次，即其左右之脉象论之，断为阳明、厥阴合并病。有一医者在座，疑而问曰：凡病涉厥阴，手足多厥逆，此证则手足甚温何也？答曰：此其所以与阳明并病也，阳明主肌肉，阳明腑中有热，是以周身皆热，而四肢之厥逆，自不能于周身皆热时外现也。况厥阴之病，即非杂以阳明，亦未必四肢皆厥逆乎？医者深韪愚言，与病家皆求速为疏方，遂为立方如下：生石膏捣细三两，生杭芍八钱，生怀山药八钱，野台参四两，白头翁八钱，秦皮六钱，天花粉八钱，甘草三钱，上药八味，共煎三盅，分三次温饮下。

按：方中之义，是合白虎加人参汤与白头翁汤为一方，而又因证加他药也。白虎汤中无知母者，方中芍药可代知母也。盖芍药既能若知母之退热滋阴，而又善治下利者之后重也。无粳米者，方中生山药可代粳米也，盖山药汁浆浓郁，既可代粳米和胃，而其温补之性，又能助人参固下也，至于白头翁汤中无黄连、黄柏者，因与白虎汤并用，有石膏之寒凉，可省去连、柏也。又外加天花粉者，因其病兼渴，天花粉偕同人参最善生津止渴。将此药三次服完，诸病皆减三分之二。再诊其脉仍有实热未清，遂于原方中加滑石五钱，利其小便，正所以止其大便，俾仍如从前煎服，于服汤药之外，又用鲜白茅根半斤煎汤当茶，病遂全愈。

（五）现代研究

1. 临床研究 李静等的研究发现，白头翁汤配合结肠透析治疗溃疡性结肠炎能显著提高临床疗效，降低血清白介素 - 23、白介素 - 17、肿瘤坏死因子 - α 水平，缓解临床症状，降低复发率，且无明显副反应。马月香等观察白头翁汤加减联合西药治疗大肠湿热型溃疡性结肠炎疗效，研究结果表明，白头翁汤加减联合西药治疗溃疡性结肠炎的疗效较好，不但能够改善患者的临床症状，而且不良反应较单纯西药组明显减轻，显示出较高的安全性。

2. 实验研究 陆树文等研究白头翁汤治疗炎症性肠病的分子机制，结果表明，白头翁汤可能通过激活 TGF-β1/Smad3 信号通路从而发挥了对炎症性肠病中的抗炎作用。赵欣等观察白头翁汤加减联合双歧杆菌制剂对大鼠溃疡性结肠炎的影响，研究结果表明高剂量白头翁汤加减联合双歧杆菌制剂可能通过促进溃疡性结肠炎大鼠结肠黏膜修复，加强肠道双歧杆菌定植，降低 D - 乳酸、二胺氧化酶和白介素 - 8，升高白细胞介素 -

13 水平，下调白细胞介素 –1βmRNA 的表达发挥协同治疗作用。

六十七、薏苡附子败酱散证

（一）原文

肠痈之为病，其身甲错，腹皮急，按之濡，如肿状，腹无积聚，身无热，脉数，此为腹内有痈脓，薏苡附子败酱散主之。

薏苡附子败酱散方

薏苡仁十分　附子二分　败酱五分

（二）方解与临床运用

1. 方解　薏苡附子败酱散有排脓消痈、通阳行阴之功。主治：肠痈脓已成，症见皮肤甲错，腹皮拘急，按压肿胀濡软，脉数而无力者。方中薏苡仁泄热除湿、排脓利尿；败酱草清热解毒、破瘀排脓；附子辛温，扶阳而行气血津液、散结消肿。服药之后，小便下者，气化则通，气化通则痈肿郁结可开，热毒瘀滞可行，大便泻出污秽之脓血，肠痈渐愈。临床若兼见腹痛甚者加白芍；兼发热者加金银花；兼局部化脓明显者加天花粉、金银花、白芷；兼大便干者加大黄；兼瘀血明显者加桃仁；兼热毒明显者加蒲公英、紫花地丁、红藤；兼脘闷口黏纳差者加藿香、砂仁、土茯苓；腹胀明显者加木香、厚朴、炒莱菔子。

2. 临床运用　现代运用本方可治疗阑尾脓肿、慢性阑尾炎，也用于治疗腹壁、腹腔、盆腔内的多种慢性化脓性炎症，如慢性盆腔炎、慢性附件炎、卵巢囊肿、前列腺炎、精囊炎属湿热下注、阳气亏虚者。

（三）名家解读

1. 程林　痈生于内，则气血内归而为脓，不能外出以养肌肉，故肌肉为之枯皱。内既有痈，则外不可以目察，故腹内但急，内则可以手按，故有濡如肿状也。脉数者，当内有积聚而外有热，今内无积聚而外又无热，则数脉者必生恶疮，故知内有肠痈之患。薏苡利肠胃，败酱除痈肿，附子破癥坚；三味为排脓散肿之剂。

2. 尤在泾　甲错，肌皮干起，如鳞甲之交错；由营滞于中，故血燥于外也。腹皮急，按之濡，气虽外鼓，而病不在皮间也。积聚为肿胀之根，脉数为身热之候；今腹如肿状而中无积聚，身不发热而脉反见数，非肠内有痈、营郁成热而何。薏苡破毒肿、利肠胃为君；败酱一名苦菜，治暴热、火疮，排脓、破血为臣；附子则假其辛热，以行郁滞之气尔。

（四）典型医案

病案一　某男，28 岁，销售员。2013 年 10 月 28 日初诊。双侧手臂瘙疹 1 个月余。1 个月前从温哥华度假返回成都，双侧手臂即出现红色丘疹，形小，瘙痒，近腕关节处分布较密，近端分布稀疏，余无不适，平素肥腻饮食，饮酒多，形体偏胖。脉滑，两寸不满位，舌暗红，苔薄白。诊断为湿疹（湿郁化热），予薏苡附子败酱散原方。薏苡仁30g，炮附子5g，败酱草15g。3剂，水煎450mL，3次/天。3剂后复诊，丘疹全部消退，大便不成形，脉仍有滑象，舌暗红，苔根部黄腻，嘱患者忌食肥甘厚味，适当运动，上方加藿香15g，连服7剂。1周后随访，曾于吃烧烤后出现两颗红疹，隔日自行消退，二便通调，无自觉症状，遂停药。

按：本患者嗜食肥腻，喜饮酒，素有痰湿内蕴，郁遏阳气，于温哥华旅游复感寒邪，遇成都之湿与之纠缠，卫气不得宣散，郁于皮肤而化热，发为湿疹。薏苡附子败酱散利湿解毒、温通阳气，令湿浊涤散，卫阳得宣，皮疹乃尽。服药后脉力减弱，由滑脉变成缓脉，为邪气消退之象，但舌脉及大便情况提示湿邪未尽，故加藿香宣上，配合薏苡仁畅中、渗下，共奏化湿醒脾之效。

病案二 翟某，女，19岁。八九岁以来即出现四肢及肩背部皮肤甲错。甲错部分呈盘状型，痒甚。每到夏天即基本上消失，逢冬即又发作，数年来一直如此。1973年求治，细审其症状，患处皮肤异常粗，如鱼鳞形状，但与皮癣有明显分别，其他全身皮肤虽不似患处粗糙，但也是干燥、枯涩不润。处方：薏苡仁60g，熟附子9g，败酱草30g。连服20余剂后，不仅患处的皮肤改善，瘙痒消失，就连全身皮肤也改变了原来的那种干涩不润的状态，3年来未发作。到第4年诸症复发如前。又投以上方加减20余剂，痊愈。以后观察数年未见复发。

按：考虑似仲景所启示的内有瘀血，外失濡养所致的肌肤甲错，遂投以薏苡附子败酱散。

（五）现代研究

1. 临床研究 杜艳林等以薏苡附子败酱散加味联合化疗治疗大肠癌33例，发现本方在减轻化疗毒性反应、提高患者生活质量方面具有明显作用，值得临床推广应用。邱庐山等对70例溃疡性结肠炎患者运用薏苡附子败酱散进行保留灌肠治疗，发现本方治疗溃疡性结肠炎的临床效果显著，具有比较高的治愈率，同时还能够有效改善各项临床症状。

2. 实验研究 陈玲玲等发现薏苡附子败酱散能够增加乳酸杆菌和双歧杆菌的数量，降低脂多糖和白介素-6的水平，改善糖尿病小鼠的糖脂代谢，发挥治疗糖尿病的作用。孙燕等发现薏苡附子败酱散通过调控半胱氨酸蛋白酶-3、活化的半胱氨酸蛋白酶-3、Bax、Bal-2蛋白表达，诱导肝癌细胞凋亡，具有抗肝癌效应。

六十八、大黄牡丹汤证

（一）原文

肠痈者，少腹肿痞，按之即痛如淋，小便自调，时时发热，自汗出，复恶寒，其脉迟紧者，脓未成，可下之，当有血。脉洪数者，脓已成，不可下也，大黄牡丹汤主之。

大黄牡丹汤方

大黄四两　牡丹一两　桃仁五十个　瓜子半升　芒硝三合

（二）方解与临床运用

1. 方解　大黄牡丹汤有泄热逐瘀之功。主治：肠痈初起，症见腹痛，按之尤甚，或拒按，发热，时时汗出，或伴恶寒，便秘或似痢不爽，小便短赤，舌质红苔黄，脉数或弦滑或弦紧。方中大黄、牡丹皮、桃仁泄热逐瘀、排出恶血、消散痈肿；冬瓜子与芒硝荡积排脓、推陈致新，方后注顿服之，有脓当下，如无脓，当下血，说明肠痈不论有脓无脓，凡属实热证者，皆可用荡热行瘀法，使瘀热脓血随大便而去，肠痈可愈。临床若兼见腹痛明显者加白芍、制乳香、制没药；兼腹胀明显者加厚朴、木香、枳实、槟榔；兼腹壁紧张疼痛者加青皮、延胡索、川楝子；兼大便下血者，加地榆、槐角、荆芥炭；兼脓已成未溃者加白花蛇舌草、败酱草、薏苡仁、天花粉；兼肿块久结不散者加皂角刺、白芷、牡蛎。

2. 临床运用　现代运用本方可治疗急性阑尾炎，包括急性单纯性阑尾炎，早期化脓性阑尾炎，急性阑尾炎合并局限性腹膜炎、阑尾周围脓肿、急性胆囊炎、急性肝脓疡、盆腔残余脓肿、急慢性盆腔炎、血栓性外痔等属瘀热阻滞者。

（三）名家解读

1. 程林　肿则形于外，瘕则着于内，少腹既已瘕肿，则肠痈已成，故按之即痛也。如淋者，以小腹为厥阴经脉所过，厥阴脉循阴器，故少腹按而痛引阴茎，有如淋状，而小便则自调也。《灵枢经》曰：有所结，气归之，内既有痈，则荣卫稽留于内，而不卫外。故令有发热汗出、恶寒、脉迟紧者。则热未聚而肉未腐，故宜大黄牡丹汤下之，以消其肿疡。若脉洪数，则脓已成，将成溃疡，不可下也，大黄牡丹汤，在当有血句下，以古人为文法所拘，故缀于条末，伤寒论中多有之。

2. 王三虎　本条是继"肠痈之为病，其身甲错，腹皮急，按之濡，如肿状，腹无积聚，身无热，脉数，此为肠内有痈脓，薏苡附子败酱散主之"，治疗肠痈（大肠癌早期）之后，病情的进一步发展。由"腹皮急，按之濡，如肿状，腹无积聚"，到"少腹肿痞，按之即痛如淋"，由"身无热，脉数"，到"时时发热，自汗出，复恶寒。其脉迟紧者"，其实就是大肠癌突破肠道向下腹部浸润。寒热胶结向肉腐成脓转化，在脓之将成未成之际，所以用大黄泄热通肠、推陈致新、活血化瘀，排毒外出为君药。牡丹皮凉血活血，桃仁润燥活血，为臣药。冬瓜子排肠中脓血，芒硝软坚散结消肿块，使腑气下行，以通为用，为使药。

（四）典型医案

病案一　卢某，女性，28岁，服装厂工人。急性阑尾炎手术后3个月余，突然腹痛，便秘，呕吐，经X线摄片诊断：肠粘连，不完全性肠梗阻。外科疑为绞窄性肠粘连，劝其再行手术，患者不愿，而来中医门诊。症见脘腹阵阵胀痛，拒按，不能进食，纳呆，呕吐，口干口苦，便秘，无矢气，消瘦，苔黄燥无津，舌质红，脉弦，治拟大黄牡丹汤加减。大黄 5g（后下），牡丹皮 9g，桃仁 10g，芒硝 3g，枳壳 9g，枳实 9g。服药二帖，矢气多，腑气通，脘腹胀痛已松，呕吐止。

按：本例辨证属气滞郁热，有热邪伤津之势，非釜底抽薪不能去其壅塞之邪，而保存津液，故用大黄、牡丹皮、桃仁、芒硝、枳壳、枳实急攻里热、破气导滞、散瘀和络。

病案二 张某，男，58 岁。2017 年 3 月行结肠恶性肿瘤切除术，术后患者出现肠梗阻，予肠道减压之后肠梗阻缓解。2017 年 7 月因大便难就诊。症见：神清，精神弱，腹胀，腹痛，大便不爽，六七日一行，便质黏腻，纳呆，舌质紫暗少津苔白厚，脉沉细。投以大黄牡丹汤加减：大黄 5g（后下），牡丹皮 20g，厚朴 10g，冬瓜子 10g，桃仁 10g，当归 20g，藿香 10g，佩兰 10g，半夏 10g，黄连 3g，夏枯草 10g，苦参 10g，龙葵 10g，白花蛇舌草 15g，神曲 20g，麦芽 20g。14 剂复诊，患者自述大便次数增多，便质稀溏，腹胀较前缓解，食欲增加，舌质暗红苔薄白，脉细。加薏苡仁 15g，茯苓 10g，白术 10g。14 剂后三诊，大便一二日一行，便质稀不溏，纳食较前增多。守原方再进 14 剂，便秘症状无再发。

按：患者为结肠癌术后，术后曾出现肠梗阻，这是因为腹部手术后肠道功能受损加上肠壁水肿，肠道排出功能受损，导致肠梗阻，虽经肠道减压解除了梗阻灶，但是肠道功能仍未恢复。中药在调整脏腑功能上有独特的优势，患者腹胀、腹痛可知肠内仍有积便，大黄、厚朴通下腑实，大便不爽黏腻，苔白厚，为痰湿内蕴之象，藿香、佩兰芳香化湿，半夏、黄连燥湿化痰，腹痛、舌质紫暗、脉沉，乃是瘀血内阻之征，加之患者手术后，气血亏虚，桃仁、当归养血活血。神曲、麦芽化食消积、增加食欲，癌症患者素体癌毒郁结，夏枯草、苦参、龙葵、白花蛇舌草清热解毒、软坚散结。纵观全方，通下与化瘀并用，使腑实去而瘀血散，祛湿与消积齐用，使胃气复饮食进。二诊患者大便已通，饮食增加，但是大便溏稀，白厚苔转薄白苔，说明患者腑气通，胃气复，但是患者纳少日久，伤及后天之本，腑气通后脾虚的矛盾便凸显，故加薏苡仁、茯苓、白术燥湿健脾。而后腑气通，脾气运，以收全功。

（五）现代研究

1. 临床研究 李爱明发现大黄牡丹汤联合西药治疗急腹症内毒素血症，可更加有效降低患者血清内皮素，降低血清肿瘤坏死因子 - α 水平，改善炎症介质的释放，增加大便次数，改善肠道功能，更有效保护患者肠黏膜，表明中西医联合治疗比传统西药更加有效，可改善患者预后。刘嘉芬等发现大黄牡丹汤保留灌肠对小儿急性阑尾炎腹腔镜术后围手术期疗效确切，能有效加速恢复胃肠功能，减轻术后腹腔炎症反应，缩短住院时间。孙月雯等发现大黄牡丹汤可通过调控基于 Toll 样受体 4/髓样分化因子/核转录因子 - κB-p65 信号，对急危重症患者急性肠功能障碍发挥治疗作用。

2. 实验研究 农菲菲等发现大黄牡丹汤对三硝基苯磺酸 - 乙醇诱导的炎症性肠病大鼠具明显的治疗作用，可能与其改善血清中内源性代谢物水平，恢复体内正常代谢活动有关。温如燕等发现大黄牡丹汤各剂量组均能降低疾病活跃指数评分、组织病理学评分、结肠髓体过氧化物酶活性。大黄牡丹汤中剂量组和高剂量组还可显著防止结肠组织增厚，维持其结构的完整，显著抑制外周血中性粒细胞的增多和提高红细胞数及血红蛋白含量，改善葡聚糖硫酸钠诱导的溃疡性结肠炎小鼠炎症状态及其贫血症。

六十九、桂枝茯苓丸证

（一）原文

妇人宿有癥病，经断未及三月，而得漏下不止，胎动在脐上者，为癥痼害。妊娠六月动者，前三月经水利时，胎也。下血者，后断三月衃也。所以血不止者，其癥不去故也，当下其癥，桂枝茯苓丸主之。

桂枝茯苓丸方

桂枝　茯苓　牡丹（去心）　桃仁（去皮尖，熬）　芍药各等分

（二）方解与临床运用

1. 方解　桂枝茯苓丸有祛瘀化癥之功。主治：素有癥病史，常见小腹胀满疼痛，或有癥块；或是经行异常，如闭经数月后又出现漏下不止；或是伴下血色暗夹块及舌质紫暗，脉涩者。方中桂枝温通血脉，芍药凉血活血，桃仁、牡丹皮活血化瘀，茯苓健脾以化湿浊，俾血利气畅则瘀消而癥行。临床若兼见子宫肌瘤者加三棱、莪术、鳖甲、牡蛎；兼卵巢囊肿者加香附、泽兰、苇茎汤、消瘰丸；兼慢性盆腔炎或伴积液者加泽泻、益母草、薏苡仁、黄芪；兼慢性附件炎者加芦根、冬瓜子、桃仁；兼附件炎症包块者加大血藤、刘寄奴、蒲公英、败酱草、黄芪；兼子宫内膜异位症者加血竭、川楝子、延胡索、夏枯草；兼输卵管阻塞及其引起的不孕常加莪术、王不留行、贯众、丹参、皂角刺、路路通、金银花、连翘、土茯苓；兼人流后恶露不尽者加失笑散；兼痛经、前列腺肥大及其引起的尿潴留者加川牛膝、大黄、益母草、泽兰、海藻、土鳖虫；兼子宫直肠窝积液可加三棱、莪术、贯众、金银花、连翘、甘草；兼面部长斑者加当归、香附、薏苡仁、红花、甘草。

2. 临床运用　现代运用本方可治疗卵巢囊肿、子宫肌瘤、陈旧性宫外孕、盆腔炎症包块、子宫内膜异位症、不孕症、子宫内膜炎、药物流产后出血、人工流产后出血不止、放节育环后出血不止、先兆流产、功能失调性子宫出血、产后恶露不绝、月经不调、痛经、慢性盆腔炎、乳腺增生、多囊卵巢综合征、阳痿、不射精、精液不液化症、前列腺增生症、慢性前列腺炎、精索静脉曲张引起的不育症、黄褐斑、结节性红斑、过敏性紫癜及腹部外科手术或腹腔炎症后腹腔内黏连引起的腹痛、阑尾周围脓肿外科疾病及相关内科疾病属瘀血阻滞者。

（三）名家解读

1. 高学山　夫癥痼俱起于气寒而经尾不运，故用生阳补气之桂枝以温之；又癥痼俱成于气滞，而瘀血不散，故用升阳通气之丹皮以动之；然后以入血之芍药，引至癥

所；而以破瘀之桃仁，逐之使下也；本经言血不行则为水，故又用渗泄之茯苓，仍从前阴而去耳。一丸至三丸，而不宜多服者，盖取其渐磨，而不欲急攻以动胎血之义。

2. 魏荔彤　桂枝茯苓丸。桂枝升举阳气，以止漏血之下；茯苓淡渗其小便，使气得分而血行之力衰；牡丹、桃仁、芍药滋阴收血，俱用酸寒，血酸可收，而血凉可止也。炼蜜为丸，以缓治之，为邪癥计，何非为胎计乎？下癥全无猛厉之品，其投鼠忌器之谓乎？明此，则凡有胎而兼患积聚之邪者，可以推用其法也。

（四）典型医案

病案一　尹某，女，28岁。1977年10月8日初诊。闭经已3个月，1977年10月2日，始有少量的经行，色紫黑，伴有血块，少腹胀痛较剧，腰疼，诊得脉细紧，舌苔厚黄滞，此乃血寒气滞，冲任失调之候，予桂枝茯苓丸改丸为汤法。桂枝5g，茯苓12g，牡丹皮6g，桃仁9g，白芍9g，香附9g，当归9g，川芎5g，附子3g，艾叶9g。2剂。

按：1978年11月30日以他病来诊，告以服上方一剂知，二剂已。用仲景法而不必泥其方，方贵加减。用仲景方而不必拘于《伤寒论》《金匮要略》原著条文，贵在辨证选药，以药求证，方因证转。药随病施。始能"古为今用，推陈出新"。跳出《伤寒论》圈子，不断扩大其药治范围，推广其病例总结。

病案二　姚某，女，35岁。2008年1月26日初诊。患者半年前确诊为霰粒肿。因半年来反复发作并经多次手术切除不愈来诊。刻诊：右下眼睑皮下肿胀，重坠不适，眼睑表面隆起；右下眼睑皮下可触及黄豆大小肿块，按之不痛，推之可动，与皮肤无黏连；其人体形中等，面色暗红，颜面部痤疮数十个，鼻尖处一个尤为突出，疮体饱满，疮色暗红，腹部按之较充实，月经提前，时有血块，小腿皮肤干燥，二便调，舌暗红苔白腻，脉涩。处以桂枝茯苓丸加味：桂枝15g，茯苓15g，赤芍15g，牡丹皮15g，桃仁15g，酒大黄10g。7剂。患者于2008年2月16日前来复诊时反馈春节期间因忙于应酬，7剂药仅服4剂，然服药后全身舒适，症状明显改善，眼睑内硬核消失，坠胀不适感随之消失，且痤疮亦明显好转，面部皮肤变得光滑润泽。继用原方调理巩固。

按：本案患者面有痤疮，腹部充实，下肢皮肤干燥，舌暗等均为使用本方的指征。另外，患者体健、易生痤疮、腹部充实易大便干结难解等，此属大黄证，故加之。黄煌教授在运用此方时强调方证对应，而对于方证，又有其独到的见解。辨方证时尤其重视体质辨证。黄煌教授将可以使用桂枝茯苓丸者的体质归纳为"瘀血型体质"，主要表现为"脸征、腹征、腿征"三个方面，面色多红或潮红，或暗红，脸色发暗，面部皮肤粗糙或鼻翼毛细血管扩张，唇色暗红、舌质暗紫等，统称为"脸征"；腹部大体充实，有的患者脐两侧尤以左侧下腹更为充实，触之有抵抗，主诉大多伴有压痛，称为"腹征"；皮肤干燥或起鳞屑，特别是下肢皮肤更为明显，或小腿易抽筋，或下肢皮肤色暗，膝盖以下发凉，易生冻疮等，称为"腿征"。临床上常变丸剂为汤剂，用于体形偏胖，体格较壮实患者由瘀血引起的各种病变。

（五）现代研究

1. 临床研究　王华斌用奥硝唑联合桂枝茯苓丸治疗治慢性盆腔炎，发现加用桂枝茯苓丸治疗从中医证候量化评分、血液流变学及血清丙二醛、血清超敏 C 反应蛋白、转化生长因子 β1、巨噬细胞集落刺激因子、超氧化物歧化酶、谷胱甘肽过氧化物酶、补体 C3 等检测指标均显著优于奥硝唑，所以桂枝茯苓丸辅治疗效更佳。唐军伟等应用桂枝茯苓丸药治疗慢性阻塞性肺疾病急性加重期有良好的临床疗效，能改善慢性阻塞性肺疾病急性加重期患者肺功能、C 反应蛋白、氧分压、二氧化碳分压。

2. 实验研究 陈智昌等发现桂枝茯苓丸通过 PI3K-AKT 信号通路介导孕激素/雌激素受体可明显抑制子宫肌瘤的发生发展。邢磊等通过对大鼠卵巢癌移植瘤模型研究，发现桂枝茯苓丸组卵巢癌移植瘤的体积和重量显著减小，血清白介素 -2 的水平显著升高，血清卵泡刺激素、促黄体生成素、血清糖链蛋白 125、白介素 -6 的水平显著降低，存活蛋白的蛋白和 mRNA 表达量显著下降，半胱氨酸蛋白酶 -3 和 p21waf/cip 的蛋白和 mRNA 表达量显著升高，从而增强机体免疫力，促进肿瘤细胞凋亡，达到抗肿瘤的目的。

七十、干姜人参半夏丸证

（一）原文

妊娠呕吐不止，干姜人参半夏丸主之。
干姜人参半夏丸方
干姜 人参各一两 半夏二两

（二）方解与临床运用

1. 方解 干姜人参半夏丸有温中化饮、降逆止呕之功。主治：妊娠恶阻，症见呕吐不止，多呕吐清水涎沫，口淡不渴，舌淡苔白滑，脉滑者。方中干姜温中散寒、振奋中阳；人参健脾扶正；半夏降逆止呕，生姜汁蠲饮降逆。临床若兼见伤阴者加石斛、乌梅；呕吐甚者加连翘、紫苏梗。

2. 临床运用 现代运用本方可治疗反流性食管炎、膈肌痉挛、内耳眩晕症、高血压、咳嗽、胃脘痛、妊娠恶阻、小儿秋季性腹泻等属脾胃虚寒、水饮内停者。

（三）名家解读

1. 王渭川 妊娠呕吐，本是正常的生理现象，俗称"害喜"。因此，轻证无须治疗，过时即止。但严重的如呕吐不止，久则伤胃，就会转为虚寒，故仲景处方干姜人参半夏丸，以温脾胃化痰降逆。

2. 赵以德 此即后世所谓恶阻病也。先因脾胃虚弱，津液停留，为痰为饮；至妊娠二月之后，虾化成胎，浊气上冲，中焦不胜其逆，痰饮遂涌，呕逆，吐而不已，中寒乃起，故用干姜治寒，人参补虚，生姜、半夏治痰散逆止呕吐。

（四）典型医案

病案一 洪某，19 岁。1969 年 11 月 9 日初诊。停经已 43 天，经妇产科诊为早孕。

渐致纳减，恶心干呕，眩晕，晨起尤甚。近一周多来。呕吐痰涎，食不得进，入水即吐，藉输液度日。诊其面色㿠白，怯冷蜷缩，声音低沉，阵阵呕吐，痰稀水清，脉滑细，舌质淡，苔白滑。诊为胃虚寒饮之妊娠恶阻。治宜温胃散寒、降逆止呕。方用干姜人参半夏丸化裁：高丽参12g，干姜、法半夏、广木香各6g，糯米100g。先将糯米淘净，入沸水中，1分钟后过滤，以滤汁煎药。趁热少量频频饮之。服2剂，呕吐减半；又3剂，呕恶已止。嘱其用红枣稀饭渐渐调理，届时顺产两女。

按：半夏本系妊娠忌药，然胃虚寒饮之恶阻，务必用之，"有故无殒"。笔者多年经验，人参、半夏、干姜的剂量比例为12∶6∶6。人参既可补益中气，又可牵制半夏、干姜之燥烈。糯米滤汁，性和不偏，养胃护阴，保存津液。

病案二 患者某，女，31岁。发作性呕吐20年，每于夜间11点恶心呕吐频发，呕吐物为不消化食物及清水，持续呕吐3~4小时，直到胃内排空方能入眠，白日如常人，舌质淡红，苔白水滑，脉细。此为中焦阳气不振，不能腐熟水谷，饮留于胃，上逆而胃反。治痰饮者，当以温药和之，处方：清半夏30g，干姜、党参片各20g，砂仁、麸炒白术各10g，甘草6g。3剂，每日1剂，水煎，频服。二诊：呕吐次数减少，时间缩短，药已中病，继服10剂呕吐基本停止，后以越鞠丸、保和丸等方和胃降逆。

按语：此案虽无朝食暮吐、暮食朝吐的典型表现，但其呕吐发于特定时间，且呕吐物为不消化食物及清水，参以舌脉，确为中焦阳虚、寒饮留胃所致。尤在泾曰："胃反呕吐者，胃虚不消谷，朝食而暮吐也。"半夏辛开蠲饮，干姜、砂仁温中暖土，白术、党参、甘草健运中焦。此案服用方法为频服，因其呕吐频发，每次只饮一口，分多次服用，防其闻药即吐之弊。

（五）现代研究

1. 临床研究 张继明等采用干姜人参半夏汤（丸改汤）对54例重症妊娠恶阻患者进行治疗，发现其前6天疗效优于一般治疗组，9天后疗效相近。

2. 实验研究 徐建亚等采用一般毒性实验方法及流式细胞术比较了两者对未孕小鼠体质量、脏器及T淋巴细胞亚群的影响、采用致畸敏感期生殖毒性方法比较了两者对孕鼠妊娠及胚胎发育的影响，发现生半夏粉与干姜、人参配伍后对孕体及胎儿没有显著毒性，但仍可能有一定的免疫抑制作用。

七十一、当归芍药散证

（一）原文

妇人怀娠，腹中㽼痛，当归芍药散主之。
妇人腹中诸疾痛，当归芍药散主之。
当归芍药散方
当归三两　芍药一斤　茯苓四两　白术四两　泽泻半斤　芎䓖半斤（一作三两）

（二）方解与临床运用

1. 方解 当归芍药散有养血疏肝、健脾利湿之功。主治：腹痛绵绵或拘急而痛，面唇少华，眩晕耳鸣，爪甲不荣，肢体麻木，或月经量少色淡，甚则闭经，脉弦细及纳呆食少，带下清稀，面浮肢肿，泄泻或小便不利等肝虚血少脾虚湿停证。方中重用芍药，平肝气以安脾胃，配合当归、川芎调肝养血以和血气；白术健脾燥湿，配合茯苓、泽泻渗湿利水、泄浊退肿。临床若兼见胎位不正者加续断、菟丝子、桑寄生、大腹皮、紫苏叶、陈皮；兼先兆流产者加续断、桑寄生、菟丝子、苎麻根。慢性盆腔炎时，兼湿热较重者加金银花、蒲公英、半枝莲；兼寒湿偏重者加炮姜、附子；兼气滞腹痛乳胀明显者加延胡索、川楝子、乳香、没药；兼气虚明显者加黄芪、党参、山药；兼带下量多者加车前子、猪苓；兼有包块者加三棱、莪术、红花；兼经量多者加蒲黄炭、墨旱莲、仙鹤草；兼腰骶坠痛可加杜仲、续断、桑寄生、狗脊。

2. 临床运用 现代运用本方可治疗胎位不正、先兆流产、功能性子宫出血、慢性盆腔炎、特发性浮肿、痛经、不孕、妊娠贫血、妊娠坐骨神经痛、子宫肌瘤、更年期综合征、心绞痛、慢性阑尾炎等妇科、内科、外科等疾病属于肝郁血虚、脾虚湿滞者。

（三）名家解读

1. 程林 怀娠者以血为主，归芎、芍药养血而兼止腹痛也。腹中无因而作痛，或邪热所干，或胎气壅盛，用茯苓之淡以渗之，泽泻之咸以泄之，白术之甘以补之。和以酒服者，藉其势以行药力。日三服则药力相续，而腹痛自止也。

2. 徐忠可 疞痛者，绵绵而痛，不若寒疝之绞痛，血气之刺痛也，乃正气不足，使阴得乘阳，而水气胜土，脾郁不伸，郁而求伸，土气不调，则痛绵绵矣。故以归、芍养血，苓、术扶脾，泽泻泻其有余之旧水，芎劳畅其欲遂之血气。不用黄芩，疞痛因虚，则稍夹寒也；然不用热药，原非大寒，正气充则微寒自去耳。

（四）典型医案

病案一 宋某，女，26 岁。怀孕 7 个月，时感腹中拘急，绵绵作痛，食欲不振，双下肢浮肿已月余，按之凹陷不起，舌淡苔白润，脉弦滑。系妊娠肝脾不和的腹痛证，用当归芍药散改散为汤：当归 9g，白芍 24g，川芎 6g，茯苓 15g，泽泻 15g，白术 12g。5 剂后，腹痛消失，双下肢浮肿渐退，继服 3 剂，诸症悉除，足月顺产一子。

按：世人谓"肝无补法"，其实不然。仲景视补肝养肝为常法，更开补肝以治妊娠病之先河。盖妇人以肝为先天，血为肝所藏，而胎为血所养。故妇人妊娠，最重肝脾两经。《金匮要略·妇人妊娠病脉证并治》篇曰："妇人怀娠，腹中疞痛，当归芍药散主之。"指出了妊娠肝脾不和之证治。亢则害，脾土为肝木所乘，气机失调，则妊娠腹中拘急，绵绵作痛；脾虚湿盛，健运失常，故足跗浮肿；治以当归芍药散养血疏肝、健脾利湿。因本证重点在肝，故方中重用芍药养肝敛阴止痛，白术、茯苓健脾益气，合泽泻以淡渗利湿，佐归、芎以调肝养血。如此，则肝脾两调，腹痛止而胎气安。本方除补肝养胎外，又可作为妇人杂病腹痛之通剂。

病案二 黄某，女，31 岁。2016 年 2 月 15 日初诊。患者盆腔炎病史 5 年余，末次月经：2016 年 1 月 26 日。下腹部隐痛，时带下阴痒，时有胃痛，头晕，舌质淡红苔白，脉细。曾上环已取。既往念珠菌感染病史。辅助检查：支原体、衣原体阴性，宫颈检查阴性。妇科检查：外阴阴道正常，分泌物多，色黄，宫颈光滑，子宫前位，大小活动可，双侧附件增厚压痛。中药处方：当归 10g，白芍 30g，川芎 10g，白术 15g，茯苓 15g，泽泻 10g。水煎内服，共 3 剂，两日一剂。二诊，患者末次月经：2016 年 2 月 26 日。腹痛缓解，时带下多，阴痒，予原方加毛冬青灌肠。三诊，患者灌肠后前三天阴痒缓解，后觉腹痛反复，阴痒，无异味。原方加蒲公英 15g，紫花地丁 10g。四诊，患者大便偏烂，腹痛缓解，时有隐痛，原方去紫花地丁。五诊，患者腹痛明显缓解，嘱原方续服 6 剂后停药，随诊两个月无复发。

按：女性盆腔炎属于中医"妇人腹痛""癥瘕""带下病"等范畴。病因以热毒为主，兼夹湿、瘀。《灵枢·五音五味》篇中指出："妇人之生，有余于气，不足于血，以其数脱血也。"说明妇人一生以血虚为本，气有余而血不足。因此治疗应以健脾祛湿、补血化瘀为主。当归芍药散中川芎、当归、芍药可疏肝养血活血。苓、术、泽泻治其湿，此方所治之证与盆腔炎的病机相符，可用此方治疗，故取得理想疗效。在当归芍药散适应证基础上兼夹湿热证，故加用毛冬青灌肠或蒲公英、紫花地丁清利湿热。

（五）现代研究

1. 临床研究 张华对 68 例慢性盆腔炎患者采用当归芍药散治疗，治疗效果确切。陈彩燕等发现用当归芍药散联合炔雌醇环丙孕酮片治疗脾虚肝郁型多囊卵巢综合征患者可以提高临床疗效，改善性激素水平，调整月经周期，值得进一步深入研究。

2. 实验研究 杨堃等发现当归芍药散能够抑制慢性盆腔炎模型大鼠子宫组织核转录因子 p50、p52、p65 及核转录因子 – κB 蛋白的表达，并减少血清中促炎因子的水平、增加抗炎因子的水平，且具有明显的剂量依赖性，也可能通过抑制核转录因子 – κB 信号转导通路，降低炎症反应，发挥抗炎免疫作用。余婧萍等发现当归芍药散含药血清通过改善抗氧化状态显著降低过氧化氢诱导的人神经母细胞瘤细胞的氧化损伤，同时也能通过抑制核转录因子 – κB 信号通路降低炎症反应。

七十二、芎归胶艾汤证

（一）原文

师曰：妇人有漏下者，有半产后因续下血都不绝者，有妊娠下血者，假令妊娠腹中痛，为胞阻，胶艾汤主之。

芎归胶艾汤方

芎䓖　阿胶　甘草各二两　艾叶　当归各三两　芍药四两　干地黄四两

（二）方解与临床运用

1. 方解 芎归胶艾汤有温暖胞宫、调补冲任之功。主治：妇科出血证，症见下之血色多浅淡，或暗淡，质清稀，常伴头晕目眩、神疲体倦，舌质淡，脉细。方中阿胶养血止血，艾叶温经暖胞，当归、川芎、地黄、白芍补血养肝、敛阴益荣，以养胞胎，甘草调和诸药、缓中解急。临床若兼见腹不痛者去川芎；兼血多者酌减当归用量，并加贯众炭、地榆炭；兼气虚伴少腹下坠者加党参、黄芪、升麻；兼腰酸痛者加杜仲、续断、桑寄生；兼胎动不安者加苎麻根。

2. 临床运用 现代运用本方可治疗功能失调性子宫出血、宫外孕、先兆流产、习惯性流产等疾病属冲任虚寒、气血不足者。

（三）名家解读

1. 尤在泾 妇人经水淋沥及胎产前后下血不止者，皆冲任脉虚而阴气不能内守也。是唯胶艾汤为能补而固之，中有芎、归，能于血中行气；艾叶利阴气，止痛安胎，故亦治妊娠胞阻。胞阻者，胞脉阻滞，血少气不行也。

2. 张璐 行经与结胎，皆属冲任，冲任虽持乎阴阳交合，为肝肾之用事，然长养成胎，皆坤土所资。盖阴阳抱负则不泄，坤土堤防则不漏，若宿有瘀浊客于冲任，则阴自结，不得与阳交合，故有时漏下半产不绝也。凡妊娠胎气，阳精内成，阴血外养，今阴血自结，与胎阻隔，不得相和，独阴在内，作腹中痛下血，皆阴阳失于抱负，坤土失于堤防，此方皆治之。

（四）典型医案

病案一 于某，女，40岁。1993年11月29日初诊。患者素来月经量多，近月余淋沥不断。某医院诊为功能失调性子宫出血。经色鲜红，质稀，头晕乏力，腰酸腿沉，口渴，口苦，便干，舌体胖大，舌边有齿痕，苔白，脉沉按之无力。此证属于气血两虚兼有虚热。古人云冲为血海，任主胞胎。今冲任不固，阴血不能内守，而成漏经。治当养血止血、益气养阴调经。方用胶艾汤加味。阿胶珠12g（烊服），艾叶炭10g，川芎10g，当归15g，白芍15g，生地黄20g，麦冬20g，太子参18g，炙甘草10g。服7剂而血量大减，仍口苦，腰酸，大便两日一行，于上方中加火麻仁12g，又服7剂，诸症皆安。

按：综合本案脉症，月经不止，质地稀，头晕，乏力，舌胖，脉沉无力等，究为气血两虚，冲任不固。冲为血海，任主胞胎。冲任调和，则血海、胞脉充盛，月事以时下。若血虚冲任失养，气虚冲任不固，则可使经血频至，甚则淋沥不止。故治疗以益气血、调冲任、止崩漏，处以胶艾汤。本方善治妇人有漏下属血虚冲任不固者。方用阿胶、艾叶以养血固冲；以生地黄、川芎、当归、白芍滋阴养血调经；炙甘草调和诸药、甘温益气；太子参益气扶虚。本案经血质地清稀，而色鲜红，又见口渴，此为血出日久，伤及阴津之象，故加麦冬以养阴生津。古人云崩漏血多物胶艾，此言治疗之常规也。加滋阴之品，或益气摄血之药，则是其加减变化灵通之处也。凡妇人下血属于虚者，本方辄可用之。

病案二 患者某，女，42 岁。2010 年 7 月 29 日初诊。患者诉自 2002 年开始月经量少，脱发，面部斑纹，月经日期前后不定，每月 1 次，有时错后 7 日，经前小腹凉、胀痛、腰痛，上次月经 7 月 15 日，大便可，舌淡有齿痕，脉沉细。方用胶艾汤加味。熟地黄 18g，白芍 10g，当归 15g，川芎 6g，阿胶 10g（烊服），艾叶 10g，香附 15g，益母草 15g，续断 10g，乌药 10g，小茴香 10g，山茱萸 30g。7 剂，水煎服，日 1 剂，分两次服用。

患者 1 年多未来就诊，然 2011 年 9 月 29 日回国来诊，言及服用上方月余后，感觉良好，月经正常，脱发减少。

按：胶艾汤始见于汉张仲景之《金匮要略》，本方主治冲脉亏虚，血虚兼寒之证，原文中主治妇人冲脉亏虚所致的三种下血病。本案患者虽没有原文中所言及的三种下血病，然病机则为冲脉亏虚，营血不足，血虚兼寒。病虽异而证相同，故用方相同。这亦体现出中医辨证施治，灵活用方之重要性。本案患者血虚寒凝，故月经量少，月经有时错后 7 天，小腹凉、胀痛；脱发亦为血虚不能养发；肾精亏虚，故腰痛；面部斑纹，舌淡齿痕，脉沉细，亦为血虚之征；辨为营血亏虚，寒凝胞宫，治宜养血调经、暖宫止痛兼以补肾。方中胶艾汤养血调经；制香附调经止痛，益母草活血调经；乌药、小茴香散寒止痛；续断、山茱萸补益肝肾。"发为血之余"，阴血充足，自然有利于头发的生长；同时，"精血同源"，肾精充足，亦有助于阴血的滋生。故患者服用本方月余后，月经行经正常，脱发亦为之减少，感觉良好。

（五）现代研究

1. 临床研究 王景龙运用加味胶艾汤治疗功能失调性子宫出血 155 例，结果表明 6 个月内痊愈率为 100%，并提出宫血属虚证，当从气血治，当"塞流、澄源、复旧"三法综合运用。黎烈荣对 60 例患者使用胶艾汤加减，并进行自身前后对照，治疗 6 周后，胶艾汤可以明显改善血虚证的症状，增加血红蛋白和红细胞的数量。

2. 实验研究 赵丕文等通过给予不同组别雌性小鼠己烯雌酚、胶艾汤、蒸馏水，发现高剂量的胶艾汤及参芪胶艾汤能够明显提高性未成熟小鼠的子宫系数，明显提高 ER 雌激素受体 α 和 β 基因的表达水平，而雌激素治疗功能性子宫出血常用药物，雌激素可促进内膜增生，修复创面止血，因此胶艾汤及参芪胶艾汤都通过雌激素受体介导的雌激素样作用，从而发挥止血功效。贾梅等通过给血虚型大鼠不同剂量胶艾汤，测得不同剂量的胶艾汤可明显升高大鼠红细胞压积、外周血红细胞计数、血红蛋白、血小板计数，升高脾脏和胸腺指数，增强酶活力，从而补血。

七十三、当归贝母苦参丸证

（一）原文

妊娠小便难，饮食如故，当归贝母苦参丸主之。

当归贝母苦参丸方

当归　贝母　苦参各四两

（二）方解与临床运用

1. 方解　当归贝母苦参丸有养血清热、通利小便之功。主治：小便短黄不爽，或尿频尿急、淋沥涩痛，伴小便灼热、小腹胀痛，舌质红，苔薄白或黄，脉细小弦滑者。方中当归和血润燥，贝母利气解郁兼治热淋，苦参利湿热除热结，与贝母合用，又能清肺而散膀胱之郁热。临床若兼见妊娠膀胱炎，偏阴虚者加生地黄、枸杞子、车前子、木通；偏实热者加黄柏、淡竹叶；兼气虚者加黄芪、党参、续断。

2. 临床运用　产后尿潴留、急性盆腔炎、前列腺炎、前列腺增生症、慢性肾盂肾炎、尿道综合征、膀胱炎、尿路感染、泌尿系结石属血虚湿热者。

（三）名家解读

1. 尤在泾　小便难而饮食如故，则病不由中焦出，而又无腹满、身重等症，则更非水气不行，知其血虚热郁，而津液涩少也。《本草》当归补女子诸不足，苦参入阴、利窍、除伏热，贝母能疗郁结，兼清水液之源也。

2. 赵以德　小便难者，独膀胱热郁，气结成燥。病在下焦，不在中焦，所以饮食如故，是以用当归和血润燥。本草谓贝母治热淋，然以仲景陷胸汤观之，乃是治肺金燥郁之剂。肺金是肾水之母，水之燥郁，由母气不化也。贝母非有大寒而能治热者，为郁解则热散；非淡渗利水而能利水者，为结通则水行。苦参亦长于治热利窍逐水，遂用佐贝母，并行入膀胱，以除其结也。

（四）典型医案

病案一　樊某，青年农妇也。劬劳家务，又常作业田间，以家贫，不如是助理，一家未能获温饱，故不敢一日告劳也。但其体素不健，疾病时罹，迭来就治，皆数药而安，信甚笃。1944 年夏伤于湿热，饮食如常，而小便不利，有涩痛感。时余客零未归，求治于李医，认为湿热所致，先服五苓散去桂加滑石不应，易服八正散亦不应，迁延半月，精神饮食减退，肢倦无力，不能再事劳作。闻吾归，邀为之治，切脉细滑，面色惨淡，气促不续，口干微咳，少腹胀痛，大便黄燥，小便不利而疼。此下焦湿热郁滞与上焦肺气不宣，上下失调，故尿闭不通。如仅着重下焦湿热，徒利何益。因师古人上通下利之旨，用宣肺开窍诸品，佐渗利清热药为引导，当可收桴鼓之效。拟用当归贝母苦参丸（改汤）加桔梗、豆蔻、鸡苏散等，是以桔、贝、蔻仁开提肺窍，苦参、鸡苏散入膀胱清热利水，当归滋血，以补不足。此与头痛医头者，大相径庭。果二剂而小便通利，不咳，尿黄而多，此湿热下降之佳兆。更以猪苓汤加海金砂、瞿麦滋阴利水、清除积热，数剂小便清，饮食进，略为清补即安。

病案二　唐某，女，38 岁。3 年前曾患急性肾盂肾炎，经某医院给服呋喃坦啶、肌注庆大霉素等治愈。此次复发已 1 周，再用上药疗效不显。其症腰酸痛，尿频尿急，身体疲乏，伴有低热，舌苔黄腻，脉象濡数。此湿热之邪流注下焦所致，宜清热解毒利湿为治。用当归贝母苦参丸改作汤剂：当归10g，浙贝母10g，苦参10g，黄芪15g，金银花10g，连翘6g，赤小豆15g，鱼腥草15g，车前子10g，地龙10g，甘草梢10g。连服20余剂，诸症俱除。

按：当归贝母苦参丸，是一首治疗下焦湿热的有效方剂，只要辨证明确，加减得当，可广泛用于下腹部各种炎症及化脓性疾患。方中当归活血，贝母散结，苦参除湿清热。病变在肾盂。病邪宜从小便去之，故加鱼腥草、车前子、地龙之类，以利小便。

（五）现代研究

1. 临床研究　米海霞等对30例湿热下注型妊娠小便淋痛患者进行治疗发现本方疗效确切。于晓雯等对23例湿热下注型淋证患者使用当归贝母苦参丸治疗14天，其中治愈14例，好转8例，无效1例，总有效率95.7%。

2. 实验研究　吴红彦等发现当归贝母苦参丸含药血清能抑制胃癌细胞中Bcl-2相关X蛋白、人第10号染色体缺失的磷酸酶、环氧合酶-2和蛋白的表达。师金凤等发现当归贝母苦参丸含药血清可以抑制胃腺癌细胞细胞增殖，减弱其侵袭转移能力，其机制可能与其干预细胞周期有关。

七十四、葵子茯苓散证

（一）原文

妊娠有水气，身重，小便不利。洒淅恶寒，起即头眩，葵子茯苓散主之。

葵子茯苓散方
葵子一斤　茯苓三两

（二）方解与临床运用

1. 方解　葵子茯苓散有利水通阳之功。主治：妊娠中晚期，症见身体沉重、足跗或全身肿胀、小便不利者，舌质淡苔滑，脉沉者。方中葵子滑利通窍，茯苓淡渗利水，使小便通利，水有去路，则气化阳通，诸症可愈。临床若兼见腹满者加紫苏梗、砂仁；兼头面四肢皆肿者加防己、猪苓；兼喘者加葶苈子、桑白皮。

2. 临床运用　现代运用本方可治疗各系统引起的水肿属膀胱气化功能失常，标实为主者，均可加用本方。

（三）名家解读

1. 张璐　膀胱者内为胞室，主藏津液，气化出尿，外利经脉，上行至头，为诸阳之表。今膀胱气不化水，水尿不得出外，不利经脉，所以身重洒淅恶寒，起则头眩。但利小便，则水去，而经气行，表病自愈。用葵子直入膀胱，以利癃闭，佐茯苓以渗水道也。

2. 尤在泾　妊娠小便不利，与上条同；而身重、恶寒、头眩，则全是水气为病，视虚热液少者，霄壤悬殊矣。葵子、茯苓滑窍行水，水气既行，不淫肌体，身不重矣；不侵卫阳，不恶寒矣；不犯清道，不头眩矣。经曰有者求之，无者求之，盛虚之变，不可不审也。

（四）典型医案

病案一　蒋某，32 岁。患者系经产妇，今产后 2 时许，胞衣未能娩出，阴道出血量少；有时甚至不见出血，腹部显著增大，按压腹部或子宫部位，有大量血块或血液流出，血色淡红，小腹微胀，面色㿠白，脉虚弱而涩。处方：冬葵子（杵碎）、茯苓各 30g，红参、附子（先煎）各 10g，炙黄芪 60g，炙甘草 6g。1 剂，煎两服，上午 11：40 服头煎，药后自觉头晕、心悸、神疲气短、汗出肢冷好转，下午 4：30 服二煎，下午 6：10 胞衣自下，出血量约 50mL。又服两二剂而康复。

按：葵子茯苓散化气行水、滑利窍道，在回阳、益气、救脱的参、芪、草、附鼎力支持之下，取得捷效。

病案二　袁某，23 岁。产后次晨即发现小便点滴而下，渐次闭塞不通，小腹胀急疼痛。西医拟诊为膀胱麻痹，尿路感染，经用青霉素、庆大霉素、新斯的明、乌洛托品等药，治疗 5 天未效，无奈放置导尿管以缓解小腹胀痛之苦。闻其语言低弱，少气懒言；观其面色少华，舌质淡，苔薄白；察其脉缓弱。处方：炒冬葵子（杵碎）、云茯苓、党参各 30g，黄芪 60g，焦白术 12g，桔梗 3g。1 剂服后，小便即畅通自如，小腹亦无胀急疼痛感。3 剂服完，诸症悉除，一如常人。

按：患者产时失血耗气过多，致肺脾气虚，不能通调水道，膀胱气化不及，故产后小便不通。取葵子茯苓散化气行水、滑利窍道；加桔梗提壶揭盖，以利通调水道；参、术、芪补益脾肺之气虚，助膀胱气化复元，故小便自通。

（五）现代研究

1. 临床研究　赵凌云用葵子茯苓散治孕妇心脏性或肾脏性水肿，见心悸肿满、小便不利、身重恶寒、起则头眩等症。

七十五、当归散证

（一）原文

妇人妊娠，宜常服当归散主之。

当归散方

当归　黄芩　芍药　芎䓖各一斤　白术半斤

（二）方解与临床运用

1. 方解　当归散有养血健脾、清化湿热之功。主治：胎动下坠或妊娠下血，或腹痛，或曾经半产等，并伴神疲肢倦，口干口苦，纳少，面黄形瘦，大便或结或溏，舌尖微红或苔薄黄，脉细滑者。方中当归、芍药补肝养血、和血敛阴，川芎理血解郁、条达肝气，白术健脾化湿，黄芩清热坚阴，合奏安胎之效。临床若兼见畏寒肢冷、腰腹冷痛者加巴戟天；小腹下坠甚者加黄芪；脾肾不足而见腹胀矢气、大便偏溏者加紫苏梗、木香；心烦不得眠者加钩藤、酸枣仁、茯神。

2. 临床运用　现代运用本方可治疗胎漏、胎动不安、带下、崩漏等妇科疾病属血虚湿热者。

（三）名家解读

1. 赵以德　《内经》曰：阴搏阳别，谓之有子。由是观之，尺脉搏击者，由子宫之气血相搏，而形于脉也。是精留血裹，阴阳纽合，非动相搏则不变化，而变化生于动；若静而不动，则不生不化，是故妊娠之血，不可以静，静则凝，凝则泣，亏少则虚，皆不能与化胎之火相合，要其胎孕生化，必脉之动搏；先和其阴阳，利其气血，遂有常服养胎之药，时时进之。非唯安胎易产，且免胎后诸病。芎劳、芍药、当归之安胎补血，如上条之所云；白术者，其用有三，一者，用其益胃，致胃气以养胎；二者，胎系于肾，肾恶湿，为其能燥湿而且生津；三者，可致中焦所化之新血，去脐腰间之陈瘀，若胎外之血有因寒湿滞者，皆解之；黄芩减壮火而反于少火，少火则可以生气。与脾土湿热未伤，及开血之闭塞，以故为常服之剂，犹当以脉之虚实迟数加减之。虽然，有是则可常服，否则不必也。何则？药者，但宜攻邪扶正，不比米谷，终其性味偏而不中，不可以久服，如《内经》所云：味之所入，各归其所攻，气增而久，夭之由也。

2. 尤在泾　妊娠之后，最虑湿热伤动胎气，故于归、芎、芍药养血之中，用白术除湿，黄芩除热。丹溪称黄芩、白术为安胎之圣药。夫芩术非能安胎者，去其湿热而胎自安耳。

（四）典型医案

病案一　朱某，女，25岁，护士。1975年4月26日初诊。患者孕7月，因夜班劳累，于3天前出现阴道少量流血，妇科以先兆流产收住院，经西药治疗罔效，特邀中医会诊。刻诊：阴道出血量较前稍增多，血色鲜红，面赤唇红，口渴咽燥，心烦不安，舌红苔薄黄燥，脉滑稍数。辨证：热扰冲任，胎漏不止。立法：清热养血安胎。处方：当归10g，白芍20g，川芎10g，黄芩15g，麸炒白术10g，水煎服。服1剂药后，出血即止，服完两剂，诸症全消。出院休息10天后正常上班，至妊娠足月顺产1女婴。

按：妇人妊娠期间，胎儿的正常发育全赖母体气血充沛以濡养，且母体阴阳协调，无寒热之偏，方保安康。本证胎漏乃缘患者孕后阴血聚以养胎，加之劳累耗及阴血，使机体阳热偏盛，热扰冲任，胞络受损而致。此时血虚不守为本，热扰漏下为标。投以当归散方，取当归、白芍、川芎养血和血；配白术培脾益血之源；再重用一味黄芩苦寒坚阴专清邪热。如此不止血而出血自止，胎元得宁，故获显效。

病案二　黄某，女，28岁。1987年6月13日初诊。两颧部起褐斑5年。患者5年前妊娠时脸部逐渐出现褐斑，入夏色泽变深，冬季转淡，伴有月经延期，量少色淡，劳累后自觉腹胀满，口苦，肢倦，舌质红，苔薄黄，面色萎黄，脉弦细。证属脾虚血不荣肤，兼有湿热内蕴。治拟健脾养血，佐以清化湿热。方选当归散加减：当归15g，白术15g，茯苓15g，生地黄20g，熟地黄20g，白芍10g，黄芩10g，白芷10g，川芎6g。每日1剂，水煎两次分服，外擦3%双氧水，每日3次。前后共调治35剂，褐斑消失，月经正常。

按：黄褐斑亦称"肝斑""黧黑斑"。常因脾气不足，肤失濡养或血虚不荣，以致燥结而成。患者妊娠后脾虚血弱，血不荣肤，脾虚生湿，血虚生热，以致脸部出现黄褐斑，月经延期。故采用当归散健脾养血、清化湿热；加生地黄意在增强补血之功，增茯苓助白术健脾利湿；白芷香燥，善行头面，既可燥湿又能率诸药上行以养肤之用。

（五）现代研究

1. 临床研究 舒荣梅等发现当归散加减治疗早孕合并宫腔积血的先兆流产患者能提高早孕孕酮水平，对积血减少的有效率高于对照组。朱曙明发现当归散合用寿胎丸治疗复发性流产患者能够明显改善临床症状，提高疗效，升高患者血清人绒毛膜促性腺激素与孕酮水平；纠正黄体功能不足。

2. 实验研究 高琳等发现经系统分离的当归散配方可以改善促排卵引起的子宫容受性降低。张建英等发现当归散对针刺联合肌注缩宫素所致先兆流产小鼠模型具有一定的安胎作用。杨桢等发现当归散能改善造模引起的子宫内膜发育不良；当归散能调节子宫内膜的白介素-1β的适度表达；方中当归-黄芩配伍体现了当归散和血清热的核心立法思想。

七十六、白术散证

（一）原文

妊娠养胎，白术散主之。

白术散方

白术四分　芎䓖四分　蜀椒三分（去汗）　牡蛎二分

（二）方解与临床运用

1. 方解 白术散有温暖肝脾、除湿安胎之功。主治：胎动不安，症见脘腹时痛，胎动不安，呕吐清涎稀水，纳少不食，倦怠少气，或白带较多，或下肢转筋，舌质淡苔白滑，脉缓滑者。方中蜀椒温脾暖肝、健脾养胎，川芎疏肝和血，白术健脾化湿，牡蛎敛阴潜阳。临床若兼见湿重者加茯苓；兼腹痛者加白芍；兼气虚者去川芎加党参；兼肾虚者加菟丝子、续断。

2. 临床运用 现代运用本方可治疗胎动不安、带下等妇科疾病属肝脾虚寒，寒湿内停者。

（三）名家解读

1. 李珽 养胎者，胎无病而调养之，不使其损堕也。凡胎始于肾，天一生水也；长于脾胃，坤厚载物也；保于肝经，蓄血养胎也；系于命门，少火生气也。白术补脾胃以培土，牡蛎涩精气以壮水，蜀椒温脾胃而补命门，使火土相生，芎劳养肝气以资精血，使癸乙同归一治，是真能养胎者矣。

2. 尤在泾 妊娠伤胎，有因湿热者，亦有因湿寒者，随人脏气之阴阳而各异也，当归散正治湿热之剂，白术散白术、牡蛎燥湿，川芎温血，蜀椒去寒，则正治寒湿之剂也。

（四）典型医案

病案一 陈某，29 岁。1996 年 3 月 8 日初诊。妊娠近两个月，下腹一直隐隐作痛，甚时胃脘亦痛，恶心口苦口干，身冷腰痛，大便溏软，时疏时频，舌稍淡，苔薄白，脉细。治法：温中化湿，佐清湿热。方剂：白术散合左金丸、香连丸加味。川芎 3g，川椒 1.5g，白术 10g，牡蛎 10g，黄连 2g，吴茱萸 3g，木香 5g，乌梅 2g，半夏 12g，杜仲 12g，砂仁 3g（后下）。3 剂。1996 年 4 月 4 日二诊：药服期间腹痛消失，近来每晚下腹疼痛，大便不畅，便后痛减，舌脉如上。治法：温中化湿，佐清湿热。方剂：白术散合戊己丸、香连丸加味。川芎 3g，花椒 1.5g，白术 10g，牡蛎 10g，黄连 2g，吴茱萸 3g，白芍 15g，木香 6g，陈皮 9g，槟榔 3g。3 剂。1996 年 5 月 10 日三诊：服药后腹痛消失。

按：本案患者为脾虚寒湿之妊娠腹痛，以白术散为基本方治疗，但其夹有肠道湿热，故以白术散安胎之外，以左金丸抑肝和胃，用香连丸清肠，加半夏、砂仁和胃降逆，杜仲益肾安胎，加乌梅者，以其与连、椒配伍，即效乌梅丸组方之意，可燮理阴阳，调整胃肠功能，二诊下腹疼痛，用白术散合戊己丸、香连丸而安。

病案二 李某，38 岁。2006 年 1 月 4 日初诊。不孕 5 年，经过治疗，现已妊娠 4 个多月，步行之后两侧少腹及腰部疼痛下坠 1 周，无阴道出血。舌稍淡，苔薄白，脉细滑。治法：温中化湿，益肾安胎。方剂：白术散合寿胎丸加减。炒白术 10g，川芎 5g，花椒 3g，牡蛎 12g，桑寄生 15g，杜仲 12g，续断 12g，菟丝子 12g，炒白芍 15g，黄芪 15g，莲蓬 10g。4 剂。2006 年 1 月 21 日二诊：服药之后腰腹疼痛消失，前天步行时不慎而颠，两侧少腹坠痛 3 天，舌脉如上。中药守上方续进 7 剂，以巩固疗效。

按：本案患者为寒湿肾虚引起的妊娠腹痛和腰痛，故以白术散合寿胎丸、白芍、莲蓬等治疗。

（五）现代研究

1. 实验研究 张小花探讨《金匮要略》中的白术散对先兆流产模型大鼠血清孕酮、人绒毛膜促性腺激素的影响。白术散能提高米非司酮造模的先兆流产 Wistar 大鼠的血清孕酮、人绒毛膜促性腺激素水平，可维持妊娠继续，有保胎的作用。

七十七、枳实芍药散证

(一) 原文

产后腹痛，烦满不得卧，枳实芍药散主之。

枳实芍药散方

枳实（烧令黑，勿太过） 芍药等分

(二) 方解与临床运用

1. 方解 枳实芍药散有行气和血、解除疼痛之功。主治：产后腹痛，症见小腹胀痛，按之加剧，恶露色暗不畅，心烦腹满不得安卧，或见胁肋胀痛，烦躁易怒，舌质淡红苔薄白，脉弦。方中枳实烧黑入血，行气去瘀、下行破结；芍药通利血脉而止疼痛，枳实、芍药两药相合，能理气调血、破积结止疼痛。用大麦粥送服，和胃气以调气血也。枳实、芍药药少量小，破瘀力弱，故用于瘀血轻证为宜。本方能活血行气，故又有消散痈肿、排出脓毒的作用。临床若兼见气郁甚者加香附、乌药；兼血瘀显著者加当归、川芎、泽兰、桃仁、红花；兼郁热者加牡丹皮、栀子；兼正气虚者加党参、黄芪、白术。

2. 临床运用 现代运用本方可治疗胃痛、腹痛、胃下垂、子宫脱垂、痛经等属气滞血瘀者。

(三) 名家解读

1. 赵以德 仲景凡治腹痛，多用芍药，何哉？以其能治血气积聚，宣利腑脏，通则痛止也；阴气之散乱成痛，用此收之也；以其能治血痹之痛也。以其能缓中而止其急痛也。本草谓主邪气腹痛，故仲景多用之。虽然芍药所治之博固如此，宁无一言之要欤？夫五气之邪，莫如厥阴肝木之性急暴，一有不平，则曲直作痛。盖肝为藏血之海，若血有痹结瘀积，则海不清，而肝木之气塞矣。东方震木，出于纯阴者，则能兴启发生，若出于散乱之阴，则肝木之气旺矣。木强直，若值邪气，则肝木与之搏击矣。由此三者而言，将是芍药之所治，皆治其肝木也。虽曰治之，而亦补之，木之味酸，芍药亦酸，故必补之也。义见首篇，此方治产后疼痛概可知矣。用芍药为主，佐之枳实炒黑，入血破积聚，收阴缓中，逐陈致新；麦粥补虚下气，壮血脉也。

2. 唐容川 盖烦满腹痛，虽是气滞，然见于产后，则其滞不在气分，而在血分之中也。故用芍药以利血，用枳实而必炒黑，使入血分，以行血中之气，并主痈脓者，脓乃血所化，此能行血中之滞故也。知主痈脓，即知主产后满痛矣。若遇补养之义，故主痈脓，则尤谬矣。

(四) 典型医案

病案一 杨某，女，27 岁。1981 年 4 月 15 日初诊。产后 7 天，恶露已尽，小腹隐痛，经大队医生治疗无效。现小腹疼痛剧烈，面色苍白带青，痛苦面容，烦躁满闷，不能睡卧，拒按，舌质淡紫，苔薄白，脉沉弦，此乃气血壅结。治以破气散结、和血止痛。投枳实芍药散：枳实（烧黑）、白芍各 12g。水煎服。当晚即安，1 剂而愈。

按：《金匮要略·妇人产后病脉证治》云："产后腹痛，烦满不得卧，枳实芍药散主之。"方中枳实破气入血，能行血中之气；芍药和血以止痛。为此，气血得以宣通，则腹痛烦满可消。

病案二 吴某，24 岁。因产后腹痛，经服去瘀生新药愈。继因深夜贪凉，致皮肤浮肿，气息喘急。余意腹痛虽愈，究是瘀血未净，为今皮肤肿胀之远因，是荣血瘀滞于内，复加外寒滞其卫气，且产后腹痛，病程已久，元气必亏。治应行血而勿伤正，补虚而莫助邪。用枳实芍药散，以枳实行气滞，芍药行血滞，大麦粥补养正气，可算面面周到。服完后，肿消喘定，夙疾皆除。

按：《金匮要略·妇人产后病脉证治》谓新产三病：一病痉，二郁冒，三大便难。诚以产后血虚津伤，极易招致风邪与转输困难，故以此三病为多见。产后病十五例，其中有伤寒、感冒、痉挛状若中风、血虚发热、瘀积腹胀、浮滞等，可见产后仍见症多端，亦非尽限于《金匮要略》所述之病。治产后诸症，大法宜分攻补，凡瘀结成实，饮食所伤及外感风寒暑湿之邪者，皆宜攻瘀、消导、消散之剂治之；亡血致虚，血虚气脱，外感日久变虚者，皆宜补血、补气或气血双补之剂治之。至于攻法、补法之抉择，仍当以虚实见证而定。

（五）现代研究

1. 实验研究 辛丹等发现枳实芍药散可能通过调节血清血管活性肠肽的表达从而改善大肠激躁症大鼠胃肠功能的紊乱。骆春华等发现不同配比枳实 – 白芍对肝郁脾虚型 IBS 大鼠排便、体重均有影响。

七十八、下瘀血汤证

（一）原文

师曰：产妇腹痛，法当以枳实芍药散，假令不愈者，此为腹中有干血着脐下，宜下瘀血汤主之。亦主经水不利。

下瘀血汤方
大黄二两　桃仁二十枚　蟅虫二十枚（熬，去足）

（二）方解与临床运用

1. 方解 下瘀血汤有攻坚破积、清热润燥之功。主治：干血着脐下，症见小腹刺痛固定不移，或有包块，拒按，痛甚于胀，舌质紫暗或有瘀点瘀斑，脉涩。方中大黄清热破结以逐瘀血，桃仁破血除瘀、润燥解凝，蟅虫性寒，破瘀通络。炼蜜为丸，是缓下之法。用酒煎药，引药入血，而使瘀血排出体外。便色如猪肝，则为药已中病。临床若兼见腹痛甚者加白芍、郁金；兼气滞者加枳实、青皮；兼经气不和者加当归、通草；兼经水不利者加瞿麦、益母草。

2. 临床运用 现代运用本方可治疗乙型肝炎、肝硬化、肠粘连、精神分裂症、中风后遗症、急慢性盆腔炎、附件炎、痛经、闭经、胎盘滞留、宫外孕等属瘀热内结者。

（三）名家解读

1. 徐忠可 此言产妇腹痛，果是脾虚气阻，枳实芍药散逐恶气、敛正气，决无不愈。有不愈，即不可责虚，必是有瘀血。然产后之血，不能瘀于上，故曰脐下。既有瘀血，即当专攻血，不得复狃虚寒二字，掣肘其药力。故直以大黄、桃仁、䗪虫峻攻之，谓病去即是补耳。唯专去瘀血，故亦主经水不利，既曰新血，又曰如豚肝，骤结之血也。

2. 赵以德 血之干燥凝着者，非润燥荡涤不能去也。由是，芍药、枳实不得治，故用大黄将军之剂荡而逐之，桃仁润燥缓中破结，䗪虫下血闭，用蜜补不足，止痛和药，缓大黄之急速，尤为润燥也。此剂与抵当汤同类，但少缓耳。

（四）典型医案

病案一 陈某，男，59岁。脑血栓形成中风后遗症。两足行路艰难。尤奇者每隔十余分钟左右，必大笑数声，不能自主。诊之舌上有瘀紫斑，脉涩。治拟活血化瘀。桃仁9g，酒大黄9g，土鳖虫6g。5剂。

按：本案脑血栓中风，瘀血阻滞症状明显。经用下瘀血汤数剂后，不仅笑声立即停止，而且两足行路也觉方便，血栓中风症状也完全消除。

病案二 石某，女，37岁。产后两日，胞衣不下，腹中冷痛，形寒怕冷，舌质淡苔白，脉象弦迟。一医认为瘀血内阻，用抵当汤破血泻衣，胞衣不下；一医认为气血亏虚，用八珍汤扶正下衣，少腹胀痛更重。殊不知病因乃客寒外侵，血凝瘀阻，单用破瘀或纯用扶正，都不能下其胞衣。因为寒凝瘀阻，非温阳寒不解，非下瘀胞不下。所以用四逆汤温阳祛寒，下瘀血汤活血化瘀。处方：大黄10g，桃仁10g，䗪虫8g，附子6g，干姜3g，甘草4g，艾叶5g。一日服两剂，胞衣即下，诸症消失。后用生化汤调治。

按：凡属产后瘀血内停，恶露不净，少腹满痛，拒按，或下紫黑血块，或胞衣不下；或瘀血从下上冲，胸脘闷塞，脉象沉涩，舌质偏紫。治疗可用下瘀血汤加减，攻下瘀血。如血虚加当归、川芎养血活血；气虚加人参、黄芪补气安中；夹寒加炮姜、吴茱萸温中散寒；气滞加木香、香附。至于月经不调，经来腹痛，夹有血块，或月经不行属于血瘀者，均可用本方加味治疗。

（五）现代研究

1. 临床研究 张承承等发现下瘀血汤对减少高血压性肾损害夜尿增多疗效肯定，具有减少夜尿次数、改善患者生活质量及降低血尿酸的作用，且无明显不良反应。谷雨等发现在常规治疗的基础上加用下瘀血汤灌肠治疗晚期癌性肠梗阻有较好的疗效，能改善患者的近期生活质量。

2. 实验研究 张浩等发现下瘀血汤含药血清可能通过抑制核仁纺锤体关联蛋白1表达来抑制 Hep-G2 细胞的增殖及周期，促使其凋亡，下瘀血汤有望成为治疗肝细胞肝癌的有效方剂。丁赛丹发现提高机体内在的抗氧化能力及逐步恢复物质代谢能力是下瘀血汤逆转硫代乙酰胺致大鼠肝硬化的主要机制之一。

七十九、竹叶汤证

（一）原文

产后中风发热，面正赤，喘而头痛，竹叶汤主之。

竹叶汤方

竹叶一把　葛根三两　防风　桔梗　桂枝　人参　甘草各一两　附子一枚（炮）

大枣十五枚　生姜五两

（二）方解与临床运用

1. 方解　竹叶汤有温阳发表之功。主治：阳虚外感，症见神疲无力，肢体欠温，畏寒，舌质淡苔白，脉沉细。方中竹叶清热降火，折其阳浮之势，葛根生津，滋润筋脉之急，桔梗上浮清肃肺气，防风散风而不燥血，人参、甘草补中益气，生姜、大枣调和营卫，附子、桂枝扶阳祛邪。临床若兼见呕吐明显者加（姜）半夏；兼往来寒热，胸胁苦满合少阳证者合小柴胡汤；兼发热，微微恶风，咽干咽痛者合用银翘散；兼血虚者加当归、阿胶。

2. 临床运用　现代运用本方可治疗流行性感冒、食管炎、支气管炎、慢性胃炎、神经性头痛、淋巴结炎、产后发热、妊娠发热等属阳气亏虚、风邪束表者。

（三）名家解读

1. 徐忠可　中风发热头痛，表邪也。然面正赤，此非小可淡红，所谓面若妆朱，乃真阳上浮也。加之以喘，气高不下也。明是产后大虚，元阳不能自固，而又杂以表邪，自宜攻补兼施。故以桂、甘、防、葛、桔梗、姜枣，清其在上之邪；竹叶清其胆腑之热，而以参、附培元气，返其欲脱之阳。然以竹叶名汤，要知本寒标热，胆居中道，清其交接之缘，则标本俱安，竹叶实为之首耳。颈项强，则下虚尤甚，故加大附。呕则逆而有水，故加半夏。

2. 尤在泾　此产后表有邪而里适虚之证，若攻其表，则气浮易脱；若补其里，则表多不服。竹叶汤用竹叶、葛根、桂枝、防风、桔梗，解外之风热；人参、附子，固里之脱；甘草、姜、枣，以调阴阳之气，而使其平，乃表里兼济之法。凡风热外淫，而里气不固者，宜于此取则焉。

（四）典型医案

病案一　刘某，女，27 岁。1982 年 12 月 5 日初诊。产后 1 周，近日来头痛，恶寒，发热，面赤汗出，口渴咽燥，短气喘逆，身痛，目眩少寐，手足麻木，体温38.4℃。舌苔薄黄，脉浮弦数。辨为素体阳虚，产后中风。治用《金匮》竹叶汤化裁，处方：竹叶、葛根、防风、红参须各10g，桔梗、桂枝、附子、生姜、甘草各6g，大枣5枚。1剂后，汗减热降，体温37.8℃，又两剂告愈。

按：本案头痛、发热、恶寒为表邪实，面赤、汗出、喘逆、目眩脉弦乃虚阳上浮之兆，短气、手足麻木乃气血虚弱，故用竹叶汤祛邪扶正、表里同治奏效。

病案二 张某，女，27岁。1974年12月18日初诊。产后5日，不慎感寒发热，头项强痛，大汗淋漓，医用荆防之品治之无效。刻诊：发热面赤，气喘声促，大汗淋漓，头项强痛，食欲不振，舌体肥大，质淡苔薄黄，脉虚浮，体温39.2℃。此乃产后正虚，复感外邪，形成正虚邪实之证。治宜：温阳益气，解表散寒。方用：淡竹叶、甘草各9g，葛根24g，防风、桔梗各15g，桂枝、党参、炮附子各12g，生姜18g，大枣12枚。

按：此病属正虚邪实之疾，纯用攻表，则虚阳易脱，单用扶正之品，又易助邪为患，攻补兼施，才能切合病机。竹叶，附子一寒一热，相互为用，可收表里兼治之效，患者共服药两剂，病情告愈。

竹叶汤的证治，仲景云"产后中风，发热，面正赤，喘而头痛"，用此方主之。仅为产后发热而设，唐祖宣认为此方的实际功能远不限于此。临床中凡阳气虚弱，寒邪内侵之证，皆可以本方加减施治。

八十、竹皮大丸证

（一）原文

妇人乳中虚，烦乱呕逆，安中益气，竹皮大丸主之。

竹皮大丸方

生竹茹二分　石膏二分　桂枝一分　甘草七分　白薇一分

（二）方解与临床运用

1. 方解 竹皮大丸有安中益气、清降缓中之功。主治：呕逆，症见心中烦热，饥不欲食，舌质略红无苔少津，脉细。方中竹茹、石膏清热除烦、降逆止呕，白薇凉血、清热除烦，桂枝、甘草辛甘化气建中补虚，枣肉（原方煎服法中论及）滋补阴血。方中甘草用量独多，取其建中补血、益阴泻火，而桂枝用量很少，取其温中化气、通脉疏肝之功。临床若兼见阴虚热盛严重者可重用白薇；兼有呕逆甚者加清半夏；兼有阴虚热盛便燥结者加大黄。

2. 临床运用 现代运用本方可治疗妊娠呕吐、神经性呕吐、病毒性肝炎、急性胃炎、消化性溃疡、反流性食管炎、更年期综合征等属中气不足、虚热上逆者。

（三）名家解读

1. 赵以德 妇人以阴血上为乳汁，必藉谷气精微以成之，然乳房居胃上，阳明经脉之所过，乳汁去多，则阴血乏，而阳明胃中亦虚。阴乏则火扰而神昏乱；胃虚则呕逆。是以用甘草泻心火、安中益气；石膏、白薇治热疗烦乱；竹皮止呕逆，桂枝利荣气、通血脉，且又宣导诸药，使无扞格之逆，犹因用也；柏实者，本草谓主恍惚虚损，安五脏、益气。其烦喘者，为心中虚火动肺，故以柏实两安之。

2. 徐忠可 病本全由中虚，然而药只用竹茹、桂、甘、石膏、白薇者，盖中虚而至为呕为烦，则胆腑受邪，烦呕为主病。故以竹茹之除烦止呕者为君，胸中阳气不用，故以桂甘扶阳，而化其逆气者为臣，以石膏凉上焦气分之虚热为佐，以白薇去表间之浮热为使，要知烦乱呕逆，而无腹痛下利等证，虽虚无寒可疑也。妙在加桂于凉剂中，尤妙在生甘草独多，意谓散蕴蓄之邪，复清阳之气，中即自安，气即自益，故无一补剂，而反注其立汤之本意，曰安中益气，竹皮大丸，神哉！

3. 唐容川 妇人乳作一句，谓乳子也。中虚作一句，谓中焦受气取汁，上入心，以变血，下安胃，以和气。乳汁去多，则中焦虚乏，上不能入心化血，则心神无依烦乱；下不能安胃以和气，则冲气上逆而为呕逆。是以其方君甘草、枣肉以填补中宫，化生汁液，而又用桂枝、竹茹达心通脉络，以助生心血，则神得凭依而烦乱止，用石膏、白薇以清胃降逆，则气得安养而呕逆除。然此四药相辅而行，不可分论，必合致其用，乃能调阴和阳，成其为大补中虚之妙剂也。

（四）典型医案

病案一 华某，女，31岁。1979年7月10日初诊。产后3个月，哺乳。身热（38.5℃）已7～8天，偶有寒栗状，头昏乏力，心烦恚躁，呕逆不已，但吐不出，舌质红苔薄，脉虚数。治则以益气安胃为主。按《金匮要略·妇人产后病脉证治》篇有"妇人乳中虚，烦乱，呕逆"，用安中益气之竹皮大丸。方药组成：竹茹9g，石膏9g，桂枝5g，白薇6g，甘草12g，半夏9g，大枣5枚。两剂。药后热除，寒栗解，烦乱平，呕逆止。唯略头昏，复予调治痊愈。

按：本例患者产后3个月，在哺乳期中出现寒热、呕逆烦乱等症，诊断为产后虚火盛，上逆而呕恶，故用竹皮大丸改为煎剂以安中益气。竹皮大丸并非补益之品，乃由除烦平逆、清热化气之药组成，包含了平壮火即不食气之意。原方各药配合比例颇为特殊，即在清热药中加一分桂枝以平冲逆，而甘草重至七分，当是安中益气以甘药缓急之意。本案用药量基本参照原方意而化裁，并酌加制半夏以平呕逆。全方药味不多，用量不重，亦取其味薄则通之义，故进药两剂，寒热解，烦乱平，呕逆止矣。

病案二 孙某，女，34岁，已婚。1988年10月初诊。每次经前5～6日起，自觉心中烦乱不堪，经后1日自愈，如此反复已两年。经多方治疗，效果甚微。妇科检查未见异常。月经周期正常，量多色红，饮食、二便尚可，舌红苔微黄而干，脉数。辨为阳热偏盛，冲气扰心。治拟清热降逆、安中止烦。方用竹皮大丸原方：竹茹20g，石膏15g，白薇15g，桂枝6g，甘草9g。水煎服，每于经前烦乱发作时连服3剂。共服两个月经周期而愈，至今未发。

按：经前烦乱不安是妇科常见症之一，究其原因，与热扰心神有关。据临床观察，此类患者多为阳盛体质。冲为血海，起于胞中，胞脉络于心，而心主血藏神，妇人经前太冲脉盛，阳热因之而动，上逆扰心，故见是症。

（五）现代研究

1. 临床研究　张蓉等发现竹皮大丸方加减治疗更年期妇女失眠，其配伍精当，能有效调节更年期女性身体功能，从而改善睡眠，提高生活质量，其疗效显著。陈晖在急诊中，在排除外科急腹症和心血管等疾病后，对呕吐患者采用竹皮大丸治疗收到较好效果。

八十一、半夏厚朴汤证

（一）原文

妇人咽中如有炙脔，半夏厚朴汤主之。

半夏厚朴汤方

半夏一升　厚朴三两　茯苓四两　生姜五两　干苏叶二两

（二）方解与临床运用

1. 方解　半夏厚朴汤有解郁化痰、理气开结之功。主治：咽中如有异物梗阻不适，咯之不出，吞之不下，但饮食吞咽无碍，急躁易怒，满闷不舒，舌质淡红苔薄白，脉弦。方中紫苏气味芳香散郁理气，厚朴降气开凝散结、通利痰气，茯苓行饮化饮，以澄痰本，半夏降气涤痰，生姜温中化饮，以去痰凝，则咽中炙脔之感可除。临床若兼见精神抑郁，并伴有胸闷、喜叹息者合逍遥散加减，或加入香附、陈皮、郁金；兼胁痛者加川楝子、延胡索；兼干呕者加砂仁、白豆蔻、丁香；兼胸闷者加郁金、枳壳；胸痛者加瓜蒌皮、薤白；兼腹满者加砂仁、木香。

2. 临床运用　现代运用本方可治疗咽异感症、癔症、抑郁症、咽部神经症、慢性咽喉炎、慢性支气管炎、支气管哮喘、颈部淋巴结核、食管憩室、食管痉挛、胃下垂、急性胃炎、眩晕、闭经、妊娠恶阻等属于痰凝气滞者。

（三）名家解读

1. 吴谦　咽中如有炙脔，谓咽中有痰涎，如同炙肉，咯之不出，咽之不下者，即今之梅核气病也。此病得于七情郁气，凝涎而生。故用半夏、厚朴、生姜，辛以散结，苦以降逆，茯苓佐半夏，以利饮行涎，紫苏芳香，以宣通郁气，俾气舒涎去，病自愈矣。此证男子亦有，不独妇人也。

2. 徐忠可　此条即后所谓寒伤经络，凝坚在上也。炙脔，譬如干肉也，《千金》所谓咽中帖帖，如有炙肉，吐之不出，吞之不下，状如有炙脔，数语甚明切。此病不因肠胃，故不碍饮食二便，不因表邪，故无骨痛寒热。乃气为积寒所伤，不与血和，血中之气溢，而浮于咽中，得水湿之气，而凝结难移。妇人血分受寒，多积冷结气，最易得此病，而男子间有之。药用半夏厚朴汤，乃二陈汤去陈皮、甘草，加厚朴、紫苏、生姜也。半夏降逆气，厚朴兼散结，故主之。姜、苓宣至高之滞，而下其湿；苏叶味辛气香，色紫性温，能入阴和血，而兼归气于血，故诸失血，以赤小豆和丸服，能使血不妄行，夏天暑伤心阴，能下暑郁。而炙脔者用之，则气与血和，不复上浮也。

（四）典型医案

病案一 梅某，男性，23 岁。1958 年 6 月 11 日初诊。据自诉在数月前因精神刺激，郁郁不乐，后渐觉头昏眼花，夜寐多梦，咽喉似有炙脔之物，阻塞其间，视其喉间，无红肿现象，询其呼吸饮食，并不妨碍，唯自觉吞之不下，吐之不出，胸闷脘胀，时作太息，其他脉、舌、二便均如常，初步诊断为梅核气，乃开郁气滞，痰涎凝滞于喉间而起，用半夏厚朴汤加味为治。处方：姜半夏 9g，川厚朴 3g，云茯苓 9g，紫苏叶 9g，麸枳壳 6g，广木香 3g，西砂仁 3g，生甘草 3g，大枣 7 枚，生姜 2 片。服药 3 剂，喉间阻塞感已愈大半，头昏失眠依然，原方续进 5 剂，另加天王补心丹 9g 吞服，药后而诸恙若失。

按： 梅核气主要症状为咽喉中有如梅核样物阻塞其间，吞之不下，吐之不出，仲景所谓"咽中如有炙脔"。病由七情郁结，凝聚为涎而成，故仲景用半夏厚朴、生姜，辛以散结，苦以降逆，茯苓佐半夏以涤痰涎，紫苏芳香以宣通郁气，俾气舒涎去，则病可愈，后人因其能调七情郁气，故又名为七气汤。

病案二 陈某，男，49 岁，干部。1997 年 11 月 15 日初诊。患者声带麻痹半年余，每遇精神负担过重时症情加重，经多方治疗仍发音困难。有胆结石、萎缩性胃炎等病史。刻下：声音嘶哑，心烦，寐差，咽喉暗红，舌稍暗苔薄白，脉滑。用半夏厚朴汤加味：姜半夏 10g，厚朴 6g，紫苏梗 10g，茯苓 15g，枳壳 6g，栀子 10g，连翘 12g，黄芩 6g，甘草 5g。水煎服，每日 1 剂，分 2 次服。并嘱其多参加室外活动。服 3 剂后，喜来告之，上午发音已正常，下午稍有嘶哑。继用原方 20 余剂而安。

按： 黄煌运用本方的原因有三：①咽喉不利，包括咽喉部异物感、咽痛、失音等；②恶心呕吐，胸闷腹胀；③眩悸，眩即眩晕，如坐舟中，悸指跳动，如心下悸、脐下悸、肌肉跳动等。黄煌对食管炎、支气管炎、哮喘、围绝经期综合征、小儿厌食症、帕金森综合征等具有上述指征的患者，运用本方加减治疗，均取得了令人满意的疗效。黄煌临证还发现，患者服用本方后，常易出现心烦不安、胸闷、寐差早醒、多梦易惊、咽红痛或暗等，应加山栀子、连翘、黄芩、甘草清心除烦，疗效卓著，称此加味方为"除烦汤"。有痰气交阻所致的"咽喉不利"这一经典指征，所以从仲景投半夏厚朴汤，又均见烦躁诸症，宗仲景之训兼以除烦。药证相对，效如桴鼓。

（五）现代研究

1. 临床研究 柯立新发现半夏厚朴汤治疗慢性咽炎临床效果优越，能够帮助患者快速改善临床症状，尽快康复。韩欣萦发现半夏厚朴汤治疗气滞痰阻型迟发性痤疮有效，复发率较低。

2. 实验研究 沈淑洁等通过大鼠实验发现半夏厚朴汤组和茚地普隆组均可延长戊巴比妥钠诱导大鼠睡眠时间，且半夏厚朴汤与戊巴比妥钠有协同作用。经过代谢物差异性对比，推测半夏厚朴汤对戊巴比妥钠诱导大鼠睡眠作用实验机制可能是通过调节谷氨酰胺、磷酸肌酸、2-酮戊二酸的含量，减轻脑内神经兴奋性从而起到调节睡眠的作用。王抚梦发现半夏厚朴配伍及复方协同改善了半夏对肝脏细胞色素 p2e1 活性和表达的激活作用，避免了肝脏过氧化和中毒等损伤以达到减毒目的；同时它们逆转了单味半夏对肝脏细胞色素活性与表达的增加，弥补药物在肝脏代谢太快的不足，为半夏厚朴汤增效减毒的组方合理性及临床半夏厚朴君臣配伍发挥相须相使的疗效提供了重要的药理学依据。

八十二、甘麦大枣汤证

（一）原文

妇人脏躁，喜悲伤欲哭，象如神灵所作，数欠伸，甘麦大枣汤主之。

甘草小麦大枣汤方

甘草三两 小麦一升 大枣十枚

（二）方解与临床运用

1. 方解 甘麦大枣汤有补益心脾、缓急安神之功。主治：精神失常，症见无故悲伤欲哭，频作欠伸，神疲乏力，常伴有心烦失眠，情绪易于波动者。方中小麦养心健脾益肝，兼以安神宁志，甘草、大枣味甘健脾补土，并能缓急止躁。临床若兼见阴虚明显者加百合、地黄、麦冬；兼血虚明显者加阿胶、酸枣仁、龙眼肉；兼胸胁胀痛者加白芍、柴胡；兼少气乏力者加山药、白术、人参、莲子；兼痰湿者加陈皮、半夏、茯苓；兼失眠多梦者加合欢皮、夜交藤、远志；兼瘀血者，加桃仁、红花。

2. 临床运用 现代运用本方可治疗神经衰弱、神经症、癔症、精神分裂症、失眠、更年期综合征、夜游症、遗尿、癫痫等属脏阴不足、虚热躁扰者。

（三）名家解读

1. 李彣 甘草、大枣俱入脾经而缓急，故亦补脾土以生肺金，又心藏神；更佐小麦入心以安神也。

2. 高学山 小麦为心之谷，大枣为肺之果，又皆甘寒甘温，而偏滋津液者，得甘草以浮之在上，则正行心肺之间，而神魄优裕，又岂止食甘以缓其躁急乎哉！亦补脾气，义见首卷补肝下，盖补心中之火液，既可因母以生子，而补肺中之金液，又可因子以荫母故也。补脾，非补脾气，当指脾中之津液，故本汤可与脾约丸为表里之剂。

（四）典型医案

病案一 李某，女，52 岁。1975 年 12 月 6 日初诊。患者因 2 年前丧夫，悲伤忧郁，神情恍惚，心悸不安。入冬以来，月事失常，淋沥两个月未断，经色不鲜，纳呆，大便干结。诊得舌红苔薄，脉细软。此乃情志抑郁，阴液暗耗，治宜甘麦大枣汤加味。处方：甘草9g，小麦30g，大枣6枚，酸枣仁10g，五味子4g，龙骨15g，牡蛎15g。上药连服3剂后漏止，仍以前方连进数剂，诸症均愈。

按：甘麦大枣汤原出于《金匮要略·妇人杂病脉证并治》，其治妇人脏躁，自不必待言。而吴国栋老中医用于妇科，尤多发挥。凡闭经、崩漏、带下诸证，关乎七情抑郁，心神不足者，吴国栋老中医悉多以为基本方，随症加减，从心论治，屡获良效。以本案言，何以用平和之剂，能奏效如此迅速？盖此证缘由丧夫情志抑郁，心阴亏耗而发病。《素问·五脏生成》说："诸血者，皆属于心。"《素问·评热病论》说："胞脉者，属心而络于胞中。"故从心论治，用甘麦大枣汤加味以养心安神，心得养而血脉自调，其治对证，效亦必然。

病案二 张某，女，41岁，已婚。1976年5月20日初诊。1972年10月，因子宫内膜异位症，行子宫全摘术，并将左侧卵巢切除。术后经常虚汗淋漓，手足浮肿，心跳失眠，悲伤欲哭，周期性发作，每在月中，心烦懊侬，到处乱跑，烘热阵作，胸闷泛恶，纳少寐差，右胁胀痛，二便频数，舌苔薄黄腻，脉象沉细。病由心肾两虚，肝胃不和。治以益心肾、和肝胃。处方：甘草6g，小麦15g，大枣6枚，茯苓12g，合欢皮12g，麦冬9g，陈皮6g，白扁豆9g，香附6g，续断12g。9剂。6月10日二诊：服上方9剂，诸恙均见好转，睡眠亦较前安宁，二便正常，舌质淡苔黄腻，脉象沉细。治以健脾、宁心、疏肝。处方：党参12g，茯苓12g，甘草6g，小麦15g，大枣6枚，麦冬9g，旋覆花6g（包煎），橘皮6g，莲子12g，竹茹9g。9剂。7月1日三诊：服药后，诸恙均见改善，上月中旬患病时，仅感心烦胸闷，已不乱走，目前症状，头晕头痛，面浮肢肿，右胁作胀，口渴喜饮，大便偏稀，日1~2次，两腿酸痛，舌苔薄白边有齿痕，脉象细软。治以健脾宁心、疏肝益肾。处方：甘草6g，小麦15g，大枣6枚，党参12g，茯苓12g，山药12g，陈皮6g，木香6g，白芍9g，续断9g。9剂。

按：此例属于更年期综合征范畴，患者由于手术之后，阴气受伤，阳气偏亢，而见心悸失眠，烘热自汗，神志不宁，悲伤欲哭，四肢浮肿，二便增多等症。分析以上病情，从中医理论来说，阴虚则阳亢，故心悸烘热；汗为心液，心阳亢则自汗出；心藏神，心营虚则神不宁，而悲伤欲哭；脾主四肢，脾弱则四肢浮肿；肾司二便，肾虚故二便增多。病在心、脾、肝、肾四经，且有脏躁现象。故治法根据《金匮要略·妇人杂病脉证并治》治脏躁方法，采用甘麦大枣汤加味，治疗将及3个月，诸恙渐见向愈。

（五）现代研究

1. 临床研究 杨拥军发现，对考试焦虑症患者采用甘麦大枣汤联合认知疗法治疗，能够提高临床治疗效果，有利于降低焦虑自评量表和考试焦虑心理测试评分，提高患者的生活质量，值得在临床上进一步推广和应用。吴伟红发现甘麦大枣汤可起到显著镇怯安神、补心益智效果，对脑卒中后抑郁疗效显著。

2. 实验研究 许一凡等发现，甘麦大枣汤可显著改善脂多糖诱导的小鼠急性抑郁样行为，该方对炎症水平的调控作用可能是其改善抑郁症状的作用机制之一。

八十三、温经汤证

（一）原文

问曰：妇人年五十所，病下利，数十日不止，暮即发热，少腹里急，腹满，手掌烦热，唇口干燥，何也？师曰：此病属带下，何以故？曾经半产，瘀血在少腹不去。何以知之？其证唇口干燥，故知之，当以温经汤主之。

温经汤方

吴茱萸三两　当归　芎䓖　芍药各二两　人参　桂枝　阿胶　生姜　牡丹皮（去心）　甘草各二两　半夏半升　麦门冬（去心）一升

（二）方解与临床运用

1. 方解　温经汤有暖宫温经、补血祛瘀之功。主治妇科杂病，症见经少色暗，下腹部胀满，手足厥冷，手掌热，口唇干燥，舌质淡，脉沉细。方中吴茱萸、桂枝、生姜温和肝胃，以暖胞门；当归、川芎、芍药、阿胶补血益阴，以补肝胃；牡丹皮配芍药则凉血退热；麦冬有润燥续绝补养心肺之功；人参、甘草则补气扶虚，以开化源；半夏降逆止咳而和胃气。临床若兼见少腹冷痛甚者以肉桂易桂枝，加附子、细辛、艾叶、小茴香、淫羊藿、肉苁蓉；兼小腹胀满或疼痛者加香附、乌药、延胡索；兼经色紫块者去阿胶，加桃仁、红花；兼出血量多者加牡蛎、仙鹤草、血余炭、棕榈炭；兼有大血块者加鸡血藤、益母草、蒲黄；兼漏下色淡，淋沥不止，腰膝酸软者加熟地黄、鸡血藤、杜仲、续断；兼阴虚者加地黄、女贞子、旱莲草、山茱萸。

2. 临床运用　现代运用本方可治疗功能性子宫出血、慢性盆腔炎、习惯性流产、痛经、经闭、不孕症属冲任虚寒、瘀血阻滞者。

（三）名家解读

1. 程林　妇人有瘀血，当用前证下瘀血汤。今妇人年五十，当天癸竭之时，又非下药所宜，故以温药治之，以血得温即行也。经寒者温以茱萸、姜、桂，血虚者益以芍药、归、芎，气虚者补以人参、甘草，血枯者润以阿胶、麦冬，半夏用以止带下，牡丹用以逐坚癥。十二味为养血温经之剂，则瘀血自行，而新血自生矣，亦主不孕崩中，而调月水。

2. 尤在泾　妇人年五十所，天癸已断而病下利，似非因经所致矣；不知少腹旧有积血，欲行而未得遽行，欲止而不能竟止，于是下利窘急，至数十日不止。暮即发热者，血结在阴，阳气至暮不得入于阴，而反浮于外也。少腹里结、腹满者，血积不行，亦阴寒在下也。手掌烦热，病在阴，掌亦阴也。唇口干燥，血内瘀者不外荣也。此为瘀血作利，不必治利，但去其瘀而利自止。吴茱萸、桂枝、丹皮，入血散寒而行其瘀；芎、归、芍药、麦冬、阿胶，以生新血；人参、甘草、姜、夏，以正脾气，盖瘀久者荣必衰，下多者脾必伤也。

（四）典型医案

病案一 宋某，女，37岁。主诉每次月经持续约15天以上，仅第1天月经量稍多，然后经量少且淋沥不断。数次服用中西药而没有达到治疗目的。刻诊：月经量少色暗夹血块，少腹怕冷，手足不温，面色不荣，肌肤粗糙，气短乏力，大便溏薄，舌淡苔薄，脉弱。辨为宫寒虚瘀证，治当温经散寒、活血化瘀，以温经汤治疗。药用：吴茱萸9g，当归6g，川芎6g，白芍6g，人参6g，桂枝6g，阿胶6g（烊服），生姜6g，牡丹皮6g，甘草6g，半夏12g，麦冬24g。6剂，每天1剂，水煎服。二诊：月经漏下明显好转，以前方治疗15剂。并嘱其在每次月经来临前7天服药，坚持用药4次。随访1年，一切尚好。

按：根据月经量少色暗夹血块辨为血虚血瘀，又根据少腹怕冷，手足不温辨为寒瘀，因气短乏力、脉弱辨为气虚，以此辨为虚瘀寒证。以温经汤温经散寒、养血祛瘀，方药主治与病变证机符合，所以取得预期治疗效果。

病案二 孙某，34岁，干部。1974年10月18日初诊。患者婚后8年未孕。自14岁月经初潮起，每次行经期间少腹疼痛持续3~5天，尤以头两日为甚。痛时面青肢冷，少腹腰背冷感，得温按稍减。经期多愆后，色暗量少，有小血块。腰酸，面色萎黄，畏寒，舌淡，苔白润，脉沉细涩。辨证：冲任虚寒，寒凝瘀闭，阻于胞宫。立法：养血补虚，温经散寒，祛瘀调经。处方：吴茱萸9g，当归15g，川芎9g，白芍15g，党参9g，桂枝9g，阿胶9g（烊服），牡丹皮6g，半夏6g，麦冬9g，炙甘草6g，生姜6g。水煎服，日服1剂。经前3天开始服药，经期继续服用5剂，第1个月服完8剂后，腹痛即减，腰腹有温和感。连服3周期后，月经如期而至，诸症悉消。翌年回家探亲即怀孕，足月顺产1男婴。

按：女子不孕，原因多种。本证痛经20载，冲任虚寒既久，寒凝瘀阻又成，致使胞宫难以摄精成孕。投以温经汤方温养冲任、暖宫祛瘀，其经行畅达，终至受孕。故治疗不孕，当以调经为首务。

（五）现代研究

1. 临床研究 孙萌等发现，温经汤治疗寒凝血瘀型原发性痛经能有效降低痛经症状积分，改善临床症状，降低血清血小板活化因子水平，上调β-内啡肽浓度，减少复发率，改善患者生活质量，值得推广。王媛媛等发现温经汤治疗肾虚型更年期综合征可明显减轻患者中医症状，调节生殖内分泌激素水平，改善免疫功能，治疗效果优于单纯西医治疗。

2. 实验研究 庄梦斐等发现温经汤对子宫内膜异位症模型小鼠异位内膜的生长有抑制作用，同时可以降低炎症因子水平，改善炎症反应。徐丁洁等发现温经汤通过上调子宫、卵巢葡萄糖调节蛋白78、转录因子NF-E2相关因子2基因表达，拮抗内质网应激，缓解氧化损伤，恢复改善靶器官功能，治疗妇科虚寒证。

主要参考文献 ▷▷▷▷

[1] 王影. 浅谈《金匮要略》脏腑经络辨证特点及辨证观点 [J]. 四川中医,
    2001, 19 (9): 11-12.

[2] 张清苓. 论《金匮要略》基本学术思想及辨病与辨证——从《脏腑经络先后
    病脉证第一》谈起 [J]. 北京中医药大学学报, 1998, 21 (4): 7-10, 72.

[3] 柴可夫.《金匮要略》辨证原则与辨证方法研究 [J]. 浙江中医学院学报,
    2001, 25 (1): 13-14.

[4] 乔模, 乔欣.《金匮要略》运用六经辨证论治杂病探讨 [J]. 山西中医,
    2011, 27 (12): 1-3.

[5] 曲丽芳. 论《金匮要略》对内伤杂病辨证方法的贡献 [J]. 中国中医基础医学
    杂志, 2012, 18 (2): 127-128.

[6] 林昌松.《金匮要略》在杂病辨证中的特点 [J]. 长春中医学院学报, 2001,
    17 (1): 1-3.

[7] 杨辉, 吴伟康. 四逆汤全方及拆方对心衰大鼠血液动力学影响的实验研究
    [J]. 新中医, 2001, 33 (11): 75-77.

[8] 吴伟康, 侯灿, 罗汉川, 等. 四逆汤方药抗缺血心肌脂质过氧化作用及其量效
    时效的研究 [J]. 中国中药杂志, 1995, 20 (4): 235-237.

[9] 宋建平. 浅论《金匮要略》的处方用药特色 [J]. 中医杂志, 2006, 47 (1):
    63-65.

[10] 徐成贺.《伤寒杂病论》药物配伍规律的考证研究 [J]. 中华中医药杂志,
    2007, 22 (8): 503-506.

[11] 张银娣, 吴润宇. 附子毒性的研究 [J]. 药学学报, 1996, 13 (5):
    350-355.

[12] 赵开政. 经方配伍规律初探 [J]. 湖北中医杂志, 2014, 36 (6): 51-52.

[13] 韩新民, 陈玉生, 丁建弥. 四逆汤对麻醉家兔低血压状态升压效应的初步拆
    方研究 [J]. 中成药研究, 1983, 5 (2): 26-28.

[14] 刘庆增. 乌头赤石脂丸的处方研究 [J]. 中成药, 1988, 10 (5): 45.

[15] 江苏新医学院. 中药大辞典 [M]. 上海: 上海科技出版社, 1977.

[16] 张守权. 甘草倍甘遂逐水治验 [J]. 四川中医, 1985, 3 (9): 21.

［17］ 王为民．对乌头反贝母、瓜蒌、半夏的探讨［J］．时珍国医国药，2004，15（3）：15.

［18］ 徐成贺，刘素文．《金匮要略》药物炮制方法探讨［J］．国医论坛，1999，14（6）：1 - 4.

［19］ 柯雪帆，赵章忠，张玉萍，等．《伤寒论》和《金匮要略》中的药物剂量问题［J］．上海中医药杂志，1983（12）：36 - 38.

［20］ 傅延龄，张林．揭开经方剂量千年之谜［N］．中国中医药报，2015 - 05 - 22.

［21］ 徐成贺，赵体浩．《金匮要略》药物剂量的使用探讨［J］．国医论坛，2000，15（5）：4 - 5.

［22］ 姬航宇，焦拥政，连凤梅，等．《伤寒论》及《金匮要略》用量策略的文本挖掘研究［J］．中华中医药杂志，2012，27（1）：16 - 18.

［23］ 徐成贺．《金匮要略》组方思想的探讨［J］．上海中医药大学学报，1999，13（3）：3 - 5.

［24］ 杨百茀．论《金匮要略》中的八法［J］．湖北中医杂志，1979（2）：4 - 8.

［25］ 张建伟，王苹．浅析八法在《金匮要略》中的运用［J］．吉林中医药，2007，27（8）：1 - 3.